U0292493

手术室评审
实用手册

主　编　卢秀英　王国蓉

副主编　杨　青　吴秀红

编　者（以姓氏笔画为序）

王　刚（吉林大学第一医院）

王　悦（天津医科大学肿瘤医院）

王国蓉（电子科技大学附属肿瘤医院
　　　　四川省肿瘤医院）

卢秀英（电子科技大学附属肿瘤医院
　　　　四川省肿瘤医院）

刘常清（四川大学华西医院）

江　宾（电子科技大学附属肿瘤医院
　　　　四川省肿瘤医院）

杜彦玲（哈尔滨医科大学附属第一
　　　　医院）

李　星（电子科技大学附属肿瘤医院
　　　　四川省肿瘤医院）

李桂芳（电子科技大学附属肿瘤医院
　　　　四川省肿瘤医院）

杨　青（电子科技大学附属肿瘤医院
　　　　四川省肿瘤医院）

杨晓莹（西南医科大学附属医院）

杨薇薇（电子科技大学附属肿瘤医院
　　　　四川省肿瘤医院）

吴秀红（国家癌症中心/中国医学科学院
　　　　北京协和医学院肿瘤医院）

余　红（成都市第一人民医院）

陈　捷（贵州大学人民医院）

荣　蓉（电子科技大学附属肿瘤医院
　　　　四川省肿瘤医院）

钟　萍（成都中医药大学附属医院）

敖永琼（成都市第五人民医院）

徐小利（电子科技大学附属肿瘤医院
　　　　四川省肿瘤医院）

徐玉霞（成都市第二人民医院）

黄　晨（浙江大学医学院附属邵逸夫医院）

黄　敏（电子科技大学附属肿瘤医院
　　　　四川省肿瘤医院）

蒋维连（广西桂林市人民医院）

廖　芯（四川大学华西第二医院）

人民卫生出版社

图书在版编目（CIP）数据

手术室评审实用手册／卢秀英，王国蓉主编. — 北京：人民卫生出版社，2020
ISBN 978-7-117-29782-0

Ⅰ. ①手… Ⅱ. ①卢… ②王… Ⅲ. ①手术室–管理–手册 Ⅳ. ①R612-62

中国版本图书馆 CIP 数据核字（2020）第 019586 号

人卫智网	www.ipmph.com	医学教育、学术、考试、健康，购书智慧智能综合服务平台
人卫官网	www.pmph.com	人卫官方资讯发布平台

手术室评审实用手册

主　　编：卢秀英　王国蓉
出版发行：人民卫生出版社（中继线 010-59780011）
地　　址：北京市朝阳区潘家园南里 19 号
邮　　编：100021
E - mail：pmph @ pmph.com
购书热线：010-59787592　010-59787584　010-65264830
印　　刷：三河市尚艺印装有限公司
经　　销：新华书店
开　　本：787×1092　1/16　印张：24　插页：2
字　　数：599 千字
版　　次：2020 年 3 月第 1 版　2020 年 3 月第 1 版第 1 次印刷
标准书号：ISBN 978-7-117-29782-0
定　　价：68.00 元

打击盗版举报电话：010-59787491　E-mail：WQ @ pmph.com
质量问题联系电话：010-59787234　E-mail：zhiliang @ pmph.com

前　言

随着各级医院迅速发展,我们面临着新建、改建手术室的等级评审和复评,大型医院巡查等各种检查的要求和压力。在检查过程中,需要准备各类制度、职责、流程、应急预案等资料,同时对手术室基础知识点、临床操作均有评定要求,还需应用持续质量改进方法以达到各种检查标准。但国内各医院手术室护理水平参差不齐,对各种标准的理解和把握也不同,尤其是基层医院缺乏相应的经验和全面准备的能力,亟需一本针对检查的手册帮助各级医院理解各种标准和准备,从而达到以评促建、不断提高的目的。

《手术室评审实用手册》根据《医院洁净手术部建筑技术规范》《医院等级评审标准(2011 版)》《中国医院 JCI 评审实施手册》等指南与标准对手术室建筑布局与流程、人力资源管理、专业技术发展、手术室质量与安全管理、手术室仪器设备管理、药品管理以及医院感染管理要求,把手术室专科护理技术发展与医院评审要求和细则结合,涵盖二级和三级综合医院及专科医院的评审要点,满足了日常工作、评审要求、专业发展所需。本书内容包括手术室安全管理、制度职责、应急预案、院感管理、持续质量改进等,以持续质量改进案例分析、操作流程图展示、临床标准速查等形式呈现,形式活泼,便于读者理解和记忆。本书从策划、编写到定稿历时近 3 年。编者来自中华护理学会手术室专委会、四川省护理学会手术室专委会、成都市护理学会手术室专委会,他们同时也是各级医院临床一线具有丰富手术室经验的护士长、高年资主管护师,分别撰写其专长的部分和章节。在此,感谢各位专家对本书编写、出版的鼎力支持和辛勤付出。由于编写人员水平有限,难免有错漏之处,恳请广大读者提出批评指正。

卢秀英　王国蓉

2019 年 2 月

目　录

第一篇　绪　论

第一章　手术室护理评审概述 ………………………………………… 3
第一节　手术室护理的历史和发展 ………………………………… 3
一、手术室及手术室护理的发展史 ……………………………… 3
二、手术室护理模式及护士角色的变化 ………………………… 5
三、手术室护理发展的趋势 ……………………………………… 8
第二节　手术室标准化建设和管理的发展 ………………………… 9
一、手术室评审标准的建立和发展 ……………………………… 9
二、手术室评审对管理的要求 …………………………………… 12
第三节　手术室评审准备及迎检 …………………………………… 14
一、评审资料的准备 ……………………………………………… 14
二、护士如何进行迎检 …………………………………………… 16

第二篇　手术室护理管理

第二章　手术室建筑布局与设计 …………………………………… 21
第一节　平面布局及工作流程 ……………………………………… 21
一、手术室的平面布局 …………………………………………… 21
二、手术室出入路线及工作流程 ………………………………… 23
三、洁净手术室的设计 …………………………………………… 23
第二节　规模设置 …………………………………………………… 25
一、手术间面积及数量的设置 …………………………………… 25
二、手术室用房和室内装备配置 ………………………………… 26
三、手术室内部设施要求 ………………………………………… 27

第三章　手术室人力资源管理 ……………………………………… 30
第一节　手术室人员配置与岗位管理 ……………………………… 30
一、手术室护士人力配置 ………………………………………… 30
二、手术室护士层级管理和核心能力 …………………………… 33

三、手术室护理岗位设置及岗位职责 ·· 36

第二节　手术室人员培训 ··· 50

一、手术室护士培训计划和方案 ·· 50

二、手术室护士岗位培训方式与类型 ·· 57

第三节　手术室护士绩效管理 ··· 59

一、绩效考核的原则和方法 ·· 59

二、绩效的分配和反馈 ··· 62

第三篇　手术室质量与安全

第四章　手术室护理质量与安全管理 ··· 67

第一节　手术室护理质量管理概述 ··· 67

一、护理质量 ··· 67

二、护理质量管理 ··· 67

第二节　手术室护理质量敏感指标 ··· 69

一、手术室护理质量敏感指标的发展及应用 ····································· 69

二、手术室护理质量敏感指标的内容和目标值 ·································· 71

三、手术室护理质量敏感指标的管理及收集 ····································· 75

第三节　手术室护理质量管理相关指南与标准 ··································· 75

一、评审要求 ··· 76

二、评审标准 ··· 76

第四节　运用质量管理工具进行手术室护理质量改进 ························· 103

一、常用的质量工具 ·· 103

二、日常质量管理数据的收集 ·· 105

三、管理工具案例实践 ·· 108

第五节　手术室护理不良事件管理 ··· 110

一、手术室护理不良事件的类型 ·· 110

二、手术室护理不良事件管理的指南与标准 ····································· 112

三、手术室护理不良事件分级和上报 ·· 112

四、手术室护理不良事件案例分析 ··· 113

第五章　手术室设备与耗材管理 ·· 116

第一节　手术室仪器设备管理 ··· 116

一、相关概念 ··· 116

二、管理规范 ··· 116

三、手术室常见设备的管理 ·· 120

四、设备管理案例分享 ··· 141

五、医疗设备信息化管理 ··· 143

第二节　手术室器械管理 ··· 144

一、可重复使用器械的管理 ·· 144

二、植入物性医疗器械与外来医疗器械管理 ·· 146

三、一次性无菌医疗器械管理 ·· 147

第三节　手术室医用耗材管理 ·· 148

一、高值耗材管理 ··· 148

二、低值医用耗材管理 ··· 149

第六章　手术室医院感染管理 ·· 151

第一节　手术室医院感染的来源和危险因素 ·· 151

一、手术室医院感染的来源 ·· 151

二、手术室医院感染的危险因素 ·· 152

第二节　手术部位感染的定义与诊断标准 ··· 153

一、手术部位感染的定义 ··· 153

二、手术切口分类 ··· 153

三、切口愈合的分级 ··· 154

四、手术部位感染的诊断标准 ·· 154

五、手术部位感染的表现 ··· 155

第三节　手术部位感染的危险因素及防控 ··· 155

一、SSI 危险因素分析 ·· 155

二、感染控制人员结构和职责 ·· 158

三、手术部位感染控制的关键环节和措施 ·· 158

四、手术室感染管理的相关要求 ·· 160

五、手术室卫生学监测 ··· 167

第四节　医院手术室感染质量评价指标 ··· 174

一、手术室医院感染监测评价指标 ·· 174

二、手术室护理质量评价指标 ·· 176

第七章　手术室药品管理 ··· 178

第一节　手术室常用药品管理 ·· 178

一、手术室常用药品管理 ··· 178

二、特殊药品管理 ··· 180

三、急救药品管理 …………………………………………………………… 181

四、围术期抗生素管理 ……………………………………………………… 182

第二节 手术室药品安全使用 ………………………………………………… 183

一、手术室药品使用制度 …………………………………………………… 183

二、手术室药品在使用中的注意事项 ……………………………………… 184

三、手术室用药并发症及注意事项 ………………………………………… 185

四、手术病人静脉输液通路选择 …………………………………………… 189

五、手术室静脉治疗临床操作规范 ………………………………………… 192

六、静脉血栓 ………………………………………………………………… 194

第三节 药品管理评审相关事宜 ……………………………………………… 195

一、药品管理评审概述 ……………………………………………………… 195

二、药品管理评审目的 ……………………………………………………… 196

三、药品管理评审方法 ……………………………………………………… 196

四、检查人员构成 …………………………………………………………… 196

五、评审前的准备工作 ……………………………………………………… 196

六、评审过程 ………………………………………………………………… 197

第四篇 手术室护理服务

第八章 围术期护理 …………………………………………………………… 203

第一节 术前访视 ……………………………………………………………… 203

一、术前访视的内涵 ………………………………………………………… 203

二、术前访视的模式 ………………………………………………………… 203

三、术前访视的内容 ………………………………………………………… 204

四、术前访视的方法与形式 ………………………………………………… 204

五、术前访视的作用和影响因素 …………………………………………… 205

六、术前访视的展望 ………………………………………………………… 205

第二节 手术期护理 …………………………………………………………… 206

一、手术病人的安全转运与交接 …………………………………………… 206

二、手术病人心理支持和人文关怀 ………………………………………… 208

三、手术病人安全核查 ……………………………………………………… 208

四、静脉通道和输液输血管理 ……………………………………………… 209

五、安置合理的体位 ………………………………………………………… 209

六、防止压力性损伤 ………………………………………………………… 209

七、防止坠床/跌倒 ………………………………………………………… 212

八、手术物品清点 ·· 213

九、病情观察 ·· 214

十、医护密切配合 ·· 214

十一、规范手术护理记录 ·· 215

第三节　术后访视 ·· 216

一、术后访视的对象 ·· 216

二、术后访视人员 ·· 216

三、访视时间 ·· 216

四、术后访视内容 ·· 216

五、术后访视记录单 ··· 217

六、术后访视规范用语 ·· 217

七、术后访视开展的难点 ·· 217

八、改进术后访视工作的对策 ·· 217

第九章　手术室优质护理服务 ·· 219

第一节　手术室健康教育 ·· 219

一、手术室健康教育的内容 ·· 219

二、手术室健康教育的方法 ·· 221

第二节　手术室人文关怀 ·· 223

一、手术室伦理和隐私保护 ·· 223

二、手术室沟通 ·· 225

三、手术室护士人文管理 ·· 227

第三节　手术室运营管理 ·· 228

一、手术室运营管理概述 ·· 228

二、手术室成本管理 ··· 230

三、手术室周转 ·· 231

四、日间手术管理 ·· 232

五、手术室运营评价指标 ·· 235

第十章　手术室职业危害与防护 ·· 237

第一节　职业暴露的概念与危险因素 ·· 237

一、职业暴露的概念 ··· 237

二、手术室职业暴露的危险因素 ··· 237

三、职业暴露防护 ·· 238

第二节　化学因素 ·· 239

一、接触化学因素的途径 ·· 239

二、常见化学消毒剂的危害和防护 ······························ 239

三、手术室废气的危害和防护 ···································· 240

四、化疗药物的危害和防护 ······································ 241

第三节　物理因素 ·· 242

一、激光的安全使用与防护 ······································ 242

二、X线的安全使用与防护 ······································ 244

三、电磁波 ·· 246

第四节　生物因素 ·· 247

一、血源性疾病职业暴露预防和处理 ···························· 247

二、特殊感染手术的管理 ·· 248

第十一章　手术室信息化建设 ·· 251

第一节　手术信息化管理概述 ····································· 251

一、手术室信息化管理的目的 ···································· 251

二、手术室信息化管理的研究进展 ······························ 252

三、制约手术室信息化发展的因素 ······························ 254

第二节　手术室信息管理系统 ····································· 256

一、手术室信息管理系统设计思路 ······························ 256

二、手术预约管理 ··· 257

三、护理文书管理 ··· 258

四、物品追溯管理系统 ··· 260

五、手术室移动护理 ··· 261

六、外接设备应用及人机交互 ···································· 263

第三节　手术室信息化建设的优势和展望 ························· 264

一、手术室信息化建设的优势 ···································· 264

二、未来手术室信息化建设 ······································ 265

第五篇　手术室专科技术体系及发展

第十二章　手术室专科护理技术体系 ·································· 271

第一节　无菌技术 ·· 271

一、概念及规定 ··· 271

二、手术室人员着装规范 ··· 272

三、铺置无菌台规范 ··· 273

　　四、外科手消毒规范 ………………………………………………………… 275

　　五、穿无菌手术衣规范 ……………………………………………………… 277

　　六、戴无菌手套规范 ………………………………………………………… 279

　　七、传递器械规范 …………………………………………………………… 280

　第二节　手术隔离技术 ……………………………………………………… 281

　　一、基本原则 ………………………………………………………………… 281

　　二、恶性肿瘤手术隔离技术操作 …………………………………………… 282

　　三、内镜下肿瘤手术隔离技术操作 ………………………………………… 285

　　四、妇科手术隔离技术操作 ………………………………………………… 285

　第三节　常用手术体位摆放 ………………………………………………… 287

　　一、手术体位概述 …………………………………………………………… 287

　　二、体位摆放常见并发症 …………………………………………………… 289

　　三、常见体位摆放规范 ……………………………………………………… 289

　第四节　病人体温保护 ……………………………………………………… 296

　　一、概述 ……………………………………………………………………… 296

　　二、体温保护措施 …………………………………………………………… 302

第十三章　手术室护理技术新进展 …………………………………………… 305

　第一节　新技术的发展和应用 ……………………………………………… 305

　　一、腔镜技术的发展和应用 ………………………………………………… 305

　　二、达·芬奇机器人辅助手术的发展和应用 ……………………………… 308

　第二节　特殊手术间的建设和应用 ………………………………………… 311

　　一、复合手术室的建设和应用 ……………………………………………… 311

　　二、一体化手术室的建设和应用 …………………………………………… 315

　　三、术中放疗手术室的建设和应用 ………………………………………… 317

第六篇　手术室制度和应急预案

第十四章　手术室制度与职责 ………………………………………………… 323

　第一节　手术室工作管理制度 ……………………………………………… 323

　　一、手术室工作制度 ………………………………………………………… 323

　　二、手术室护士岗位准入制度 ……………………………………………… 324

　　三、手术室环境管理制度 …………………………………………………… 324

　　四、手术室更衣、更鞋管理制度 …………………………………………… 325

　　五、手术间管理制度 ………………………………………………………… 325

六、手术室交接班制度 ……………………………………………………… 326

七、手术室参观制度 ………………………………………………………… 326

八、手术室家属等候区管理制度 …………………………………………… 326

九、手术室借物制度 ………………………………………………………… 327

十、手术室请示、汇报制度 ………………………………………………… 327

十一、手术室卫生清洁制度 ………………………………………………… 327

第二节　手术室质量与安全管理制度 ……………………………………… 328

一、手术室医疗废物管理制度 ……………………………………………… 328

二、手术室查对制度 ………………………………………………………… 329

三、手术室访视制度 ………………………………………………………… 330

四、手术室危重症抢救制度 ………………………………………………… 330

五、手术室与临床医生沟通制度 …………………………………………… 331

六、手术室无菌物品管理制度 ……………………………………………… 331

七、手术物品清点制度 ……………………………………………………… 332

八、病理标本管理制度 ……………………………………………………… 333

九、手术病人交接制度 ……………………………………………………… 334

十、手术病人体位安全管理制度 …………………………………………… 335

十一、手术室外来器械与植入物管理制度 ………………………………… 336

十二、手术室医护相互督导执行核心制度的规定 ………………………… 337

十三、一次性医用物品管理制度 …………………………………………… 337

十四、手术室药品管理制度 ………………………………………………… 338

十五、手术室物品管理制度 ………………………………………………… 338

十六、手术室仪器设备管理制度 …………………………………………… 338

十七、手术室消毒管理制度 ………………………………………………… 339

十八、手术室安全管理制度 ………………………………………………… 340

十九、手术室急救车管理制度 ……………………………………………… 342

二十、手术室护理文书书写管理制度 ……………………………………… 343

二十一、手术室输血查对制度 ……………………………………………… 343

第十五章　手术室应急预案 …………………………………………………… 345

一、病人发生输液反应的应急预案 ………………………………………… 345

二、病人发生输血反应的应急预案 ………………………………………… 346

三、病人发生药物不良反应的应急预案 …………………………………… 348

四、病人术中大出血等紧急情况应急预案 ………………………………… 349

五、病人术后急性压力性损伤应急预案 …………………………………… 350

六、病人坠床应急预案 ……………………………………………… 351

七、病人电灼伤应急预案 …………………………………………… 352

八、病人术中恶性高热的应急预案 ………………………………… 353

九、术中物品清点有误应急预案 …………………………………… 355

十、术中麻醉药物外渗应急预案 …………………………………… 356

十一、医务人员职业暴露应急预案 ………………………………… 357

十二、停电、停水应急预案 ………………………………………… 358

十三、火灾应急预案 ………………………………………………… 361

十四、紧急封存病历程序 …………………………………………… 362

参考文献 …………………………………………………………… 365

第一篇 绪 论

第一章

手术室护理评审概述

第一节 手术室护理的历史和发展

手术室护理是一个具有悠久历史的专业,伴随着近代外科学、解剖学、麻醉学的发展以及消毒灭菌技术的出现。尤其是进入 21 世纪以来,各种新技术、新设备和科研成果转化并应用于医学领域,手术室作为对病人集中进行手术治疗和诊断的一个特殊场所,逐渐形成并发展成为外科乃至医院中的一个重要部门。手术室护理也不断发展,并逐渐形成了一套独特的护理体系,旨在通过手术前、中、后期的各项专业及持续性的护理活动,为病人提供安全优质的护理服务。

一、手术室及手术室护理的发展史

(一)手术室的发展

伴随着外科学的发展,手术室经历了几代变革。第一代手术室又称简易型手术室,手术多在自然环境下进行,没有采用防止空气污染和接触污染的措施,手术感染率高。手术室起源于 16 世纪的意大利和法国,最初是在圆形的剧场,是进行尸体解剖的场所。1846 年,在美国麻省总医院图书馆的阶梯教室里,开展了首例乙醚麻醉下的无痛拔牙术,成为第一次实现手术室功能的历史事件。之后外科手术逐步变为公开的活动,越来越多的手术在圆形剧场中完成。这个时期,发生了一系列推动手术室发展的历史事件,1878 年发现了细菌,1886 年发明了蒸汽灭菌法,1887 年倡议手术者戴口罩,1889 年建立了手臂消毒法,1890 年开始使用灭菌橡胶手套。

第二代手术室又称分散型手术室,是专门建造、非封闭的手术室,有供暖、通风措施,使用消毒灭菌技术,手术感染率明显下降。20 世纪的欧洲,医院的各个病房内,开始各自配置相应的手术室。根据不同科室的需要,专科手术室内配置相应的医疗器械。

第三代手术室又称集中型手术室,具有建筑分区保护、密闭的空调系统,手术环境改善,手术相关性感染率在药物的控制下稳定下降,分散型的手术室逐渐被取代。1937 年,法国巴黎万国博览会上展示了集中型手术室,现代规模的手术室开始创立。1955 年,东京大学开设了第一个手术部将各专科手术室集中管理。1963 年,集中供应型的手术部在美国问世。

第四代手术室又称洁净手术室,有空气净化洁净系统,相对集中,但功能完全独立,既具普遍性以对应各类手术,又可完成特殊手术。20 世纪 50 年代,空气洁净技术问世,1966 年世界上第一间洁净手术室在美国巴顿纪念医院投入使用。现代空气洁净技术的使用明显降低了术后感染率,提高了手术质量,且操作简便,消毒灭菌时间短,提高了手术室的利用率。洁净手术室的出现是手术室发展过程中的一次重大进步。

第五代手术室又称数字化手术室。手术室的数字化发展最早开始于20世纪90年代,最初的概念是手术室设备的一体化集成。现在的数字化手术室更多强调的是信息的传输和共享,以手术室系统、医疗设备及监护设备的高度集成为基础,基于传输网络,使手术室能够快速地获取到 HIS、PACS、LIS、EMR 等系统中的信息及外界的其他信息;同时实现手术室内手术信息,包括视音频资料、监护仪数据、医疗设备信息等的采集、传输、记录和共享,使手术室内部环境能够多角度、完整地展现在外界。此类手术室主要有医学影像通讯手术室、微创手术室、磁共振介入手术室等形式。数字化手术室让封闭的手术室和外部世界建立起一个信息通道,使手术室真正融入到医院的整体信息化建设中来,实现手术室和医院其他部门的交流和沟通,同时也实现了对手术信息的全方位记录和再现。

(二)手术室护理专业的发展

19世纪后期,随着麻醉和感染控制的发展,在手术中护士的角色已经被记载。在19世纪后期,手术室护士负责准备手术器械。1875年,美国的约翰霍普金斯大学开始向护理学生讲解术中外科器械的准备,成为手术护理专业教育的开端。1894年,美国约翰霍普金斯医院的外科医生亨特·罗伯首次提出"手术团队"的概念,确认了洗手护士和巡回护士的角色。在20世纪初手术室护士开始协助手术并实施乙醚麻醉。20世纪20~40年代手术室护士的职责相当于现在的巡回护士,她们还负责学生在手术室的带教工作。通常,手术室的监督者只有一个已经毕业的护士,她需要监控实习护士在手术室的工作。

手术中对其他人员的需求直到第二次世界大战才开始增加,在第一次世界大战时,医护兵在战场上提供救助和伤口处理,但并没有参与到手术中。第二次世界大战改变了这些,随着抗生素的发展,外科医生能够开展更多以前不可能开展的手术和救助更多的病人。技术的进步,需要更多训练有素的助手能够协助手术。

战场上幸存者的增加导致护士严重短缺。除了需要护士在战地医院外,更多的基层医院也需要护士。在家乡,额外的护士被训练来照顾战场上回来的伤员。为满足战地医院,军队开展训练医护兵协助手术,承担以往仅由护士担任的角色。这时,医护兵被希望能够管理麻醉和直接参与部分手术以协助外科医生。在这样的方式下,一种新的职业诞生了,军队中的医护兵成为了手术室技师(ORTS)。其后,军队在定义手术室技师的过程中扮演了重要的角色。

在第二次世界大战以后,经过良好训练的护士继续短缺,这时候,手术室的管理者开始招募以前的医护兵参与平民的手术。她们最初的作用是巡回。注册护士继续填充洗手或器械护士的角色,直到1965年这个角色被转换。一些护理学者质疑器械护士的专业性,认为其工作由技术人员即可完成,由注册护士承担此岗位是一种人力资源的极大浪费。于是,在1978年,美国将外科技师协会(Association of Surgical Technologists,AST)从 AORN 中独立出来,并致力于推进外科技师的教育与培训,旨在使外科技师代理履行手术室中器械护士的职责。但是,外科技师由于其学历要求低、培训周期短,因此,在手术室中,须在注册护士担任的巡回护士监督下进行工作。

1984~1985年,美国手术室护理协会的护理技术委员会重新定义了手术室全期护理,在病人接受手术的前、中、后三个阶段,手术室护士提供具有特殊性的护理活动。现在,美国的巡回护士已由注册护士承担,而洗手护士则由注册护士或外科技师承担。

（三）手术室护理专业组织和机构

1. 美国手术室注册护士协会（Association of Perioperative Registered Nurses，AORN）　为了确认手术室护理的价值，制定专业性的护理标准和制度，促进手术室护理的正常发展，美国于 1949 年成立了第一个手术室护士的专业组织 AORN。AORN 联合并授权外科护士、医疗保健组织和行业界定围术期专业人员的标准化实践。作为世界上最大的围术期护士专业协会，AORN 的围术期实践指南、继续教育和临床实践资源可以产生最佳的照护结果，最终达到病人安全的目标。AORN 认为教育是一个连续的过程，因此它为手术全期护士提供了终身学习的计划。AORN 围术期资源包括循证指南、围术期工作人员教育、职业和领导力发展、设施和卫生系统解决方案。目前，共有 41 000 名围术期执业护士加入了 AORN。

2. 欧洲手术室注册护士协会（European Operating Room Nurses Association，EORNA）　英国利兹市的护士 Daisy Ayris 于 1964 年发起成立了全国手术护士学会（National Association of Theatre Nurse，NATN），在随后的年代里，欧洲的许多国家相继成立了类似的专业学会组织。其后多年，手术室护士一直环游世界各地，参加会议、研究、考察或互访，希望得到同事的支持，并找到解决专业问题和挑战的办法。1980 年在瑞士洛桑召开的第二届手术室护士世界大会上，来自不同欧洲国家的许多护士聚集在一起，讨论与欧洲围术期护理相关思想交流的可能性，建立了 EORNA。作为一名围术期护士，在整个欧洲都存在类似的问题。1992 年 4 月在哥本哈根举行的会议至关重要，有 17 个国家在场并提出相应的提案，最终代表们选择了"欧洲手术室护士协会"的提案，EORNA 正式启动了。EORNA 认为接受侵入性手术和/或麻醉手术的个人有权获得适当且合格的工作人员在围术期的安全支持环境中的照护。目前，EORNA 共有 24 个成员协会。

3. 中华护理学会手术室专业委员会　我国手术室护士的专业组织中华护理学会手术室专业委员会成立于 1997 年，其前身是隶属于外科护理专业委员会的手术室专业组。该委员会自成立至今，每年召开 1 次学术年会，1997 年成立之初提出了感染控制的理念，1998 年引入了围术期护理的概念，2006 年把"风险管理在临床的应用"作为会议的核心内容之一。2014 年出版《手术室护理实践指南》，制定临床操作规范，是我国手术室护理专业的第一本工作指南，该指南每年进行更新。中华护理学会手术室专业委员会通过每年的学术年会等活动向国内手术室护理专业人员介绍手术室各类管理经验、手术病人的安全问题、新技术新业务的开展以及手术室护士职业防护等方面的知识，为手术室专业护士开展工作提供了有益的指导。

二、手术室护理模式及护士角色的变化

（一）手术室护理相关概念

1. 围术期的概念　围术期是指按照手术全过程的不同时期将其分为三个阶段。

（1）手术前期：从病人决定接受手术治疗、医生安排好手术到将病人安置在手术台上的阶段。

（2）手术中期：从病人被安置在手术台到手术结束、病人被转移离开手术台的阶段。

（3）手术后期：从病人被转移离开手术台到病人术后完全康复的阶段。

2. 手术团队的概念　手术团队由手术室医生、麻醉医生、手术室护士和其他技术人员组成。根据功能不同，分为洗手团队和非洗手团队。

（1）洗手团队：该团队成员在无菌区域内工作，完成外科手消毒、穿无菌衣、戴无菌手套

等步骤后建立无菌区域,并进入无菌区域工作,使用物品均为无菌物品。洗手团队成员包括手术医生、医生助手、洗手护士。

(2)非洗手团队:该团队成员不进入无菌区域,在无菌区域以外的区域工作,协助洗手团队完成手术。在手术过程中,非洗手团队仍要遵守无菌技术原则,供应洗手团队所需的物品并为病人提供直接的照顾。非洗手团队的成员包括麻醉医生、巡回护士、工程师、技术人员等。

3. 围术期护理的概念 围术期护理是指在术前、术中和术后的全过程中为将要接受手术或其他有创操作的病人提供护理服务。随着医学模式的转变,围术期护理更加强调以病人为中心,注重病人生理、心理和社会各方面的需求。

(二)手术分类和分级

1. 根据手术的期限性 ①急症手术:需要在最短的时间内进行必要的准备,然后迅速实施手术。如急性阑尾炎并发穿孔、腹主动脉瘤破裂等。②限期手术:手术时间虽然可以选择,但有一定的限度,不宜过久延迟手术时机,应在限定的时间内做好术前准备。如恶性肿瘤的根治术、角膜移植等。③择期手术:手术时间可以不受期限的限制择日进行,手术前可以有足够的时间,所以手术应在充分的术前准备后进行。如良性肿瘤切除术。

2. 根据风险性和难易程度不同

(1)一级手术:指风险较低、过程简单、技术难度低的手术。

(2)二级手术:指有一定风险、过程复杂程度一般、有一定技术难度的手术。

(3)三级手术:指风险较高、过程较复杂、难度较大的手术。

(4)四级手术:指风险高、过程复杂、难度大的手术。

(三)手术室护理模式的变化

1. 由一般护理向专科护理扩展 随着现代医疗分科越来越细,护理由一般护理向专科护理发展,在医学的各个领域产生了临床护理专家和专科护士。现代外科的专业化和外科手术器械的精细化发展使手术室护士专科化成为当今手术室护理发展的趋势。目前,我国开始了手术室专科护士的培养和认证工作,手术室护理向专业化不断发展。针对传统的根据手术数量和种类随机安排护士,影响手术配合质量的问题,有医院实行相对固定洗手护士,或根据各手术专科的特点、手术室护士年资的高低和工作经验而设置了专科组,组内包括专科组长和专科护士,要求专科专职,以进行专科手术护理、手术准备、器械保养、教学等工作。

2. 护士成为手术医生的合作者 专科化后护士具有更高的护理技能,手术室护士不再只是充当"外科医生助手"的角色,而是趋向于"合作者"的角色。在欧美国家的一些医院,手术前消毒铺巾的工作已经由护士来完成,还出现了出租手术间和护士的管理方式。手术室护士的参与意识和观念逐步转变,不再是被动、盲目机械地传递手术器械,而是主动积极地参与手术的过程,包括参与手术前病例的讨论,共同制订手术方案等。目前,随着手术室新的仪器越来越多,护士还需要负责仪器的管理、维护和保养,才能更好地配合手术的开展。

3. 由单纯的手术配合转向围术期护理 1975年,美国手术室注册护士协会和美国护理协会共同出版了《手术室护理实施基准》,明确了手术室护理工作已不单是病人在进行手术期间这个极短时间内的护理,而是被"围术期护理"所代替,包括术前、术中、术后三个阶段给予病人生理、心理整体的照护。近年来,许多医院手术室开展了包括术前访视、术中配合和术后访视三个环节的工作模式,并根据病人生理、心理状况制订具体护理计划的围术期整体护理,取得较好的成果。这种工作模式使病人和家属与手术室护士有了更多的互动,手术室护士可以为病人提供更多专业的咨询和照护。该模式的转变使手术室护士从单纯的传递器械配合转向以病人为中心的围术期护理,从单纯的重视器官切除转向整体人的概念。

4. 护理理念的更新和理论的应用　随着各种护理理念和理论的更新,循证护理、整体护理等理念应用在手术室护理中,促进了手术室护理的发展。在护理管理中,人性化的管理理论也不断凸显,现代护理理论、系统论、马斯洛的需要层次论、解决问题学说、激励原理和弹性原理等在手术室护理领域得到应用。这些新的理念和理论充分发挥了护士的主观能动性,增强了护士的责任心,同时提高了工作效率。现代化的手术室需要有效的管理模式进行管理,手术室管理也从人员、物品管理拓展到了科学化的管理。各种管理方法和工具得到应用,包括 PDCA 循环、6S 管理、精益管理、品管圈等,提高了管理的质量和效率。

(四) 手术室护士角色的变化

传统的手术室护士工作场所主要局限于手术室内,任务仅仅是完成手术配合工作,手术结束,工作就告一段落,其角色功能为技术员多于护士。围术期护理概念的引入,使手术室护士走出手术室,到病房与病人接触、交流,注重病人的身心需求,实现了手术室护士由单一的"技术员"向多种角色功能的转变。现代手术室护士承担了以下角色。

1. 合作者　在进行手术的过程中,需要两个重要的护士岗位,即洗手护士和巡回护士。传统上,洗手护士主要在无菌区内协助手术医生工作,传递手术器械、准备缝线、提供医生所需物品等。巡回护士在无菌区外供应灭菌台上所需物品。围术期整体护理引入科学的工作方法和新的服务观念后,手术室护士不再只是被动地执行医嘱,而是以护理程序为指导,根据病人的具体情况,为病人提供个体化的服务,并及时评价护理效果,改进护理服务品质。

2. 照顾者　护理的核心是照顾,但传统的手术室护士由于身处一个相对隔离的环境里,很少与病人接触,加之因无菌技术操作的需要,手术室护士的穿着,增加了护士与病人之间的距离。加上高科技广泛应用于各种手术,要求手术室护士快节奏地执行操作。使护士无暇给病人更多的照顾,形成"高科技、低关怀"的现象。手术室护士往往单纯地追求技术纯熟度,而忽略病人的身心反应及对病人的关怀照顾。手术室护理应对病人多一些人性化关怀,让病人感到安全、放松,减轻他们对手术的恐惧心理和不适反应。

3. 咨询者　手术是一种侵袭性治疗,对病人来讲,存在应激反应。手术前病人都存在不同程度的焦虑反应,手术期越接近,病人焦虑程度越高。适当的焦虑可以激发病人自身调节机制,有助于病人主动配合手术,发挥正性作用。但焦虑过重可影响神经内分泌、循环系统功能,造成病人心率增快、血压增高、出血增多、麻醉效果差等后果,干扰手术顺利进行。以往的术前护理,如术前呼吸道、消化道和皮肤准备及术前用药等,都是由病房护士完成,手术室护士常常忽略病人术前的心理反应和需求。围术期护理的开展,要求手术室护士在手术前到病房进行术前访视,与病人建立良好的护患关系,扮演咨询者角色。通过与病人交谈,评估其心理状况,针对性地进行心理护理,回答病人关心和担忧的问题,帮助病人放松,消除紧张情绪,使其顺利完成手术。

4. 管理和组织者　手术室护士必须对自己所在的手术间承担起管理的责任,包括手术间内的仪器设备、器械物品等,保持手术间环境的整洁舒适,为病人提供一个清洁、舒适、安全的手术环境,督促进出手术人员遵守手术室的规章制度,严格无菌操作,及时控制参观手术人员的人数。如遇到危重病人抢救时,及时组织手术相关人员进行抢救工作。

5. 教育者　在进行术前访视和术后访视时手术室护士必须对病人进行健康教育,让病人对手术的过程和预后有一个初步的了解,应用自己所学到的专业知识耐心细致地解答病人及家属的问题,解除病人心中的疑窦,增加战胜疾病的信心。手术室护士还需要承担护生的带教的工作,为学生提供一个良好的学习环境和教育氛围,对待学生要全心、耐心、细心和信心,把自己所知道的知识、技能全心全意教给学生,耐心讲解细心指导,适时地给予肯定与鼓励,增强护生学习的信心。

6. 研究者 传统手术室护理工作以"手术"为中心,其范围局限于手术配合。围术期护理提倡以病人为中心,手术室护士工作范围由单一的术中护理扩展到术前、术中、术后全期护理。相应的手术室护理科研内容也由单一的某手术的护理配合体会扩展到手术期病人的整体护理,包括病人的生理、心理、社会以及环境对手术的影响,病人及家属对手术的心理需求,术中特殊情况的护理以及并发症的预防和护理等。手术室护士不仅需要熟悉某手术的解剖层次、手术步骤、护理配合要点,还必须具备一定的社会、心理、人文知识,掌握科研设计方法,参与科研活动,将有实证依据的科研成果用到临床护理实践中,推动手术室护理向规范化、科学化、现代化发展。

7. 病人的隐私保护者 手术室是医院的重点部门,医护人员如果缺乏法律意识,不注重隐私保护,不仅会让病人受到心灵的创伤,还会使得医院的信誉受到损害。良好的隐私保护更可以让护患之间相处更加融洽。随着社会的发展,隐私保护逐渐受到了重视,很多医院评审标准也把隐私保护列为检查的条款。手术室护士需要做好病人的隐私保护,规范护理行为。

三、手术室护理发展的趋势

(一) 加强团队协作

外科技术包括了急救医学技术、核医学、生物工程、呼吸医学等,在过去的 20 年,专业团队的类型和数量都在增加,随着技术的发展和健康照护的复杂性,出现了新的健康专业和角色的拓展。技术的实施需要跨学科的专业人员进行,各专业有自己的职责和角色需求,支持和参与到病人的治疗中。合作的专业人员应遵循用药和护理原则,通过特殊的专业和专家角色致力于病人的身心健康。专业团队中各专业人员在技术上有所区别,但是他们都有全球健康的观点和增进健康的教育和能力。其中,手术医生、麻醉医生以及手术护士构成了手术团队,手术需要团队间密切合作才能在手术过程中最大程度地提高手术效果,现代医学中手术室护士已经告别了单纯的助手角色,成为了围术期护理的主体。新的技术和仪器设备的应用,对手术团队的协作提出了更高的要求。

(二) 手术室护理专科化发展

随着护理学成为一级学科,护理学不再是从属于临床医学的二级学科,这就要求我们在明确护理学科定位的基础上构建更为完整、更适合学科发展的知识体系和实践领域,以促进学科发展,培养专业的护理人才。尽管护理学从临床医学中独立出来了,但是它的发展仍与临床医学密不可分,二者间应该形成合作、互补、共赢的关系。手术室护理专业作为护理学科一个重要分支,也需要明确的定位,以利于专业发展。另外,在明确手术室护理定位的基础上,还应该加快手术室护理的专科化发展道路,对专科进行细化,尝试建立亚专科,拓展护理服务领域,赋予手术室护士更多的角色功能,以全面提高手术室护理服务能力和专业水平,更好地为病人服务,推动手术室护理乃至整个护理事业全面、协调、可持续发展。

（三）实施岗位管理为切入点，提高科学管理水平

手术室管理的目的是保障手术及病人安全，手术室护士应积极采取各种手段减少不必要的手术死亡和并发症，解决重要的手术安全问题，确保每位病人得到恰当的手术治疗和护理。以手术室岗位管理为切入点，完成手术室护理岗位设置，明确手术室护士岗位职责及任职条件，完善与手术护理的数量、质量、技术难度、病人满意度相挂钩的绩效考核制度，建立可行的考核指标、充分调动手术室护士积极性的激励机制，稳定护士队伍。通过实施岗位管理，调动全体手术室护士参与到手术室管理当中，共同做好手术室环境、人员、流程和安全管理以及感染控制等工作，共同应对突发事件。通过构建手术室专科护理质量敏感指标，使护理管理者明确管理目标，提高其可执行性，采取前瞻性的护理管理措施，促进手术室护理质量的提高。充分运用现代管理理论、信息技术，优化管理流程，提高手术室资源的利用率。在保证安全规范管理的同时提倡提高效率和创新。

（四）高科技设备的应用

精密高科技的医疗仪器和设备可以大大提高医疗的效果，新仪器、新设备的投放和使用需要护士在尽可能少的时间磨合好，加强护士对新仪器设备的掌握，加强实践操作技能，充分利用这些新机器和设备提高护理的质量。在手术的过程中，护士还应该密切关注机器的运行状况，注意记录手术中仪器的不良情况，以便于改进和推广。

（五）信息技术的应用

目前，信息技术在手术室中被广泛使用，其用途主要是用于手术信息的发布和信息、数据的管理。数字化手术室也已出现，能够实现多个信息系统的数据共享。病人及其家属可通过信息系统了解手术进程，护士可通过计算机网络实现对手术病人全部医护信息的查询，自动完成手术管理需要的各种数据采集以及统计报表，规范了手术室各类文书、统计报表，减轻了护士的劳动强度，同时对护士掌握和利用信息技术的能力也提出了更高的要求。

（杨　青）

第二节　手术室标准化建设和管理的发展

一、手术室评审标准的建立和发展

（一）医院评审标准的建立和发展

1989 年 11 月 29 日原卫生部发布了《关于实施医院分级管理的通知》和《综合医院分级管理标准（试行草案）》，由此，我国开启了医院第一周期的评审工作。1994 年 2 月 26 日，国务院颁布的《医疗机构管理条例》明确规定了国家实行医疗机构评审制度。2009 年，原卫生部医疗监管司结合医药卫生改革工作精神，根据《医疗机构管理条例》等相关法律法规，在总结第一轮医院评审、医院管理年活动、质量万里行活动、大型医院巡查、平安医院建设等一系列活动的基础上，借鉴国际医院评审、中国台湾医院评鉴的标准和经验等，历经 3 年，于 2011 年 9 月发布了《医院评审暂行办法》（卫医管发〔2011〕75 号）《三级综合医院评审标准（2011 年版）》（卫医管发〔2011〕33 号），新一周期的医院评审重新启动。

《三级综合医院评审标准实施细则（2011 年版）》坚持"以人为本，以病人为中心"，以质量、安全、服务、管理、绩效为主线，通过医院书面评价（自我评价）、医疗信息系统评价、现场评价和社会评价四个维度的综合评价，运用追踪方法学，从个体到系统的追踪，从而全面、客观地评价医院整体的管理水平。

新周期医院评审标准坚持以持续改进医疗质量和安全管理为宗旨,注重结构、过程和结果三个层面的管理,更加注重制度、规章、流程和预案的完整性,医务人员在工作中对制度、规章、规程和预案的执行过程,以及医疗质量和安全结局指标是否体现持续改进的结果,通过 PDCA 质量管理方法,现场评价采用 A、B、C、D、E 五档方式表达(表 1-1、表 1-2)。

表 1-1　评审表达方式

分级	A	B	C	D	E
	优秀	良好	合格	不合格	不适用
说明	持续改进且成效良好	有监管有结果	有机制且能有效执行	仅有书面制度或规章或流程,未执行	无
表达	PDCA	PDC	PD	仅 P 或全无	不参评

表 1-2　三级综合医院评审标准(第一到六章)评审结果

项目 类别	第一到六章基本标准			其中,48 项核心条款		
	C 级	B 级	A 级	C 级	B 级	A 级
甲等	≥90%	≥60%	20%	100%	≥70%	≥20%
乙等	≥80%	≥50%	≥10%	100%	≥60%	≥10%

(二) 手术室评审要点

1. 现场评审　手术室现场评价不仅仅局限在手术室,而是通过手术病人从病房—手术室—ICU(病房)过程进行追踪评价(表 1-3~表 1-5)。

表 1-3　手术室现场评价—病房

维度	评审要点
人	病人:知情同意及术前健康教育理解、术前准备情况 护士:熟知病人信息、病人手术及麻醉方式
机	病人手术所需备用药物、假体、体内植入物、影像学资料等
料	手术部位标识
法	手术病人身份识别、病人手术部位标识和病人交接、制度执行
环	病人隐私保护

表 1-4　手术室现场评价—手术室

维度	评审要点
人	护士:资质及能力、病人安全目标知晓、手术配合熟练程度 医生:手术医生分级授权
机	仪器设备及手术器械是否齐备、设备日常维护保养记录
料	手术耗材购销及储备、药品管理、危化品管理是否符合要求

续表

维度	评审要点
法	手术病人身份识别、病人交接、手术安全核查、手术风险评估、手卫生、医院感染管理等制度执行;重点环节:体位、体温、坠床、压力性损伤、用物清点、标本、管道、无菌物品管理;隔离技术操作执行
环	布局流程、病人隐私保护、人文关怀

表1-5 手术室现场评价—ICU(病房)

维度	评审要点
人	病人:知情同意及对术前健康教育的理解、术前准备情况 护士:资质及护理实践能力、仪器设备及急救技能操作能力
机	仪器设备是否齐备、设备日常维护保养记录
料	术后病人所需监护仪、引流袋等用物备用
法	手术病人身份识别、病人交接制度、分级护理制度执行
环	病人隐私保护

2. 资料查看 通过资料查阅,深入了解医院制订相关制度、规章、流程的科学性和合理性;了解护理质量和安全管理委员会对手术室重点质量监控所呈现的持续质量改进现状;了解职能部门对科室在人员资质、技术准入、安全培训、质量与安全管理、应急演练等的监管情况;了解手术室对护理质量、护理安全、医院感染各方面质量在结构、过程和结果的管理,以及各级人员在工作中对制度、规章和流程的执行力和依从性。

(1)病历查阅:通过对手术病人病历的查阅,重点了解术前讨论、手术风险评估及病人知情告知是否充分和手术医生分级制度执行情况、手术及麻醉前准备情况是否符合手术室方案需要;了解在术中三方三环节的手术安全核查以及手术风险评估执行和签字情况;了解手术室护士对手术病人术前访视和手术护理清点记录单记录是否完善、准确;评价医护人员在制度落实、流程实施、技术规范等方面对标准的知晓和依从程度。

(2)手术室资料查阅:手术室管理资料是手术室护理质量与安全管理评价非常重要的呈现,是体现手术室的护理管理过程的细节。通过对资料查阅,评价手术室制度、职责、流程、应急预案是否完善;手术室人力资源资质、数量是否根据手术台次、手术间进行合理配备;新上岗护士、护士分层、专科护士和护理管理人员培训计划和记录,评价手术室护士专科培训的质量;手术室质量与安全评价指标的建立与分析评价;手术室护理不良事件管理等,通过对手术室护理质量和安全等数据的统计、分析、整改和评价,反映质量持续改进现状评价手术室作为重点科室在护理质量与安全管理中是否符合标准要求。

3. 人员访谈

(1)病人访谈:关注病人是否了解自己的手术方案(替代方案)、手术风险程度、高值耗材的使用和费用;是否知晓护士给予的术前(后)健康教育、术后康复护理、安全风险防控措施;是否主动配合护士在查对、身份识别、手术部位标识、用药、侵入性操作等方面参与自我的安全管理;对医护人员及工勤人员提供服务等的满意程度,评价病人知情权利的行使以及住院就医体验。

(2)护士访谈:了解手术室护士对手术室相关管理制度、安全管理重点环节、各类手术配合流程、应急处置及演练等的知晓程度和执行情况,评价手术室护士对制度的遵从性;了解护士对手术室开展优质护理服务的理解,为病人提供人性化关怀的服务理念,为提高手术室运行效率的具体措施等,了解护士对其绩效满意程度以及职业规划的认同程度,评价手术室护士在优质护理开展中体现以病人为中心的服务;了解护士在手术室质量和安全管理中承担的角色和岗位职责,如何进行手术室安全风险控制,以及应急预案培训演练过程,评价手术室安全及风险管理。

二、手术室评审对管理的要求

手术室质量和安全管理作为护理和院感管理的重点目标,其评价条款贯穿于标准的始终,集中体现在《综合医院评审标准(2011版)》中第三章病人安全、第四章医疗质量安全管理与持续改进和第五章护理管理与质量持续改进。

(一)手术室组织管理

1. 完善手术室护理管理制度 遵循《医院手术部(室)管理规范》《医院洁净手术部建设技术规范》《医院感染管理办法》等相关法规建立并完善手术室管理制度,包括关键环节交接制度、病人身份识别制度、手术部位标识制度、手术安全核查制度、手术风险评估制度、感染预防与控制制度、护理不良事件报告制度、手术工作流程、各类仪器设备的操作流程及指引、手术室护理质量与安全敏感指标、手术室质量与安全评价标准、各类应急预案。

2. 目标管理责任制 依据国家卫计委、医院及护理部关于护理事业发展的中长期规划,根据手术室专业的特点,制定包含手术室学科发展、人才培养、目标管理、质量和安全管理、医院感染管理、教学科研及新技术开展等内容的工作计划。计划制定要体现5W1H原则,要具体、可操作;目标值要根据品质改善重点和科室成员能力合理制定,并组织全体护士有效落实,实时评价目标任务完成情况,对未能完成的目标,要进行原因分析,针对性整改,保证目标的顺利达成。

3. 建立有效的激励机制 坚持以人为本的管理理念,体现优质护理服务的宗旨,建立突出工作数量和质量、工作风险程度和难易程度、手术医生和病人满意度的科学合理的护士绩效考核方案,充分调动和激发护士的工作积极性和创造性,以达到提高效率和提升护士职业价值感的目的。

(二)手术室人力资源管理

1. 手术室人员管理 建立手术室护士长和护士的准入条件,手术室护士长应具有主管护师及以上专业技术任职资格,5年及以上手术室工作经验;手术室护士,接受岗位培训并定期接受手术室护理知识与技术的再培训,低于2年以下的护士不能超过20%;手术室人员按照以病人为中心、动态管理、以人为本的人力资源配置原则,合理配备手术室护士,手术护士与手术间之比不低于3∶1;麻醉后复苏室床位与手术台次比不低于1∶3,以满足手术室工作的基本需要。

2. 手术室人员培训 新的医疗手段和医疗技术促使手术学科的发展,手术室护理正朝着专科化、数字化、信息化方向发展,对手术室护士也提出了更新、更高的要求。手术室应制定完善的新进护士、专科护士、护士分层培训计划,培养手术亚专业护士、麻醉护士,提高手术护士专业化程度以及配合的熟练程度。定期组织护理质量和安全培训,定期组织医护人员进行防火、术中大出血、呼吸心脏骤停等情景应急演练,提高护士对护理风险的防控意识和应急处置能力。

3. 手术室人员资质管理 按照《护士条例》要求,严格手术室护士资质管理,独立执业必须由具有执业资格的护士担任,定期对手术室护士进行培训及考核,提高手术室护士的执业能力。

(三) 手术室质量和安全管理

手术室是保证病人安全、准确手术的重要场所,手术室质量和安全管理是手术室管理的重要环节。

1. 严格查对制度和病人交接制度,准确识别病人身份 建立手术病人身份识别、手术病人交接的制度和流程,特别对于意识障碍、语言交流障碍和无名氏病人,必须使用"腕带"进行准确的病人身份识别,防止手术病人交接错误;治疗、用药、处置应严格遵循"三查七对"制度,防止护理不良事件发生。

2. 严格手术安全核查制度,防止手术病人、部位及术式发生错误 2010年3月17日,原卫生部根据《中华人民共和国执业医师法》《医疗事故处理条例》《医疗机构管理条例》和《护士条例》等有关法律法规,发布了《手术安全核查制度》,要求手术安全核查由具有执业资质的手术医生、麻醉医生和手术室护士三方,分别在麻醉实施前、手术开始前和病人离开手术室前,共同对病人者身份、手术方式等情况进行安全核查,三个环节、三方确认后分别在《手术安全核查表》上签名,住院病人《手术安全核查表》归入病历中保管,非住院病人《手术安全核查表》由手术室负责保存1年。

3. 妥善体位摆放,保证手术体位安全 正确的手术体位摆放,不仅可以充分暴露术野,便于术者操作,便于麻醉师对病人生命体征的观察,又可以避免病人因体位不当导致组织、神经受损,以提高病人的舒适度和安全性。对于一些特殊体位,以及压力性损伤、坠床/跌倒评估高危的手术病人,要遵循压力性损伤、坠床/跌倒风险评估制度,合理使用体位垫,保护受压部位,妥善进行约束固定,防止术中体位移动,避免因体位不当导致压力性损伤、坠床等负性事件发生。注意术中电极片等医疗器械的使用,避免发生皮肤完整性受损。

4. 严格执行药品使用和管理制度,提高术中用药安全性 严格执行药品使用和管理制度,加强麻醉药品、高浓度电解质等高危药品的管理,固定存放区域,统一高危标识,术中用药由麻醉医生或手术医生根据情况需要下达医嘱并做好相应记录,由手术室护士与麻醉医生共同核查后使用,防止术中用药错误。正确执行预防性抗生素的使用时机和方法,避免术后手术部位感染及可能发生的全身性感染。

5. 严格执行手术用物清点制度,杜绝手术物品遗留体内 手术用物清点是杜绝和减少手术物品遗留在病人体内的重要措施,故要严格执行手术用物清点制度。洗手护士提前上台,与巡回护士共同对纱布、缝针和器械等进行清点,做到定位、定量放置,对于术中临时添加的用物,也要及时进行双人清点,巡回护士将数量准确记录在《手术清点记录单》上。体腔内手术尽量选择显影纱布或纱垫,小心缝针断裂、掉落,避免遗留体腔不易寻找。关闭体腔前、后和缝合皮肤后再次仔细核对,保证数目清点一致,杜绝手术物品遗留体内。

6. 严格执行手术标本管理制度和流程,防止标本变质或丢失 病人(特别是肿瘤病人)

的手术标本是疾病诊断和治疗方案制订的重要依据。手术室护士要严格执行手术标本的管理制度和流程,对取下的手术标本由洗手护士与巡回护士二人核对,术后由洗手护士再次与医生填写好的《病理检查申请单》进行核对,对同一手术的不同标本在病理单上分别标记标本序号,并与标本盒(袋)上的序号相对应,用标本固定液妥善固定后,置于手术室专用手术标本存放间(柜),在标本登记本上按要求进行详细登记后签上全名,由专人送医院病理科进行交接。

7. 实施手术分级管理,建立急诊手术绿色通道 为了确保手术安全,提高手术质量,加强手术医生的手术管理,明确各级医生进行手术操作的权限,预防医疗差错的发生,对手术严格实施分级管理,遇紧急突发状况时,应履行备案制。对严重创伤(颅、胸、腹腔内大出血、其他威胁生命需紧急手术)、高危妊娠孕产妇等要建立手术绿色通道,以保证急危重症病人得到及时救治。

8. 加强手术室危化品管理和消防安全管理 手术室要妥善保管和安全使用易燃易爆设备、设施及气体等,定点放置、定人管理、定期检查,有效预防病人在手术过程中的意外灼伤。加强手术室消防安全管理,合理配备消防器材,消防通道需畅通,不得有障碍物,定点张贴消防通道疏散图,医护人员要掌握基本消防安全技能,知晓火灾报警,熟练掌握消防器材的使用方法,熟知消防疏散通道,定期组织消防培训、考核和演练,以提高医护人员消防安全处置能力。

(四)手术室医院感染管理

手术室医院感染管理内容见第六章手术室医院感染管理。

(五)手术室护理质量持续改进

建立由科室主任、护士长和质量管理成员组成的手术室护理质量与安全管理小组,完善组织架构,明确管理职责,制订管理方案,落实管理措施,定期组织对手术室全体员工进行全面质量管理教育和培训,提高手术室人员的护理质量管理意识和管理能力。建立手术室护理不良事件的非惩罚性、激励性的主动上报机制,定期对护理不良事件进行成因分析和讨论,针对典型案例组织质量分析会,提高手术室护士对风险的防控意识。建立护理质量与安全管理敏感性指标,运用 PDCA 等质量管理工具,定期手术室护理质量和护理不良事件进行数据统计、分析和评价,体现护理质量持续改进。

(黄 敏)

第三节 手术室评审准备及迎检

一、评审资料的准备

(一)学习标准,理解标准

医院评审评价通过组织手术室护士认真学习《三级综合医院评审标准实施细则(2011年版)》,梳理出与手术室护理管理有关的所有条目,从 C 条款着手,逐条逐款进行对照,找出存在差距,制订切实可行的整改措施,逐步达到标准要求。

学习标准,要准确理解标准的释义,很多条款不能单一地理解属于手术室的专属条款,涉及手术室护理管理的条款可以渗透到每一个章节,有时一条评审标准涉及多个部门与多科室间的分工与合作(表1-6)。

表 1-6　《三级综合医院评审标准实施细则（2011 版）》部分条款

评审标准	评审要点
4.15.5.3 落实各类手术（特别是Ⅰ类清洁切口）预防性应用抗菌药物的有关规定。（★）	【C】 1. 手术室管理规范，认真落实《外科手术部位感染预防和控制技术指南（试行）》，做好感染预防控制工作。 2. 有围术期预防性应用抗菌药物管理相关规定，对各类手术围术期预防性应用抗菌药物进行规范管理。 3. 对外科系统围术期抗菌药物的使用进行常规监控和有效管理，并有月报告制度。
	【B】符合"C"，并 Ⅰ类切口（手术时间<2h）手术，预防性抗菌药物使用率<30%。
	【A】符合"B"，并 "围术期预防感染"规范，符合指导原则等要求。

4.15.5.3 条款重点是对手术病人围术期预防性抗菌药物的选择和使用时间节点的准确性，涉及的采样地点有病房、手术室和药剂科，涉及人群有手术医生、麻醉医生、手术室护士和病房护士，涉及的职能部门有医务部、护理部、院感管理科、药剂部门共同对围术期预防性抗生素使用条款的监管（表 1-7）。

表 1-7　《三级综合医院评审标准实施细则（2011 版）》部分条款

评审标准	评审要点
6.9.7.1 加强医用耗材（包括植入类耗材）和一次性使用无菌器械管理。	【C】 1. 有医用耗材（包括植入类耗材）和一次性使用无菌器械管理制度与程序以及相关记录（采购记录、溯源管理、储存管理、档案管理、销毁记录等）。 2. 有医用耗材（包括植入类耗材）和一次性使用无菌器械的采购记录管理采购记录内容应当包括企业名称、产品名称、原产地、规格型号、产品数量生产批号、灭菌批号、产品有效期、采购日期等，确保能够追溯到每批产品的进货来源。 3. 有医用耗材（包括植入类耗材）和一次性使用无菌器械。 4. 有不良事件监测与报告制度与程序。
	【B】符合"C"，并 1. 主管部门职责明确，对高值耗材（包括植入类耗材）和一次性使用无菌器械采购与使用情况监督检查。 2. 有鼓励相关不良事件监测与报告措施和报告记录。
	【A】符合"B"，并 有监管情况与不良事件的分析报告，有改进措施并得到落实。

6.9.7.1 是标准中第六章关于医学装备管理的条款，科室在 C 条款中所涉及的内容其现场评价地点除了在医学装备部、设备库房外，医用耗材（包括植入物类耗材）和一次性无菌器械使用部门却大都在手术室，所以评审专家也会进入手术室进行现场跟踪评价。

（二）重视核心条款，C 级 100% 达标

为保证医疗质量和病人安全，对那些最基本、最常用、最易做到、必须做好的标准条款，如果未达到合格及以上要求，势必会影响医疗质量和病人权益，标准中把这些条款列为"核心条款"，用★表示，无论是三级医院还是二级医院，其核心条款 C 级达标率为 100%，也就是

说,任何一条 C 级核心条款都必须达标,否则,医院评审不能通过。所以,要高度重视核心条款,把标准融入日常护理工作中,认真落实,形成常态,C 级条款达到 100% 合格。

(三) 按照标准指引,准备迎检资料

迎接检查中,资料的准备是非常重要的,它可以印证专家们在现场评审中所看的,在人员访谈中所听到的,也可以弥补现场评审中所不能覆盖的或需要进一步追溯的内容。标准中关于手术室的评审条款不是独立存在的,它渗透到标准的始终,且有多处章节交叉重复,所以,在熟读标准、理解标准的基础上,进行科学的归类,让评审专家能够在短时间内清晰地了解到手术室护理管理的全貌。

1. **手术室组织管理卷** 包含手术室制度、职责、流程、常规和应急预案;手术室护理管理组织架构、手术室工作计划和总结、护理目标管理;护士长管理培训或上岗培训记录;护士分级管理档案和护士岗位说明书等。

2. **护理人力资源管理卷** 包含手术室人力资源配置一览表(年龄、学历、职称结构)、护士弹性调配记录、护士流失记录、机动库护士管理及记录;各级各类护士(新进护士岗前培训、专科护士、护士分层、护理管理人员)培训计划及实施记录、护理理论及操作技术考核记录;护士参加护理学术会议及论文发表一览表等。

3. **优质护理卷** 包含手术室开展优质护理服务计划(规划、目标和实施方案)、优质护理服务评价表;手术室护士绩效方案及实施原始支撑材料、手术室护士绩效与护士评优评先、职称晋升的支撑材料;手术室医生、护士和病人满意度调查表及动态管理等资料。

4. **护理质量与安全管理卷** 包含手术室护理质量与安全管理小组组织架构、分工及职责,手术室护理质量与安全管理计划,管理小组活动记录;手术室护理质量和安全管理评价标准及实施过程原始支撑材料;运用质量管理工具体现护理质量管理持续改进的数据分析;护理质量分析会记录等。

5. **护理不良事件管理卷** 包含每月及年度运用质量管理工具对护理不良事件统计、分析、整改、评价资料;典型护理不良事件成因分析和讨论;护理不良事件上报原始记录等。

6. **医院感染管理卷** 包含手术室医院感染管理过程。

二、护士如何进行迎检

(一) 熟悉"掌握"内容,在工作贯彻落实

评审标准的评价是一个逐级递进关系,也就是说,C 级条款的每一条项目都达标的基础上才能进入 B 级条款的评价,继而进入 A 级条款的评价。在 C 级条款中,更多的是关于对制度、职责、流程、常规和预案的制定,以及医务人员在工作中对制度、流程等知晓程度和执行情况。所以,手术室护士应该熟练掌握相关的护理管理制度,并在工作中良好应用;熟练掌握手术室专业知识和技能,遵循手术隔离技术原则,主动配合医生手术;熟练掌握手术室护理质量和安全管理的方法,在手术病人身份识别、手术部位标识、手术安全核查、手术体位管理、手术安全用药、手术标本管理和医院感染管理等方面积极发挥全科全员参与管理的作用。

(二) 模拟评审,查漏补缺

评审前,医院组织院内评审专家,根据医院评审标准,按照评审原则、要求和方法,对手术室进行现场模拟评审。通过预评审,查漏补缺,及时发现存在的问题,针对问题提出整改计划。

（三）"以评促建，以评促改"

以"以评促建，以评促改"的心态迎接检查，不断提高手术室护理管理水平。逐条对照本科室工作，找出差距，提出计划，明确工作目标，做到心中有数。

1. 相关工作制度、岗位职责、诊疗规范、操作规范和流程。共性的制度、规范和流程由医务部主持制订，专科的由相关科主任组织完成。

2. 医疗文书。

3. 医疗质量安全管理与持续改进工作记录（质量控制活动记录）。

（黄　敏）

第二篇　手术室护理管理

第二章

手术室建筑布局与设计

第一节 平面布局及工作流程

一、手术室的平面布局

（一）手术室整体建筑布局

手术室应设在空气洁净、环境安静的地方或楼层，应邻近手术科室、重症监护室（ICU）、输血科、病理科、放射科等科室。远离锅炉房、污水处理站等地，以减少尘埃及噪声污染。

（二）洁净区和非洁净区

手术室设立洁净区和非洁净区，洁净区与非洁净区连接处应设有缓冲区，各区域应有易于识别的标识，区域间避免交叉污染。手术室平面布局应有利于提高医疗效率、减少医疗风险及隐患，布局符合感染预防与控制的相关要求。

在 2013 年《医院洁净手术部建筑技术规范》中将手术室空气洁净度等级分为 5 级、6 级、7 级、8 级、8.5 级等 5 个级别（表 2-1），并将手术室洁净用房等级分为Ⅰ级、Ⅱ级、Ⅲ级、Ⅳ级 4 个级别（表 2-2）。

表 2-1　手术室空气洁净度分级标准

空气洁净度等级	微粒数（粒/m³）		原级别
	≥0.5μm	≥5μm	
5 级	350~3 500	0	100 级
6 级	3 500~35 200	0~293	1 000 级
7 级	35 200~352 000	293~2 930	10 000 级
8 级	352 000~3 520 000	2 930~29 300	100 000 级
8.5 级	3 520 000~11 120 000	29 300~92 500	300 000 级

表 2-2　洁净手术用房的分级标准

洁净用房等级	沉降法(浮游法)细菌最大平均浓度		空气洁净度级别		参考手术
	手术区	周边区	手术区	周边区	
Ⅰ级	0.2cfu/30(min·Φ) 90 皿(5cfu/m³)	0.4cfu/30(min·Φ) 90 皿(10cfu/m³)	5 级	6 级	假体植入、某些大型器官移植、手术部位感染可直接危及生命及生活质量等手术
Ⅱ级	0.75cfu/30(min·Φ) 90 皿(25cfu/m³)	1.5cfu/30(min·Φ) 90 皿(50cfu/m³)	6 级	7 级	涉及深部组织及生命主要器官的大型手术
Ⅲ级	2cfu/30(min·Φ) 90 皿(75cfu/m³)	4cfu/30(min·Φ) 90 皿(150cfu/m³)	7 级	8 级	其他外科手术
Ⅳ级	6cfu/30min Φ90 皿		8.5 级		感染和重度污染手术

1. 洁净区　指符合Ⅳ级及以上洁净度要求的区域。

2. 非洁净区　指除洁净区以外的手术室所有区域,包括值班室、会议室、值班室、办公室、洗浴间、库房、更衣室、卫生间等。

(三) 非限制区、半限制区和限制区

手术室各平面区域分为非限制区、半限制区和限制区,三个区域之间有明显界限或阻挡墙体等。

1. 非限制区　包括更衣室、办公室、休息室、值班室、会议室、学习室、图书资料室、实验室、标本室、污物间、家属等候室、餐饮室等。

2. 半限制区　包括器械清洗室、器械准备间、消毒间、供应间、辅料间、麻醉恢复苏醒室、病人术前等候室、手术室清洁走廊等。

3. 限制区　包括手术间、刷手间、无菌物品间、手术室洁净走廊等。

4. 各区域功能要求　更衣室应分为换鞋区和更衣区,卫生间、洗浴间应设于更衣区前半部分。医护人员更衣区合计面积不宜小于 $1m^2$/人,更衣室不小于 $6m^2$。车辆卫生通过区域或换车间应设在手术部(室)主入口,面积应满足车辆回旋尺度和停放转运的要求。快速病理室邻近洁净手术部时宜设于与洁净区走廊相通的传递通道。

(四) 平面布局的要求

1. 手术室内应洁污分开、布局合理。洁净区内手术室宜相对集中布置,Ⅰ级、Ⅱ级洁净手术室应处于干扰最小的区域。

2. 洁净手术部的内部平面和洁净区走廊应在手术室前单走廊、手术室前后双走廊、综合多走廊、集中供应无菌物品的中心无菌走廊(即中心岛)和各手术室带前室等形式中选用,设计应符合洁净手术部卫生学要求。

3. 负压吸引室和感染手术室在出入口处都应设准备室作为缓冲室,负压吸引室应有独立出入口。

4. 在人、物用电梯设置在洁净区、电梯井与非洁净区相同时,电梯出入口必须设缓冲室。换车间内非洁净和洁净两区宜分别设存车区。

5. 刷手间或刷手池要求:每 2~4 间洁净手术室应单独设立刷手间,刷手间不应设门。

当刷手池设在洁净走廊上时,应不影响交通和环境卫生。

6. 手术室不宜有抗震缝、伸缩缝等穿越,当需穿越时,应用止水带封闭。洁净手术室内应有抗震缝、伸缩缝等穿越。

7. 手术室内各区域功能与实际工作内容保持一致。

二、手术室出入路线及工作流程

手术室出入路线和工作流程应流程合理、洁污分开。根据工作流程,手术室出入路线包括工作人员出入路线、手术病人出入路线和手术物品出入路线,三条路线应避免交叉。

(一)工作人员出入路线

工作人员出入手术室应有专门的医务通道。工作人员首先进入换鞋区,至更衣室更衣、戴帽子,而后可以进入半限制区,工作人员进入限制区必须戴口罩、帽子,着装符合无菌技术要求规范。手术完毕应原路退出手术室。

手术医务人员为术前、术中活动最频繁者,其活动直接影响手术室的洁净质量,所以出入路线必须严格按照要求执行,手术医务人员不可随意穿行手术间、洁净走廊及清洁走路。医务人员临时外出手术室时必须更换专用外出衣、外出鞋。

(二)手术病人出入路线

手术病人术前由病房接至非限制区,在进入半限制区时应佩戴帽子,在进入限制区之前需要更换洁净车辆或清洁车辆,再由清洁走廊进入手术间开始手术。

手术完毕后,手术病人由清洁走廊退出至麻醉恢复室,之后原路返回病房或 ICU 病房。

(三)手术物品出入路线

1. 无菌物品进入路线 手术用无菌物品应严格执行无菌物品管理制度,无菌物品在消毒供应中心灭菌后,通过密闭转运或专用洁净通道进入手术室洁净区,并在手术室洁净区设立无菌储存间。术前或术中按需将无菌物品由洁净走廊送至手术间。无菌物品不可穿行清洁走廊或非洁净区。一次性无菌物品也应通过密闭转运或专用洁净通道由无菌库房转入手术室无菌储存间,而后进入手术间。

2. 已使用手术物品退出路线 手术使用过后的物品应视为污染物品,污染物品不可再次进入洁净走廊或其他洁净区。一次性物品使用后由清洁走廊退出,经手术室专用污物通道送至到医疗废物处理中心。可重复使用的手术器械应由清洁走廊退出至消毒供应中心,在清洗室进行清点、分类、清洗之后完成检查、包装等,随后进入灭菌室消毒灭菌、干燥。灭菌后的器械送入无菌储存间干燥保存。可重复使用的布类物品应在洗衣房进行密闭式回收,并完成清洗、消毒,集中送回消毒供应中心进行检查、包装和灭菌处理,灭菌后物品送入无菌储存间干燥保存。

三、洁净手术室的设计

随着临床医学的深入发展,外科手术技术不断创新,医院管理者对医院感染预防与控制更加重视,现代化的洁净手术室成为了当今的必然发展趋势。2013 年我国颁发了《医院洁净手术部建筑技术规范》,对我国洁净手术室的各项技术指标提出了新的规范和要求,通过空气调节与空气净化,有效控制手术室内温度、湿度、颗粒物等,保障良好的手术室空气质量,降低手术感染率,提高手术质量。

(一)洁净手术室用房主要技术指标

洁净手术室的各类洁净用房细菌浓度和洁净度级别除了符合表 2-1 和表 2-2 的各项规定之外,其他主要技术指标还应符合以下表 2-3 的要求。

表2-3 洁净手术室用房主要技术指标

名称	室内压力	最小换气次数/h	工作区平均风速:m/s	温度/℃	相对湿度/%	最小新风量:m³/(h·m²)或次/h(本栏括号中数据)	噪声:dB/A	最低照度:lx	最少术间自净时间:min
Ⅰ级洁净手术室和需要无菌操作的特殊用房	正	—	0.20~0.25	21~25	30~60	15~20	≤51	≥350	10
Ⅱ级洁净手术室	正	24	—	21~25	30~60	15~20	≤49	≥350	20
Ⅲ级洁净手术室	正	18	—	21~25	30~60	15~20	≤49	≥350	20
Ⅳ级洁净手术室	正	12	—	21~25	30~60	15~20	≤49	≥350	30
体外循环室	正	12	—	21~27	≤60	(2)	≤60	≥150	—
无菌敷料室	正	12	—	≤27	≤60	(2)	≤60	≥150	—
术拆封器械、无菌药品、一次性物品和精密仪器存放室	正	10	—	≤27	≤60	(2)	≤60	≥150	—
护士站	正	10	—	21~27	≤60	(2)	≤55	≥150	—
预麻醉室	负	10	—	23~26	30~60	(2)	≤55	≥150	—
手术室前室	正	8	—	21~27	≤60	(2)	≤60	≥200	—
刷手室	负	8	—	21~27	—	(2)	≤55	≥150	—
洁净区走廊	正	8	—	21~27	≤60	(2)	≤52	≥150	—
恢复室	正	8	—	22~26	25~60	(2)	≤48	≥200	—
脱包间 负(外脱包间)		—	—	—	—	—	—	—	—
正(内暂存间)		8	—	—	—	—	—	—	—

注:1.负压手术室室内压力一栏应为"负";2.平均风速是指集中送风区去地面以上1.2m界面的平均风速;3.平均风量的取值,上限为夏季的最高值;5.手术室新风量保持相对正压。最小静压差应大于或等于5Pa,最大静压差应小于20Pa,不应因压差而产生有害气流方向;8.严重污染的房间应对相邻的房间应保持负压,最小静压差应大于等于5Pa。用于控制空气感染的手术室应是负压手术室,负压手术室对其相通的非洁净区夹层技术夹层应保持略低于"0"的负压差;9.洁净区对与其相通的非洁净区应保持正压,最小静压差应大于等于5Pa;10.温、湿度不达标的不应超过5d/年,连续2d不达标的不应超过2次/年。

（二）洁净手术室的空气调节与空气净化技术

1. 洁净手术室的空气调节技术　手术室的空气调节技术是通过采用科学设计的初、中、高效空气过滤系统,最大程度的清除悬浮于空气中的微粒及微生物,并有效阻止室外粒子进入室内,创造洁净环境的有效手段。空气调节系统主要由空气处理器、初中高效过滤器、加压风机、空气加温器、水阀、回风口与送风口等各部分组成。

2. 洁净手术室的空气净化技术　洁净手术室的净化技术,通过净化送风气流控制洁净度达到无菌的目的;主要分为两种形式。

（1）乱流式:其送风气流形式为流线不平行、流速不均匀、方向不单一、时有交叉回旋的气流流过工作区截面。该形式除尘率较差,可用于 7 级（原万级）以下的手术室,目前应用较少,已被逐步替代。

（2）洁净式:其送风气流形式为流线平行、流速均匀、方向单一的气流流过工作区整个截面。该形式不产生涡流,没有浮动的尘埃、净化程度强。洁净式分为垂直洁净和水平洁净两种类型。

3. 洁净手术室的净化空调系统技术要求

（1）净化空调系统应使洁净手术部整体处于受控状态,并应是各洁净手术室灵活运行。

（2）在手术进行过程中,Ⅰ～Ⅲ级洁净手术室净化空调系统宜能够在送风温度低于室温状况下运行。

（3）洁净手术室及其配套的相邻洁净辅助用房应与其他洁净辅助用房分开设置净化空调系统。Ⅰ级、Ⅱ级手术室与负压手术室应每间采用独立的净化空调系统,Ⅲ级、Ⅳ级洁净手术室可 2~3 间合用一个系统。

（4）在新风口或紧靠新风口处应设置新风过滤器或装置,在空调机组送风正压段应设置预过滤器。在系统末端或靠近末端静压箱附近应设置末级过滤器或装置。洁净用房回风口设置回风过滤器、排风入口或出口应设置排风过滤器。

（5）新风口进风截面的速度不应大于 3m/s,新风口距地面或屋面应不小于 2.5m,应在排气口下方。

（6）每间正压手术室的排风量不宜低于 250m³/h,需要排除气味的手术室排风量不应低于送风量的 50%。

（7）负压手术室顶棚排风口入口处以及室内回风口入口处均必须设置高效过滤器,并在排风出口处设止回阀,回风入口处设密闭阀。正负压转换手术室,应在部分回风口处设高效过滤器,另一部分回风口上设中效过滤器,负压使用时关闭中效过滤器处密闭阀,正压使用时关闭高效过滤器处密闭阀。

（8）洁净手术室的初、中、高效过滤器应定期检测更换。

（吴秀红）

第二节　规 模 设 置

一、手术间面积及数量的设置

手术间的面积应根据手术大小、医院级别和手术间级别所需空间而定,随着手术室设备的不断增加,手术间的面积需求也相应增大,各医院手术室应根据自身的不同情况进行合理的配置。

手术间的数量应按照手术科室的病床数进行设定,一般按照 1：20～1：25 的比例计算,也可根据医院不同的情况具体而定,可通过以下公式进行计算：

$$A = \frac{B \times 365}{T \times W \times N}$$

式中,A：手术间数量；B：需要手术病人的总位数；T：平均住院时间；W：手术室全年工作日；N：平均每个手术间每日手术台数。

手术间高度不低于 2.7m,手术室其他辅助用房则根据手术间的数量和各辅助用房的功能进行设定。

二、手术室用房和室内装备配置

手术室是以手术间为中心,再配备其他辅助用房所组成的一个完整的功能体。

(一)洁净手术间

洁净手术间内应该配备与平面布置和建筑安装有关的基本装备,主要包括手术台、无影灯、麻醉机、监护仪、高频电刀、器械桌、电脑桌、输液架、敷料柜、中心供氧、中心负压吸引等,洁净手术室的基本装备见下表。特殊手术间还应配置显微镜、X 线机、体外循环机、术中放射治疗用移动式电子加速器等(表 2-4)。

表 2-4　洁净手术室的基本装备

装备名称	每间最低配置数量
无影灯	1 套
手术台	1 台
计时器	1 只
医用气源装置	2 套
麻醉气体排放装置	1 套
医用吊塔、吊架	根据需要配置
免提对讲电话	1 部
观片灯(嵌入式)或终端显示屏	根据需要配置
保暖柜	1 个
药品柜(嵌入式)	1 个
器械柜(嵌入式)	1 个
麻醉柜(嵌入式)	1 个
净化空调参数显示调控面板	1 块
微压计(最小分辨率 1Pa)	1 台
记录板	1 块

(二)刷手间

在两个手术间之间设刷手间,刷手间设有刷手池、感应式自动出水装置或脚踏式水龙头、外科手消毒液、计时器等。也可将刷手池设于洁净走廊洁净区内。

（三）医务人员卫生通过室

设在手术室入口处,便于进入手术室的医护人员使用。包括换鞋处、更衣室、淋浴间、卫生间等。手术人员进入手术室必须先换鞋,再进入非限制区更换手术室衣裤、戴帽子和口罩进入限制区。

（四）无菌室

无菌室又称无菌物品间,是手术室暂存各种无菌物品的场所,应设立在离各手术间较近的洁净区内,室内安装净化空气系统。可储存各种手术无菌敷料、器械包、一次性无菌物品、手套、无菌缝针缝线、单包特殊器械及各类耗材。

（五）麻醉准备室

麻醉准备室设有药品柜、冰箱、喉镜、插管用具、呼吸囊、急救箱、治疗车等,为麻醉前的用物准备。

（六）麻醉恢复室

设立麻醉恢复室,由麻醉医生和护士共同管理,配备有必要的呼吸机、监护仪、中心供氧、负压吸引、治疗车、急救车及除颤仪等其他抢救设备。

（七）药品室

药品室用于储存手术所需药品和输液品,配备药品柜、冰箱等。

（八）标本处理室和快速病理室

手术室设立标本处理室,用于与病理科进行标本的交接与储存,配备标本固定液、标本容器、标本柜、标本登记本等。可在手术室内设立快速病理室以方便术中快速病理诊断,其内配备标本处理操作台、切片机、显微镜等。

（九）器械清洗室和脱包间

器械清洗室和脱包间用于应急手术器械的清洗和无菌物品的脱包。

（十）办公用房

办公用房包括护士办公室、麻醉办公室、手术室教学及学习室。

（十一）其他辅助用房

手术室还设立其他辅助用房如中心控制室、医护休息室、餐饮室、家属等候室、术中协谈室、库房、换车间等。

三、手术室内部设施要求

（一）洁净手术间内设施要求

1. 手术间无影灯　应根据手术要求和手术室尺寸进行配置,宜采用多头型无影灯,无影灯架调平板的位置应设在送风过滤器进风面之上,距离进风面不应小于 5cm,送风口下面不应安装无影灯底座护罩。

2. 手术室计时器　宜兼具麻醉计时、手术计时和一般时钟计时功能,并宜配置计时控制器,停电时应自动接通自备电池,自备电池供电时间不应低于 10h。

3. 器械柜、药品柜　应设置在方便取用的位置。能放置电脑工作站的记录板应为暗装,收折起来应和墙面齐平。

4. 手术室墙面　应选用表面光滑、少缝、坚硬、防水、防火、防潮防霉、防辐射、防化学消毒剂腐蚀、隔音、易清洁的材料,颜色以淡绿色或淡蓝色为宜,墙面踢脚不得突出墙面,踢脚与地面交界处的阴角应做成 R≥30mm 的圆角。手术间地面应选用弹性、防滑、耐磨、抗酸碱腐蚀、光滑、无裂隙、防火、防静电、易刷洗的塑胶材料。

5. 手术室门窗　装置要紧密、宽大,可维持手术间正压,手术间进出门净宽不应小于1.4m,当采用电动悬挂式自动门时,应具有延时关闭和防撞击功能,并兼具手动功能。

6. 手术间电源开关　应距地面 1.5m,并具有防火花、防水装置。洁净手术室内与室内空气直接接触的外露材料不得使用木材和石膏。

7. 洁净手术室应采取防静电措施　洁净手术室内所有饰面材料的表面电阻值应在$10^6 \sim 10^{10}\Omega$ 之间。

(二) 医用供气系统

1. 洁净手术室可使用的医用气体及相关装置　有氧气、压缩空气、负压吸引、氧化亚氮、氮气、二氧化碳和氩气以及废气回收排放等,其中必须配置的有氧气、压缩空气和负压吸引装置。

2. 供给洁净手术室的医用气源　不论气态或液态,都应按照日用量要求储备足够的备用量,不宜少于 3d。

3. 手术间内医用气源装置　应分别设置在手术台病人右侧麻醉吊塔上和靠近麻醉机的墙上,距地面高度 1.0~1.2m,麻醉气体排放装置宜设在麻醉吊塔(或壁式气体终端)上。

4. 不同种类气体终端接头　不得有互换性,接头宜选用插拔式自封快速接头,接头应耐腐蚀、无毒、不燃、安全可靠、使用方便,使用寿命不少于 20 000 次。

(三) 水电系统

1. 洁净手术室内的给水排水管道　均应暗装,应敷设在设备层或技术夹道内,不得穿越洁净手术室。

2. 供给洁净手术室用水的水质　应符合现行国家标准。洁净手术室内应同时供冷热水系统,当由储存设备供热水时,水温不低于 60℃;当设置循环系统时,循环水温应不低于 50℃。

3. 洁净手术室洁净区内不应设置地漏。

4. 有生命支持电气设备的洁净手术室必须设置应急电源,自动恢复供电时间应符合:

(1)生命支持电气设备应能实现在线切换。

(2)非治疗场所和设备应小于等于 15s。

(3)应急电源工作时间不应小于 30min。

5. 心脏外科手术室用电系统　必须设置隔离变压器。

6. 洁净手术室内的电源回路　应设绝缘检测报警装置。洁净手术室的总配电柜映射于非洁净区内,每个手术间设置独立的专用配电箱。

7. 洁净手术室用电　应与辅助用房用电分开,每间手术室内应设置不少于 3 个治疗设备用电插座箱,并宜安装在侧墙上,每箱不少于 3 个插座,并设接地端子。

8. 手术室照明　照度均匀度不应低于 0.7。手术台两头的照明灯具至少各有 3 只灯具应具有应急照明电源。手术室照明优选节能灯具,应为嵌入式密封灯带,灯具应有防眩光灯罩,灯带布置在送风口之外。

(四) 手术室消防要求

1. 洁净手术室的建筑　其耐火等级不应低于二级。手术室宜划分为单独的防火分区,当与其他部门处于统一防火分区时,应采取有效的防火防烟分隔措施。

2. 当洁净手术室内每层或一个防火分区的建筑面积大于 2 000m² 时,宜采用耐火极限不低于 2.00H 的防火隔墙分隔成不同的单元,相邻单元联通处应采用常开甲级防火门,不得采用卷帘。当洁净手术室所在楼层高度大于 24m 时,每个防火分区应设置一间避难间。

3. 当洁净手术室的自动感应门停电后能手动开启时,可作为疏散门。洁净手术室内应设置自动灭火消防设置,洁净手术间内不宜布置洒水喷头及室内消火栓。

4. 洁净手术室应按照国家标准配备消火栓系统及灭火器。

5. 手术室内所有消防设备均应实现定期检查维护,保证消防设备功能良好。

（吴秀红）

第三章

手术室人力资源管理

第一节　手术室人员配置与岗位管理

一、手术室护士人力配置

手术室是医院的重点部门,存在风险大、技术要求高、专业性强的特点,手术室护士的配置标准是护理管理者长期以来关注的重点之一。现代手术室管理的重点是质量、安全与效率,如何用最少的护士实现最大的目标,是管理者面对的一大挑战。

（一）不同标准和专业规范的人力配置标准解读

1. 在护士人力配置方面,国内常采取的标准是《三级综合医院评审标准(2011版)》和《二级综合医院评审标准(2012版)》,其中均明确规定手术室护士与手术间比例不低于3：1,详见表3-1。但手术室是个特殊的场所,不同医院收治的危急重症及疑难杂症病人的比例亦不尽相同,工作量也有所差异,如果单纯的按照台护比1：3或者1：2.5的标准来衡量,会出现各医院人力不足或过剩等人力分配不均的情况。

表 3-1　国内常用评审标准要求细则

标准	内容
三级综合医院评审标准(2011版)	5.1.1.2.1　建立手术室各项规章制度、岗位职责及操作常规,有考核及记录,工作人员配置合理。 相关要求: C—根据手术量及工作需要,配备护士、辅助工作人员和设备技术人员,手术室护士与手术间之比不低于3：1,明确各级人员的资质及岗位技术能力要求。手术室工作经历2年以内的护士占总数≤20%,手术室护士长具备主管护师及以上专业技术职务任职资格和5年及以上手术室工作经验。 B—符合"C",并保证手术室护理队伍的稳定性,手术室工作经历2年以内护士数占总数≤10%。 A—符合"B",并手术室护士长具备副主任护师及以上专业技术职务任职资格。
二级综合医院评审标准(2012版)	4.7.1.4　手术麻醉人员配置合理。 相关要求: C—人员配置合理,基本满足临床需要。 B—护士长应当具备中级及以上专业技术职务任职资格。 A—手术室护士人数与手术台比例>2.5：1。

标准	内容
二级综合医院评审标准（2012版）	5.5.1.2　建立手术室各项规章制度、岗位职责及操作常规,有考核及记录。工作人员配备合理。 相关要求:根据手术量及工作需要,配置护士、辅助工作人员及设备技术人员,手术护士与手术间之比不低于 3∶1。手术室工作经历 2 年以内护士数占总数 ≤20%。 资质: C—手术室护士长具备主管护师及以上专业技术职务任职资格和 5 年及以上手术室工作经验。 B—保证手术室护理队伍的稳定性,手术室工作经历 2 年以内护士数占总数 ≤10%。 A—手术室护士长具备副主任护师以上专业技术职务任职资格和 10 年及以上手术室工作经验。

2. 2012 年 4 月原卫生部印发《卫生部关于实施医院护士岗位管理的指导意见》,指出实施科学的护理人力资源管理,是稳定临床护士队伍的基础。国内,有学者提出通过增加男护士比例、探寻多点执业领域、设置更加合理的护理人力配置标准,来优化手术室护理人力资源。

因此,如何根据各医院情况合理安排护理人力资源,是当今研究的热点之一。管理者应当勇于探索、实践,转变传统管理工作的思维方式及方法,根据医院的具体情况,引进科学的管理机制、优化护理人力资源管理,寻找人力资源利用的可增长点,实现手术室人力资源的合理配置。

（二）手术室人力测算的常见方法

手术室护士的配置问题涉及人力资源规划,所谓人力资源规划,就是预测未来的组织任务和环境对组织的要求,以及为完成这些任务和满足这些要求而提供人员的过程。常用的人力测算方法有以下几种。

1. 主观判断法　一种较为简单、常用的方法,具体是由有经验的专家或者管理人员进行直观的判断预测,结果与预测者的个人经验和判断力相关性大。在实施过程中,又包括经验预测法和团体预测法(德尔菲法、名义团体法)。例如,护理部主任、手术室护士长等长期从事手术室护理相关管理工作者,对手术室工作内容、工作模式、工作量等十分熟悉的,根据医院的工作量、发展趋势等,基于个人经验,集体讨论可得出手术室护理的人力需求。

2. 工作负荷法　依据历史数据,先计算出对某一特定工作每单位时间(如每天/每周)的每人的工作负荷(工作量),再根据未来的生产量目标(手术量)计算出需要完成的总工作量,然后根据前一标准计算出所需的人力数。工作负荷法适用于工作量相对固定、生产量目标也是可预测的,但是医疗手术量、手术难度及所需时间变异性大,用此种方法准确性欠佳。

3. 多元回归预测法　是一种从事物变化的因果关系来进行预测的方法,根据多个自变量的变化来推测与之有关的因变量变化。美国围手术注册护士协会在对手术室必要的工作人员数量提出的指导意见中,利用的是此种方法。多元回归预测法包括五步:第一步,确定适当的与人力需求量有关的因素;第二步,找出历史上相关因素与护士数量之间的关系;第三步,计算劳动生产率;第四步,确立劳动生产率的变化趋势以及对趋势的调整;第五步,预测未来某一时段的护士需求量。此种方法比较复杂。具体是应根据每周需保证的工作人员总工时、每周的总工时、基础全时约当数、不在岗全时约当数、最少直接护士的总数、间接护士数、不在岗轮班工作时数和需轮换的在职工作人员数共 8 个因素,利用公式计算出科学、合理的手术室工作人员数。

(三)特殊情况下的人力调配问题

1. **基本要求** 根据手术工作量,包括手术台量、疑难等大手术台量、手术台次周转频率、岗位类型与岗位职责设置护士排班要求。

2. **弹性排班** 为缓解手术室人力不足,优化人力资源、有效利用护士上班时间、提高工作效率,弹性排班是手术室人力调配重要的管理策略。有研究显示弹性排班能够充分挖掘手术室护理人力资源的潜力,提高手术室使用效率,明显减轻护士的心理压力、提高工作效率、改善护士的生活质量。所谓弹性排班,是在原有周期性排班的基础上,根据临床实际,在8h 工作时间内按护理需要所采取的具体排班方法。其特点在于班次弹性、休息弹性,能体现以人为本的原则,既保质、保量完成手术工作,又可以解决护士补休及个人假期的时间安排,合理利用人力资源。

3. **手术室人力调配的常用管理措施** 设立专职手术排程护士,根据手术情况、休假情况,将机动班写入排班表中,在特殊情况下可以及时调动人员。为了保障手术的连续性,避免换台出现交接不清的情况,除行政班人员外,手术室没有规定的时间,以手术时间为标准,完成手术的人员即可回家,排程护士负责考勤统计,根据手术情况提前一天排班,权衡各周的工作时间及休假安排。

(四)手术室护士的资质与选拔

1.《三级综合医院评审标准(2011 版)》和《二级综合医院评审标准(2012 版)》中除了对手术室护士配备的人数进行规定,对不同级别护士的配备比例也做了要求。例如,手术室工作经历 2 年以内的护士占总数 ≤10%。如何选择合适的人才,在维持人才梯队的稳定性上有基础性的意义。

2. JCI 医院评审标准中,规定医院有必要根据护士类别,进一步确定特殊工作职责的内容,如 ICU 护士、儿科护士、手术室护士等。对经法律许可、有独立行医资格的员工,医院有一套流程来确保基于员工教育、培训和经历来决定其临床实践资格。手术室应有不同岗位护士的任职资质及层级选拔标准。

3. 手术室护士的资质类型

(1)手术室护士入职要求:目前尚无统一标准,不同医院根据自己的需要,设立自己的标准,如学历、工作经历等。广东省卫健委对手术室护士的准入要求:新毕业护士需完成一年的轮转,包括急诊科 3 个月、外科术后 ICU 3 个月及外科 6 个月,考核合格后,才能进入手术室,进行专业培训。

(2)手术室护士独立值班的要求:因手术室护理专科性强,护士独立值班需应对抢救、急诊等重点手术配合工作,因此,多数医院有手术室护士独立值班的要求,例如:①必须具有卫生行政部门和教育部门认定的医学院校护理专业专科以上(含专科)毕业证书。②必须通过全国护士执业资格考试取得护士执业资格证书。③通过 1 年手术室专科理论知识和操作技能培训。④熟悉手术体位摆放方法及各类手术的手术步骤与流程。⑤知晓常用手术器械包的组成;能严格执行手术隔离技术。⑥熟悉常见手术仪器设备的使用方法,了解其简单的故障排除。⑦掌握手术室基础操作,熟悉专科操作。⑧掌握常见急诊手术配合流程和急救技术操作。

（3）手术室护士层级管理的资质要求：在手术室护士选拔方面，目前多与层级管理模式相结合。管理者根据手术室实际情况，护士划分为不同的层级，赋予相应的工作职责、薪酬待遇，护士进入上一层级，需要经过严格的选拔标准。

二、手术室护士层级管理和核心能力

（一）护理层级管理

1. 概念　护理层级管理指依据一定的标准（常包括护士的学历、经验、能力、专业培训经历及工作表现等）对护士进行临床等级划分，并制定相应的准入与晋级制度，通过激励政策（如晋级、薪酬、权利等），提高护士的工作积极性及职业发展，从而提升临床护理工作质量和病人满意度。层级管理最早由美国的 Creghton 于 1964 年提出，1972 年开始应用于护理管理中。我国护理层级管理开始于 20 世纪 80 年代，2016 年原国家卫生和计划生育委员会颁布了《全国护理事业发展规划（2016—2020 年）》中明确指出，建立护士分层级管理制度，明确护士职业发展路径。各级医疗机构的任务是"建立护士分层管理制度，明确护士职业发展路径。建立符合护理工作特点的护士分层级管理制度"。各级标准要求详见表 3-2。

表 3-2　国内常用评审标准层级要求

标准	内容
三级综合医院评审标准（2011 版）	5.1.3　实施护士分级管理，病房实施责任制整体护理工作模式，落实责任制，明确临床护理内涵及工作规范，对病人提供全面、全程的责任制护理措施。
JCI 医院评审标准（第 6 版）	SQE.6 标准：医院科室和服务部门领导者制定医院的员工配备战略，明确员工数量、类型和资质要求。
	SQE.6.1 标准：医院时常对员工配备战略进行回顾，并在需要时予以更新。
	SQE.10 标准：医院建立一套标准化的、客观的、循证的程序，用于授权医疗人员收住和治疗病人和/或提供与其资质相符的其他临床服务。
	SQE.11 标准：医院使用一个持续的标准化流程来评价每位医疗人员提供的医疗服务质量和安全水平。

护士层级管理，跳出了职称等单一标准的框框，不同层级的护士有明确的岗位职责、绩效考核指标，护理岗位与护士能力相匹配，充分发挥每个人的潜能，最大化合理分配人力资源，最大限度地满足临床医生和病人日益增长的需求。初级护士明确了个人发展的方向，激发了努力工作的热情；高级护士，增强了责任感、专业能力和个人价值得到了认可；高学历、高职称的护士向专科护士方向发展，体现了个人成就和专业价值；降低了离职率，稳定了护理队伍，利于加快专业梯队的建设、人才队伍的培养和护理学科的快速发展。

不同国家，护理层级的发展水平有所差异。美国的护理层级管理最早开始，Benner 的临床阶梯模式为日后层级管理的发展提供了依据和参考。英国采用的是 Band1～9 级制度，Band1～4 级为护士助理等角色级别，不具备护士注册资格；Band 5 级为护士注册最低要求级；Band 6 级为专科护士级，Band 7 级为护士长级或健康访视专家级，Band 8 级为大科室护士长、医院领导、部分顾问护士级；Band 9 级为国家卫生管理部门人员级。每个层级中又包含了不同职务的护士与助产士,层级的晋升需要满足一定条件。新加坡,护士层级分为高级注册护士、注册护士、助理护士及护理员,每个层级护士的工作内容均不同,有着明确的晋升标准。

国内,护士的层级管理也在开展。如中国香港,护士层级分为行政总监(院长)—护理总经理(护理部主任)—部门运作经理(科护士长)—病区经理(护士长)—护士长(副护士长)—专科护士—注册护士—登记护士—文员、健康服务员,不同层级有相应的标准。中国台湾省将护士分为 N1、N2、N3、N4 及资深护理师五个层级,每一层级的工作内容、任职标准均有不同要求。我国内地的护理层级管理,最初是统一采用卫生技术职称体系,但与岗位管理结合不够,近年引入境外护士层级管理理念,补充与深化护士以职称作为单一层级依据的不足。但不同级别的医院,依照政策规定,结合医院结构、科室特点及护士的能力、职称、学历、年资、工作经验及职业道德等进行层级指标设定,差异较大。如广东省卫健委 2006 年下发的《护理工作管理规范》,为护士的个人发展搭建了两个梯队,一条从通科护士向专科护士发展的专业阶梯,共分为助理护士(未注册护士)、初级责任护士、高级责任护士、专科护士 4 个层级;另一条是从护理组长到科护士长的行政阶梯,分为护理组长、护士长、科护士长 3 个层级。这两个阶梯,解决了护士个人发展的路径,使护士的个人成长有了更多的选择和机会。

(二) 手术室护士层级管理现状

护士层级管理是手术室人力资源管理的必经之路,采用层级管理模式有助于护士了解医院对每一级别的标准,让护士自觉、自行、从容、灵活、有效的工作,利于专科手术配合,提高外科医生满意度。此外,还能充分调动科室人员的工作积极性,建立主人翁责任感与使命感,加强团队合作,提高工作效率,做到人尽其才,才尽其用,促进正性激励机制形成及职业生涯规划。国外对手术室护士的分层管理较为成熟。如美国,护理执行主任为手术室护理最高级别领导,对所有的手术室护理工作负责。第二层级人员为主管护士长及专科护士长,主管护士长的主要职责是负责日间、夜间手术安排;专科护士长有数名,主要职责是对所在专科护理工作负责。第三层级人员为注册护士,要求持有注册护士执照及两年专科化手术室护理经验,主要职责是从事洗手护士及巡回护士岗位。第四层级人员为手术技师,其学历及经验均低于注册护士,主要职责是从事洗手护士岗位。第五层级人员为支助人员,主要职责包括准备手术当日用物、器械及配合巡回护士。如表 3-3 所示,国内一些机构对手术室护士分层的标准,每个层级均有相应的职责、职—权对应,层级进阶需要通过考核选拔。如广东省卫健委将手术室护士分为 N0~N4 五个层级,N0 级护士主要是新毕业护士,需要经过 1 年的通科培训,考核合格后,方可进入手术室进行专业护士培训;N1 级护士经过 3 年培训,能够正确执行手术室洗手护士及配合巡回护士工作,了解手术室各项管理制度及工作质量标准,考核测评合格后,方可进入 N2 级培训;N2 级护士能够完成普外科、泌尿外科、骨科等规定手术的巡回工作,考核测评合格后,方可进入 N3 级护士培训;N3 级护士能完成心脏、颅底显微手术、器官移植等高难度手术的配合、运用手术室各项工作质量标准指导下级护士工作,并能组织护理查房,通过考核测评合格后,方可进入 N4 级培训;N4 级护士需要能够解决本专科组手术中的疑难、紧急问题,以及组织、协调、指挥大型抢救的能力,可承担本专科组轮训护士的培训工作,并能根据手术发展不断改进和完善技术内涵、技术流程,满足手术配合需求。层层叠进,护士有明确的职业发展目标,管理者也易于构建本科室的人才梯队。

表 3-3　国内手术室护士分层标准列举

机构	N1	N2	N3	N4
广东省卫健委	N1a 级初级责任护士(3~6 个月) N1b 级初级责任护士(7 个月~3 年)	初级责任护士(4~5 年)	高级责任护士(6~8 年)	责任组长(9~10 年)
北京协和医院	成长期护士 N1~1(0~3 月) N1~2(4~6 个月) N1~3(7~9 个月) N1~4(10~12 个月) N1~5(第 2 年) N1~6(第 3 年)	熟练期护士 N2~1(第 4 年) N2~2(第 5 年) N2~3(≥6 年) N2~4(护师 1~2 年) N2~5(护师 3~4 年)	精通型护士 N3~1(护师≥5 年) N3~2(主管护师 1~5 年)	护理专家 N4~1(专科负责人) N4~2(教学老师或副护士长)
四川省肿瘤医院	低年资护士(从事手术室护理工作>1 年)	熟练护士(大专从事手术室护理工作>4 年,本科从事手术室护理工作>3 年,研究生从事手术室护理工作>2 年)	骨干护士(取得主管护师资格,取得专科护士资格或从事手术室护理工作≥5 年)	护理专家(取得副主任护师资格及以上,取得专科护士资格证)

(三) 护士层级管理办法

护士层级管理的主要目标之一,做到人岗匹配,为每个岗位寻找到最合适的人选。医院考核的标准中都有这部分的规定,如《三级综合医院评审标准(2011 版)》明确规定医院实施护士分级管理,落实责任制整体护理工作模式,明确临床护理内涵及工作规范;《JCI 医院评审标准(第 6 版)》规定医院科室和服务部门领导者制定医院的员工配备战略,明确员工数量、类型和资质要求。不同岗位的任职资格中均会对护士的层级做出规定。手术室护理管理者应当根据每家医院的特点,将层级管理制度化,护士可以清晰了解职业发展方向及所需做出的努力。常规而言,可以从岗位设置类别、护理岗位人员配置、岗位绩效考评、岗位培训四方面做出规定。

不同层级护士,应当具有相应的准入制度。以广东省卫健委手术室护士培训为例,对不同层级的护士做出了相应的规定,详见表 3-4。

表 3-4　广东省卫健委手术室护士层级晋升准入标准

层级	准入标准
N1a	新护士经过 1 年的通科培训;考核合格
N1b	接受 N1a 核心能力相关培训后,能够正确执行手术室基本操作;考核合格
N2	工作 4~5 年;接受 N1b 核心能力培训后,能够独立完成各科常见手术的洗手护士工作,能够配合完成各科常见手术的巡回护士工作;能够了解手术室各项管理制度及工作质量标准;考核合格
N3	工作 6~8 年;接受 N2 核心能力培训后,能完成普外科、泌尿外科、妇产科、五官科、整形科、骨科、普胸外科、颅脑外科及腔镜等常见手术的巡回配合;考核合格

续表

层级	准入标准
N4	工作 9~10 年;接受 N3 核心能力培训后,能够完成心脏、颅底显微手术、血管外科、器官移植、关节置换等高难度手术的配合,运用手术室各项工作质量标准指导下级护士工作,并能组织护理查房;考核合格

(四) 手术室护士核心能力

随着我国护理事业的发展,护士层级及角色在不断变化中,许多学者开始探索不同领域内的护士核心能力。核心能力,是指某一个体或团体中集中对结果起关键作用的能力或能力集合。此概念最早是 1900 年由 Gray Hamel 等人提出来的。护士核心能力概念最早是 2003 年由国际护士会提出的,即"以护理专业起点为基础,完成护理基本教育课程,并在国家相应的法律法规允许的范围内从事国内护理工作,有能力并能自主地在所有照顾者机构中参与三级保健。"有学者指出护士核心能力的特性为个体性、整合性、标志性、外显性、开放性及积累性,是需要经过专业的培训,积累形成的。不同专科护士的核心能力标准是明确岗位对护士专业的要求,制订培训纲要的依据。手术室护士核心能力指标的建立,有助于管理者设置不同层级护士需要具备的能力,实现培训有目标性、针对性,高效率完成护士人才建设。我国关于手术室护士核心能力指标没有统一的规定。目前,还处在以研究居多的阶段,表 3-5 中呈现了部分研究结果。

表 3-5　我国关于手术室护士核心能力的相关研究结果

研究者	主要结果
赵晓梅等	①专业基本能力:专业知识与技术、知识更新及应用能力、医疗器械及手术器械的使用。②人际关系能力:人际沟通能力、团队协作精神、人际洞察力。③职业发展能力:求知欲、概念性思维、职业防护意识、判断和应变能力、关注工作质量与秩序。④个人特质:自信心、关注细节、灵活敏捷、自我控制、道德责任感、主动积极
王玉梅等	①专科知识:医学解剖学知识、手术室相关基础护理知识、手术室专科护理知识、手术消毒及感染控制知识、手术机械的使用及维护、护理安全与法律知识、手术室相关基础护理知识、手术室专科护理知识。②专业能力:沟通交流能力、合作配合能力、评判性思维能力、应急处理能力、管理能力。③个人特质:热爱专业、责任心、奉献精神、关怀意识、灵活敏捷、慎独、团队意识、关注细节。④个性动机:自主学习、情绪控制、压力应对
广东省卫健委	①专业基础知识与技能的掌握与应用能力。②消毒隔离知识及管理能力。③安全管理知识。④专科理论知识及实践能力。⑤应急与协调能力。⑥围术期知识及病人管理。⑦教育、培训、科研及质量监控能力

三、手术室护理岗位设置及岗位职责

(一) 手术室护理岗位设置的标准

岗位设置是手术室护理人力资源管理的基础,是管理者进行员工招聘与甄选、培训、绩效考核、制定激励政策的基础。不同的医疗机构,岗位设置的类别及要求上均有所区别。在《综合医院评审标准(2011 版)》和《JCI 医院评审标准(第 6 版)》中,明确要求有适合医院实际情况的护士管理规定、岗位职责和工作标准,建立手术室岗位职责、工作人员配置合理,详见表 3-6。《卫生部关于实施医院护士岗位管理的指导意见》提及护理岗位设置分为护理管

理岗位、临床护理岗位和其他护理岗位。护理管理岗位是从事科室护理管理工作的岗位,如总护士长、学科护士长、区域护士长等。临床护理岗位是护士为病人提供直接护理服务的岗位,根据工作实际情况和护士工作能力设置病区办公护士、护理责任组长、责任护士、辅助护士等,明确各班工作内容和流程。其他护理岗位,是护士为病人提供非直接护理服务的岗位,如药品管理员、手术记账审核员、手术供应室主管、消毒员、无菌物品间管理员、敷料打包员、器械清洗员、库房管理员、高值耗材管理员等。在人员配置比例上,护理管理岗位和临床护理岗位的护士应占护士总数的95%以上。

表3-6 国内常用标准岗位设置规定细则

标准	内容
三级综合医院评审标准(2011版)	5.5.1.2.1 建立手术室各项规章制度、岗位职责及操作常规,有考核及记录,工作人员配置合理 相关要求:有手术室岗位职责,明确各级人员的资质及岗位技术能力要求
	5.2.3.2 对护理人力资源实行弹性调配
	5.2.1.1 由护士管理规定,对各项护理工作有统一、明确的岗位职责和工作标准,有考评和监督 相关要求:有适合医院实际情况的护士管理规定、岗位职责和工作标准,各护理岗位人员符合相关岗位职责和工作标准的要求
二级综合医院评审标准(2012版)	5.1.3.1 建立护士岗位职责制,推行责任制整体护理工作模式,明确临床护理内涵及工作规范 相关要求:建立护士岗位责任制,图形责任制整体护理工作模式,有工作方案与具体措施,护士知晓本部门、本岗位的职责要求
	5.1.4.1 实行护理目标管理责任制,岗位职责明确
	5.2.1.1 由护士管理规定,对各项护理工作有统一、明确的岗位职责和工作标准,有考评和监督 相关要求:有适合医院实际情况的护理管理规定、岗位职责和工作标准。各护理岗位人员符合相关岗位职责和工作标准的要求
	5.5.1.2 建立手术室各项规章制度、岗位职责及操作常规,有考核及记录,工作人员配备合理 相关要求:明确各级人员的资质及岗位技术能力要求
	4.7.1.4 手术麻醉人员配置合理 相关要求:有明确的岗位职责,相关人员知晓本岗位的履职要求
JCI医院评审标准(第6版)	JCI SQE.1 标准:医院科室和服务部门领导职规定所有员工需具备的教育水平、技能、知识和其他要求
	SQE.1.1 标准:在每位员工当前的岗位职责描述中规定其职责
	SQE.4 标准:医院使用规定的流程,以确保非临床人员的知识和技能与医院需求和岗位要求相匹配
	SQE.14 标准:医院建立一套标准的流程,根据护士的各种资格证明和任何法规要求,确定其岗位职责并分配临床工作

（二）手术室护理岗位设置现状

不同的医疗机构在手术室护理岗位的设置上会有所差异，但总体原则是做到按需设岗。最具有代表性的岗位设置为护理管理岗位、临床技术岗位、辅助护理岗位和科研教学护理岗位。

1. 护理管理岗位　根据手术室规模设置 1 个至多个，设置方法按功能与人员数量，根据管理幅度要求，分管人数超过 15 人即可增加管理岗位 1 个。如护士长和副护士长两个岗位，或 1 名总护士长，2 名及以上护士长，分管不同手术区域或护理管理事务。

2. 临床技术岗位　包括巡回护士、洗手护士和准备室护士三个岗位，直接服务于病人。

3. 辅助护理岗位　包括药品和耗材管理、器械管理两个岗位，主要从事间接护理工作和非护理技术性工作。

4. 科研教学护理岗位　主要立足于科室人才的培养、学科的发展，根据不同医院的需求，可兼职岗位，也可独立设岗。

在岗位管理架构制定上，可参照医院手术室规模、护士数、工作内容、职责范畴等，目前，常见的框架如图 3-1 所示。

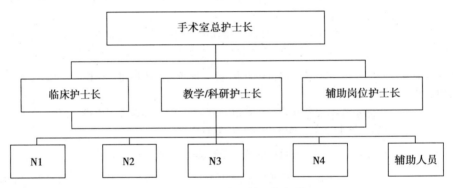

图 3-1　手术室岗位管理框架图

（三）手术室护士岗位说明书的编写

岗位是根据组织目标为个人规定的一组任务及相应的责任，常通过岗位说明书来展示。岗位说明书，是陈述工作的性质、内容、职责、程序、方法和任职资格的一种书面文件。一份好的岗位说明书，应该具备清晰、具体和简明扼要的特征，可以让护士通过阅读便确切地知道自己应该做什么、怎么做以及应该履行的职责。岗位说明书的编写无固定的模式，需根据职务分析的特点、目的与要求具体编写的条目。一般包括职务概要、职责范围及工作要求、任职资格等。国内常见的手术室护士岗位说明书可参照本书中的举例（表 3-7～表 3-12）。

岗位说明书内容来源于岗位分析，岗位分析常用方法如下，值得说明的是，岗位分析的方法不是独立存在的，往往需要结合多种方法，才能获取丰富的信息。

1. 访谈法　主要是由岗位分析专家与岗位任职者围绕工作目标、工作内容、工作性质、所需知识技能、责任等进行面对面的谈话。这种方法耗时较多、成本较高、对岗位分析专家的专业素质要求高。

2. 问卷调查法　由相关管理部门（如人力资源部门）设计或提供问卷，员工填写，数据分析结果反馈修改后形成岗位说明书。此种方法效率高、节约人力，缺点是设计出理想的调查问卷难度较大。

3. 功能性职务分析法 以员工所需发挥的功能和应尽的职责为核心,列出需加以收集与分析的信息类别,常对岗位工作特点和员工特点两方面进行分析。此种方法信息收集针对性强,要求管理者对岗位有熟悉的认识。

4. 资料分析法 在现有岗位职责说明书基础上,进行修改,形成一份完整的岗位说明书。

5. 工作日志法 由护士自己记录下每天活动的内容,管理者可以获取大量准确的信息。缺点是获取的信息凌乱、会增加护士的负担,且受护士填写的准确性影响较大。

表 3-7 手术室护士长岗位说明书

岗位名称:手术室护士长	隶属部门:护理部
工作代号:××××	编辑日期:××××年××月

【工作关系】
直接上级:护理部。
直接下级:管理组长、专业组长、护士。
内部关系:护理部、医务部、各临床科室、医技科室、总务部、设备部、信息中心等。
外部关系:各医院同专业科室、××省护理学会、中华护理学会。

【任职资格】
教育要求:本科及以上学历。
从业资格要求:执业证书;取得主管护师及以上资格;手术室护理工作经验≥5 年或参照人力资源部竞聘条件。
层级要求:≥N3 级。
基本素质要求:①具有良好的个人素养和医德医风,为人正直、公平公正;②具有良好的团队合作精神和凝聚力;③具有较强的工作责任感、事业心,有良好的创新、开拓意识;④身体健康。
知识要求:①经过护理管理岗位培训,熟悉现代护理管理知识;②掌握本专业护理理论及护理技术,并保持与本专业护理发展的相应水平,能处理本专业复杂疑难护理问题;③掌握国内外本专业护理发展趋势及新技术信息;④掌握护理科研、教学等相关专业知识;⑤掌握与护理相关的人文学科知识及法律法规。
能力要求:①管理能力,能够运用有效的管理技巧保证护士为病人提供优质的护理服务,解决病人需要并能够采用科学的管理方法衡量和评价护理效果;②良好的沟通协调能力,能够在管理过程中处理好与下属的关系,关心临床护士,能够应用激励技巧,创造和谐的工作氛围,为大多数护士所信赖;③较强的科研能力,能够发挥学术带头作用,担任科研工作,培养科研人才,促进学科发展,具有一定的外语水平和计算机能力;④较强的教学能力:能够承担本专业各层级护士临床教学的组织、管理、实施与效果评价,保证临床教学质量,培养合格的护士和专科护士。

【工作职责】
职责一:根据护理部目标管理及科室护理工作实际制订工作计划,组织实施并做好总结、记录、统计,按要求上报各类报表。
1. 负责组织收集科室发展规划所需的资料和数据。
2. 根据科室发展战略,制订科室发展规划。
3. 根据医院年度工作计划,制订本科室年度工作计划。
4. 对年度计划进行分解,制订季度、月度工作计划。
5. 组织落实月度工作计划,并监督执行。
6. 根据计划的实际执行情况和外部环境的变化,进行相应计划的调整,并在计划主管部门进行备案。
7. 负责月度、季度、年度工作总结及工作分析的编写,并上报。

续表

职责二:组织召开护理例会,作好上传下达,完成医院和护理部布置的各项工作。

1. 及时、准确传达医院、护理部、医务部、院感办等部门会议精神、内容。

2. 负责各项任务的监督执行。

3. 负责科室内部工作的协调,保证各项指令性任务的完成。

职责三:负责本科室的护理人力资源管理,科学分工和排班。完成每月绩效考核与薪酬分配。

1. 对科室人力资源进行合理调配,指导专业小组的人员分配和轮转。

2. 督导和检查手术排班,遵循专业发展、手术分级和院感控制原则。

3. 组织制订绩效考核和薪酬分配方案,严格考核,根据方案进行薪酬分配。

职责四:督促、检查护士执行岗位职责,各项规章制度和操作规程,落实责任制整体护理。

1. 及时完善、更新岗位职责、规章制度和操作流程。

2. 定期检查岗位职责的完成情况,规章制度的执行情况和流程的合理性。

3. 查看手术衔接过程中存在的问题,及时作好沟通和改进工作。

4. 指导护士做好与病人及家属的沟通,保护病人隐私、做病人的代言人。

职责五:负责本科室护理质量管理,落实病人安全目标,组织每月护理质量检查,并按要求上报。

1. 培养护士、护工的安全防护意识,检查安全核查的各个环节。

2. 要求护士熟知病人十大安全目标并采取相应的防范措施。

3. 定期组织质量管理组长会议,听取并改进护理质量管理中存在的问题。

4. 及时、认真填写质量管理报表,做好总结,并按 PDCA 程序进行质量改进。

职责六:按照医院感染管理要求做好医院感染预防和控制。

1. 培养护士的职业暴露防护意识,制订职业暴露的应急处理流程。

2. 制定消毒灭菌设备管理制度,制作设备操作流程、注意事项和 SOP。

3. 定期检查无菌物品、高值耗材的管理。

4. 督导术前、术中抗生素的合理使用。采取有效措施预防术中低体温。

5. 组织院感知识培训,定期考核。

6. 检查手术室人员的管理、物品的流程是否合理。

7. 定期关注院感监测结果,及时分析存在问题,提出改进措施。

职责七:参加特殊手术、疑难病例和死亡病例讨论,组织疑难危重手术病人抢救工作。

1. 加强与临床科室主任的联系,参加特殊手术、新开展手术的术前讨论。

2. 定期督查急救车用物、药品准备情况。保证物品、药品齐全、实用。

3. 急救时参与物品及人员的调配,保证人员配备合理、物品供应及时。

4. 指导急救记录,保证记录及时、准确、完整。

职责八:做好科室之间工作协调,接待参观交流,上级检查等事宜。

1. 定期与设备部、总务部、消毒供应中心、外科病房等部门沟通,努力协调解决工作中存在的问题。

2. 督查参观制度执行情况,严格控制参观人员。

职责九:检查指导手术护理配合工作,落实术前访视,术后回访,提高护理质量和服务水平。

1. 巡视手术间,查看物品准备、体位摆放、护士在岗情况。

2. 督导执行手术清点制度、手术部位标识制度、标本管理制度。

3. 了解术前访视、术后回访执行情况及存在的问题,及时改进。

4. 掌握各专业组手术新进展,为手术医生提供个性化服务。

职责十:征求病人及家属意见,做好与医生沟通协调,负责处理护理投诉和不良事件。

1. 处理发生的护理纠纷、差错等事件。

2. 定期与医生沟通,了解手术器材、耗材使用中存在的问题,及时上报不良事件。

3. 督查手术病人耗材同意书、手术同意书、麻醉同意书的签字情况。

4. 强调手术清点记录的准确性、完整性、可查性。

5. 组织定期召开护士例会,及时沟通信息。

职责十一:制订本科室各层级护士培训及考核计划并组织实施。

1. 制订各层级人员的培训及考核计划。

2. 督导培训计划、考核的实施。督导培训老师课件的制作并对其培训进行评价。

3. 做好讲课问卷调查,了解课件设置的必要性和教师的讲课情况。

4. 及时总结存在的问题,修正下一年培训计划。

职责十二:组织开展护理科研、新业务、新技术、总结经验、撰写论文。

1. 科室选定护理杂志,培养护士的阅读意识。

2. 指定专人负责低年资护士读书笔记、心得体会、手术配合的修改。

3. 督导专业组长对专业组开展的新手术进行培训、总结和指导。

4. 促进科室科研小组的成立,带动科研技术的开展。

5. 开展护理科研设计讲座,提高科研水平和论文写作能力。

职责十三:组织编写护理常规、操作流程、健康教育等资料。

1. 根据手术专科特点,督导专业组长修订手术护理常规。

2. 组织专人员制作手术室常规护理操作流程视频,便于教学和查阅。

3. 根据手术室专科特点,制作手术中病人健康教育资料,指导病人更好配合手术。

4. 不断完善和改进护理常规、操作流程、健康教育等资料。

职责十四:制订本科室护理教学计划,组织实施,定期检查。

1. 科室指定老师专人带教,负责教学计划的制订和实施。

2. 根据学生的情况进行分层次带教。

3. 定期抽查教学,了解学生掌握知识情况,及时查漏补缺。

4. 定期收集护生对教学提出的建议,根据情况进行改进。

职责十五:监督保洁员及运送人员的工作质量。

1. 制定保洁员及运送人员的工作职责、流程。

2. 对保洁员及运送人员进行培训,规范对病人的转运,规范手术间用物的摆放。

3. 指导运送人员认真进行病人查对、物品交接。

4. 督导保洁员的环境卫生,连台手术间清洁情况。

职责十六:负责本科室成本管理,做好仪器设备、药品、医疗物资和办公用品等物品管理,合理利用医疗资源。

1. 督导精密贵重仪器的管理,指导设备操作流程、注意事项标牌的制作,使用登记、维护。

2. 审核各种耗材计划单、抽查各种耗材外包装质量、有效期,检查高值耗材使用、登记、处理情况。

3. 检查各种药品的有效期、外包装情况。

4. 培养护士合理使用资源意识,不浪费。

职责十七:了解护士思想、工作和学习动态,抓好政治思想工作和职业道德教育,并协同有关部门解决护士工作、生活中的困难。

1. 做好新进人员职业道德教育,培养团队意识和慎独精神。

2. 加强与同事的沟通,了解工作、生活中的困难,协助解决。

3. 观察护士思想动态,正确引导,激励奋发向上。

4. 提倡团结友爱、互助协助,关爱他人,快乐自我。

职责十八:协助做好安全保卫和消防管理。

1. 培养护士、运送人员、保洁人员的消防安全意识。

2. 定期分专业组进行消防演练,提高消防应急能力。

3. 督查值班人员的消防防范措施,保证安全。

4. 定期督导对电器、电源的维修,严格遵循设备的安全使用说明。

续表

【工作权限】

领导权:对手术室护理工作和日常工作有领导权。

检查权:对规章制度落实情况和工作计划执行情况有检查权。

监督权:对各项职能履行情况的监督权。

考核权:对护士工作的指导、监督及考核权。

裁决权:对所属下级工作争议的裁决权。

调配权:对手术室护士岗位有调配权。

建议权:对本病区护士岗位调整、奖、惩、升、降有建议权。

审查权:对本部门各类上报材料、报表的内容审查权。

【考核要点】

1. 管理目标明确,年有计划、季有重点、月有安排、年终有总结,目标管理达标。

2. 医院各项指令贯彻执行及时、有效。

3. 护理人力资源管理符合要求,成本管理有效落实。

4. 定期组织质量管理检查、总结和分析原因,及时进行整改,体现持续质量改进及可追溯。

5. 每月召开医护沟通会议,调查手术医生对手术室工作的满意度。

6. 手术室环境管理落实到位。

7. 各项护理落实到位,各项护理质量指标达标。

8. 医院感染管理相关规章制度落实到位,各项监督达标。

9. 各项护理规章制度及操作规程健全,并有效落实。

10. 坚持每天巡视手术间,掌握手术情况。

11. 护理不良事件上报及时,并组织分析及整改。

12. 护士规范化培训和继续教育落实到位,考核合格率100%。

13. 完成各层次护理教学计划,教学质量达标。

14. 完成护理科研年度计划。

15. 资料记录及归档管理规范,各类报表上报及时。

表3-8 手术室洗手护士岗位

岗位名称:手术室洗手护士 工作代号:××××	隶属部门:手术室 编辑日期:××××年××月

【工作关系】

直接上级:手术室护士长。

直接下级:保洁员、运输工人。

内部关系:护士长、主任、医护人员、工人等。

外部关系:护理部、手术科室。

【任职资格】

教育要求:护理大专及以上学历。

从业资格要求:执业证书。

层级要求:≥N0级。

基本素质要求:①具有良好的个人素养和医德医风,为人正直、公平公正。②具有良好的团队合作精神和凝聚力。③具有较强的工作责任感、事业心;有良好的创新、开拓意识。④具有较强的服务意识。⑤身体健康。

知识要求:①熟悉护理专业知识;②熟悉与护理相关的人文学科知识及法律法规。

能力要求:①具有一定的计划能力:能够有计划地完成岗位所规定的护理工作;②良好的沟通协调能力:能够在工作过程中处理好与同事的关系,与病人能够进行良好的沟通。

续表

【工作职责】

职责一:术前一日了解病情和手术方式,新开展手术或重大手术,参加术前讨论会,做到心中有数。

1. 术前仔细阅读手术通知单,了解手术方案。

2. 新开展手术,应与手术医生沟通,了解有无特殊需求。

3. 疑难手术,应主动了解手术程序。

职责二:具有高度的责任心,参与手术病人安全核查。严格执行无菌、隔离技术操作,熟悉手术步骤,密切配合,保证手术顺利完成。

1. 提前 15～20min 刷手,整理无菌器械桌,理清所有物品,且摆放整齐。

2. 仔细检查器械、敷料等用物是否齐备、完好状况。

3. 根据手术方式、手术医生个性需求准备手术器械,并检查手术物品的完整性。

4. 查看无菌物品的灭菌效果、有效期、包装质量等,严格把关。

5. 认真执行无菌隔离技术,做好隔离防护工作。

6. 术前做好安全核查,确保手术顺利进行。

职责三:备好手术用物,按无菌技术操作原则铺好无菌器械桌。

1. 开包时注意无菌技术。

2. 无菌器械桌的铺巾应不少于四层。

3. 铺巾浸湿后应及时加盖无菌治疗巾。

4. 器械、敷料等物品不应触及或超过器械桌的边缘。

职责四:手术开始前和关体腔前后、皮肤缝合后,与巡回护士共同仔细清点台上所有用物数目,保证术前术毕用物数目一致。术毕在手术清点记录单上签名确认。

1. 整理器械桌时,洗手护士自己清点手术物品数目。

2. 术前与巡回护士共同清点手术台上所有物品数目。

3. 术中添加物品时,与巡回护士共同清点并记录。

4. 关体腔前后、皮肤缝合后,与巡回护士共同清点并记录。

职责五:手术开始,传递器械要主动、准确、敏捷,做到心中有数。

1. 根据手术进程传递手术器械。

2. 及时收取传出的手术器械。

3. 及时整理收回的手术器械、线头等物品。

4. 及时提醒填塞的物品,必要时做好记录。

职责六:术毕负责器械的初处理及清点,保证器械数目准确无误,按《医院感染管理办法》和《医疗废物处理条例》要求处理手术后用物。做好与消毒供应中心的交接记录,以明确责任。

1. 手术毕,清理手术器械,擦净器械上的血迹,做好对器械的初处理。

2. 与巡回护士再次清点确认手术器械,并仔细检查器械的完好性。

3. 准确填写手术室与供应室术毕器械交接登记本,便于查找和交接。

4. 对术中器械台上用的空针、缝针、刀片、化学药品、敷料等进行分类处理。

职责七:特殊器械及精密贵重器械,应单独清洗,妥善保存。

1. 对术中使用的显微器械,应单独存放、清洗和回收。

2. 对术中使用的精密贵重器械,应遵循其注意事项。

职责八:按标本送检制度妥善保管病理标本,与巡回护士、医生共同做好查对和记录。

1. 术中取下的手术标本,及时与巡回护士沟通,妥善保存。

2. 督促医生填写病理申请单。

3. 核对好手术病理申请单,标本送检记录本,标本袋上的姓名、床号、标本名称等信息。

续表

【工作权限】

参与权:对手术室规章制度有参与权。

监控权:对手术间医护质量管理有监控权。

考核权:对保洁员、运输工人有指导、监督及考核权。

建议权:对下属岗位调整,奖惩有建议权。

监督权:对护士各项职能履行情况的监督权。

【考核要点】

1. 完成科室工作计划。

2. 本岗位护理工作量、护理质量与工作效率,任务目标完成情况以及护理不良事件发生情况。

3. 对科室护理学专业知识和操作技能的掌握程度,并用于护理实践的能力。

4. 科室主任、护士长和本科其他护士的评价情况,病人及家属的投诉、表扬情况。

表 3-9   手术室巡回护士岗位说明书

岗位名称:手术室巡回护士	隶属部门:手术室
工作代号:××××	编辑日期:××××年××月

【工作关系】

直接上级:手术室护士长。

直接下级:保洁员、运输工人。

内部关系:护士长、主任、医护人员、工人等。

外部关系:护理部、手术科室。

【任职资格】

教育要求:护理大专及以上学历。

从业资格要求:执业证书;具备一年以上的工作经验。

层级要求:≥N1级。

基本素质要求:①具有良好的个人素养和医德医风,为人正直、公平公正。②具有良好的团队合作精神和凝聚力。③具有较强的工作责任感、事业心;有良好的创新、开拓意识。④具有较强的服务意识。⑤身体健康。

知识要求:①经过本专科护理岗位培训,掌握本专业护理理论及护理技术,能处理本专业常见的护理问题;②了解国内外本专业护理发展趋势及新技术信息;③熟悉护理科研、教学等相关专业知识;④熟悉与护理相关的人文学科知识及法律法规。

能力要求:①具有一定的管理能力,能够运用有效的管理技巧保证护士为病人提供优质的护理服务,解决病人需要;②良好的沟通协调能力,能够在工作过程中处理好与同事的关系,关心临床护士,为大多数护士所信赖;③具有一定的科研能力,针对工作中的问题进行研究和循证,提高专业服务能力;④较强的教学能力,能够承担本专业各层级护士临床教学任务。

【工作职责】

职责一:术前一日进行术前访视,了解病人病情,介绍手术相关事宜。

1. 术前一日访视病人,了解病情,交代注意事项。

2. 了解手术同意书、麻醉同意书、高值耗材同意书签字情况。

3. 介绍手术流程和进行健康教育。

职责二:检查手术间内各种药品及用物,作好添加并记录,按需要准备特殊药品和用物。

1. 清点手术间内物品、药品数量,做好记录。

2. 根据手术需求准备好特殊药品和器材。

职责三：病人入室后，按病人的病历、手术通知单及腕带核对其姓名、床号、性别、年龄、住院号、诊断、麻醉方式、手术名称及部位（左、右）等。病人被麻醉前、皮肤切开前及手术结束离开手术室前，再次与麻醉师、手术医生、洗手护士按手术安全核查表的内容要求进行安全核查，并与手术医生、麻醉师对手术病人进行风险评估，并做好记录。

1. 根据安全核查制度，严格按照安全核查流程、内容进行安全核查。

2. 对照手术风险评估表内容，与手术医生、麻醉医生进行手术风险评估。

3. 认真、仔细填写手术安全核查表及手术风险评估表。

职责四：保持手术间整洁、安静，随时调节手术间温度，一般室温维持在 21～25℃，湿度 30%～60%，采取有效的保暖措施防止病人发生术中低体温。

1. 做好手术间的管理，督导手术间人员的进出、手术门关闭、地面物品清理。

2. 随时关注手术间温度、湿度并做好沟通、调节。

3. 术中及时备好加温体腔冲洗液，预防术中低体温的发生。

4. 根据情况，选择加温毯等措施进行术中加温。

5. 术中尽量减少病人的暴露。

职责五：检查病人着装及手术野皮肤的准备是否达到要求，查病人全身皮肤的完整性，详细清点病房带来的各种物品。

1. 查看病人手术野皮肤准备情况是否符合要求。

2. 查看病人全身皮肤的完整性，与病房做好交接记录。

3. 仔细清点病房携带物品、药品等，做好交接记录。

职责六：建立静脉通道，协助麻醉工作，全麻及神志不清病人应适当给以约束，防止坠床。

1. 根据手术方式、病人病情建立手术静脉通道。

2. 检查吸引器等设备运行情况，协助麻醉。

3. 做好预防坠床的宣教，根据情况采取有效措施。

职责七：根据医嘱导尿和准确、及时使用抗生素，协助摆放体位，暴露手术野，预防压力性损伤及电刀灼伤。

1. 根据病人情况，选择导尿管的型号，在无菌操作下导尿。

2. 核查病人术前用药、皮试结果，根据医嘱给予抗生素。

3. 协助手术医生，根据手术方式摆放手术体位。

4. 保护好病人皮肤，预防压力性损伤、电灼伤发生。

职责八：密切配合手术进行，保证手术中所需物品的供应。备血、输血、用药，严格执行查对制度。

1. 坚守岗位。

2. 根据手术进程添加物品，及时更换不适合物品。

3. 随时按手术需求调节灯光。

4. 重大手术，充分估计术中可能发生的意外，作好应急准备工作，及时配合抢救。

5. 根据需要，配合备血、输血、用药。

职责九：手术开始前和关体腔前后、皮肤缝合后，与洗手护士共同仔细清点台上所有用物数目，保证术前术毕用物数目一致。若清点中发现疑问，应立即与医生、洗手护士共同排查，必要时拍片，并做好记录。

1. 保管好手术台上所有物品，摆放整齐。

2. 分别于手术开始前、关体腔前后、皮肤缝合后与洗手护士清点手术物品。

3. 准确记录各项物品数量，并与洗手护士签名确认。

4. 术中物品发生遗失时，及时查找并通知影像科床旁拍片，记录、保存拍片结果。

职责十：督促手术人员严格执行无菌、隔离技术，禁止手术间内的人员谈论与手术无关的话题。

1. 关心病人，要有以病人为中心的服务意识。

2. 督导手术间医护人员无菌、隔离技术执行。

3. 保持手术间环境的安静、整洁。

4. 杜绝医护人员谈论与手术无关的话题。

职责十一:随时注意并制止参观人员接近手术者及手术台,避免污染。

1. 督导参观人员的着装、举止。

2. 严格控制各手术间的参观人数。

3. 指导参观人员进行参观学习。

职责十二:手术过程中,保持吸引器畅通,并避免中心吸引器堵塞。按标本送检制度妥善保存标本,做好记录,术毕交洗手护士送检;实行双签字。无洗手护士时,巡回护士负责标本送检。

1. 严密注视手术吸引器瓶,及时更换吸引器内胆。

2. 保持中心负压吸引器的畅通。

3. 备好标本袋,及时与洗手护士核对手术标本名称并妥善保存。

4. 在清点记录单上注明手术标本名称、数目、冰冻送检情况。

职责十三:仔细填写手术清点记录,将第一联存入病历,第二联留科室;做好植入物、高值耗材的使用管理记录。

1. 客观、真实、准确、及时、完善填写手术清点记录。

2. 第一联清点记录随病历保存,第二联清点记录科室统一保存备查。

3. 植入物使用后,将其标签贴在清点记录单背后。

4. 高值耗材使用后,将其标签贴在高值耗材同意书上。

职责十四:脑外电钻、磨钻、胸骨锯等精密贵重器械用后及时送消毒供应中心清洗、整理及维护,主机归还原位。

1. 熟悉脑外电钻、磨钻、胸骨锯等精密贵重器械的使用注意事项。

2. 及时送消毒供应中心清洗、维护脑外电钻、磨钻、胸骨锯等精密贵重器械。

3. 脑外电钻、磨钻、胸骨锯等精密贵重器械使用前应检查其性能状况。

4. 及时更换气体等辅助设备。

职责十五:手术完毕协助包扎伤口,保护好各种管道,并作好标识。护送病人与 ICU 或病房护士进行交接并双签字。

1. 根据手术需求,准备伤口包扎敷料。

2. 协助医生固定好各种引流管并做好管道标识。

3. 护送病人回病房或 ICU,仔细交接并双签字确认。

【工作权限】

参与权:对手术室规章制度有参与权。

监控权:对手术间医护质量管理有监控权。

考核权:对保洁员、运输工人有指导、监督及考核权。

建议权:对下属岗位调整,奖惩有建议权。

监督权:对护士各项职能履行情况的监督权。

【考核要点】

1. 完成科室工作计划。

2. 本岗位护理工作量、护理质量与工作效率,任务目标完成情况以及护理不良事件发生情况。

3. 对科室护理学专业知识和操作技能的掌握程度,并用于护理实践的能力。

4. 科室主任、护士长和本科其他护士的评价情况,病人及家属的投诉、表扬情况。

表 3-10　手术室排程护士岗位说明书

岗位名称:手术室排程护士	隶属部门:手术室
工作代号:××××	编辑日期:××××年××月

【工作关系】

直接上级:手术室护士长。

直接下级:运输工人、治疗室护士。

内部关系:护士长、主任、医护人员、工人等。

外部关系:护理部、手术科室。

【任职资格】

教育要求:护理大专及以上学历。

从业资格要求:执业证书;具备五年以上的工作经验。

层级要求:≥N2 级。

基本素质要求:①具有良好的个人素养和医德医风,为人正直、公平公正。②具有良好的团队合作精神和凝聚力。③具有较强的工作责任感、事业心;有良好的创新、开拓意识。④具有较强的服务意识。⑤身体健康。

知识要求:①经过本专科护理岗位培训,掌握本专业护理理论及护理技术,能处理本专业常见的护理问题;②了解国内外本专业护理发展趋势及新技术信息;③熟悉护理科研、教学等相关专业知识;④熟悉与护理相关的人文学科知识及法律法规;⑤掌握手麻系统、HIS、LIS 系统操作知识;⑥熟悉医保知识、物价政策及相关信息。

能力要求:①具有一定的计划能力,能够有计划地进行物资领取,设备器材管理工作;②良好的沟通协调能力,能够在工作过程中处理好与同事、病人的关系,关心临床护士;③具有一定的科研能力,针对工作中的问题进行研究与循证,提高专业服务能力;④具有一定的教学能力,能够承担本专业护士临床教学任务。

【工作职责】

职责一:调整当天手术,连台手术提前 30min 通知病房护士为病人做好术前准备。

职责二:收集第二天手术通知单,与病房沟通,做好第二天手术排程及人员安排。

职责三:记录前日工时,做好统计工作。

职责四:完成每季度专科手术医生对护士工作满意度调查。

职责五:及时通知转发手术结束或术中找家属谈话等信息。

职责六:月底完成科室人员考勤、统计工时、值班排序。

职责七:督促帮助日间收费工作。

职责八:协助完成实习护士的临床带教任务。

职责九:负责接听工作电话,联系相关事宜。

【工作权限】

领导权:对手术室工人具有领导权。

制定权:对手术室规章制度有制定权。

监控权:对手术室护理质量管理有监控权。

调配权:对手术室护士班次具有调配权。

考核权:对直接下属工作有指导、监督及考核权。

裁决权:对所属下级工作争议有裁决权。

检查权:对手术室有关规章制度落实情况和工作计划执行情况有检查权。

建议权:对下属岗位调整,奖惩有建议权。

监督权:对护士各项职能履行情况的监督权。

审查权:对本部门各类上报材料、报表的内容有审查权。

续表

【考核要点】

1. 完成科室工作计划。

2. 本岗位护理工作量、护理质量与工作效率,任务目标完成情况以及护理不良事件发生情况。

3. 对科室护理学专业知识和操作技能的掌握程度,并用于护理实践和科学研究的能力。

4. 对下级护士的带教情况,论文发表情况。

5. 科室主任、护士长和本科其他护士的评价情况,病人及家属的投诉、表扬情况。

表 3-11　手术室教学秘书岗位说明书

岗位名称:手术教学秘书　　　　　　　　　　　　隶属部门:手术室
工作代号:××××　　　　　　　　　　　　　　　编辑日期:××××年××月
【工作关系】 直接上级:手术室护士长。 直接下级:无。 内部关系:护士长、主任、医护人员等。 外部关系:各医院护理带教人员。
【任职资格】 教育要求:护理本科及以上学历。 从业资格要求:执业证书;具备五年以上的工作经验。 层级要求:≥N2级。 基本素质要求:①具有良好的个人素养和医德医风,能够关爱实习护士和新进护士;②具有良好的团队合作精神和凝聚力;③具有较强的工作责任感、事业心;④身体健康。 知识要求:①掌握本专业护理理论及护理技术,能处理本专业常见及疑难的护理问题;②掌握各种带教方法和技巧,并能够应用;③熟悉国内外本专业护理发展趋势及新技术信息;④掌握与护理相关的人文学科知识及法律法规。 能力要求:①具有一定的管理能力,能够运用有效的管理技巧做好各层级人员的带教管理工作;②良好的沟通协调能力,能够在工作中处理好与同事的关系,做好护患沟通;③具有一定的科研能力,针对工作中的问题进行研究和循证,提高专业服务能力;④较强的教学能力,能够承担本专业各层级护士临床教学任务。
【工作职责】 职责一:负责科室实习同学带教工作。 职责二:负责科室新进护理工作人员的带教工作。 职责三:负责科室进修护士的带教工作。 职责四:负责科室规培护士的带教工作。 职责五:负责科室分层培训的带教工作。 职责六:参加科研工作。 职责七:完成上级交办的其他工作。
【工作权限】 指导权:对进修、实习、规培人员的工作有指导权。 监督权:对进修、实习、规培人员的工作有监督权。 建议权:相关工作的建议权。 考核权:对进修、实习、规培人员知识技能、工作质量的考核权。

【考核要点】

1. 护理带教工作量、带教质量与工作效率,任务目标完成情况。

2. 护理带教过程中不良事件发生情况。

3. 对科室护理学专业知识和操作技能的掌握程度,并用于护理实践活动教学研究的能力。

4. 科室主任、护士长和本科其他护士、护生的评价情况,病人及家属的投诉、表扬情况。

表 3-12　手术室科研秘书岗位说明书

岗位名称:手术科研秘书	隶属部门:手术室
工作代号:××××	编辑日期:××××年××月

【工作关系】

直接上级:手术室护士长。

直接下级:无。

内部关系:护士长、主任、医护人员等。

外部关系:各医院护士。

【任职资格】

教育要求:护理本科及以上学历。

从业资格要求:执业证书;具备五年以上的工作经验。

层级要求:≥N2 级。

基本素质要求:①具有良好的个人素养和医德医风,为人正直、公平公正;②具有良好的团队合作精神和凝聚力;③具有较强的工作责任感、事业心;④身体健康。

知识要求:①掌握本专业护理理论及护理技术,能处理本专业常见及疑难的护理问题;②熟悉国内外本专业护理发展趋势及新技术信息;③掌握与护理相关的人文学科知识及法律法规。

能力要求:①具有一定的管理能力,能够运用有效的管理技巧做好各层级人员的管理工作;②良好的沟通协调能力,能够在工作中处理好与同事的关系,做好护患沟通;③具有一定的教学能力,能够承担部分教学工作;④较强的科研能力,具有相关科研培训经历、掌握基本科研技能。

【工作职责】

职责一:负责科室科研管理工作。

职责二:制订科室科研计划,组织科研培训,制订科研奖励方案,提高科研意识和科研水平。

职责三:参加教学工作。

职责四:定期检查科研课题的开题和项目进展情况,组织完成课题中期汇报工作。

职责五:了解医院、卫健委、科技厅等多部门科研动态,积极组织科室开展课题申报。

职责六:完成上级交办的其他工作。

【工作权限】

指导权:对护士的工作有指导权。

监督权:对护士的工作有监督权。

建议权:相关工作的建议权。

【考核要点】

1. 护理课题申报情况、论文撰写发表情况,任务目标完成情况。

2. 对科室护理学专业知识和操作技能的掌握程度,并用于护理实践活动课题研究的能力。

3. 科室主任、护士长和本科其他护士、护生的评价情况,病人及家属的投诉、表扬情况。

（四）手术室护士岗位发展趋势

包括原国家卫生和计划生育委员会制定并颁布的《中国护理事业发展规划纲要（2016—2020年）》在内的许多政策法规，均对专业化、科学化、精细化的岗位管理提出了要求。岗位管理是合理、高效开展绩效管理、职称晋升与岗位培训等基础，《卫生部关于实施医院护士岗位管理的指导意见》提及将护士从身份管理逐渐转变为按岗位管理，如何将岗位管理贯彻于优质护理服务的过程中，合理设置护理岗位，实现按需设岗、按岗聘用、竞聘上岗、人岗匹配，建立激励性的用人机制，是今后手术室护理岗位管理的重点。

手术室护士岗位管理的专业化、科学化、精细化管理需要建立在对工作充分了解的基础上。如北京协和医院手术室护理岗位的设置多达29个，具体包括总护士长、临床管理护士长、后勤管理护士长、教学科研护士长、教学老师、临床主管、专职科研护士、巡回护士、洗手护士、麻醉后恢复室护士、急性疼痛服务小组护士、腔镜管理员、药品管理员、手术记账审核员、手术供应室主管、消毒员、无菌物品间管理员、敷料打包员、器械清洗员、库房管理员、高值耗材管理员、医疗设备管理员、内勤、门卫、兼职感控护士、考勤员和工会小组长等。

（江　宾）

第二节　手术室人员培训

一、手术室护士培训计划和方案

（一）手术室护士人员培训的意义

手术室护士人员培训是管理者面对的一大问题，属于人力资源开发的一个重要内容。所谓培训，从管理学的角度上讲，是科室为了提高劳动生产率及个人对职业的满意度，直接有效地为组织的生产经营服务，从而采取的各种方法，对护士进行的教育投资活动。一个好的培训计划，可以带来护士及科室双赢的局面。从护士角度上讲，培训可以帮助其充分发挥和利用人力资源潜能，更大程度地实现自身价值，提高工作满意度，增强对科室的归属感和责任感；从科室的角度上讲，培训是其应尽的职责，有效的培训可以减少不良事件，提高工作效率和经济效益，增强科室的实力。人员培训是医院评审考核的重要指标之一，综合医院评审标准中规定，医院要有护士在职继续教育培训与考评制度，有在职继续教育计划，并有专职部门和专人负责实施。培训与考评结合临床需求，充分体现不同专业、不同层次护士的特点，并与评优、晋升、薪酬挂钩。手术室要有手术室护士培训方案和培养计划。对新入职手术室护士有考核，手术室护士培训能体现内容与资质要求相符合，详见表3-13。

表3-13　国内常用标准培训细则

标准	内容
三级综合医院评审标准（2011版）	5.5.1.2.1　建立手术室各项规章制度、岗位职责及操作常规，有考核及记录。工作人员配备合理。 相关内容：按照《专科护理领域护士培训大纲》等要求，有手术室护士培训方案和培养计划。对新入职手术室护士有考核，手术室护士培训能体现内容与资质要求相符合。

标准	内容
	5.2.5.1 有护士在职继续教育培训和考评。 相关内容:有护士在职继续教育培训与考评制度,有在职继续教育计划,并有专职部门和专人负责实施。培训与考评结合临床需求,充分体现不同专业、不同层次护士的特点,并与评优、晋升、薪酬挂钩。
二级综合医院评审标准(2012 版)	5.2.5.1 有护士在职培训和考评。 相关内容:有护士在职培训与考评制度;有护士在职继续教育计划,并有专职部门和专人负责实施。培训与考评结合临床需求,充分体现不同专业、不同层次护士的特点,并与评优、晋升、薪酬挂钩。
JCI 医院评审标准 (第 6 版)	SQE.7 标准:所有临床和非临床人员被聘任时应接受岗前培训,包括介绍医院、所安排的部门或病房的情况,以及他们将要承担的具体岗位责任。
	SQE.8 标准:每位员工接受持续的在职培训和其他形式的教育和培训,以保持或提高他/她的技能和知识水平。
	SQE.8.1 标准:向病人提供医疗服务的员工及医院制订的其他员工都要接受心肺复苏技术的培训,并掌握正确心肺复苏技术。
	SQE.9.1 标准:医疗人员的教育毕业证书、执照/执业注册证书和其他法律或法规要求的资质证明,须经查证并保持最新状态。

(二) 培训计划与方案

手术室护士工作时间不确定、层级多,适合开展分层级培训。有研究指出,院内及科内继续教育的频率是手术室护士工作满意度的重要影响因素。重视手术室护理人才的培养,建立和完善包括岗前培训、毕业后教育、继续教育连续统一、相互衔接的终身教育;同时重视在职培训、学历教育和职称晋升,积极创造条件鼓励在职学习,分步骤、分阶段、分层级的培养手术室护士。

培训计划与方案的制订,需要结合医院的政策及科室工作情况,内容包括培训目标、培训内容、考核方法等。目前,护士岗前培训及毕业后继续教育由医院教育培训部门统一管理,手术室常需要制订的是科内培训方案(表 3-14～表 3-17)。

表 3-14 手术室护士科室培训方案

目标人群:手术室护士	时间:××××年

【培训目的】
按照 N1～N4 级四个级别分层培训,强化基础理论、基本技能的学习,提高专科理论、专科技能培训,加强护理核心制度和法律法规的学习,规范服务态度,强调服务意识,提升护理服务能力,使手术室优质护理服务理念和工作上一个新台阶。

【培训总原则】
一、手术室相关理论基础知识的培训:科内统一培训和自学相结合。继续加强科室网站建设,将科室制度、职责、护理常规上传至网站,以自学为主;继续加强“三基”培训、手术病人安全核查制度的落实;手术室核心制度的学习和执行;手术室感染管理的培训。
二、手术室基础护理操作的培训:由操作组长负责制订计划,操作老师按照计划示教,部分操作录制视频,并将操作视频上传至网站,通过观摩操作示范、观摩操作视频和自行练习相结合,操作组长组织考核,每项操作考核必须合格。
三、专科理论和技术新进展培训:以实践指导和自学为主,由各专科组长负责组织和实施,并在年初交护士长审核,护士长和总巡回护士负责监督和检查,护士长、总巡回、专科组长负责考核。

续表

【培训计划与要求】

一、N1 级护士培训——低年资护士

1. 巩固专业思想,培养爱岗敬业及慎独精神。树立良好的医德医风及职业道德,培养护患沟通能力、优质服务护理理念,加强手术安全核查制度等确保 10 大病人安全目标措施的落实。

2. 在专业方面根据本科室的特点加强基础护理操作训练(输液、导尿、心肺复苏等),根据手术室专业分组,加强各专科手术的洗手、巡回护士工作,每三个月轮换一次;掌握常用设备的使用、维护;并注重各个专业的危重症及新开展手术的培养。加强对压力性损伤及坠床等高危病人的风险评估,并能对压力性损伤及坠床等高危病人进行有效预防措施。

3. 各种班次工作能力的培养、训练。在高年资护师的指导下参与实习生的带教工作和手术室的日常管理工作。

4. 基础理论和手术室专科理论 4 次/8 周;基础护理操作 1 次/2 个月,专科技能培训 1 次/2 个月;每 3 个月轮转 1 个专科组,逐渐增加巡回配合;要求写手术配合笔记 1 次/6 个月,反思体会 1 次/6 个月。

5. 完成护理部的培训和考核,科室的理论考核(1 次/3 个月)和操作考核。

6. 完成每年规定项目的继续教育学分,鼓励参加护理专业电大或高等教育自学考试。

二、N2 级护士的培训——熟练护士

1. 巩固专业思想,重点培养工作创新能力,培养批判性思维。深入理解手术室优质护理的宗旨和目标,并能在护理工作中体现“以人为本、关爱生命”的护理理念。

2. 在专业方面应具有开展护理新技术,使用新设备的能力;掌握精密仪器的管理、维护、消毒方法;能熟练掌握危、急、重病人的抢救和各项急救技术。争取 2 名业务能力强的护师参加专科护士培训,选派多名护师参加学术交流,利用多种机会系统学习专科护理进展。

3. 熟知国内外护理新进展,学习心理护理、护理理论、护理管理及计算机应用等相关知识,提高综合能力和素质。

4. 本级别的护师应参与教学和承担手术室各项日常管理工作,并逐步担任各管理组组长。应成为手术室护理、教学、科研方面的主要成员和骨干力量。

5. 基础理论和手术室专科理论 3 次/8 周;基础护理操作 1 次/3 个月,专科技能培训 1 次/3 个月;每半年轮转 1 个专科组;要求完成阅读护理文献 12 篇以上,论文 1 篇/年;带教护生、规培生和培训 N1 级护士;参与科室讲课;参加省级护理学术会议;参与科室管理工作。

6. 完成护理部的培训和考核,科室的理论考核(1 次/4 个月)和操作考核。

7. 完成每年规定项目的继续教育学分,鼓励参加护理专业的电大或高等教育自学考试,获得本科及以上学历。

三、N3 级护士的培训——骨干护士

1. 参加多种形式的继续教育,争取选派多名主管护师参加各种形式的学术会议,不断增新、补充和拓展、提高新知识和技能,完善知识结构,培养工作创造力。

2. 在专业方面除应精通手术室专科护理外,侧重在手术室的教学和管理,应是本科室护理、教学、科研方面的骨干和带头人。担任管理组组长,协助护士长对手术室护理工作质量进行控制,做好不良事件的预防,杜绝差错发生。

3. 基础理论和手术室专科理论 2 次/8 周;基础护理操作 1 次/4 个月,专科技能培训 1 次/4 个月;固定专科组;要求论文 1 篇/年,并在杂志上发表;承担带教工作培训规培生、N1、N2 级护士;组织科室护理查房;专科讲课;参加国家级或者省级护理学术会议;参与质量分析。

4. 完成护理部的培训和考核,科室的理论考核(1 次/6 个月)和操作考核。

5. 完成每年规定项目的继续教育学分,参与申报科研课题,新技术应用,撰写学术论文。

四、N4 级护士的培训——护理专家

1. 参加多种形式的继续教育,参加学术会议,利用各种机会了解手术室护理新进展,不断增新、补充和拓展、提高新知识和技能,完善知识结构,培养工作创造力。

续表

2. 在专业方面除应精通手术室专科护理外,侧重在手术室的教学和管理,是科室护理、教学、科研方面的骨干和带头人。担任管理组组长,协助护士长对手术室护理工作质量进行控制,做好医疗缺陷的预防,杜绝差错发生。

3. 基础理论和手术室专科理论 2 次/8 周;基础护理操作 1 次/6 个月,专科技能培训 1 次/6 个月;固定专科组;要求论文 1 篇/年,并在核心期刊上发表;承担培训 N1、N2、N3 级护士工作;组织科室护理查房;专科讲课;担任专科组长;参加国家级或者省级护理学术会议;参与质量分析。

4. 完成护理部的培训和考核,科室的理论考核(1 次/6 个月)和操作考核。

5. 完成每年规定项目的继续教育学分,参与申报科研课题,新技术应用,撰写学术论文。

【培训方法】

1. 采用科室授课和网站自学相结合的方式,科室根据计划举行护理业务学习、护理查房、操作培训。并利用空闲时间不定期地组织学习(网站上)医院及科室的各项规章制度,认真贯彻落实手术室优质护理服务工作。并积极参与护理部每月举办理论培训及每季度开展的护理查房及病例讨论。

2. 进行三基训练(无菌技术、静脉留置针穿刺技术、导尿术、心肺复苏等)。培训实施围术期压力性损伤及坠床高危病人的管理、手术安全核查制度落实,院内感染控制。手术室优质护理服务理念、宗旨和目标。一体化手术室、放疗手术间、新进设备掌握正确操作程序、注意事项,对专职人员熟悉其工作原理,掌握日常维护和简单故障排除。

3. 鼓励各级护士参加自学、函授学习,选派人员参加专科护士培训、成都市、四川省及中华护理学会等学术交流会议或学习班,以此带动全科人员的护理技术水平。

4. 科室对各类人员建立培训、考核登记,培训资料和考核结果存档备查,作为人才考核和晋升依据。

【考核方法】

1. 自我鉴定　每年年终提供本人在业务水平和技术操作方面的书面总结。

2. 考试考查　科室对 N1 护士理论考核 1 次/2 个月、操作考核 1 次/2 个月,完成手术配合笔记 1 次/6 个月和反思体会 1 次/6 个月;N2 级护士理论考核 1 次/3 个月及操作考核 1 次/3 个月,完成阅读护理文献 12 篇以上,完成论文 1 篇/年,参加省级护理学术会议,参与科室管理工作;N3、N4 护士理论考核和操作考核 1 次/4 个月,论文 1 篇/年,并在核心期刊上发表;组织科室护理查房;专科讲课;担任专科组长;参加国家级或者省级护理学术会议;参与质量分析,并承担相应的护理管理工作。

3. 完成医院规定的继续教育学分。

表 3-15　手术室护士进修培训方案

目标人群:手术室进修护士	时间:××××年

【培训目的】

手术室进修周期 3~6 个月,使进修人员在专科理论和专科技能方面有很大的提高,系统掌握手术室管理及进修专科手术配合特点。熟悉手术室各项规章制度;能独立完成手术室进修专科的常规工作,能熟练完成所进修专科的洗手、巡回工作;熟悉手术隔离技术理论和操作;了解我院开展的新业务、新技术。

【培训总原则】

采用集中培训和"一对一"带教培训相结合的方式,并指定"一对一"的带教老师,以临床实践为主,分为理论授课、操作培训和"一对一"带教临床实践。

续表

【培训计划与方法】

根据进修生的基础、能力、进修意向以及科室总体带教计划,安排教学内容并进行考核。进修生通过上述的测试后,进入临床培训阶段,以进修侧重为依据,制订轮转计划,每人1~3个专科小组。

【第一阶段】(第一周)

1. 培训计划及要求:①熟悉手术室环境;②熟悉手术室工作特点;③熟悉手术室各项规章制度;④掌握手术室无菌技术操作;⑤熟悉手术敷料、器械的准备工作;⑥护士素质培养、优质服务的护理理念。

2. 实施方法:①介绍手术室环境;讲解手术室工作特点及工作性质;学习手术室的各项制度。②专职老师带教讲解敷料、器械的准备,熟悉常用手术器械名称。③集中示教手术室无菌技术操作(包括无菌桌的准备、外科洗手法、穿脱手术衣以及戴无菌手套法),强化训练,经考核合格后进手术间指定"一对一"专人带教老师。

3. 考核办法:集中培训无菌技术操作后考试,考试合格后方可进入手术间。

【第二阶段】(第二周—结束)

1. 培训计划及要求:①掌握正规无菌技术操作,并在工作中正确操作;②进修专科的洗手配合流程;③进修专科的巡回配合流程;④掌握隔离技术,并在工作中正确应用;⑤掌握手术室各项核心制度,如物品清点制度、安全核查制度等;⑥掌握院感相关知识;⑦掌握各种仪器设备的使用;⑧了解我院开展的新技术、新业务。

2. 实施方法:①专人负责带教各科典型手术配合(包括洗手流程和巡回流程);②安排适宜的手术,反复重复各种带教手术;③专人理论授课相关知识;④带教老师在工作中讲授相关操作和理论;⑤召开座谈会,了解进修意见和反馈。

【考核方法】

带教老师批阅进修本;考核所进修专科的洗手和巡回流程;每天填写《进修生工作量表》。成绩记录在册。

表3-16　手术室实习护生培训方案

目标人群:手术室实习护生	时间:××××年

【培训目的】

结合医院护生带教计划及手术室专科特点,重点强调理论联系实际,强化基础护理知识和技术,培养护生的批判性思维和临床动手能力,培养护理职业情感。

【培训总原则】

基础知识理论培训需根据实习护生的不同阶段给以针对性授课,体现由浅到深的递进式学习形式。课件包括Word文档和PPT,要求内容新颖,密切结合手术室临床护理工作,对日常工作有指导意义。每个讲座授课时间为1h左右,布置课后思考题1~2题。

【培训计划与方法】

科室理论和操作培训由科室带教组长统一安排,每位实习护生全部参加。理论培训由具有相关丰富经验的带教老师集中讲授,包括高频电刀的安全管理、压力性损伤的管理、手术室职业暴露及防护、手术室病人安全管理等;操作培训由专门带教老师集中示教后,护生分组练习,老师纠正指导,定期抽查练习情况,包括外科洗手法、无接触式戴手套法、导尿术等。

【实习初期】　主要熟悉手术室环境及常用仪器设备的使用。

第1周:熟悉手术室环境、分区、出入流程、工作特点及科室各项规章制度;了解常用仪器设备的使用方法。

第2周:熟悉手术室各项无菌技术操作,熟悉常用仪器设备的使用方法,了解巡回护士工作流程及围术期护理。

续表

【实习中期】 了解器械护士工作流程。 第3~4周:了解器械护士工作流程,熟悉常用器械的名称、用途及术中器械的传递方法。 【实习后期】 由带教老师指导配合完成洗手配合,由护士长进行本科生文献检索、论文撰写的讲课培训。 第5周:熟悉无菌器械台的建立和术中管理,能在老师指导下完成小手术的洗手配合工作。 第6周:完成小讲课、查房、病例讨论,出科考试。	
【考核方法】 成绩评价包括平时考核和出科考核。平时考核包括工作状态,学习态度,劳动纪律,理论提问,沟通技巧,操作能力等,由相应带教老师打分。出科考核包括手术室基础理论试卷,手术室专科操作,由带教组长负责组织完成。将所有成绩记录存档,并填写在护生实习鉴定本上。	

表 3-17　手术室实习规范化培训方案

目标人群:手术室规范化培训护士				时间:××××年	
【培训目的】 结合医院规范化培训护士培养总原则及手术室特点,为期6个月的培训期间,规培护士可以掌握手术室操作基本原则、规章制度,进行简单手术的洗手配合。					
【培训总原则】 基础知识理论培训采取集中授课和网上培训相结合的手段,操作培训分为专科操作及基础操作,均制订责任人、督导人,保障培训效果。每位带教老师的课件必须每年补充更新,其格式必须符合带教老师培训的要求。					
【培训计划与方法】 科室理论和操作培训由科室带教组长统一安排,在入科时均告知每位规培生,确保全部参加。					
时间	地点	培训题目	培训老师	培训督导	培训形式
第一个月	学习室	手术室环境、各项规章制度的介绍	护士长		集中培训
		洗手护士工作流程	教学组长		集中培训
		手术物品清点	带教老师		集中培训
		手术室标本管理	带教老师		集中培训
		护理查房(题目暂定)	教学组长		集中培训
		病案讨论、情景模拟(题目暂定)	教学组长		集中培训
		头颈、乳腺科常规手术的洗手配合	专业组长		网上培训
		手术室各级别手术间使用手术范围及管理要求			自学
	示教室	外科洗手、穿无菌手术衣、戴无菌手套	教学组长		集中培训
		无菌器械台铺置	教学组长		集中培训
		静脉留置针输液技术	带教老师		集中培训

续表

时间	地点	培训题目	培训老师	培训督导	培训形式
第二个月	学习室	职业暴露与上报流程	院感组长		集中培训
		手术室隔离技术的临床实践	带教老师		集中培训
		护理查房(题目暂定)	教学组长		集中培训
		病案讨论、情景模拟(题目暂定)	教学组长		集中培训
		骨科、妇科肿瘤常规手术的洗手配合	╱		网上培训
		手术室常用药物相关知识	教学组长		集中培训
	示教室	超声刀的使用	设备组长		集中培训
		电刀的使用	设备组长		集中培训
		氧气吸入治疗	带教老师		集中培训
第三个月	学习室	病人术中大出血等紧急情况应急预案	带教老师		集中培训
		手术体位安全管理制度	带教老师		集中培训
		护理查房(题目暂定)	教学组长		集中培训
		病案讨论、情景模拟(题目暂定)	教学组长		集中培训
		泌尿、胃肠常规手术的洗手配合	╱		网上培训
	示教室	无菌操作技术	带教老师		集中培训
		神经监测仪的使用	设备组长		集中培训
		单人徒手心肺复苏	带教老师		集中培训
第四个月	学习室	术中物品清点有误应急预案	带教老师		集中培训
		护理查房(题目暂定)	教学组长		集中培训
		病案讨论、情景模拟(题目暂定)	教学组长		集中培训
		肝胆、胸科常规手术配合	╱		网上培训
	示教室	特殊感染手术的处理流程	院感组长		集中培训
		各类型切割缝合器的使用	带教老师		集中培训
		快速灭菌设备的使用和维护	设备组长		集中培训
		导尿技术	带教老师		集中培训
第五个月	学习室	停水、停电、火灾应急预案	质量管理组长		集中培训
		护理查房(题目暂定)	教学组长		集中培训
		病案讨论、情景模拟(题目暂定)	教学组长		集中培训
	示教室	幻灯片的制作	带教老师		集中培训
		胸骨锯的使用与维护	设备组长		集中培训
		腔镜设备的使用及维护	带教老师		集中培训
		输血技术	带教老师		集中培训

续表

时间	地点	培训题目	培训老师	培训督导	培训形式
第六个月	学习室	医学文献检索	科研秘书		集中培训
		护理论文的撰写	科研秘书		集中培训
		护理查房(题目暂定)	教学组长		集中培训
		病案讨论、情景模拟(题目暂定)	教学组长		集中培训
		头颈科常规手术的巡回配合	／		网上培训
	示教室	手术室接送病人流程、急诊手术接待与抢救流程	带教老师		集中培训
		各类手术体位的摆放	带教老师		集中培训
		腔镜器械的清洗及使用	带教老师		集中培训
		深静脉输液技术	带教老师		集中培训

【考核方法】

成绩评价包括平时考核和出科考核。平时考核包括工作状态、学习态度、劳动纪律、理论提问、沟通技巧、操作能力等,由相应带教老师打分。出科考核包括手术室基础理论试卷、手术室专科操作,由教学组长负责组织完成。将所有成绩记录存档,并填写在规培生考核本上。

(三) 不同人员培训管理

在完成手术室内部人员的层级培训的同时,还应关注实习护生、规培护士、进修护士等人员的培训,为科室人才储备、医院的整体管理、护士个人职业发展提供服务。在培训计划与方案制订上,需要权衡医院的整体计划及手术室特点,在短期培训时间内达到目标,不同培训方案见表 3-14~表 3-17。

二、手术室护士岗位培训方式与类型

培训是手术室人力资源管理中的重要组成部分,护士常见的科内学习形式包括业务学习、护理查房和病例讨论。

(一) 业务学习

业务学习是对管理者、学习者希望了解的某一领域的知识,组织的针对性学习,其形式多种多样,但以小讲课的形式为主。手术室护士人员多、岗位多,如何能够满足不同需求,提高学习的效果,是需要管理者不断摸索思考的内容。一个成功的业务学习,不仅仅是准备教室、提供讲台就可以完成的,它需要组织者的精心准备、参与者的专心听讲、管理者的监督与考核。

(二) 护理查房

护理查房是通过查阅病历、护理查体、询问病人及家属来收集资料,然后提出护理诊断、护理措施,进行护理评价,归纳总结,是评价护理实施效果、护理质量的基本方法。

1. 从护理查房的性质和作用来划分,可分为护理业务查房、护理教学查房和护理行政查房;从岗位职责来划分,可分为责任护士查房、主管护师查房、副主任/主任查房;从护理能级来划分,可分为护理组组长查房、护士长查房和护理部主任查房。

2. 护理查房采取的形式是多种多样的,如个案护理查房、评价性护理查房、对比性护理查房、整体护理查房、主题性护理行政查房、案例启发式护理教学查房及以学生为主体的护理教学查房。组织一场高质量的护理查房,有利于促进护士主动思考,增强护士的责任感,保障和促进整体护理措施的实施。其中,按照护士分层组织差异性护理查房,在激发护士能动性、价值感方面有着一定作用,使整体护理工作更加严谨。

3. 护理查房举例,以乳腺肿瘤切除术手术配合的护理查房为例。

乳腺肿瘤切除术手术配合的护理查房

时　　间:2018 年 8 月 3 日　　　　　　　　　　地　　点:手术室学习室

主持人:乳腺专业组长　　　　　　　　　　　　参加人员:全体手术室人员

病例介绍:

王某,女,40 岁,主因"右乳巨大肿瘤"入院,CT:右乳腺区见一最大截面约 18.8cm×11.5cm 肿块,质软,内见少许爆米花状钙化,双侧腋窝淋巴结增多,考虑肿瘤性病变可能性大,否认手术史、过敏史,完善相关检查拟定 2018 年 5 月 20 日在全麻下行"右乳全切除+右腋窝前哨淋巴结清扫+腹直肌皮片取皮植皮术"。

术中情况:

麻醉诱导平稳,插管顺利,手术于上午 9 点开始,历经 4h 50min,于下午 2 点前顺利完成,按拟定手术进行,手术中输入:晶体 1 500ml、胶体 1 000ml,术中出血 200ml,小便 800ml,术后清醒送回病房,术后访视,7d 后顺利出院。

讨论主要问题:

问题 1:术前访视的主要内容有哪些?

问题 2:手术器械护士配合的重点是什么?

问题 3:手术中巡回护士配合的重点是什么?

问题 4:术后包扎的注意事项有哪些?

讨论发言人:

乳腺组组员 A:

术前应常规访视病人,查阅其病历,了解手术方式及重点,并了解备用皮肤情况。手术前一天,常规访视病人,了解病人的心理状态,一侧乳腺切除的病人的心理负担是很大的,由于一侧性体征的切除、外貌的缺失导致自卑,加之对手术的担心,所以我们应该对于病人的心理问题给予帮助,可以举成功案例让病人增加信心等。了解病人的备用皮肤区域的情况(有无瘢痕及纹身等)。

乳腺组组员 B:

器械老师应注意的是:手术为两个手术区域,分为"有瘤区"和"无瘤区",因此我们要准备两套器械(乳腺器械和活检器械各一),还有一系列物品,包括基础包、手术衣、剖胸单、剖腹单、桌布、卷带、油纱、碘仿纱条、60cm×40cm 和 30cm×45cm 的手术薄膜各一个,大双纱、小纱布、碎纱布、棉垫、头颈套针和阑尾套针各一,电刀头,2-0、3-0、0 号丝线,探盆,盆子,吸引器管,方头拉钩,尺子或者整形器械。

乳腺组组员 C:

这个手术器械操作的重点应该是术中的手术隔离技术操作,从"无瘤区域"转皮片至"有瘤区域"修补,在保证手术安全完成的同时应该遵循手术隔离技术配合原则,保护"无瘤区域"的操作,保证"有瘤区域"和"无瘤区域"分开。

乳腺组组员 D:

为了在术中操作方便,不跨越区域,可根据手术中的进程及操作放置两个无菌台面的位置。在铺台的时候此手术我们也要求在靠近非无菌区域的时候隔离出足够空间的无菌区域。

乳腺组组长:

如果这类手术病人的肿瘤已经破溃(本例病人肿瘤未破溃),应在消毒前用无菌纱球盖于破溃处,并用三角针将边缘缝于皮肤上,再在面上加盖无菌薄膜,再行消毒,防止肿瘤血液或液体流出污染切口及切除组织后的区域。

乳腺组组员 E:

在手术中,作为巡回护士的话,应该管理好手术间,由于这个手术的物品相对比较复杂,如果人员过多对于手术间的管理相应增加难度,所以应做好手术间的管理;还有病人的安全,对于整个手术而言,手术顺利、手术隔离技术、病人安全尤为重要。病人的安全就是整个手术的保证,这中间物品的清点,就是巡回护士的重点。由于有两个区域的操作,洗手护士只有一个,为了保证不跨越"无瘤区域",在供皮区域的操作一般由医生自行进行,由于医生对手术器械的不熟悉和敷料的去向没有专业洗手老师有经验,所以在清点器械及敷料上,巡回老师就要严格执行。

乳腺组组长:

在巡回老师的准备中我们应提前准备好两套设备,提供给两个区域的操作。

乳腺组组员 F:

巡回老师在整个手术进行到取皮,就会很繁忙,所以巡回老师一定要及时清点物品,避免漏记器械及敷料,为清点带来不必要的麻烦,同时收费的物品也要及时登记。

乳腺组组员 G:

这个手术使用的是最原始的包扎方法。在供皮区域用一般的无菌敷贴就可以了;在肿瘤区,将皮片用完整线缝好后,用碎纱加压反包扎,在皮片缝线一圈会用到碘仿纱条,油砂覆盖,最后再用平时的碎纱,棉垫以及腹带进行加压包扎。包扎不宜过紧或过松。

护士长总结:

该手术的重点就是一个手术的配合及术中隔离技术的配合,要求巡回及器械护士拥有自我的监督及对手术人员的监督。在医生进行换区域操作时一定要提醒更换手术衣及手套,避免将肿瘤种植到隔离区域,还要特别强调手术物品清点,由于手术有两个区域,只有一个器械护士,在清点物品时一定要逐项清点、记录,切记不要漏点。整个手术需要手术医生、器械护士和巡回护士的通力合作,才能顺利完成。

(江 宾)

第三节 手术室护士绩效管理

一、绩效考核的原则和方法

绩效考核是人力资源管理的核心工作。绩效是指护士的工作行为、表现和结果。绩效考核是指通过运用科学的考核标准和方法,对护士在工作过程中表现出来的业绩、工作能力、工作态度进行评价,并用评价结果来判断护士与其岗位是否匹配。人力资源管理中的规划、培训、调配、薪酬管理等多个环节,都需要绩效考核作为依据。综合医院评审标准中有相关的规定:医院要有基于护理工作量、质量、病人满意度、护理难度及技术要求绩效考评方案,绩效考核方案制订应充分征求护士意见,绩效考核结果与评优、晋升、薪酬挂钩,详见表3-18。

表3-18 国内常用标准绩效细则

标准	内容
三级综合医院评审(2011版)	5.2.4 建立基于护理工作量、质量、病人满意度并结合护理难度、技术要求等要素的绩效考评制度,并将考核结果与护士的评优、晋升、薪酬分配相结合,实现优劳优得,多劳多得,调动护士积极性。
二级综合医院评审(2012版)	5.2.4 建立基于护理工作量、质量、病人满意度并结合护理难度、技术要求等要素的绩效考评制度,并将考核结果与护士的评优、晋升、薪酬分配相结合,实现优劳优得,多劳多得,调动护士积极性。

绩效考核效果的准确性与考核内容设计的科学性、合理性有较大的关系。目前,我国常采取的绩效考核的内容包括德、能、勤、绩四个方面。完整的绩效考核标准涉及工作业绩考核标准、工作行为考核标准、工作能力考核标准和工作态度考核标准。绩效考核的方法很多,常用的有图表尺度法、关键事件法、360度考核法、主管述职评价、关键绩效指标考核(表3-19)。

1. 图表尺度法 是人力资源管理中常用的一种考核方法,一般从德、能、勤、绩四个方面出发,确定考核项目,分别赋予不同的权重,再对各项目细分,予以量化,建立考核表。优点是考评内容清晰、可操作性强,缺点是不同考评者之间存在差异,可能出现对同一被考核者结果不一样的现象。

2. 关键事件法 是指管理者在日常工作中,不断将被考核者的工作表现记录下来。临床工作中,常用来作为其他绩效考核方法的补充,作为奖惩标准之一。临床管理工作中,为了鼓励护士科研创新,避免不良工作行为的发生,往往会增加一些加分项和减分项,如发表一篇核心期刊论文绩效增加多少。

3. 360度考核法 也称为多源评估或多评价者评估,评价者来自管理者、同事、下级、病人及被考核者等,其优点是多角度、全面采集信息,尽可能真实、全面地反映被考核者的绩效,但是,此种考评方法的成本较高,增加人员之间的矛盾。常用于对管理者或者人员竞聘时等特殊阶段。

4. 主管述职评价 主要是针对管理者、护理组长的一种考核法,由被考核者进行工作述职报告,把自己的工作情况和知识、技能等反映在报告内的一种考核方法。

5. 关键绩效指标考核 是通过对工作特征的分析,提炼出最能代表绩效的若干指标,并以此作为基础进行绩效考核。关键绩效考核法的优点在于可操作性强、客观,难点在于关键指标的筛选。是目前手术室护士绩效考核的主要方法,在不同的医院,选取的指标及赋予的权重会有所差异。手术室护士的工作重点是手术配合,因此在指标的选择上与其他临床科室有所差异。最常见的绩效考核指标包括手术时间、手术费、手术特殊性、工龄、职称、带教及科室奖励,每个指标建立评价标准,个人绩效综合为子指标之和。

表3-19 国内手术室绩效考评方案例举

研究者	研究方法	计算公式	指标明细
张建娟等,2013	关键绩效考核指标	绩效考核＝个人综合考核＋专业岗位考核＋护理工作量考核＋奖惩项目考核	①对象关系维度下的KPI:护士岗位工作质量考核(巡回护士工作准备、病人及物品准备、手术麻醉配合、护理记录单书写、术后护理随访、手术后整理、器械护士物品准备、无菌技术、查对情况、术中配合、终末处理流程);护理技术难度(分管工作责任心、主动性、风险性、应急能力、与病人沟通能力);人员编制(工作年限、工作经验、专科方向)。 ②工作流程维度下的KPI:劳动纪律(在岗率、工作依从性);消毒器械(核对消毒指示卡);操作流程规范(随机抽查护理差错发生情况、护理文书书写规范性);手术间使用率;医疗废物分类管理(分类与安放准确);院内感染考核(空气培养结果抽查、手卫生测试);设备使用管理(设备使用登记、损坏报修情况);安全保卫工作(水火灾情排查、消防知识点掌握)。 ③学习成长维度下的KPI:文化建设考核(参加院内、科内文化活动、集体荣誉感);教学质量水平(人员培训、临床带教、业务学习);科研考核(学术研究与交流、新技术新项目推广)。
魏永婷等,2016	基于手术配合难度系数	绩效考核＝手术配合难度系数(20%)＋每月总工作时间当量(60%)＋每月加班工作时间当量(10%)＋职称(10%)＋加额考核项－减额考核项。其中,加减额考核项目固定额值。	①手术配合难度系数:以阑尾切除术为1分,建立了手术配合难度系数表。若病人在不同切口部位同时进行手术,系数为各切口下系数之和;若在同一切口开展多个手术,则为主要术式难度系数＋次要术式难度系数×0.3。 ②总工作时间:以月为统计周期。 ③加班工作时间:护士每天8h以外的工作时间总和,以月为统计周期。 ④职称:护士、护师、主管护师、副主任护师分别予以0.25、0.5、0.75、1的系数比。 ⑤加额考核项:包括感染手术、科研发表文章、院级以上表扬或获奖、全勤、急诊手术、参与临床教学等。 ⑥减额考核项:包括临时电话请假、科级及以上惩罚或批评、护理责任失职、迟到、早退、病/事假或其他非公假。
任玲珍等,2016	要素记点法	个人考核总分满分1 000分;850分以上,绩效奖金不受影响;600分以上,每下降50分扣绩效奖金10%;600分以下为不合格,不发放绩效奖金。	①素质要素:学历、职称、工作年限、业务理论知识。 ②技能要素:操作技能、护理文书、消毒隔离、临床带教质量、处理突发事件能力、人际沟通。 ③责任要素:护理安全、护理质量、监督指导、协调处理。 ④工作强度:班次数、分级护理病人数、完成护理项目数、其他科室业务数、护理带教数、发表论文数。 每一个条目都赋予相应的权重和等级,不同等级的分值不一样。

研究者	研究方法	计算公式	指标明细
李福宣等,2016		绩效工资＝50%个人基础绩效＋工作量绩效＋工作质量绩效＋满意度绩效＋奖惩绩效	①职称绩效系数:主任护师2.3;副主任护师设1.8、1.9、2.1三档;主管护师设1.4、1.5、1.6三档;护师设1.15、1.25两档;护士1.05;1年以内0.5。 ②工作量考核:根据手术大小、护理配合的难易度,制定相应手术的难度系数,实际台次＝手术台次×难度系数。其中,白班的1台手术计1台;夜班、周末值班根据职称,完成手术台次乘以不同的系数,主管护师×2;护师×1.8;护士×1.5。 ③工作质量考核:基础质量和各级各岗位护士工作质量分值总和。其中,基础质量40分,包括护士工作态度、文明礼仪、团结协作精神、劳动纪律;各级各岗位护士工作质量60分,分为洗手护士、巡回护士和辅助护士。 ④护理满意度:包括手术医生满意度和手术病人满意度。 ⑤奖惩绩效。
高薇等,2015	绩效三维结构理论与护理层级相结合	每个考核指标针对不同层级的护士有不同的权重	①任务绩效:工作量(工作总数、参与加班的频次、参与急诊班的频次);工作质量(掌握专科手术的配合、参与急重症病人的抢救、正确执行工作制度等);设备与技术(无菌技术操作与监督、掌握教学仪器设备的使用及自检、正确使用影像设备等);行政管理(正确执行感染控制措施、参与科内6S管理、协助护士长监控护理品质等)。 ②关系绩效:工作态度和工作责任心(出勤率、良好的医德医风、慎独等);人际及合作能力(同事间的协作与沟通、各部门间的协作与沟通、与上司间的互动沟通技巧)。 ③适应性绩效:学习能力(业务学习参与率、达到培训目标、申报课题等);处理突发事件能力(熟悉突发事件上报流程、组织应急预案演练、有效紧急处理意外事件等)。

手术室绩效考核,应建立科学合理的绩效评价指标,科学测算劳动强度,排除人为或经验等因素干扰,区分手术室临床护理岗位和非临床护理岗位的待遇级别,使优质护理模式下的临床护士劳有所得,从经济上给予认知和补偿。

二、绩效的分配和反馈

绩效管理的最终目的之一是促进员工知识和技能的不断提升,为个人、科室及医院创造价值,合理的绩效津贴分配是调动医护人员工作积极性的杠杆之一。许多管理者较多关注了绩效考核与分配,忽略了与护士的沟通。考核结果与护士的评优、晋升、薪酬分配密切相关,是护士迫切希望了解的内容之一。在绩效管理中,有一个环节,叫作绩效反馈,是管理者与护士沟通,就考核结果进行原因分析,找出各自的不足,如何纠正,尽量避免错误发生,从而提高业绩水平。绩效反馈是绩效管理中不可或缺的有机组成部分。

在实际临床工作中,领导者应当善于使用绩效这把双刃剑,在绩效分配方面既做到有据可依,又可以调动护士的积极性。如每季度与护士座谈一次,了解护士对岗位职责、薪酬高低及同行评比的态度,及时校正,使护士可以清清楚楚地工作,领导者及时发现缺陷,做出调整。

(王国蓉)

第三篇　手术室质量与安全

第四章

手术室护理质量与安全管理

第一节　手术室护理质量管理概述

护理质量是医疗服务质量的重要组成部分,影响着医院的整体临床医疗质量、经济效益及社会形象。随着手术室专科护理的发展,手术室护理质量作为医院质量的重要组成部分,是手术室护理管理的核心。质量评价护理管理者对手术室护理质量管理高度重视,为有效地控制影响护理质量的各个环节,手术室必须建立完善的护理质量管理体系,同时在管理的过程中结合手术室的护理质量敏感指标,为手术室护理质量监测提供标准、量化的依据,以提高护理质量,保证病人手术安全。

一、护理质量

护理质量是指护理工作为病人提供护理专业技术和专业服务的效果和程度。手术室由于其工作性质特殊,护理质量不仅体现在术中为护理对象提供直接的护理,也包括术前、术后各环节的间接护理服务,如术前物品的准备、术前访视、术后回访、病人满意度等。只有通过建立一个完善的质量控制体系,才能保证高质量的护理服务。

二、护理质量管理

护理质量管理是指为了达到护理质量目标所进行的计划、领导、组织与指导、控制、协调工作的总和,是对护理质量实行有目的的控制过程。手术室的管理者首先要建立科内的为实现质量目标有效的系统的质量管理体系和管理团队。质量管理工作要抓重点,抽查重点人群、重点项目;广覆盖,避免有些人"高枕无忧",从而达到一个人人自律的效果。

(一)护理质量控制的原则

护理质量管理必须由管理者与管理对象共同参与,针对具体的管理目标,制订护理质量管理系统,可运用以下基本原则:

1. 管理岗位健全的原则　在质量管理过程中,管理的岗位健全、责任分明,要明确负责质量管理岗位的责任。

2. 与计划相一致的原则　手术室护理质量管理不是一成不变的,其质量管理的标准与方法要能和临床护理工作计划相一致,并不断完善。在管理的实施过程中,运用动态原理,明确管理的对象和目标都是不断变化发展的,所以管理的目标和衡量准则也需要不断更新

3. 标准合理性原则　建立准确、有效、客观适当的质量标准。太高或不合理的标准,会让员工心生抱怨或抵触情绪;标准不准确不能测量,质量管理工作则无法衡量。

4. 质量管理关键问题的原则　手术室临床护理工作步骤繁琐细致,质量控制要选择有意义的关键指标,重点关注容易出现偏差且后果严重危害较大的关键环节。

5. 追求卓越的原则　在管理过程中贯彻及时发现问题,分析问题,解决问题,预防问题,寻求发展,追求卓越。在发展手术室护理队伍的过程中,运用"人本"原理,实施民主管理,强调人的自觉性、主动性、创造性和参与性,重视护士的分层培训和在职教育,使护理团队具有追求卓越的精神。

(二) 护理质量评价指标的设置原则

1. 科学性原则。

2. 可操作性和实用性原则。

3. 代表性原则。

4. 灵敏客观性原则。

(三) 护理质量评价指标体系的构成

1. 结构质量评价　①人员和机构;②物资、设备和环境;③技术和知识;④规章制度。

2. 过程质量评价　注重护士在工作过程中实施控制,主要包括有护理病人质量和护理环境与人员管理,常采用的评价方式为对照相应的质量管理项目标准进行现场检查。

3. 结果质量评价　是对病人得到的护理效果的综合评价。

(四) 护理质量标准的制定及应用准备

1. 制定护理质量标准的前期工作　①明确目标,关注风险性高、服务量大容易发生问题的流程,并结合病人需求。②组建小组;充分调研,进行数据的收集、分析和改进。③全员参与。

2. 护理质量管理标准的形成流程　①注意质量标准的适宜性;②制订质量管理职责;③强调全过程控制;④强调质量标准文件化。

3. 质量标准的不断修订和完善。

4. 质量标准的学习和标准执行。

(五) 护理质量控制的过程

护理质量控制的过程包括三部分:确立护理质量控制标准;根据标准运用工具测量质量管理效果;纠正偏离标准的因素。

1. 确立标准　手术室护理质量控制的对象是提供护理服务的工作人员和护理工作,应按照这两方面来制定质量控制标准。

2. 测量质量管理效果　在手术室护理质量管理过程中面临许多问题,很难制定出精确的标准,难以用定量的方法测量。因此,还应该搭配使用定性评价,定性数据要尽可能规定的具体,并按不同的重要性用级数表达,使用专家评审给出的权重方法进行综合评价,使定性指标同定量指标具有一样的效果。

3. 纠正偏差　实际操作中难免会出现一些偏差,管理者要通过实际操作与标准的比较衡量出偏差的可接受范围,如手卫生的执行率控制范围是 90%~95%,低于 90% 则不能接受,需要分析导致偏差的原因,并制订执行纠正偏差的方案。

(六) 护理质量控制的方法

护理质量控制常采取三级结构理论,即前馈控制、过程控制和结果控制。前馈控制是一种积极主动的控制,在护理工作开始之前即预先分析研究,制订和采取相应的防范措施,提前防范偏差;过程控制又称环节质量控制,指管理者对正在实施的各种具体工作进行监督、指导和纠正,这是护理管理者常使用的质量管理方法,管理者的素质和能力以及护士对管理者的理解程度决定了质量管理的有效性;结果控制主要是分析工作的执行结果,并与制订的标准相比,分析两者之间的偏差,及时拟定纠正偏差的措施并实施,结果控制应做到准确、及时并反映关于计划效果的真实信息,是一个不断进行的过程。

　　管理者在实施三级质量管理的过程中,可以充分运用管理原理,如在制订手术室护理管理计划时,运用系统原理的主要特性即整体性、目的性、层次性、相关性、环境适应性和集合性,以提高手术室护理管理的效能;护理管理中强调风险管理,预防为主的原则;及时了解病人的合理需求和期望,转化为护理质量要求,以病人为中心的原则;调动全员参与管理的分级管理原则;建立完善的规章制度、质量评价标准、规范的操作流程的标准化管理原则;使用PDCA循环管理的持续改进原则。具体实施过程中,可以运用业务流程重组理论,以业务流程为改造中心、以关心病人的需求和安全为目标,找出原有流程不完善环节,利用现代化的管理手段、信息技术,以扁平化过程组织结构替换传统的金字塔职能型结构,达到产生更有价值效果的一种方法;运用精益管理理论,合理配置手术室的人力、资金、设备、时间和空间,实现资源浪费程度最小化,为病人提供安全满意的医疗护理服务;运用SHEL模型和Reason法则,从而判断一个差错或不良事件的发生是当事人的行为或技术问题还是由系统造成的,这种模式能让个人事件从系统事件中分离出来,并创造一个安全的环境,让护士更加勇于报告不良事件。

　　同时为提高手术室护理质量,为了获得科学客观的护理质量评价体系标准,应制定出以科学、数据为基础的护理敏感性指标,在工作中,通过收集护理敏感指标数据并统计分析,对护理质量的分析判断数据化,使管理的结果更准确、更具有说服力。

(廖　芯　罗万英)

第二节　手术室护理质量敏感指标

　　我国较多三甲医院已经逐步开始研究和应用护理质量敏感指标,来适应护理专业的发展和人们对护理工作需求的变化。本章节主要通过文献查阅,基于循证总结出国内外手术室常用的护理质量敏感指标。

一、手术室护理质量敏感指标的发展及应用

(一)概念

　　护理质量敏感指标(nursing-sensitive quality indicator)指为了定量评价和监测影响病人结果的临床实践、护理管理、护理服务等各环节而制定的护理特异性监测评价标准,是用来评价临床护理质量及其支持护理活动的工具,也是用来评价临床护理质量及其支持护理活动的工具和进行护理质量管理的重要手段。护理质量敏感指标是一项科学客观的评价尺度,是保证高水平护理的测量手段,是评价病人护理质量的关键,它的结果能敏感地影响护理实践。

(二)手术室护理质量敏感指标的研究现状

　　1. 国外研究进展　20世纪60年代,美国学者Donabedian提出了结构-过程-结果的理论

模式,首次将医疗服务质量从结构-过程-结果三个维度进行评价。1994 年美国护士协会(American Nurses Association,ANA)发起了"护理质量与安全"的行动,在全美试点开展了评价护士配置与护理质量关系相关指标的研究,将指标的筛选标准规定为:具有高度特异性、与护理质量密切相关、实际可收集。1998 年,ANA 基于 Donabedian 结构-过程-结果模式率先提出了护理质量敏感指标的概念,解读为要由护士提供的、反映护理结构、过程和结果的,可直接测量并有护理特异性的指标,同时还创建了美国护理质量指标国家数据库(National Database of Nursing Quality Indicators,NDNQI),将对护理行为产生影响的、最重要的质量指标进行了数据的收集和整合。日本、泰国、新西兰、英国、澳大利亚等国家均有基于 Donabedian 结构-过程-结果理论模式来构建护理质量指标的实践。国外对手术室护理质量敏感指标研究起步较早,更多的是从手术室效率指标、安全指标、危机管理指标这三方面进行研究。Avi 采用全程追踪并统计,从外科医生缺席率、手术病人准备完好率、手术护士缺席率、手术室清洁时间、恢复室转入率几方面研究手术室效率指标。日本学者 Masayuki 认为每月每手术间的手术量、每月每手术间的工作时间、每手术间的总费用是手术室效率敏感指标。手术室安全管理指标研究起步早,进展全面,促成了手术安全核查表的构建。美国手术室注册护士协会(Association of Perioperative Registered Nurses,AORN)将评估安全核查的内容扩展到了评估手术病人生理和心理的安全指标内容。也有许多学者在 AORN 的基础上进一步论证了手术室安全管理指标的临床实用性和可操作行。John 等专家研究了 12 项手术室危机事件如空气栓塞、火灾、心脏骤停、出血等作为手术室护理质量敏感指标,并在澳大利亚等国家得到了很好的推广应用,很好地弥补了 AORN 研究的手术室安全管理指标只针对一般手术而无法应对突发危机事件的状况。

2. 国内研究进展　2007 年,我国学者李岩对 Donabedian 的经典理论著作《医疗质量评估与检测》进行了编译并出版,促进了"结构-过程-结果模式"在我国的传播与发展,国内学者将该理论模式称为"三维质量结构模式""要素-环节-终末质量模式"。成翼娟等以结构-过程-结果为理论框架,在系统回顾国内外文献的基础上,采用质性研究的方法,制订出了一套护理质量标准和评价体系。侯小妮等运用该模式初步探索了现阶段我国综合医院护理质量评价指标体系应该包括的关键内容。但这些研究结果的实用性在实践中尚未得到证实,且质量指标的敏感性和特异性仍需证实。2011 年版的《三级综合性医院评审标准实施细则》中,也没有将手术室护理质量敏感性指标量化。越来越多的手术室管理者也尝试建立科学化的手术室护理质量评价体系和评价指标。钱慧玲根据 Donabedian"结构-过程-结果"三维质量结构模式构建手术室专科质量指标评价体系,构建结构指标 5 项,包括人员配备、护士教育与培训、急救仪器设备、护理安全管理资料、人员技术;过程指标 13 项,包括环境管理、感染控制、病人评估、人文关怀、职业防护、物品管理、药品管理、仪器设备、输血安全、各种管路的管理、病理组织留送安全、体位摆置安全、护理文书记录;结果指标 3 项,包括护理缺陷结果反馈、工作质量反馈、护士工作安全。《手术室护理实践指南》(2018 版)新增了手术室质量控制指标部分,有手术部位标记执行率、住院手术病人术中皮肤压力性损伤发生率、手术室护士锐器伤发生率。

3. 护理质量敏感性指标的筛选原则　根据 Andre 的关键指标筛选的五大原则,即关键指标符合重要性、可操作性、敏感性、代表性、特异性。我国幸有清等总结出科学性、可操作性、代表性、独立性、全面性是医疗质量评价指标主要的选择原则。冯志仙认为好的护理质量敏感指标应具备重要性、敏感性及预后相关性的特征。随着中国护理质量指标研究的深入,各级医院纷纷开始运用科学方法开始制订本土化的护理质量敏感指标。

二、手术室护理质量敏感指标的内容和目标值

证据表明建立手术室护理质量敏感指标,能使围术期死亡率降低40%,总体手术并发症发生率下降三分之一。手术室护理质量指标的研究日益受到人们重视,制订手术室护理质量敏感指标已成为围术期护理研究领域的一个重要课题。国外对手术室护理质量敏感指标的研究开展较早,从手术室效率指标、手术室安全指标、手术室危机事件管理指标等若干个角度归纳了一系列的手术室护理质量敏感指标。许多国家指出手术室的效率评估和效率管理至关重要。但目前我国护理质量敏感指标选取标准并未统一,管理方法亟待完善,为了更好地了解国内外手术室护理质量敏感指标管理现状,探寻适合我国国情的手术室管理方法,提高护理质量,本文基于循证的方法提出以下手术室护理质量敏感指标,以期为护理管理人员提供参考。

(一)安全指标

1. 手术病人核对率。

手术病人核对率%=核对手术病人例数/总的手术例数×100%(统计周期内)

分子:进入手术室时,护士及时核对病人的身份、手术方式、手术部位的例数。

分母:统计周期内总的被施行手术的例数。

意义:确认病人的身份、手术方式、手术部位和是否同意手术,以确保团队没有操作错误,这是手术安全的核心概念。

2. 手术部位标记执行率。

手术部位标记执行率%=手术部位标记正确例数/总的需要标记的手术病人例数×100%(统计周期内)

分子:进入手术室时,医护人员正确核对病人手术部位的标记的例数。

分母:统计周期内总的需要标记的手术病人的例数。

意义:核对病人手术部位标记是否正确,这是保证手术安全进行的核心内容。

3. 过敏史核对率。

过敏史核对率%=手术病人过敏史被询问的例数/总的手术例数×100%(统计周期内)

分子:进入手术室时,医护人员正确核对病人手术过敏史的手术例数。

分母:统计周期内总的被施行手术的例数。

意义:询问过敏史是保证病人安全用药的前提。

4. 抢救物品完好率。

抢救物品完好率%=抢救物品完好数量/抢救物品总数×100%(统计周期内)

分子:每次手术前,医护人员核对抢救设备和抢救药物备齐并且可用的数量。

分母:统计周期内抢救物品的总数。

意义:抢救设备和抢救药物的齐全和可用性直接关系到抢救病人是否成功,关系到病人的预后。

5. 手术医护人员身份核对率。

手术医护人员身份核对率%=手术核对人员例数/总的手术例数×100%(统计周期内)

分子:进入手术室时,医护人员及时核对相互的身份、手术资质、手术情况的例数。

分母:统计周期内总的被施行手术的例数。

意义:同台的医护人员必须认识并且相互确认是否该手术的工作人员。

6. 手术预期关键事件评估率。

手术预期关键事件评估率%=手术预期关键事件的评估例数/手术总数×100%（统计周期内）

分子：手术人员对手术评估手术关键事件的例数。

分母：统计周期内总的被施行手术的例数。

意义：手术医生、麻醉医生和手术护士快速讨论一下手术方案和主要风险，能保证高效工作和预防严重并发症。

7. 手术预计时间评估率。

手术预计时间评估率%=评估预计手术时间的手术例数/总的手术例数×100%（统计周期内）

分子：手术人员对手术预计时间的评估例数。

分母：统计周期内总的被施行手术的例数。

意义：能保证手术工作顺利进行和预防严重并发症的一个关键因素。

8. 手术预计出血量评估率。

手术预计出血量评估率%=评估预计手术出血量的手术例数/手术总数×100%（统计周期内）

分子：手术人员对手术预计出血量的评估例数。

分母：统计周期内总的被施行手术的例数。

意义：要让团队的所有成员知道给病人带来快速失血、机体损害或其他大病风险的可能，让手术人员提前准备。

9. 手术设备及手术用物完好率。

手术设备及手术用物完好率%=检查手术仪器设备完好的手术例数/手术总数×100%（统计周期内）

分子：手术护士检查手术仪器设备完好的手术例数。

分母：统计周期内总的被施行手术的例数。

意义：手术设备、手术用物准备情况关系到手术安全事项等问题。

10. 必要的影像资料齐全评估率。

必要的影像资料齐全评估率%=必要的影响资料的齐全评估例数/手术总数×100%（统计周期内）

分子：手术护士检查手术必要的影像资料齐全的手术例数。

分母：统计周期内总的被施行手术的例数。

意义：对于许多手术而言，例如矫形手术、脊柱手术等，为了确保制订正确的手术方案并进行正确的手术，影像资料非常的关键，是保证手术安全进行的关键步骤。

11. 手术名称确认率。

手术名称确认率%=手术名称确认例数/手术总数×100%（统计周期内）

分子：手术护士对手术名称的确认例数。

分母：统计周期内总的被施行手术的例数。

意义：保障手术病人安全。

12. 手术台药品标记率。

手术台药品标记率%=手术台药品标记的手术例数/手术总数×100%（统计周期内）

分子:手术台上药品标记的手术例数。

分母:统计周期内总的被施行手术的例数。

意义:用药错误能直接导致病人死亡或影响病人预后。

13. 手术用物清点率。

手术用物清点率%＝手术用物准确清点例数/手术总数×100%(统计周期内)

分子:每台手术后手术护士对手术用物准确清点的例数。

分母:统计周期内总的被施行手术的例数。

意义:手术用物清点是避免手术用物遗留体内的保障。

14. 手术异物遗留率。

围术期手术异物遗留率%＝手术异物遗留的发生例数/手术总数×100%(统计周期内)

分子:病人在围术期手术异物遗留事件发生的例数。

分母:统计周期内总的被施行手术的例数。

意义:手术中的缝针、纱布、手术标本等的遗留,为医疗事故,会影响病人预后,给病人带来身体和精神的痛苦。

15. 手术标本核对率。

手术标本核对率%＝手术标本准确核对例数/手术总数×100%(统计周期内)

分子:每台手术后手术护士对手术标本清点核对准确的例数。

分母:统计周期内总的被施行手术的例数。

意义:对病理标本处理不当,会给病人带来潜在的灾难性后果,间接或直接的影响病人的预后。

16. 术后手术设备检查率。

术后手术设备检查率%＝术后手术设备检查例数/手术总数×100%(统计周期内)

分子:手术后手术护士对手术设备检查的例数。

分母:统计周期内总的被施行手术的例数。

意义:设备出现问题是手术室普遍存在的现象。为防止有问题的装置在得到妥善处理之前再次使用,准确地找出有故障的设备或器械及其根源非常重要。

17. 围术期低体温发生率。

围术期低体温发生率%＝围术期的低体温发生例数/手术总数×100%(统计周期内)

分子:围术期发生低体温的例数。

分母:统计周期内总的被施行手术的例数。

意义:围术期低体温对术后疼痛程度、术后并发症有相关作用。

18. 住院手术病人术中皮肤压力性损伤发生率。

住院手术病人术中皮肤压力性损伤发生率%＝术中发生压力性损伤的病人例数/手术总数×100%(统计周期内)

分子:术中发生压力性损伤的病人例数。

分母:统计周期内总的被施行手术的例数。

意义:压力性损伤是影响病人预后的一个评价指标。

19. 手术期输血反应率。

手术期输血反应发生率%＝输血反应发生例数/手术总数×100%(统计周期内)

分子:病人在围术期输血后发生输血反应的例数。

分母:统计周期内总的被施行手术的例数。

意义:手术时输血引起病人输血反应,轻者影响预后,重则影响病人生命安全。

20. 手术部位感染发生率。

手术部位感染发生率%=手术部位感染发生的例数/手术总数×100%(统计周期内)

分子:手术病人发生手术部位感染的例数。

分母:统计周期内总的被施行手术的例数。

意义:发生手术部位感染影响病人预后。

21. 非计划拔管发生率。

非计划拔管发生率%=手术期病人非计划拔管的例数/手术总数×100%(统计周期内)

分子:手术期病人非计划拔管的例数。

分母:统计周期内总的被施行手术的例数。

意义:非计划拔管导致病人出现意外损伤死亡或者影响病人预后延长住院时间。

22. 手术病人跌倒坠床发生率。

手术病人跌倒坠床发生率%=手术病人发生跌倒坠床的例数/手术总数×100%(统计周期内)

分子:手术病人在手术室发生跌倒坠床的例数。

分母:统计周期内总的被施行手术的例数。

意义:手术病人跌倒坠床导致病人意外损伤,增加痛苦影响病人预后,延长住院时间。

23. 手术病人电灼伤发生率。

手术病人电灼伤率%=手术病人发生电灼伤的例数/手术总数×100%(统计周期内)

分子:手术病人在手术中发生意外电灼伤的例数。

分母:统计周期内总的被施行手术的例数。

意义:手术病人电灼伤导致病人意外损伤,增加病人痛苦,影响病人预后,延长住院时间。

24. 护士满意度。

护士满意度%=满意护理人数/被调查所有护士人数×100%(统计周期内)

分子:被调查所有满意的护士总数。

分母:被调查所有护士人数。

意义:体现护士对人力配置、调配及绩效考核的满意程度,提高其工作积极性。

25. 护士考核合格率。

护士考核合格率%=护士考核合格人数/护士考核总人数×100%(统计周期内)

分子:护士考核合格人数。

分母:护士考核总人数。

意义:检验护士培训效果,落实各层级护士的培训需求及培训效果。

26. 医生满意度。

医生满意度%=满意医生人数/被调查所有医生人数×100%(统计周期内)

分子:被调查所有满意的医生总数。

分母:被调查所有医生人数。

意义:体现医生对护士工作的满意程度。

27. 病人满意度。

病人满意度%=满意病人人数/被调查所有病人人数×100%(统计周期内)

分子：被调查所有满意的病人总数。

分母：被调查所有病人人数。

意义：体现病人对医院工作的满意程度。

（二）效率指标

效率指标见第九章第三节手术室运营管理。

（三）危机指标

危机相关内容培训合格率。

危机相关内容培训合格率%＝发生危机时抢救合格的人数/被危机相关内容培训的所有人数×100%（统计周期内）

分子：发生危机时抢救合格的人数。

分母：接受过危机相关内容培训的所有人数。

意义：危机相关培训内容包括空气栓塞抢救、速发型过敏反应抢救、不稳定性心动过缓抢救、室颤式心脏骤停抢救、人工气道失败抢救、火灾抢救、低血压抢救、低氧合抢救、恶性高热抢救、不稳定性心动过速抢救、围术期呼吸衰竭抢救、围术期肺栓塞、围术期输血反应抢救。

三、手术室护理质量敏感指标的管理及收集

为提高手术室护理质量，通过各级护士对手术室护理工作中的敏感指标实施分级质量管理方式，分级质量管理为护理部-护士长-质量管理员，护理部根据《三级综合医院评审标准（2011 版）》和医院发展规划制订护理管理目标，并统一制订了各病区的敏感指标。手术室护士长结合手术室的相关敏感指标制订相关质量管理标准，由护士长依据各专业组长及护理骨干，成立以专业组长为主、老中青结合的质量管理小组，在护士长的组织领导下，每月将各质量管理督查表由质量管理组长对手术间护士及相关质量管理内容进行督察并记录。

科室质量管理组长于每月进行分析汇总，月末在科室行质量分析会，科室护士长每月根据质量管理考核情况作护理质量月报表上报护理部，护理部负责对全院护理质量考评结果做汇总分析，护理部每月按护理质量控制项目全面进行检查评价，每月做质量管理小结并评分一次，定期组织由护士长和科室质量管理组长参加的护理质量管理会议，对质量管理检查考核中存在的问题和护理缺陷进行分析研究，提供改进意见，制订整改措施并监督科室落实，随时跟踪反馈结果。

（廖　芯　罗万英）

第三节　手术室护理质量管理相关指南与标准

目前，美国、英国、澳大利亚等国家，已经建立了一套完善而系统的护理质量评价体系，如美国医疗机构评审国际联合委员会（Joint Commission International，JCI）就已经更新医院评审标准到第 6 版（Joint Commission International Accreditation Standards for Hospitals），于 2017 年 7 月 1 日生效。我国的护理学者们也越来越重视手术室护理质量评价体系的研究，2005 年原卫生部颁布了《医院管理评价指南（试行）》，其中包含了"护理质量管理与持续改进"的章节，更多地体现了"以病人为中心"，以质量、安全为核心的理念。2011 年中国原卫生部发布了《三级综合性医院评审标准（2011 版）》（卫医管发［2011］33 号），也强调医疗质量安全管理、护理管理以及质量持续改进。医院在迎接医院评审的工作时，需要准备医院质量与安

全管理委员会、护理质量与安全管理委员会工作计划、科室护理质量与安全管理工作计划、科室管理小组架构、各质量管理小组职责、质量管理标准等支撑材料。本章节主要结合 JCI（第 6 版）、三级综合性医院评审标准（2011 版）、四川省医院护理质量管理评价标准（试行）（2014 版）列出关于手术室护理质量和病人安全的内容。

一、评审要求

（一）JCI 评审要求

1. 要求　医院选择和使用监测指标作为质量改进监测系统的一部分。

2. 基本原理　JCI 评审过程的核心就是医院必须收集数据作为质量改进系统的一部分，是由医院选择明确定义的、适用于医院病人服务群体和服务的循证测量方法和测量指标，包括过程和结果指标，医院要分析这些数据，并利用数据告知和推动医院内的质量改进活动。

3. 评价　在 JCI 评审的过程中，对于质量测量指标选择和使用的评估会贯穿评审的各个阶段（主要是在现场检查过程中）。

（二）三级医院评审要求

1. 要求　三级综合医院评审标准实施细则，适用于三级综合性公立医院，其余各级各类医院可参照适用。

2. 评价　在三级医院评审的过程中，遵循 PDCA 循环原理。

综上可以看出，不论是 JCI 评审还是三级综合医院评审，都从过去的强调基础质量和终末质量，转变为对流程的过程监控，强调追踪和持续改进；评价的指标中不仅重视标准的执行，也加大了日常评价的比重，避免评审后出现质量下滑的情况；突出以病人为中心，更加注重病人的就医感受，加大了对医院服务的细节检查。

二、评审标准

手术室护理质量安全是医疗安全的热点问题，是持之以恒的基础工作。所以在医院评审工作中，手术室护理质量和安全管理是检查的重点。三级综合医院评审和 JCI 评审中都包含手术病人安全与护理质量相关的章节，为便于临床管理者应对自查，总结涉及的具体内容见表 4-1。

表 4-1　手术病人安全与护理质量

病人安全	
三级综合医院评审标准（2011 版）	JCI 医院评审标准（第 6 版）
第三章　病人安全 ①确立查对制度，识别病人身份 ②确立在特殊情况下医务人员之间有效沟通的程度、步骤 ③确立手术安全核查制度，防止手术病人、手术部位及术式发生错误 ④执行手卫生规范，落实医院感染控制的基本要求 ⑤特殊药物的管理，提高用药安全 ⑥临床"危急值"报告制度 ⑦防范与减少病人跌倒、坠床等意外事件发生 ⑧防范与减少病人压力性损伤发生 ⑨妥善处理医疗安全（不良）事件 ⑩病人参与医疗安全	国际病人安全目标（IPSG） ①正确识别病人身份 ②改进有效沟通 ③改进高警讯药品的安全性 ④确保安全手术 ⑤降低医源性感染的风险 ⑥降低病人因跌倒导致伤害的风险 麻醉和手术医疗服务（ASC） 药物管理和使用（MMU） 病人及家属的教育（PFE） 质量改进和病人安全（QPS） 感染的预防和控制（PCI） 设施管理和安全（FMS）

续表

病人安全	
三级综合医院评审标准(2011年版)	JCI医院评审标准(第6版)
第四章 医疗质量安全管理与持续改进 ①手术治疗管理与持续改进 ②麻醉管理与持续改进 ③药事和药物使用管理与持续改进 ④病理管理与持续改进 ⑤输血管理与持续改进 ⑥医院感染管理与持续改进 ⑦病历(案)管理与持续改进	
第五章 护理管理与质量持续改进 ①临床护理质量管理与改进 ②护理安全管理 ③特殊护理单元质量管理与监测	

(一)病人安全核查管理质量评审标准

病人安全核查管理质量评审标准见表4-2。

表4-2 病人安全核查管理质量评审标准

项目	质量评审标准	分值	得分	说明及异常处理措施
结构 (10分)	有安全核查管理相关制度	5		
	有安全核查的方法和核对流程	5		
过程 (70分)	对病人身份(姓名、性别、年龄)正确	5		
	手术部位与标识正确	5		
	术野皮肤准备正确	3		
	病人是否有过敏史,抗菌药物皮试结果正确及术前预防性使用抗生素医嘱确认	3		
	病人静脉通道建立完成	3		
	假体、体内植入物、一次性高值耗材准备	3		
	手术方式确认	5		
	手术、输血等相关知情同意确认	5		
	术前备血情况(输血前九项检查)及影像学资料(注意是否为近期检查)确认	5		
	术中抢救药品及器械准备齐全	3		
	术中物品灭菌合格、仪器设备完好	5		

续表

项目	质量评审标准	分值	得分	说明及异常处理措施
过程 （70分）	手术风险预警：预计手术时间、失血量、强调术中关注点	5		
	预防低体温	5		
	术中标本（病人姓名、病案号、标本名称、标本数量、病检申请单项目）确认	5		
	皮肤完整性确认	5		
	保障病人电外科安全，避免灼伤	5		
结果 （20分）	安全核查规范执行率≥95%	8		
	无因安全核查不当引起的医疗事故	8		
	低体温预防率100%	4		
总分	应得总分：			
	实得总分：			
	得分百分比：			

注：
1. 能正确执行者于检查结果栏内用"√"表示；不符合要求在检查结果栏内用"×"表示；不涉及该项目，在检查结果栏内用"NA"表示。
2. 应得总分＝总分－未涉及项目分；实得总分＝涉及项目得分总和；得分百分率＝实得总分/应得总分×100%。
3. 风险评估率＝完成风险评估病人人数/检查总人数×100%。

（二）病人身份识别与沟通管理质量评审标准

病人身份识别与沟通管理质量评审标准见表4-3。

表4-3　病人身份识别与沟通管理质量评审标准

项目	质量评审标准	分值	得分	说明及异常处理措施
结构 （15分）	有病人身份识别与腕带使用管理相关制度	3		
	有病人身份识别的方法和核对流程	3		
	有病人转科、转院的相关制度和实施交接的病人识别措施和沟通流程	2		
	有开具医嘱相关制度与规范及澄清流程	2		
	有使用口头医嘱的相关制度与流程	2		
	有危急值报告制度与流程	3		

续表

项目	质量评审标准		分值	得分	说明及异常处理措施
过程(75分)	夜班或准备室护士查对	手术病人使用"腕带"(条码管理)作为身份识别标识	6		
		手术排班表与病历相关记录核对正确	6		
		病历与病人自述姓名、科室、床号、手术名称及部位正确	6		
		病历与病人腕带姓名、性别、住院号、手术间及手术顺序核对正确	6		
		术前用药、备皮、禁食、禁饮符合要求	5		
		手术方式、手术部位(哪侧)核对正确	6		
		输血前九项、血型、过敏史、术前手术同意书签字完成	5		
		病人带入物品、药品等和医嘱记录一致	5		
		不相符合者,记录在《与病房护士沟通记录单》上,并与主管医生和主管护师核实	5		
	巡回护士再次核对以上内容		5		
	安置体位时由手术医生、麻醉医生、巡回护士共同确认病人及手术部位正确		5		
	切皮前由手术医生、麻醉医生、巡回护士共同确认病人及手术部位正确		5		
	护士长每周抽查医嘱执行情况并有记录		5		
	对执行有自查、讲评、总结、改进与记录		5		
结果(10分)	无医嘱执行缺陷		5		
	无因身份识别或沟通不畅导致的不良事件发生		5		
总分		应得总分:			
	实得总分:				
	得分百分比:				

注:
1. 能正确执行者于检查结果栏内用"√"表示;不符合要求在检查结果栏内用"×"表示;不涉及该项目,在检查结果栏内用"NA"表示。
2. 应得总分=总分-未涉及项目分;实得总分=涉及项目得分总和;得分百分率=实得总分/应得总分×100%。
3. 风险评估率=完成风险评估病人人数/检查总人数×100%。

(三)抢救车管理质量评审标准

抢救车管理质量评审标准见表4-4。

表 4-4　抢救车管理质量评价标准

项目	质量评审标准		分值	得分	说明及异常处理措施
结构（10分）	有抢救车管理制度		5		
	有抢救车物品交接登记本及管理定制图		5		
过程（75分）	抢救物品	有抢救物品目录及数量清单	2		
		高危抢救药品有警示标识	4		
		易混淆抢救药品有警示标识	4		
		每班检查抢救药品数量、质量及有效期	4		
		抢救药品用后及时补充完整	2		
	抢救用物	抢救车内物品数量与基数相符	3		
		抢救物品用后及时补齐	3		
		每班检查药品有无过期或破损	4		
		每班检查CPR用物是否齐备完好	4		
		每班检查吸氧用物是否齐备完好	4		
		每班检查吸引装置是否齐备完好	4		
		每班检查简易呼吸器是否性能完好	4		
		每班检查电动吸痰器性能是否完好	4		
		每班检查氧气枕是否充盈	3		
		特殊专科抢救物品种类及数量与基数相符	4		
		血压计有计量检测合格标识并在有效期内	3		
		应急灯亮度充足	3		
	抢救车有专人管理		4		
	抢救车每班交接有记录		4		
	护士长每月检查一次有记录		4		
	对抢救车管理有自查、讲评、总结、改进与记录		4		
结果（15分）	护士熟悉抢救药物的名称、作用及用法		5		
	抢救药物完好率100%		5		
	抢救器材完好率100%		5		
总分		应得总分：			
	实得总分：				
	得分百分比：				

注：
1. 能正确执行者于检查结果栏内用"√"表示；不符合要求在检查结果栏内用"×"表示；不涉及该项目，在检查结果栏内用"NA"表示。
2. 应得总分=总分－未涉及项目分；实得总分=涉及项目得分总和；得分百分率=实得总分/应得总分×100%。
3. 风险评估率=完成风险评估病人人数/检查总人数×100%。

（四）安全用药管理质量评审标准

安全用药管理质量评审标准见表 4-5。

表 4-5　安全用药管理质量评审标准

项目			质量评审标准	分值	得分	说明及异常处理措施
结构 （10分）			药物的管理系统中有安全有效使用药物、召回药物的系统	1		
			药品在执业药师或有资质人员的指导和监督下使用,执行给药医嘱的护士经过培训,资质符合要求	1		
			有基于科学证据、公认的实践指南、法律法规的抗菌药物管理方案和监督机制	1		
			有病人带入医院的自用药品、样品药品的管理制度和程序	1		
			有特殊管理药品(麻醉药品、医疗药品、医疗用毒性药品、药品类易制毒化学品等特殊药品)的效期管理、存放使用的管理制度、存放区域、标识和贮存方法的相关规定	1		
			有高浓度电解质、化疗药物等特殊药品及易混淆(听似、看似)药品的标识和贮存要求的规定	1		
			有急救车内备用药品管理和使用的制度与领用、补充流程	1		
			有静脉药物配置操作规范	1		
			有输液反应应急预案	1		
			有药品不良反应、给药错误和踪近错误的报告制度、流程和处理措施	1		
过程 （80分）	药品管理		护士熟悉药事管理法律法规和相关制度	1		
			药品定基数、专人管理,对备用药品数量、质量及有效期进行定期检查动态管理,记录在科室药品管理交接登记本上	3		
			药品严格交接班,有交接记录	3		
		毒麻药品	保险柜存放	1		
			双锁管理	3		
			专人管理药柜钥匙	2		
			销毁双人签名	3		
		高危药品	有高危药品目录	1		
			专柜存放	3		
			二级医院加锁管理(等级医院评审标准要求)	1		
			有高危警示标识	1		
		冰箱药品	分区存放	1		
			冰箱内高危药品有警示标识	1		
			易混淆药品有警示标识	1		
			药品有启用日期及过期日期	3		
			冰箱温度符合药品存放要求	2		
			每日有冰箱的温度监测记录	1		

续表

项目			质量评审标准	分值	得分	说明及异常处理措施
过程 (80分)	药品管理	抢救药品	有抢救药品目录及数量清单	2		
			抢救车内高危药品有警示标识	1		
			抢救车内易混淆药品有警示标识	1		
			每班检查药品数量、质量及有效期	3		
			抢救药品用后及时补充完整	2		
		外用药品	专柜存放、分类放置、标识醒目	2		
			有启用日期及过期日期	3		
			危险品(如酒精类)分柜存放	3		
			危险品上锁管理	3		
			有危险品警示标识	2		
	药品使用		护士抄/转录用药医嘱及执行给药医嘱遵守操作规程,由转抄和执行者签名确认,严格查对,用药前后观察病人用药过程反应,尊重病人对药物使用的知情权,给药前告知病人用药目的及注意事项	3		
			抗菌药物的使用符合制度要求,严格执行围术期预防性应用抗菌药物管理相关规定	3		
			严格遵医嘱用药	2		
			给药前查对医嘱与病人用药信息	3		
			配置药品前查对药品、溶媒及输液用物的有效期及质量	3		
			给药时主动邀请病人及其亲属陈述病人姓名,严格三查七对	3		
			注射给药时严格执行无菌技术操作	3		
			每次给药均有记录并归入其病历留存	2		
			药物不良反应报告处理及时	2		
	对安全用药有自查、讲评、总结、改进与记录			3		
结果 (10分)	无裸装、混装、过期、变质			5		
	无给药错误			5		
总分		应得总分:				
	实得总分:					
	得分百分比:					

注:
1. 能正确执行者于检查结果栏内用"√"表示;不符合要求在检查结果栏内用"×"表示;不涉及该项目,在检查结果栏内用"NA"表示。
2. 应得总分=总分-未涉及项目分;实得总分=涉及项目得分总和;得分百分率=实得总分/应得总分×100%。
3. 风险评估率=完成风险评估病人人数/检查总人数×100%。

（五）手术清点制度质量评审标准

手术清点制度质量评审标准见表4-6。

表4-6 手术清点制度质量评审标准

项目	质量评审标准	分值	得分	说明及异常处理措施
结构（10分）	有手术室清点管理制度	5		
	有手术室清点流程	5		
过程（80分）	器械护士与巡回护士共同清点器械、敷料等物品数目两遍	6		
	巡回护士将数字准确记录在《手术清点记录单》上	6		
	关闭体腔或深部创口前、后，巡回护士、器械护士再次清点记录，并与术前登记的数字核对	8		
	皮肤完全缝合后，再清点1次并核对记录	6		
	手术结束整理完器械后再次清点	6		
	术中临时增加的器械或敷料应及时补记	6		
	手术台上已清点的纱布、纱垫一律不得剪开使用，器械、敷料放在指定位置	6		
	缝针用后及时别在针板上，断针要保存完整	6		
	大手术、危重手术和新开展手术时，不得中途换人进餐或从事其他工作	6		
	确需换人时，交接人员应当面交清器械、纱布、缝针、纱球、敷料等物品的数目，共同签名	6		
	清点数有误时，必须及时告知手术者查找	6		
	清点查找未果，按应急预案处理	6		
	洗手、巡回护士分别在《手术清点记录单》上签名	6		
结果（10分）	手术物品清点率100%	5		
	无手术物品前后不符发生	5		
总分	应得总分：			
	实得总分：			
	得分百分比：			

注：
1. 能正确执行者于检查结果栏内用"√"表示；不符合要求在检查结果栏内用"×"表示；不涉及该项目，在检查结果栏内用"NA"表示。
2. 应得总分＝总分－未涉及项目分；实得总分＝涉及项目得分总和；得分百分率＝实得总分/应得总分×100%。
3. 风险评估率＝完成风险评估病人人数/检查总人数×100%。

（六）手术标本质量评审标准

手术标本质量评审标准见表4-7。

表 4-7 手术标本质量评审标准

项目	质量评审标准	分值	得分	说明及异常处理措施
结构 (10分)	有手术室标本管理制度	5		
	有手术标本(日间病理标本、冰冻标本、常规病理学标本、药敏标本、细胞学标本)处理流程	5		
过程 (80分)	病理检查单填写规范	6		
	手术标本取下后,手术医生和洗手护士核对手术标本名称	10		
	巡回护士填写标本标签,标签上标明病员姓名、科室、性别、床号、住院号及标本名称,与洗手护士核对好标本后装袋	10		
	巡回护士在标本离体30min内用10%中性缓冲福尔马林固定液固定,放入手术间专用标本桶内妥善保管,并在病理检验申请单上注明标本离体和固定时间	6		
	术毕巡回护士与洗手护士共同核查后,洗手护士将标本存放专用冰柜内保存,并在病理标本送检登记本上作好登记;洗手、巡回护士双签字,并将冰柜上锁	10		
	严禁无资质人员代为固定、存放标本,防止遗失	8		
	专人送标本到病理科,与病理科共同核对病人姓名、性别、科室、床号、住院号、标本数量和名称,双方签名、签时	8		
	术中冰冻标本送检规范,冰冻结果以书面形式通知手术医生,严禁以口头或电话报告结果,巡回护士及时将报告单放入病历	8		
	药敏、细胞学检查、日间病理标本送检规范	6		
	不需送病检的标本,要求手术医生及家属签名确认,派专人送病理科,并按病理性废物处理	8		
结果 (10分)	手术标本督查规范率≥95%	5		
	无手术标本差错事故发生	5		
总分		应得总分:		
	实得总分:			
	得分百分比:			

注:
1. 能正确执行者于检查结果栏内用"√"表示;不符合要求在检查结果栏内用"×"表示;不涉及该项目,在检查结果栏内用"NA"表示。
2. 应得总分=总分-未涉及项目分;实得总分=涉及项目得分总和;得分百分率=实得总分/应得总分×100%。
3. 风险评估率=完成风险评估病人人数/检查总人数×100%。

(七) 手术室仪器设备管理质量评审标准

手术室仪器设备管理质量评审标准见表 4-8。

表 4-8 手术室仪器设备管理质量评价标准

项目	质量评审标准	分值	得分	说明及异常处理措施
结构 (15 分)	有仪器设备使用制度	5		
	有仪器设备使用意外的应急预案	5		
	仪器设备有使用说明书	5		
过程 (70 分)	仪器设备功能良好,处于备用状态	6		
	仪器设备有操作规程(SOP)	6		
	仪器设备专人管理	6		
	仪器设备分类、定点放置,零部件及仪器妥善放置,归回原位	6		
	每台仪器附编号、操作流程卡及使用登记本	6		
	有仪器设备使用的培训	6		
	抢救仪器设备使用人员有培训考核记录	6		
	按规定登记使用情况并记账收费	4		
	仪器设备发生故障及时维修,有记录	6		
	腔镜器械使用前后数目相符,妥善保管放置	4		
	精细器械无使用清洗不当损坏现象	4		
	专科护士掌握专科仪器的性能及使用	6		
	固定资产记录完整,账物相符	4		
结果 (15 分)	意外情况的处理符合预案的要求	5		
	抢救设备完好率 100%	5		
	使用的计量器具监测合格率 100%	5		
总分		应得总分:		
	实得总分:			
	得分百分比:			

注:
1. 能正确执行者于检查结果栏内用"√"表示;不符合要求在检查结果栏内用"×"表示;不涉及该项目,在检查结果栏内用"NA"表示。
2. 应得总分=总分-未涉及项目分;实得总分=涉及项目得分总和;得分百分率=实得总分/应得总分×100%。
3. 风险评估率=完成风险评估病人人数/检查总人数×100%。

(八)手术病人压力性损伤管理质量评审标准

手术病人压力性损伤管理质量评审标准见表4-9。

表4-9 手术病人压力性损伤管理质量评审标准

项目	质量评审标准		分值	得分	说明及异常处理措施
结构 (15分)	有手术病人压力性损伤评估与报告制度及流程		5		
	有手术病人压力性损伤诊疗与护理规范		5		
	有手术病人压力性损伤风险评估工具		5		
过程 (70分)	风险评估	高危病人有压力性损伤风险评估	6		
		根据病人病情、用药变化进行动态评估	6		
		风险评估分值与病人实际病情相符	2		
	风险预防	高风险病人有警示标识	6		
		高风险病人有预防措施	6		
		预防措施有效落实	6		
		高风险病人及时上报	2		
		高风险病人有监管记录	6		
		告知病人及家属压力性损伤预防相关知识并记录	4		
	压力性损伤规范处理		6		
	对压力性损伤管理制度、流程及护理规范有培训		4		
	有压力性损伤数据收集和统计		4		
	对压力性损伤案例运用质量管理工具进行分析		6		
	根据改进结果完善相关制度及预防措施		6		
结果 (15分)	护士知晓压力性损伤管理相关制度和规范		5		
	高危病人入院时压床的风险评估率≥100%		5		
	无非预期压力性损伤发生		5		
总分		应得总分:			
	实得总分:				
	得分百分比:				

注:
1. 能正确执行者于检查结果栏内用"√"表示;不符合要求在检查结果栏内用"×"表示;不涉及该项目,在检查结果栏内用"NA"表示。
2. 应得总分=总分-未涉及项目分;实得总分=涉及项目得分总和;得分百分率=实得总分/应得总分×100%。
3. 风险评估率=完成风险评估病人人数/检查总人数×100%。

(九)手术病人输血管理质量评审标准

手术病人输血管理质量评审标准见表4-10。

表4-10　手术病人输血管理质量评价标准

项目	质量评审标准		分值	得分	说明及异常处理措施
结构（20分）	有临床输血管理相关制度和实施细则		5		
	有血标本采集流程		5		
	有标本运送及交接制度		5		
	有控制输血严重危害（SHOT）的预案		5		
过程（65分）	有输血相关制度与流程的培训并记录		7		
	巡回护士与输血科联系,将手术间、病人信息、输血申请量等告知输血科,并将输血申请单经传输通道送至输血科		6		
	取血时,巡回护士核对手术通知单、交叉配血报告单、血袋、病历信息是否一致		8		
	输血前和麻醉医生共同核对检查	交叉配血报告单及血袋标签各项内容;血袋有无破损渗漏;血液颜色、质量是否正常	6		
		核对病人姓名、性别、病案号、病室、床号、血袋号、血液有效期及配血试验结果	8		
		核对后两人在《交叉配血报告单》上签全名	6		
		巡回护士将血袋上的血袋号分别粘贴在交叉配血报告单、输血登记本上,认真记录	6		
	输血前再次确认:床号、姓名、住院号、血型		6		
	输血结束后,再次确认:床号、姓名、住院号、血型		6		
	空血袋及时送输血科保留24h,并登记		6		
结果（15分）	护士对输血相关制度知晓率100%		5		
	护士熟悉输血严重危害（SHOT）方案,处置规范与流程,知晓率100%		5		
	无输血不良事件发生		5		
总分	应得总分:				
	实得总分:				
	得分百分比:				

注:
1. 能正确执行者于检查结果栏内用"√"表示;不符合要求在检查结果栏内用"×"表示;不涉及该项目,在检查结果栏内用"NA"表示。
2. 应得总分＝总分－未涉及项目分;实得总分＝涉及项目得分总和;得分百分率＝实得总分/应得总分×100%。
3. 风险评估率＝完成风险评估病人人数/检查总人数×100%。

（十）手术病人院感管理质量评审标准

手术病人院感管理质量评审标准见表4-11。

表4-11 手术病人院感管理质量评价标准

项目		质量评审标准	分值	得分	说明及异常处理措施
结构 (10分)		有手术室院感管理制度和实施细则	2		
		有无菌原则及制度	2		
		有消毒隔离制度及消毒效果监测流程	2		
		有手卫生制度及流程	2		
		有医疗废物管理流程	1		
		有职业暴露处理流程	1		
过程 (80分)	布局	手术室布局合理,分区明确,标识清楚,洁污区域分开	2		
		各工作区域功能与实际工作内容保持一致	2		
	无菌原则管理	必须严格遵守无菌技术操作规程	2		
		进入人体组织或无菌器官的医疗用品必须灭菌,接触完整皮肤黏膜的用品必须达到消毒要求,可重复使用的物品做到一人一用一灭菌	5		
		手术器械清洁、无锈、无血渍,包布无破损、无潮湿。一次性使用的无菌医疗器械、器具不得重复使用	5		
		无菌敷料采用灭菌包装一次性使用,无过期物品包括无菌物品、一次性医疗用品、消毒剂、指示卡等	5		
		无菌手术、污染手术要分类进行,连台手术时,应先做无菌手术再做污染手术	2		
		穿好无菌手术衣的医务人员限制在无菌区域活动,实施手术刷手的人员,刷手后只能触及无菌物品和无菌区域	2		
		严格遵守无菌技术原则,实施标准预防,加强医务人员的职业卫生安全防护工作	2		
		进入洁净区域的物品、药品应当拆除其外包装后存放,无菌物品存放于无菌物品区域中	2		
		医务人员严禁在手术者背后传递器械、用物,坠落在手术床边缘以下或者手术器械台平面以下的器械、用物应当视为污染	2		
		无菌物品存放间应符合院感相关流程要求	1		
	消毒隔离管理	严格遵守消毒隔离制度	2		
		更换消毒剂时必须对容器进行灭菌,容器上应有消毒液名称,使用时限等项目	3		
		墙壁、地面光滑无裂隙,走廊清洁、无尘土、蜘蛛网	2		
		不同区域及不同手术用房的清洁、消毒物品应当分开使用,地面和手术床,各种设施、仪器设备的表面,在每日手术结束后进行湿式清洁	2		

续表

项目	质量评审标准		分值	得分	说明及异常处理措施
过程（80分）	消毒隔离管理	工作区域应当每24h清洁消毒一次，连台手术之间、当天手术完毕后，应当对手术间及时进行清洁消毒处理	2		
		拖布、抹布应当是不易掉纤维的织物材料，各室拖布有标识，悬挂晾干，定期清洁消毒	2		
		实施特殊感染手术的手术间严格按照医院感染控制的要求进行清洁消毒处理，每台手术结束后有记录	2		
		患有上呼吸道感染或者其他传染病的工作人员应当限制进入手术室工作	2		
		手术结束后，医务人员脱下的手术衣、手套、口罩等物品应当放入指定位置后，方可离开手术室	2		
		严格限制非手术人员的进入及参观人员数量，手术室的门在手术过程中应当关闭，尽量减少人员的出入	3		
		腔镜器械应选择正确的清洗、灭菌或消毒方法和时间，并记录完整	5		
		接送病人的平车每日擦拭，平车上的铺单一人一换，运转灵活，车轮应每天清洁，车上物品保持清洁	2		
	消毒效果检测管理	空气检测合格	2		
		物体表面检测合格	2		
		医务人员手检测合格	2		
		使用中消毒剂检测合格	2		
	医疗废物管理	严禁存积出售医疗废物	1		
		医疗废物应分类放置，标识清楚，垃圾袋、利器盒使用规范，专物专用，传染性废物用双层垃圾袋，并标记	2		
		包装、封口、标识贴、交接、存放、转运等环节规范	1		
		按时交接、转运医疗废物，登记本记录规范，无漏项、代签字等，并保留记录3年	1		
		各垃圾桶加盖、清洁，每天消毒，严禁生活垃圾和医疗废物混装	1		
	手卫生管理	手卫生设施及医务人员手卫生符合外科手卫生设施及外科手消毒的要求	1		
		有监测及执行情况记录	1		
	职业暴露	执行标准预防措施	1		
		熟悉职业暴露处理流程	1		
		配备必要的防护用品	1		

续表

项目	质量评审标准	分值	得分	说明及异常处理措施
结果 （10分）	科室工作人员手卫生知识知晓率为 100%	2		
	护士对标准预防知晓率 100%	2		
	护士对职业暴露处理知晓率 100%	2		
	护士严格执行无菌操作,术中无菌物品合格率 100%	4		
总分		应得总分:		
	实得总分:			
	得分百分比:			

注:
1. 能正确执行者于检查结果栏内用"√"表示;不符合要求在检查结果栏内用"×"表示;不涉及该项目,在检查结果栏内用"NA"表示。
2. 应得总分=总分-未涉及项目分;实得总分=涉及项目得分总和;得分百分率=实得总分/应得总分×100%。
3. 风险评估率=完成风险评估病人人数/检查总人数×100%。

（十一）手卫生管理质量评审标准

手卫生管理质量评审标准见表 4-12。

表 4-12　手卫生管理质量评价标准

项目	质量评审标准	分值	得分	说明及异常处理措施
结构 （20分）	有手卫生管理相关制度	5		
	有手卫生管理实施规范	5		
	手卫生设施配置齐全、数量足够	5		
	配置的手卫生设施使用便捷	5		
过程 （65分）	对护士提供手卫生培训,有记录	5		
	清洁、无菌操作前洗手	5		
	接触病人前洗手	5		
	接触病人后洗手	5		
	接触病人血液、体液、分泌物、排泄物后洗手	5		
	接触病人周围环境后洗手	5		
	采用六步或七步洗手	5		
	流动水洗手且揉搓时间至少 15s	5		
	速干手消毒剂揉搓时间至少 15s	5		
	干手用品一次性使用	5		
	关水过程不污染清洁的手	5		
	洗手皂液采用一次性包装	5		
	对手卫生工作有自查、讲评、总结、改进与记录	5		

项目	质量评审标准	分值	得分	说明及异常处理措施
结果 （15分）	护士手卫生培训率100%	5		
	护士洗手依从性≥95%	5		
	护士洗手正确性≥95%	5		
总分	应得总分：			
	实得总分：			
	得分百分比：			

注：
1. 能正确执行者于检查结果栏内用"√"表示；不符合要求在检查结果栏内用"×"表示；不涉及该项目，在检查结果栏内用"NA"表示。
2. 应得总分=总分-未涉及项目分；实得总分=涉及项目得分总和；得分百分率=实得总分/应得总分×100%。
3. 风险评估率=完成风险评估病人人数/检查总人数×100%。

（十二）导管护理管理质量评审标准

导管护理管理质量评审标准见表4-13。

表4-13　导管护理管理质量评价标准

项目	质量评审标准	分值	得分	说明及异常处理措施
结构 （10分）	有导管护理常规	3		
	有导管脱落的应急预案与处理流程	3		
	有导管脱落风险评估工具	4		
过程 （80分）	遵医嘱为病人置管	6		
	告知PICC置管病人目的及注意事项	6		
	PICC置管病人履行书面同意手续	6		
	告知深静脉置管病人目的及相关注意事项	6		
	深静脉置管病人履行书面同意手续	6		
	置管病人有导管脱落风险评估并记录	6		
	导管脱落高风险病人有预防措施	6		
	根据护理常规落实导管护理	8		
	告知病人置管及导管护理注意事项	6		
	导管标识清楚（导管名称、置管时间等）、固定牢固	6		
	观察引流液的颜色、性质、气味及引流量并记录	6		
	按相关规范要求更换导管及引流袋并按严格无菌技术操作	6		
	对非预期拔管事件有统计分析并改进	6		

项目	质量评审标准	分值	得分	说明及异常处理措施
结果 （10分）	无非预期拔管事件	5		
	无导管相关并发症	5		
总分	应得总分：			
实得总分：				
得分百分比：				

注：
1. 能正确执行者于检查结果栏内用"√"表示；不符合要求在检查结果栏内用"×"表示；不涉及该项目，在检查结果栏内用"NA"表示。
2. 应得总分＝总分－未涉及项目分；实得总分＝涉及项目得分总和；得分百分率＝实得总分/应得总分×100%。
3. 风险评估率＝完成风险评估病人人数/检查总人数×100%。

（十三）手术病人跌倒/坠床管理质量评审标准

手术病人跌倒/坠床管理质量评审标准见表4-14。

表4-14　手术病人跌倒/坠床管理质量评审标准

项目	质量评审标准		分值	得分	说明及异常处理措施
结构 （15分）	有病人跌倒/坠床管理制度		5		
	有病人跌倒/坠床处理与报告流程		5		
	有病人跌倒/坠床风险评估工具		5		
过程 （75分）	风险评估	高危病人有跌倒/坠床风险评估	6		
		根据病人病情、用药变化进行动态评估	6		
		风险评估分值与病人实际病情相符	6		
	风险预防	高风险病人有警示标识	8		
		高风险病人有预防措施	8		
		高风险病人预防措施有效落实	8		
		告知病人及家属预防跌倒/坠床相关知识并记录	6		
	对病人跌倒/坠床管理制度流程有培训		7		
	有病人跌倒/坠床监控数据收集和统计		6		
	病人跌倒/坠床案例运用质量管理工具进行分析		8		
	根据改进结果完善相关制度及防范措施		6		

续表

项目	质量评审标准	分值	得分	说明及异常处理措施
结果 （10分）	高危病人入院时跌倒/坠床风险评估率100%	5		
	无病人跌倒/坠床发生	5		
总分	应得总分：			
	实得总分：			
	得分百分比：			

注：
1. 能正确执行者于检查结果栏内用"√"表示；不符合要求在检查结果栏内用"×"表示；不涉及该项目，在检查结果栏内用"NA"表示。
2. 应得总分=总分−未涉及项目分；实得总分=涉及项目得分总和；得分百分率=实得总分/应得总分×100%。
3. 风险评估率=完成风险评估病人人数/检查总人数×100%。

（十四）手术室护理人力资源管理质量评审标准
手术室护理人力资源管理质量评审标准见表4-15。

表 4-15 护理人力资源管理质量评审标准

项目	质量评审标准		分值	得分	说明及异常处理措施
结构 （20分）	有护士聘用制度及管理规定		4		
	有护理岗位管理制度		4		
	有护理岗位说明书（包括工作任务、任职条件及工作标准）		4		
	护士资质符合岗位要求		4		
	有外来进修人员的技术资质管理的规定、规范与程序		4		
过程 （60分）	护士专业技术职称聘任符合医院聘任制度规定		4		
	实施护士分层岗位管理		4		
	实行弹性排班		4		
	人力配置	护士长具备护师（二级医院）、主管护师（三级医院）及以上专业技术职务任职资格；具有3年（二级医院）~5年（三级医院）及以上手术室工作经验，具备一定教学与管理能力	2		
		手术室护士与手术间之比不低于3：1	4		
		手术室专科护士比例≥30%	2		
		手术室工作经历2年以内的护士占总数≤10%（二级医院）~20%（三级医院）	2		

项目		质量评审标准	分值	得分	说明及异常处理措施
过程（60分）	人力调配	有紧急护理人力资源调配方案或调配规定	2		
		建立机动护理人力资源库	2		
		根据手术特点弹性排班	4		
		科室安排有机动班次	2		
		科学调配护士,有记录	2		
	绩效考核	对护士实施岗位绩效考核,考核结果与绩效、晋职、晋升、评优、评先挂钩	6		
		绩效考核方案体现于工作量、工作质量、病人满意度、医生满意度、护理难度及技术要求等挂钩	6		
		绩效考核体现多劳多得、优劳优酬	6		
		绩效考核体现同工同酬	6		
		有多重途径方便护士查询绩效结果	2		
结果（20分）		护士知晓岗位职责、岗位技术能力要求和工作标准	4		
		护士知晓紧急护理人力资源调配方案或调配规定	4		
		护士知晓绩效考核方案	4		
		护士满意度≥90%	4		
		护士离职率≤5%~10%	4		
总分		应得总分:			
		实得总分:			
		得分百分比:			

注:
1. 能正确执行者于检查结果栏内用"√"表示;不符合要求在检查结果栏内用"×"表示;不涉及该项目,在检查结果栏内用"NA"表示。
2. 应得总分=总分−未涉及项目分;实得总分=涉及项目得分总和;得分百分率=实得总分/应得总分×100%。
3. 风险评估率=完成风险评估病人人数/检查总人数×100%。

（十五）手术室围术期管理质量评审标准

手术室围术期管理质量评审标准见表4-16。

表4-16　手术室围术期管理质量评价标准

项目	质量评审标准	分值	得分	说明及异常处理措施
结构（10分）	有围术期病人管理制度	3		
	有围术期病人护理常规	3		
	有围术期病人护理流程	4		

续表

项目	质量评审标准		分值	得分	说明及异常处理措施
过程 (70分)	术前护理	根据医院的实际,按照病人病情及手术需要访视病人	2		
		评估病人病情及手术安全风险	2		
		介绍手术相关事项	2		
		了解病人心理状况,有效心理支持	2		
		与病房护士核对病人信息并做好交接记录	3		
		核对病人手术部位及标识	3		
		清点手术物品、器械并记录	4		
	术中护理	遵医嘱正确、规范使用预防性抗菌药	4		
		根据手术恰当安置手术体位	3		
		根据病人需要采取保护措施,避免术中压力性损伤发生	3		
		严格执行无菌手术操作规范	3		
		娴熟配合手术	3		
		术中定时巡视并记录	3		
		保持术中静脉输液畅通无渗漏	3		
		有效落实输血规范,记录准确并双方签名	3		
		加压输血专人守护	3		
		根据手术时间检测病人提问并记录	3		
		根据病人需要采取保暖措施	3		
		及时记录病人手术中的情况	3		
		清点并记录手术中添加的物品及器械	3		
	术后护理	手术结束后评估病人病情,有记录	3		
		专人护送病人回麻醉复苏室、ICU或病房	3		
		与麻醉复苏室、ICU或病房护士做好病人病情、药品、资料及物品交接并有记录	3		
		器械、材料合格标识张贴规范	3		
结果 (20分)	无手术过程中异物遗留的发生		8		
	物品清点数目相符无遗漏		6		
	无体位不当造成手术病人的皮肤、神经、肢体等损伤		6		
总分		应得总分:			
	实得总分:				
	得分百分比:				

注:

1. 能正确执行者于检查结果栏内用"√"表示;不符合要求在检查结果栏内用"×"表示;不涉及该项目,在检查结果栏内用"NA"表示。

2. 应得总分=总分−未涉及项目分;实得总分=涉及项目得分总和;得分百分率=实得总分/应得总分×100%。

3. 风险评估率=完成风险评估病人人数/检查总人数×100%。

(十六) 护士岗位培训质量评价标准

护士岗位培训质量评价标准见表4-17。

表4-17 护士岗位培训质量评价标准

项目		质量评审标准	分值	得分	说明及异常处理措施
结构 (20分)		有护士岗位培训管理制度	3		
		各管理层级有护士岗位培训实施方案	3		
		有各层级护士岗位培训计划	2		
		有新进护士岗前培训计划	2		
		有专科护士岗位培训计划	2		
		有教学师资岗位培训计划	2		
		有机动库护士岗位培训计划	2		
		有护理管理人员岗位培训计划	2		
		专人负责临床带教工作	2		
过程 (70分)	岗前 培训	有效落实新进护士岗前培训计划	2		
		对新进护士进行相关理论知识培训,有记录	2		
		对新进护士进行相关操作技能培训,有记录	2		
		新进护士上岗前经过3个月的床边培训,有记录	2		
		上岗前培训内容符合新进护士的岗位需要	2		
		培训考核合格后独立上岗	2		
		对岗前培训教学质量和培训效果进行评价	2		
	岗位 层级 培训	有效落实各层级护士岗位培训计划	3		
		按计划落实理论知识培训,有记录	2		
		按计划落实护理操作培训,有记录	2		
		培训内容符合各层级护士的岗位需求	2		
		对各层级护士的培训有效果评价	2		
		根据培训效果改进培训方法及内容	2		
	专科 护士 培训	有效落实专科护士培训计划	3		
		根据专科护理发展及专科护理岗位需要,送培专科护士	2		
		专科护士数量逐年增加,与各专科发展相适应	2		
		取得省级以上专科护士培训合格证书的护士的岗位与专业相对应	2		
	上岗/ 轮岗/ 定岗 培训	有效落实临床师资培训计划	2		
		培训内容符合临床教学工作需要	2		
		培训考核合格后才能胜任带教工作	2		
		定期对临床师资进行评价考核,有记录	2		
		根据评价与考核结果动态调整师资	2		

续表

项目		质量评审标准	分值	得分	说明及异常处理措施
过程（70分）	机动库岗位培训	有效落实机动库护士培训计划	2		
		培训内容符合机动库护理岗位需求	2		
		机动库护士培训有记录	2		
	管理岗位培训	有效落实护理管理人员岗位培训计划	2		
		护士长上岗前经过管理培训	2		
		培训内容符合护理管理培训	2		
	急救知识技能培训	有急救知识技能培训计划	3		
		按计划落实急救知识培训,有记录	3		
		按计划落实急救技能培训,有记录	3		
		培训考核合格后才能胜任急救及危重病人管理工作	3		
结果（10分）		年度继续医学教育达标率≥90%	4		
		三基考核合格率100%	3		
		急救知识与技能考核合格率100%	3		
总分		应得总分:			
		实得总分:			
		得分百分比:			

注:
1. 能正确执行者于检查结果栏内用"√"表示;不符合要求在检查结果栏内用"×"表示;不涉及该项目,在检查结果栏内用"NA"表示。
2. 应得总分＝总分－未涉及项目分;实得总分＝涉及项目得分总和;得分百分率＝实得总分/应得总分×100%。
3. 风险评估率＝完成风险评估病人人数/检查总人数×100%。

（十七）手术室护理管理质量评审标准

手术室护理管理质量评审标准见表4-18。

表4-18　手术室护理管理质量评价标准

项目		质量评审标准	分值	得分	说明及异常处理措施
结构（15分）	制度职责	有健全的手术室工作制度	1		
		有手术室各环节的工作流程	1		
		有手术室突发事件的应急处理预案	1		
		有手术室、各层级护士工作职责	1		

项目		质量评审标准	分值	得分	说明及异常处理措施
结构（15分）	人力资源	护士长具备护师（二级医院）、主管护师（三级医院）及以上专业技术职务任职资格	1		
		护士长具有3年（二级医院）~5年（三级医院）及以上手术室工作经验、具备一定教学与管理能力	1		
		护士与手术室之比不低于3:1	1		
		手术室专科护士≥30%	1		
		手术室工作经验2年以内的护士占总数≤10%（二级医院）~20%（三级医院）	1		
		有各层级人员的资质及岗位技术能力要求	3		
	功能布局	手术室三区分区明确、标识清楚、符合功能流程	1		
		设有工作人员及病人出入通道	1		
		物流流向合理，清污分开	1		
过程（65分）	业务管理	对护士进行手术室专业理论培训与考核，有记录	3		
		对护士进行手术室专业技术培训与考核，有记录	3		
		对工作人员进行院感相关知识培训，有记录	3		
		对工作室人员进行突发事件应急处理的培训，有记录	3		
		根据护士的资质能力及手术分级制度，合理安排手术	3		
		对运送工人、保洁员进行岗位培训与考核，有记录	3		
		手术室温度维持在21~25℃，有监测记录	1		
		手术室湿度维持在30%~60%，有监测记录	1		
		有效落实急诊手术绿色通道的保障措施和协调机制	1		
		三步（麻醉前、手术下刀前、病人离室前）三方（手术医生、麻醉医生、护士）安全检查落实到位、记录完整	5		
		术前、术中、关闭胸、腹、体腔前，双人严格清点、核对术中器械、清点、敷料、缝针并记录	5		
		手术标本专人管理	2		
		手术标本定点存放、上锁管理	3		
		手术标本送检及时，有交接记录	2		
		定期与临床科室沟通、针对临床意见或建议改进工作，有记录	3		
		专人管理易燃易爆的危险品及气体等	1		
		有危险品警示标识	1		

项目		质量评审标准	分值	得分	说明及异常处理措施
过程 (65分)	质量 管理	建立以科护士长、护士长与相关人员组成的质量与安全管理小组	1		
		质量管理小组成员分工及职责明确	1		
		落实质量管理及追溯制度	1		
		对术前访视率有统计分析与改进	1		
		对《手术安全核查》执行率有统计分析与改进	3		
		对手术部位正确标记执行率有统计分析与改进	3		
		对手术过程中异物遗留发生率有统计分析与改进	3		
		对手术中压力性损伤发生率有统计分析与改进	3		
		质量管理资料完整,体现持续改进成效	3		
	对上述工作有自查、总结、讲评、改进与记录		3		
结果 (20分)	择期手术,《手术安全核查》实际执行率100%		5		
	涉及双侧,多重结构,多平面手术者,手术正确标记执行率100%		3		
	手术医生对护理工作满意度≥90%		3		
	手术病人对护理工作满意度≥95%		3		
	无手术部位错误发生		3		
	无手术标本差错或遗失发生		3		
总分		应得总分:			
	实得总分:				
	得分百分比:				

注:
1. 能正确执行者于检查结果栏内用"√"表示;不符合要求在检查结果栏内用"×"表示;不涉及该项目,在检查结果栏内用"NA"表示。
2. 应得总分=总分-未涉及项目分;实得总分=涉及项目得分总和;得分百分率=实得总分/应得总分×100%。
3. 风险评估率=完成风险评估病人人数/检查总人数×100%。

(十八) 手术室护士长行政管理质量评审标准

手术室护士长行政管理质量评审标准见表4-19。

表4-19 手术室护士长行政管理质量评价标准

项目	质量评审标准	分值	得分	说明及异常处理措施
结构 (10分)	护士长资质符合相关专业要求	3		
	护士长通过岗位培训	3		
	有质量安全管理小组,分工明确	4		

项目		质量评审标准	分值	得分	说明及异常处理措施
过程 (75分)	工作计划	年计划体现以"病人安全目标"为重点管理内容	4		
		依据年计划制订每月工作重点	3		
		依据每月工作重点安排每周工作	3		
	工作总结	每月对工作完成情况进行小结,以数据为主	4		
		每半年对工作进行总结及分析改进	5		
		每年对工作进行总结、对比分析与改进	5		
	业务管理	每月组织业务学习1次,记录完整	2		
		每月组织护理查房1次,记录完整	2		
		每月组织操作培训1次,记录完整	2		
		组织疑难病例讨论,记录完整	2		
		每月组织护患沟通会1次,记录完整	2		
		制订/修订新技术、新业务的操作规程及护理常规	2		
		实施人性化管理,排班兼顾临床需要和护士意愿	2		
		陪伴管理规范,病房有序	2		
		无菌物品专人管理,无过期	5		
	质量管理	质量管理小组成员按职责落实工作任务	3		
		对质量小组成员进行质量管理相关培训	3		
		依据上一年质量监控结果制订质量监控计划及目标值	4		
		依据专科特点及需要制定专科质量评价标准	3		
		质量标准2年修订1次,修订符合要求	3		
		每周有质量监控重点及讲评分析	4		
		运用PDCA方法改进护理质量问题,有案例呈现	4		
	资料管理	护理管理相关资料起源、填写及时完整	3		
		资料定期整理、分类归档保存	3		
结果 (15分)		管理到位,无护理不良事件	5		
		无护理投诉	5		
		各项护理质量指标达标	5		
总分		应得总分:			
		实得总分:			
		得分百分比:			

注:
1. 能正确执行者于检查结果栏内用"√"表示;不符合要求在检查结果栏内用"×"表示;不涉及该项目,在检查结果栏内用"NA"表示。
2. 应得总分=总分−未涉及项目分;实得总分=涉及项目得分总和;得分百分率=实得总分/应得总分×100%。
3. 风险评估率=完成风险评估病人人数/检查总人数×100%。

（十九）手术室护士行为规范管理质量评审标准

手术室护士行为规范管理质量评审标准见表4-20。

表4-20　护士行为规范管理质量评价标准

项目	质量评审标准		分值	得分	说明及异常处理措施
结构（10分）	有护士行为规范要求		10		
过程（80分）	着装	护士工作服整洁	3		
		洗手衣裤内着装不外露	3		
		洗手衣内扎于洗手裤	5		
	仪表	仪表端庄	2		
		在岗不化浓妆,不涂指甲油,不戴假睫毛	2		
		在岗不戴戒指	2		
		在岗不戴耳环	2		
		在岗不戴手镯	2		
		指甲长短符合职业要求	2		
		在岗发不过肩	2		
		刘海不过眉	2		
		头饰符合要求	2		
	言语	落实首问负责制	5		
		语言文明规范	3		
		无冷、硬、顶现象	3		
		来有问声、去有送声	3		
		接听电话语言文明规范	3		
		不在公共场所高声喧哗	3		
		不在公共场所讨论与工作无关事项	3		
		不在公共场所谈论病人及家属隐私	6		
	行为	遵守医院规章制度	4		
		行为举止符合职业要求	3		
		服务主动热情,无推、拖现象	3		
		站姿文明规范	3		
		坐姿文明规范	3		
		在岗不玩手机	3		
		在岗时间不看与专业无关书籍	3		

续表

项目	质量评审标准		分值	得分	说明及异常处理措施
结果（10分）	无护理服务投诉		10		
总分		应得总分：			
	实得总分：				
	得分百分比：				

注：
1. 能正确执行者于检查结果栏内用"√"表示；不符合要求在检查结果栏内用"×"表示；不涉及该项目，在检查结果栏内用"NA"表示。
2. 应得总分＝总分－未涉及项目分；实得总分＝涉及项目得分总和；得分百分率＝实得总分/应得总分×100%。
3. 风险评估率＝完成风险评估病人人数/检查总人数×100%。

（二十）不良事件管理质量评审标准

不良事件管理质量评审标准见表4-21。

表4-21 不良事件管理质量评价标准

项目	质量评审标准	分值	得分	说明及异常处理措施
结构（20分）	对不良事件有明确定义、明确规定需要报告的事件类型	4		
	有护理不良事件报告制度和流程	4		
	有便于员工上报的多种途径	4		
	不良事件上报实行非惩罚制度，有鼓励主动上报的激励机制	4		
	有院内网络医疗安全（不良）事件直报系统及数据库	4		
过程（60分）	对不良事件管理制度进行培训并有记录	6		
	对不良事件上报流程进行培训	4		
	严格按照不良事件上报时限要求及时上报	8		
	发生不良事件后组织讨论并有记录	8		
	对不良事件进行根本原因分析	10		
	针对原因采取具体可行的改进措施	10		
	对改进措施的执行情况有评价	8		
	持续完善不良事件报告系统，有效降低漏报率	6		
结果（20分）	护士对不良事件报告制度及流程的知晓率100%	5		
	护士知晓上报途径	5		
	无缓报、漏报和瞒报	10		

续表

项目	质量评审标准	分值	得分	说明及异常处理措施
总分		应得总分：		
	实得总分：			
	得分百分比：			

注：
1. 能正确执行者于检查结果栏内用"√"表示；不符合要求在检查结果栏内用"×"表示；不涉及该项目，在检查结果栏内用"NA"表示。
2. 应得总分=总分-未涉及项目分；实得总分=涉及项目得分总和；得分百分率=实得总分/应得总分×100%。
3. 风险评估率=完成风险评估病人人数/检查总人数×100%。

（廖　芯　罗万英）

第四节　运用质量管理工具进行手术室护理质量改进

一、常用的质量工具

常用的质量管理工具有甘特图、查检表、层别法、柏拉图、特征要因图、控制图。

（一）甘特图（Gantt chart）

甘特图又叫横道图、条状图，由1917年亨利·甘特开发，以图示的方式通过活动列表和时间刻度表示任何特定项目的活动顺序与持续时间，常采用 Microsoft Project 绘制。甘特图可以预测时间、成本、数量及质量上的结果并回到开始。并且可协助考虑人力、资源、日期、项目中重复的要素和关键的部分。以甘特图的方式，可以直观地看到任务的进展情况、资源的利用率等，见表4-22。

表4-22　手术室品管圈活动甘特图表

守护圈：提高术前访视效果										
主题	4月	5月	6月	7月	8月	9月	10月	11月	12月	负责人
组圈	━━									
主题选定	━━									
活动计划拟定	━━									
现状把握		━━	━━							
目标设定			━━							
解析				━━	━━					
对策拟定				━━						
对策实施与探讨				━━	━━					
效果确认						━━	━━			
标准化						━━	━━			
检讨及改进								━━		
成果发表及分享									━━	

（二）查检表

为便于收集数据,使用简单记号填写并统计整理,以便进一步分析或核对、检查用的一种表格。查检表是将原始搜集到的数据用容易了解的方式做成图表或表格,并记上检查记号,或加以统计整理,作为进一步分析或核对检查之用,见表4-23。

表4-23 手术间物品规范情况调查表

	床配件	锐器盒	液体	布类敷料	仪器设备	文件记录单	治疗车	医疗垃圾	药品
1 间									
2 间									
3 间									
4 间									
5 间									
6 间									
不规范总数									
（备注:规范打"√",不规范打"×"）					调查日期:			调查者:	

（三）层别法

将多种多样的资料,按需要分类成不同的"类别",从各类别中选取数据,分类并进行解析,以找出其间差异的方法。在收集数据或使用查检表时,必须先作层别才有意义,才可做进一步的解析。层别法无固定的图形,必须与其他工具合并应用。可处理复杂资料并将其系统有目的的分门别类地归纳和统计。例如,按照不同专科手术组分层来分析住院手术病人医院感染率的分布情况,见表4-24。

表4-24 ××医院住院部手术室各专科手术病人术后感染率

专科手术	手术例数	感染例数	感染率/%
胃肠外科	2 425	108	4.5
胸外科	2 690	31	1.2
骨科	3 232	45	1.4
肝胆外科	3 614	73	2.0
妇产科	3 941	117	3.0
泌尿外科	5 029	258	5.1

（四）柏拉图

柏拉图又称为帕累托图、主次因素分析图,是由意大利经济学家帕累托博士发明,根据收集的数据、项目,按其大小顺序,自左而右排列的图。通过柏拉图,能够一眼看到首要改善点,有利于管理者快速决策,具有相当的说服力,也能够决定在短期内解决的项目。柏拉图的绘制基于20/80原则(关键的少数和次要的多数),常可应用于手术室不良事件的分析、每月的质量管理分析上。柏拉图法(重点管制法),提供了我们在没法面面俱到的状况下,去抓重要、关键的事情,而这些重要的事情又不是靠直觉判断得来的,而是有数据依据的,并用图形来加强表示。也就是层别法提供了统计的基础,柏拉图法则可帮助我们抓住关键。

（五）特征要因图

特征要因图又称为鱼骨图。是日本人石川馨所创,表示原因与结果的关系。大骨为大要因,代表一个具体方向,可以采用人机料法环为大要因展开分析。中骨为中要因代表一个概念、想法。小骨为小要因代表具体事件。因果分析图,可使用在一般管理及工作改善的各种阶段,特别是树立意识的初期,易于使问题的原因明朗化,从而设计步骤解决问题。建立柏拉图之目的,在于掌握影响全局较大的重要少数项目。再利用特性原因图针对原因逐一探讨,并采取改善对策。所以因果分析图可以单独使用,也可连接柏拉图使用。

(六)控制图

以三个标准差为理论依据,中心线为平均值,上、下管制界限为平均数加减三个标准差,超出控制线为异常(文末彩图 4-1)。

控制图按其用途可分为两类:一类是供分析用的控制图,用来控制生产过程中有关质量特性值的变化情况,看工序是否处于稳定受控状;再一类的控制图,主要用于发现生产过程是否出现了异常情况,以预防产生不合格品。

二、日常质量管理数据的收集

(一)制订质量管理计划(表 4-25)

表 4-25 质量管理计划表

分级	对象	内容	频次
一级	科室质量管理成员	由科室专职质量管理人员+各质量管理小组对科室重点质量管理内容实施质量管理	每日督查
二级	护士长	每日巡查手术室,督查相关重点质量控制管理内容	每日巡查
三级	护理部及科护士长	由护理部专职质量管理人员每月检查科室重点质量管理内容,科护士长每月复查	专职质量管理人员每月督查;科护士长每月复查

(二)质量管理人员及质量管理方式

采用护理部(专职质量管理人员每月检查+科护士长每月复查)—科室(护士长每日查房)—科室(专职质量管理人员+各质量管理小组质量管理)的三级质量管理模式(文末彩图 4-2)。质量管理方法运用追踪法,追踪方法学(tracer methodology,TM)是 2004 年以来美国 JCI 评审的主要方法,是一种过程管理的方法学。追踪方法学具有系统性、灵活性、现场性及双重性等特点,是一个见效快、易操作的流程式思维和工作方法。追踪法更加注重过程管理和细节管理,分为个案追踪和系统追踪。通过以上方式建立"以病人为中心"的质量管理体系,以病人的视角看医疗护理服务的过程,关注病人就医体验,以不断提升病人满意度和提高临床护理安全。

(三)个案追踪

1. 病人的选择标准

(1)病情复杂者,包括病危、病重和经历过抢救的病人。

(2)当天手术或检查者。

(3)当天或隔天将出院的病人。

(4)接受跨专业治疗者(例如转科病人)。

(5)本科室诊治数量前 5 的病种。

2. 抽样方法和样本量 将符合标准的病人按照随机抽样方法,样本量大科(≥50 病人)

抽取 3 位病人,小科(<50 病人)抽取 1~2 位病人。

3. 个案追踪的内容 关注病人安全及重点环节的管理,具体内容如表 4-26 所示。

表 4-26 个案追踪内容(即问题分类)

一级指标	二级指标	三级指标
护理安全	病人身份识别	查对制度执行、双人查对、住院病人腕带佩戴、两种以上身份识别标识
	手术安全核查	麻醉实施前核查、手术开始前核查、病人离室前核查
	用药安全	一般药品的管理、特殊药品的管理(麻醉药品、精神药品、放射性药品、肿瘤化疗药品、医疗用毒性药品及药品类易制毒化学品)、药物效期、冰箱药品、药物的观察和使用、围术期预防性抗菌药物的使用
	医院相关性感染	手卫生、无菌技术、无菌物品效期、空气消毒、终末消毒、垃圾分类处置、特殊感染和多重耐药菌的管理
	临床"危急值"管理制度	危急值登记、危急值的处理
	医务人员有效沟通	抢救病人时的沟通、病人交接
	防范与减少意外伤害	跌倒预防、压力性损伤管理、烫伤预防、误吸预防及处理、其他潜在安全隐患
	鼓励病人参与病人安全	加强医务人员与病人及家属的有效沟通、知情同意书(有无)
	不良事件	护理不良事件处理、护理不良事件的上报
	医学装备及信息系统安全管理	仪器设备的管理(标签)、仪器设备的使用及注意事项、仪器设备的保养和维护、仪器设备的报修、仪器设备的报废、病室物资的规范管理
护理质量	文件书写	纸质病历(包括知情同意书的书写规范)、电子病历(医嘱、护理记录)、终末病历质量
	临床护理质量	基础护理、专科护理、隐私保护、人文关怀、八知道、病情评估/病史采集、健康教育、病人满意度
	三基三严	基础护理知识、专科护理知识、核心制度理论(查对制度、分级护理制度、交接班制度、临床输血制度)、护理常规理论、应急预案理论、护理操作
	抢救物资与技能	抢救车的管理、抢救物资及药品的使用,抢救技能:CPR、除颤仪、简易呼吸器、吸痰等抢救知识
	护士长管理	排班、护士长手册、病区环境、护士着装及行为规范、人员调配、日查房、质量管理分析、分层培训实施

（四）个案追踪路径

个案追踪路径如表4-27所示。

表4-27　个案追踪路径

时间	内容
查看病人前	了解病房基本动态:参加护理晨交班,记录病房动态(包括原有病人总数、出院人数、转出人数、入院人数、转出人数、手术人数、病危/病重人数,现有病人总数,重点听取病危/病重病人交班内容)。查护士长排班,是否体现动态的调整及能级匹配
	抽样:纳入所有符合标准的病人,对其床号采用随机抽样方法抽取病人进行追踪
	文件书写与医嘱:查阅所抽取的病人的纸质病历,查看纸质病历的护理部分书写是否规范;查阅所抽取病人的电子病历,查看护理观察记录的书写是否规范,是否存在错误之处,查看该病人目前的医嘱,重点查看用药医嘱及护士对医嘱的执行情况;查看病房危急值的记录是否规范
查看病人时	基础护理执行情况:到病人床旁,查看病人基础护理落实情况。重点检查病房整体环境是否整齐、床单元及床旁桌是否整洁、病人个人卫生是否执行到位、病人的卧位是否符合病情需要、病人的进食是否遵医嘱进行、病人的管道护理是否做好等
	临床护理质量:访问管床护士"八知道"掌握情况;检查其护理程序的使用情况;检查其病情评估的能力;检查压力性损伤和跌倒/坠床的评估和预防措施的实施;检查病人对健康教育知识的知晓情况;询问病人就医体验,调查病人的满意度;对护士进行相关专业理论知识和核心制度的抽查
	护理操作考核:对病人正在或即将进行的护理操作进行考核
	院感管理:查看病房通风情况、病房手卫生设备及物品、药品现用现配的执行情况、护士在护理操作中无菌操作技术落实情况、护士手卫生执行情况、操作后医疗垃圾的分类处置情况,针对病房特殊感染病人采取的隔离措施等,治疗室和治疗车规范管理、各效期在有效范围内及污物间的医疗废物处置情况
	十大安全目标落实情况:贯穿在整个检查过程中,儿科病人还应重点关注烫伤和误吸的情况
查看病人后 (继续查找问题 并根据问题开始 追踪问题原因)	病房药品、设备及急救用物的管理和使用:病房药品的管理包括高危药品上锁管理情况、冰箱药品管理情况、科室特殊用药情况等;设备的管理包括设备种类和总数、设备的定期检查与校正、设备的保养和维护执行情况等;急救用物的管理包括病房急救用物的种类、"四定管理"和护士对急救用物使用的掌握情况
	病房环境:查看病房环境,如病房温湿度、通道是否通畅、物品放置是否凌乱等
	护士满意度:必要时访问管床护士,询问其关于临床护理方面的疑点、难点及建议
	护理管理:访问护士长,检查护士长手册,追踪存在问题的原因(制度层面-培训层面-实践层面)
	反馈:向管床护士及护士长反馈本次检查存在的问题,并适当探讨改进的方法

三、管理工具案例实践

(一)实践一

运用质量管理工具进行手术室专科护理质量管理。

运用 PDCA(plan-do-check-act)循环管理程序,降低手术室专科护理配合中存在的问题。开展 PDCA 过程中,需要质量管理小组 4~8 人为宜,人员太多,将会影响讨论的品质;活用质量管理工具;全员参与,尽量做到全员发言,达到集思广益的效果。下面就以某医院手术室专科护理质量管理为例进行管理分析。

1. 上月问题持续质量改进　见表 4-28。

表 4-28　2017 年 1 月手术室护理质量与安全管理持续质量改进

问题		A(总结,再优化)
洗手护士存在的问题	未提前洗手	本月未提前洗手的数量由上月的 4 例(占问题总数 45.27%)下降为本月的 3 例(占问题总数 33.33%),所占比例有所下降,但整改效果不明显,下月应继续整改。
	手术隔离技术不规范	本月手术隔离操作的问题数量由上月的 2 例(占问题总数 33.25%)下降为 1 例(占问题总数 11.11%),所占比例下降,整改效果明显,下月不再做持续整改。
巡回护士存在的问题	手术间人员、环境管理差	本月手术间人员、环境管理的问题数量由上月的 3 例(占问题总数 33.25%)上升为 4 例(占问题总数 36.36%),所占比例有所上升,整改效果不明显,下月应加大力度整改。
	标本未双签字	本月标本双签字抽查存在的问题数量上月为 2 例(占问题总数 27.15%),本月仍为 2 例(占问题总数 18.19%),所占比例有所下降,整改有一定效果不,但数量没有变化,下月应继续整改。
	提前填写记录单	本月药品管理抽查存在的问题数量由上月的 2 例(占问题总数 27.15%)下降为本月的 1 例(占问题总数 9.09%),改善效果明显,下月不再做持续整改。

2. 二月手术室专科护理存在的问题

(1)洗手护士存在的问题:见表 4-29 和文末彩图 4-3。

表 4-29　2 月份洗手护士存在的问题统计

存在的问题	数量	构成比	累计影响度	排序
未提前洗手	3	33.33%	33.33%	1
术毕未签名	2	22.23%	55.56%	2
手术隔离不规范	1	11.11%	66.67%	3
清点速度过快	1	11.11%	77.78%	4
器械台太乱	1	11.11%	88.89%	5
术毕灯柄、敷料、线未处置	1	11.11%	100.00%	6
合计	9	100%	100%	

（2）巡回护士存在的问题：见表4-30和文末彩图4-4

表4-30 2月份巡回存在的问题统计

存在的问题	数量	构成比	累计影响度	排序
手术间人员、环境管理差	4	36.36%	36.36%	1
标本未双签字	2	18.19%	54.55%	2
术毕物品未归位	1	9.09%	63.64%	3
病员服、无菌物品放在地上	1	9.09%	72.73%	4
提前填写记录单	1	9.09%	81.82%	5
配合手术不积极主动	1	9.09%	90.91%	6
盲目执行医嘱	1	9.09%	100%	7
合计	11	100%	100%	

按照80/20原则，由文末彩图4-3、文末彩图4-4可见：洗手护士未提前洗手、术毕未签名、手术隔离技术不规范、清点速度过快；巡回护士手术间人员及环境管理差、标本未双签字、术毕物品未归位、病员服及无菌物品放在地上是本月检查需要主要改善的问题。

3. 原因分析 见表4-31、表4-32。

表4-31 2017年2月洗手护士存在问题原因分析

洗手护士主要问题	原因分析
未提前洗手	首台手术医生进入手术间不准时，导致护士不能准确预计开台时间；护士思想上不够重视
清点速度过快	对手术清点制度不够重视；未提前洗手导致手术开始后忙乱
手术隔离技术不规范	缺乏对新进护士相关知识培训，使得新进护士缺乏相关知识
术毕未签名	洗手护士和巡回护士缺乏相互监督提醒，工作量大的情况下节奏加快容易遗忘
器械台太乱	洗手护士对器械台的管理缺乏意识，对手术进程不熟悉，导致台面不够整洁

表4-32 2017年1月巡回护士存在问题原因分析

巡回护士主要问题	原因分析
配合手术不积极主动	意识上不够重视；工作量大，导致疲乏；绩效考核制度不完善
标本未双签字	低年资护士标本流程不熟悉；手术量大，工作内容多，易忽视
术毕物品未归位	不重视；对医生违规操作未及时提醒
病员服、无菌物品放在地上	无菌意识不强烈，对手术间物品定位不具体

4. 二月主要问题的持续质量改进　见表4-33。

表4-33　2017年2月专科护理存在的问题持续质量改进

问题	P(计划)	D(实施)	C(检查)
未提前洗手	洗手护士提前15min洗手	晨交班会上强调洗手护士提前洗手的重要性,并培养其重视程度	护士长不定期巡查,专科组长抽查
清点速度过快	规范清点流程,严格执行"五清点"步骤	规范相关制度及流程,并加强监督	护士长不定期巡查,专科组长抽查
手术隔离技术不规范	规范执行手术隔离原则	加强对新护士各项专科知识和操作流程的培训,并进行考核	护士长不定期巡查,专科组长抽查
术毕未签名	术毕规范签名	洗手、巡回护士相互提醒,术毕规范签名	护士长不定期巡查,管理组长定期检查
器械台太乱	规范洗手护士整理无菌器械台	洗手护士将关注点放在手术上,巡回护士监督	护士长不定期巡查,专科组长抽查
配合手术不积极主动	洗手护士积极主动配合手术	洗手护士将关注点放在手术上,调动积极性,完善手术室护士绩效考核	护士长不定期巡查,专科组长抽查
标本未双签字	固定病理标本执行双签字	加强低年资护士培训和考核;洗手、巡回相互监督提醒	护士长不定期巡查,管理组组长定期检查
术毕物品未归位	术毕巡回护士规范手术间管理,归位物品	规范手术流程,管理组对手术间物品定位、定量、定点	护士长不定期巡查,管理组组长定期检查
病员服、无菌物品放在地上	规范放置手术间无菌物品、病员服等	规范手术流程,管理组对手术间物品定位、定量、定点	护士长不定期巡查,管理组组长定期检查

（廖　芯　罗万英）

第五节　手术室护理不良事件管理

护理不良事件的控制对护理质量的提高和病人安全的保障有着不可忽视的作用。因此,要提高病人安全,就必须完善不良事件管理的制度和不良事件上报、分析、记录,加强医护人员对不良事件管理知识的规范化培训,了解护理不良事件的类型及其分级,有针对性地制订安全管理的策略,从而减少不良事件的发生。

一、手术室护理不良事件的类型

（一）不良事件概念

国内有研究者根据JCI第4版评审标准及《三级医院评审标准》,在参考国内外大量文献及专家讨论的基础上,将不良事件定义为医院内意外的、不希望发生的或有潜在危险的事件。在临床诊疗活动中以及医院运行过程中,任何可能影响病人的诊疗结果、增加病人的痛苦和负担并可能引发医疗纠纷或医疗事故,以及影响医疗工作的正常运行和医院员工工人人身安全的因素和事件均称为不良事件。

(二)护理不良事件概念

我国护理不良事件的概念尚未定论,且与护理缺陷等概念在临床应用中常有混淆,基于护理不良事件及其相关概念进行文献回顾。国内常用的护理不良事件定义为:在护理过程中发生的,不在计划中,无法预计到或通常不希望发生的事件,包括病人在住院期间发生的跌倒、用药错误、走失、误吸或窒息、烫伤以及其他与病人安全相关的、非正常的护理意外事件。护理缺陷定义为护士在护理活动中,违反医疗卫生管理法律、常规而发生的过失行为。通过以上定义可以看出护理不良事件的范围更为广泛,包括在护理服务中出现的由于护理以及病人等方面原因导致或者可能导致病人伤害的事件,而护理缺陷更倾向于护理方面导致或可能导致病人伤害的事件。

(三)护理不良事件分类

按不良事件表面特征分类是目前临床比较常见的,不同的研究者归纳的事件类型不同。通过文献查阅和整理,整理如下。

2007 年中国医院协会的"医疗安全(不良)事件报告系统"根据级别将医疗不良事件分为"警告事件""不良事件""未造成后果事件""隐患事件"等情况。

宋慧娟等将护理不良事件分为四类:病人安全管理类(跌倒、扭伤、烫伤、误吸、自杀、自杀未遂、药物不良反应);护理规章制度落实类(无菌物品被污染、无菌物资过期、延误检查、药品交接错误、标本错误、用药错误);服务态度类(护士负性情绪、护患纠纷);环境物资安全类(医疗文件丢失、病人物品丢失、火灾)。

黄水清等将护理不良事件分为十类:护患沟通事件、药物事件、病人辨识事件、医疗设备事件、违反操作规程、治疗检查或手术后异物留置体内、公共设施事件、病人约束事件、职业暴露、其他事件。

张珍秀等以福建省护理质量敏感指标的管理规范为依据,将护理不良事件分为非计划拔管,即管路非医疗行为的意外滑脱或者拔除,管路包括动脉导管、中心静脉导管、PICC 导管、气管导管、T 管、胸腔引流管、脑室引流管、导尿管、胃管以及各种造瘘管和引流管等;用药错误,包括所有给药途径如外用、口服、吸入和注射等,涉及给药的所有环节如药名、剂量、剂型、事件等错误、漏执行、液体渗漏等;跌倒/坠床;压力性损伤;烫伤;其他,自杀或走失、标本错误、书写和电脑录入错误。

韩慧等通过文献查阅和几所三级医院的护理不良事件上报表为依据自拟问卷,运用德尔菲法界定了护理不良事件的范围,将护理不良事件的范围分为病人生活安全问题(压力性损伤、跌倒、坠床、烫伤、其他皮肤损伤、约束具使用问题),治疗相关问题(液体外渗、输液反应、非输液反应的静脉炎、血栓形成、意外拔管、管道脱落、感染),查对制度执行相关问题(执行医嘱错误、识别病人错误、给药错误、打针错误、输错药、输血错误);辅助检查问题(延迟接病人、转运过程问题、运送中病情变化),护患沟通问题(护患语言冲突、护患行为冲突),意外事件(自杀、猝死、走失、针刺伤、割伤、其他意外伤、误吸、咽入异物、窒息)6 个方面。

二、手术室护理不良事件管理的指南与标准

(一) 美国医疗机构评审国际联合委员会医院评审标准(第 6 版)

美国医疗机构评审国际联合委员会(Joint Commission International, JCI) 医院评审标准(第 6 版)于 2017 年 7 月 1 日生效,JCI 的理念就是要保证病人安全,推进持续质量改进的目标,努力使医疗服务尽可能地安全。其中与手术室护理质量相关的参加评审的要求如下。

(二) JCI 医院评审标准中对不良事件管理的相关内容

1. 要求　医院的任何员工(临床工作人员或管理人员)均可向 JCI 报告病人安全和医疗服务质量问题,而不会受到医院的惩罚。

2. 基本原理　为创建"安全"的报告环境,医院应教育所有员工可以将有关医院病人医疗服务安全或质量的问题报告给 JCI。医院还要告知员工,他们不会因为向 JCI 报告有关医疗服务安全或质量的问题而受到纪律处分或惩罚。

3. 评价　贯穿于评审的各个阶段,包括但不限于来自现场评审和非现场评审期发生问题的信息或对提交给 JCI 的投诉的调查信息。

三、手术室护理不良事件分级和上报

(一) 护理不良事件分级

根据中国香港特别行政区医事管理局《护理不良事件管理办法》中不良事件分级标准,将护理不良事件分为 0~6 级,具体内容如下:0 级——事件在执行前被制止);Ⅰ级——事件发生并已执行,但未造成伤害;Ⅱ级——轻微伤害,生命体征无改变,需进行临床观察或轻微处理;Ⅲ级——中度伤害,部分生命体征有改变,需进一步临床观察及简单处理;Ⅳ级——重度伤害,生命体征明显改变,需提升护理级别及紧急处理;Ⅴ级——永久性功能丧失;Ⅵ级——死亡。

也有研究者将护理不良事件划分为警告事件(死亡或重度伤害事件)、中等程度伤害事件、微小伤害事件、未造成后果事件及隐患事件。警告事件是指非疾病自然进展过程中的非预期死亡事件或者造成病人永久性功能丧失的事件,即死亡事件或重度伤害事件。中等程度伤害事件是指给病人造成了伤害,且需要采取相关措施予以处理的事件。微小伤害事件,即给病人造成了微小伤害但不需要任何处理即可完全康复的事件;未造成后果事件,国外亦称工作缺失,即虽然发生了错误事实,但未给病人机体或功能造成任何损害。隐患事件是指流程上的漏洞,有导致护理不良事件发生的风险。

中南大学湘雅医学院附属肿瘤医院的肖雪莲等基于 JCI 第 4 版评审标准中"质量改进与病人安全"章节的评审标准,将不良事件按事件的严重程度分为五类四级。五类:警讯事件、重大不良事件(医疗差错不良后果事件)、医疗差错(未造成后果事件)、接近差错、警讯事件接近差错。四级:Ⅰ级事件(警讯事件),指非预期的死亡,或是非疾病自然进展过程中造成永久性功能丧失;Ⅱ级事件(重大不良事件、医疗差错不良后果事件、警讯事件接近差错),指在疾病医疗过程中是因诊疗活动而非疾病本身造成的病人机体与功能损害;Ⅲ级事件(医疗差错未造成后果事件),指虽然发生了错误事实,但未给病人机体与功能造成任何损害,或有轻微后果而不需任何处理可完全康复;Ⅳ级事件(接近差错事件),指由于及时发现错误,但未形成事实。

根据原国家卫生计生委《医疗安全(不良)事件/错误报告》内九级损害分级,将护理不良事件分为 A~I 级,具体内容如下:A 级,客观环境或条件可能引发不良事件隐患;B 级,不

良事件发生但未累及病人;C级,不良事件累及病人但没有造成伤害;D级,不良事件累积到病人需要进行监测以确保病人不被伤害,或需通过干预阻止伤害发生;E级,不良事件造成病人暂时性伤害并需进行治疗或干预;F级,不良事件造成病人暂时性伤害并需要住院或延长住院时间;G级,不良事件造成病人永久性伤害(不需要挽救生命的治疗抢救);H级,不良事件发生并导致病人处于需要持续治疗挽救生命的治疗之中;I级,不良事件发生导致病人死亡。

(二)护理不良事件上报

降低护理不良事件的发生率有赖于建立学习型不良事件的上报体系,上报体系还要持续不断的改进和修正,不良事件上报是非常重要和有效的手段。要牢固树立"病人安全"的导向,建立"学习型不良事件和安全隐患上报制度",坚持非惩罚性和主动上报的理念,手术室是全院风险最高的科室,护士长对不良事件和安全隐患上报工作高度重视,将其视为科学的管理措施积极推行,营造无惩罚环境和无惩罚的安全文化氛围,让报告的当事人尽量感到轻松、舒适,不会因为害怕受到惩罚而隐瞒不报。

同时医院要建立完善的不良事件管理制度,能够通过对护理不良事件评价的结果,来改进相应的运行机制与工作流程、工作。不良事件管理制度包括医院每位员工都有权利和义务汇报相关事件并成为汇报人(汇报人可以是当事人或事件的发现者);汇报可采取实名或匿名的汇报方式,医院提倡实名汇报。当员工选择匿名方式汇报时,任何部门不得暴露汇报人的真实身份;汇报人应客观公正、实事求是地反映事件,并对所反映内容的真实性负责。对事实了解不全面而发生误报、错报的,医院不追究汇报人的责任,对有意诬告陷害他人的,一经查实,将追究汇报人的责任;院内不良事件报告系统上报的事件及相关数据仅作为内部管理使用,各部门应做好相关保密工作,若在对外学术交流中需要引用院内不良事件报告系统涉及的具体事件及数据时,需提前将引用内容、发布范围及发布方式等上报给质管办批准,否则将追究当事人的责任。除医院有权根据相关管理规定对事件的责任人进行相关处理外,问题发生部门、科室或个人不得对汇报人打击报复,否则按医院规定给予严厉处罚。院内不良事件报告系统的权限管理由医院质量管理办公室负责,后台数据维护由医院信息部负责。

四、手术室护理不良事件案例分析

运用PDCA循环管理程序及根本原因分析(root cause analysis,RCA),来降低手术室病人手术期间发生液体渗漏不良事件的发生率。

静脉输液是防病治病和抢救生命的重要给药途径,但输液外渗在手术室也偶有发生,这与药物的刺激性、病人血管的通透性有关,但更主要的是与手术室护士的穿刺技术和术中加强巡视观察是否及时等一些主观原因有关。手术病人大多数是全麻状态,一旦发生静脉输液渗漏对病人造成的危害更为严重。下面就以某医院手术室发生输液渗漏不良事件为例进行管理分析。

【计划阶段(P)】

质量控制小组通过头脑风暴及循证护理等方式,对手术室病人在手术期发生液体渗漏主要原因进行根因分析,针对渗漏原因制订相应的干预措施,设定预期目标,定期对措施进行督导、检查,确定目标是否达到,再根据检查结果进行评价,针对新出现的问题制订新的计划、措施并落实,不断改进、不断循环、不断提高。

1. 活动计划拟定与执行(文末彩图 4-5)。

2. 现况把握。2017 年 1 月手术量为 1180 台,共发生液体渗漏 2 例,发生率为 0.17%。

3. 原因分析。

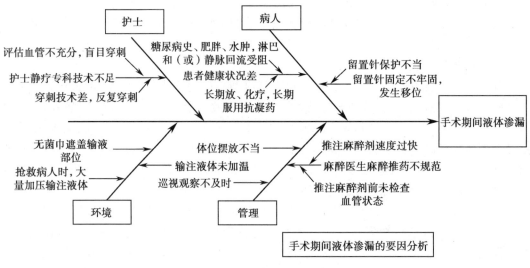

图 4-6　鱼骨图

4. 要因确认。通过实际调查分析,找出主要原因:绘制柏拉图。以 2/8 原则分析结果显示:护士穿刺技术欠佳、麻醉医生推注麻醉剂速率太快、长期放化疗、自带留置针评估不充分。绘制柏拉图,针对渗漏主要原因制订整改措施及操作流程,预设渗漏目标值(≤0.09%)。

5. 根本原因分析是一项结构化的问题处理法。第一阶段,组建 RCA 小组,通过访谈法、观察法等收集与输液渗漏的相关资料;第二阶段还原发生时间及确认手术室输液流程,通过对操作、人为、设备等原因进行头脑风暴式分析,寻找与实践相关的所有原因;第三阶段,通过回答"是""否"来确认根本原因;第四阶段设计/执行"改善计划"。

【实施(D)】

1. 加强对输液渗漏的管理及督查力度　建立由科室质量控制小组、护士长、护理部的三级检查管理制度。科室质量控制小组每周针对留置针静脉穿刺操作进行自查自评,从检查前准备、静脉选择、留置针穿刺操作流程、健康宣教、液体渗漏的处理。对检查中发现的问题进行统计、分析、总结,并提出具体可行的整改措施。护士长每月按照输液渗漏质量考核标准进行逐项检查、指导、督促护理工作的进展;护理部再进行全面质量监控,每月不定期检查,对检查中发现的问题,及时召开相关会议,讨论分析,并提出具体可行的整改措施。

2. 重点针对柏拉图分析中关键问题进行整改　①加强护士穿刺技术培训,规范留置针穿刺操作流程;②提醒麻醉医生推注麻醉药物时,注意观察,推注速度不宜过快;③给长期放、化疗血管不佳的病人选择穿刺技术好,经验丰富的护士,穿刺成功后耐心向病人讲解如何维护好留置针,术中加强巡视观察。

【检查阶段(C)】

采用三级检查管理制度,一级和二级质控每周进行,三级质控每月进行,各级检查层层落实,不断推进。

【处理阶段(A)】

　　手术病人输液渗漏质量控制小组及时掌握输液渗漏发生率、质量检查情况、制度落实情况等相关信息。通过上述 PDCA 持续质量改进及根因分析对输液渗漏原因分析、制订计划、确定目标、对策实施、效果检查,总结分析管理中好的护理经验及存在的问题,将成功的经验形成规范化标准进行运行,对管理中存在的问题提出具体的解决办法及措施,纳入下一循环,在不断循环中不断改进完善管理措施。

(李桂芳)

第五章

手术室设备与耗材管理

第一节　手术室仪器设备管理

一、相关概念

（一）名词解释

1. 医学装备　设备应遵循统一领导、归口管理、分级负责、责任到人、管理与服务相结合的原则，应用信息技术等现代化管理方法，提高效能。

2. 医疗器械　指单独或组合使用于人体的仪器、设备、器具、材料或其他物品，包括所需的软件，这些物品使用的目的是对人体的疾病、伤残的诊断、治疗、监护、缓解或补偿以及妊娠控制、解剖或生理过程的研究等，其作用于人体不是用药理学、免疫学或代谢手段获得，但可能有这些手段参与并起一定的辅助作用。

3. 植入物性医疗器械　指放置于外科操作形成的或者生理存在的体腔中，留存时间为30d或者以上的可植入性医疗器械。

4. 一次性使用无菌器械　是指无菌、无热源、经检验合格，在有效期内一次性直接使用的医疗器械。

5. 外来医疗器械　由器械供应商租借给医院可重复使用，主要用于与植入物相关手术的器械。

6. 医用耗材　是指医院向病人提供医疗服务过程中，经一次使用价值即转化费用的物资。

7. 高值耗材　高值耗材是指直接作用于人体、对安全性有严格要求、临床使用量大、价格相对较高、社会反映强烈的医用耗材。

8. 医疗器械临床使用安全管理　是指医疗机构医疗服务中涉及的医疗器械产品安全、人员、制度、技术规范、设施、环境等安全管理。

二、管理规范

（一）组织管理与职能

1. 成立医学装备管理部门　根据《医疗卫生机构医学装备管理办法》中要求，医疗卫生机构的医学装备管理实行机构领导、医学装备部门和使用部门三级管理制度。二级以上医疗卫生机构和县级以上其他医疗机构应当设置专门的医学装备部门，由主管领导直接负责，并根据机构规模、管理任务配备适宜的专业技术人员。规模小、不宜设置专门医学装备管理的部门,应配备专人管理。

2. 成立医学装备管理委员会　二级以上医疗卫生机构、有条件的其他医疗机构应当成立医学装备管理委员会,由机构领导、医学装备管理部门及有关部门人员和专家组成。负责对本机构医学装备发展规划、年度装备计划、采购活动等重大事项进行评估、论证和咨询。

3. 成立医疗器械临床安全使用管理委员会　二级以上医院应当设立由院领导负责的医疗器械临床安全使用管理委员会,委员会由医疗行政管理、临床医学及护理、医院感染管理、医疗器械保障管理等相关人员组成,指导医疗器械临床安全使用管理和监测工作。

4. 临床科室成立设备器械管理组　由科主任、护士长、工程师、质量管理人员组成管理的团队,负责科室设备配置评估、计划预算、质量和安全管理、维护与报废管理。使用科室应设专职或兼职设备管理人员,负责日常管理工作。仪器设备管理人员应参加相应专业培训。

(二)医学装备管理评审标准

三级综合医院评审标准实施细则,见表5-1。

表 5-1　三级综合医院评审标准实施细则表(部分)

三级综合医院评审标准(2011 版)	JCI 医院评审标准(第 6 版)
6.9.1 医学装备管理符合国家法律、法规及卫生行政部门规章、管理办法、标准的要求,按照法律、法规,使用和管理医用含源仪器(装置)。	
6.9.2 有医学装备管理部门,有人员岗位职责和工作制度,有设备论证、采购、使用、保养、维修、更新和资产处置制度与措施。	FMS.8 医院制订和实施相应计划,用于检查测试和维护医疗设备并记录结果。
6.9.3 按照《大型医用设备配置与使用管理办法》,加强大型医用设备配置管理,优先配置功能适用、技术适宜的医疗设备;相关大型设备的使用人员持证上岗,应有社会效益、临床使用效果、应用质量功能开发程序等分析。	
6.9.4 开展医疗器械临床使用安全控制与风险管理工作,建立医疗器械临床使用安全事件监测与报告制度,定期对医疗器械使用安全情况进行考核和评估。	
6.9.5 有医疗仪器设备使用人员的操作培训,为医疗器械临床合理使用提供技术支持与咨询服务。	FMS.11 医院针对员工在提供安全有效的病人医疗服务设施中所担任的角色,对所有员工进行教育、培训和测验。
6.9.6 有保障装备处于完好状态的制度与规范,对用于急救、生命支持系统仪器装备要始终保持在待用状态,建立全院应急调配机制。	
6.9.7 加强医用高值耗材(包括植入类耗材)和一次性使用无菌器械和低值耗材的采购记录、溯源管理、储存、档案管理、销毁记录、不良事件监测与报告的管理。	
6.9.8 科主任、工程师与具备资质的质量控制人员组成的质量与安全管理团队,能够用质量与安全管理核心制度、岗位职责与质量安全指标,落实全面质量管理与改进制度,定期通报医疗器械临床使用安全与风险管理监测的结果。	

(三)医疗设备建档管理

1. 医疗设备建档管理 根据《医疗卫生机构医学装备管理办法》要求,医疗卫生机构应建立健全医学装备档案管理制度,按照集中统一管理的原则,做到档案齐全、账目明晰、完整准确。档案保存期限至医学装备报废为止,国家有特殊规定的,从其规定。单价在5万元及其以上的医学装备应建立管理档案,做到档案齐全、账目明晰、账物相符、完整准确。实行信息化管理。建档内容主要包括申购资料、技术资料及使用维修资料。5万元以下的医学装备,可根据实际情况确定具体的管理方式。设备建档内容包括:设备名称、型号、生产厂家、设备编码、购买时间、购买价格、使用说明书、维修手册和电路图。启用时间、使用状态、报废期限,维修情况等进行集中建档和统一调配使用管理。

2. 医疗器械和耗材建档管理 根据《医疗器械临床使用安全管理规范》(试行)中描述,医疗机构应当按照国家分类编码的要求,对医疗器械进行唯一性标识,并妥善保存高风险医疗器械购入时的标识、标签、说明书、合格证明等原始材料。实行信息化管理。以确保这些信息具有可追溯性。

医用耗材(包括植入类耗材)和一次性使用无菌器械建档管理内容应当包括企业名称、产品名称、原产地、规格型号、产品数量、生产批号、灭菌批号、产品有效期、采购日期等,确保能够追溯至每批产品的进货来源。

(四)管理制度

1. 设备使用管理

(1)在医学装备管理部门的指导下,具体负责本部门的医疗设备日常管理工作。

(2)凡有医疗设备的科室,要逐级建立使用管理责任制,指定专人管理,严格使用登记。认真检查保养,保持仪器设备处于良好备用状态,并保证账、卡、物相符。

(3)建立培训制度:新进仪器设备在使用前需由设备管理部门负责验收、调试、安装。组织相关科室专业人员进行操作与管理培训,培训内容包括仪器设备的工作原理、结构性能,使用与维护方法、清洁、消毒灭菌和保养方法。

(4)建立规范统一的设备操作流程,使用人员严格遵照设备使用说明和操作流程。

(5)建立设备使用记录:记录设备每次使用时间、运转情况、使用人员、病人基本信息等。将设备的故障问题及时间记录于登记本上,使用部门管理人员及时了解问题并做有效处理和记录。

(6)医疗设备原则不外借,如需借出,须经过医院医务部和科室负责人审批同意后方可外借。

(7)设备安全管理:使用科室必须做到"四定四防"。"四定"是指定人管理、定点存放、定期检查和定期维护;"四防"是指防尘、防潮、防蛀和防盗。

(8)建立完善的临床使用医学装备、器械所致意外事件的防范措施,发生后有报告、检查、处理的流程和规定与记录。

(9)建立医学装备应急预案的应急管理程序,装备故障时有紧急替代流程。优先保障急救类、生命支持类装备的应急调配。医务人员知晓医疗装备应急管理与替代程序。

(10)设备故障预警处理:操作人员不得擅自离开,发现仪器运转异常先兆时,应立即通知设备科技术人员,查找原因,及时排除故障,必要时及时更换替代设备,严禁设备带故障和超负荷使用和运转。

2. 医疗器械使用管理

（1）医疗器械使用前，对医疗器械使用技术人员和从事医疗器械保障的医工技术人员进行操作规程、质量控制相关培训，并建立培训档案，定期检查评价。

（2）可以重复使用的医疗器械，应严格按照要求进行清洗、消毒或灭菌，并进行效果监测。一次性使用的医疗器械按相关法律规定不得重复使用。

（3）医疗器械临床使用过程中发现使用的医疗器械存在安全隐患或发生安全事件或者医疗器械出现故障应立即停止使用，并报医疗器械保障部门按规定进行检修，经检修达不到临床使用安全标准的医疗器械，不得再用于临床。

（4）临床使用的植入或介入性医疗器械名称、关键性技术参数及唯一标识信息应当记录在病历中。

（5）医疗器械管理部门，对在用设备类医用器械的预防性维护、检测与校准、临床应用效果等信息进行分析与风险评估。以保证在用设备类医用器械处于完好与待用状态。

（6）定期通报医疗器械临床使用安全与风险管理监测的结果，制订加强落实持续改进的计划和措施。

（7）建立一次性使用无菌器械档案管理、储存管理、使用管理、销毁管理等记录，做到信息具有可追溯性。

（8）建立医用耗材（包括植入类耗材）的使用程序与记录。做到信息具有可追溯性。

3. 设备器械维护与保养管理

（1）日常维护与保养

1）使用部门设专人负责管理，定期检查、检测和评价。

2）为保障仪器设备的正常运行，使用科室有专人每天对设备使用前进行检查、使用后进行清洁、消毒工作，并填写仪器设备日检表（内容包括设备性能状态、保洁与维护，如自修、报修、维修情况的详尽登记）。

3）对需要定期检查、检验、校准、保养、维护的医疗器械，应当按照产品说明书的要求进行检查、检验、校准、保养、维护并记录，及时进行分析、评估，确保医疗器械处于良好状态。

（2）预防性维护与保养

1）医院设备管理部门应配置有专业工程技术人员分管负责临床部门专科设备的维护保养，定期到临床进行医疗设备巡查。依据《医疗计量仪器矫正程序》执行计量仪器设备的检定与矫正。

2）医院制订医疗设备周期性预防性维护计划，并认真组织落实巡查工作，并做好记录，成册备查。

3）设备使用风险评估，医院设备管理部门应对设备使用进行风险评估，根据风险评估结果制订预防性维护保养计划。若原厂或说明书所建议的频率要求高于风险评估要求，则依据原厂建议或说明书；若原厂或说明书所建议的保养频率低于本院风险评估要求，则以本院风险评估结果确定预防性保养频率。

4）根据医疗设备的风险评估，对设备故障发生的频率、时间间隔与特点，按维护实施方案和计划以及相关的技术规范，对易损部件进行更换。

5）对容易发生故障的重点部位进行定期拆卸检查，采取更换、调试、加油、自检以及安全防护等措施。

6）根据医疗设备的特点及使用属性，按计划对消耗性材料进行更换，对容易发生故障的部件进行检查。

7）对委外保养（委托第三方维修服务机构）的医疗设备进行定期保养和校正，其报告或记录由医院设备管理部门索取并保管。

8）医疗器械使用单位委托维修服务机构或者自行对在用医疗器械进行维护维修的，医疗器械生产经营企业应当按照合同的约定提供维护手册、维修手册、软件备份、故障代码表、备件清单、零部件、维修密码等维护维修必需的材料和信息。

4. 设备报废处置管理　医学装备处置方式主要包括调拨、捐赠、报废等。

（1）设备报废条件：《根据医疗卫生机构医学装备管理办法》中第四十六条，医学装备符合下列情形的，应当报废处置：国家淘汰的；严重损坏无法修护的或维修费用过高的；严重污染环境，危害人身安全与健康的；失效或功能低下、技术落后，不能满足使用需求的；国家有明确要求的。

（2）固定资产报废应由医学装备管理部门安排维修工程师进行相应的技术鉴定并上报审批。

（3）设备使用与报废年限：50 万元以下必须满足使用已达 5 年，50 万元以上使用已达 8年，未达到使用期限不得报废处理。

（4）使用科室必须按照程序和规定填制报废申请单，并准确填写条码编号、名称、购买日期、报废原因等项目并有科室相关负责人签字。

（5）因对口支援工作需要，公立医疗卫生机构可对外调拨或捐赠医学装备。接受捐赠的医学装备应质量合格，安全有效。

（6）已报废物资由医学装备部统一管理。

三、手术室常见设备的管理

随着现代科学技术和外科技术水平的飞速发展，手术室仪器设备不断更新，设备种类日益繁多，对提高手术质量、新技术、新项目开展无疑起到了有力的推动作用。但手术设备的使用和管理不当，将会给病人、医务人员及其环境带来潜在的风险，甚至不良事件发生。因此，建立完善的设备管理制度、规范的操作流程和统一的质量控制标准，对提高设备使用的安全性、使用效率和效益具有重要意义。

（一）高频单极电刀

1. 工作原理　高频单极电刀是利用频率为 200～500kHz 高频电流，通过有效电极尖端产生的高频高压电流与肌体接触时对组织进行加热，实现对肌体组织的分离和凝固，从而起到切割和止血的目的。

2. 应用范围　高频电刀是目前取代传统手术刀进行组织切割的一种电外科设备。由于具备切割速度快、良好的止血效果使用安全便捷等优势，配合不同的手术电极已广泛应用于各种传统开放式手术及各种内镜微创手术中。

3. 功能概述　高频电刀常规具备单极及双极两种功能输出。

（1）单极功能（monopolar）：单极功能原理由高频电刀、手术电极、负极板、接连导线组成。高频电流通过高频电刀产生经由导线和电极穿过病人再由病人极板及其导线返回高频电刀的循环模式。有切割模式和凝血模式：①纯切，类似传统手术刀的切割模式较少的凝血作用，可对组织进行干净且精确的切割。②混切，缓慢切割具有较好的凝血功能。③低压接触式凝血，较小的电火花产生，由激活电极直接触及组织使组织破坏并脱水达到凝血的作用。适用于腹腔镜手术和精细组织凝血。④接触式凝血,以激活电极发出的电火花经过空气到达病人的组织而使组织凝固,对大部分组织都有效。⑤喷射式凝血,用于大面积组织渗血,并形成非常浅薄的组织焦痂。

(2)双极功能(bipolar):双极功能原理为激活电极和返回电极均在同一器械上,电流集中于两个电极之间的组织。模式选择:①低压双极,保持低压输出防止出现电火花,可精确和精细控制干燥量;②标准双极,为传统的双极模式输出,保持低压输出防止出现电火花;③宏双极,输出电压较高可在进行双极切割或快速凝血时采用。

4. 操作流程

(1)使用前准备:①评估病人皮肤及全身情况,确认病人是否有佩戴金属首饰,体内有无金属植入物、心脏起搏器除颤仪等;②确定负极板粘贴部位,避免病人身体与手术床及其他装置的金属部分接触;③准备电刀设备及其应用附件。

(2)操作步骤:①打开设备电源设备开机自检调试,设备自动检查完成功能显示正常方可使用。②粘贴并连接负极板,将负极板粘贴在病人身体适当位置,负极板指示灯显示正常状态。③连接手术电极(电刀笔、单针器械等),并妥善布局和正确固定手术电极及其线缆。④选择合适输出模式和能量输出功率,手术医生利用手控或脚控方式测试高频电刀输出功能,输出正常后使用。⑤术中管理。使用过程中器械护士及时清洁电极端有机物焦痂,暂时不用时将手术电极放置于绝缘保护套内,若使用中发现手术电极功能不良时应及时更换;确保防止液体渗入负极板,术中及时观察电极板是否移位、脱落。⑥使用结束后管理。手术结束,将电刀输出功率归零,关闭电源开关,拆除手术电极和负极板,拔出电源线,清洁整理设备。

(3)注意事项:①安装心脏起搏器、金属植入物等病人尽量采用双极功能或者超声刀。如必须使用单极功能应避免回路电流通过金属植入物位置,尽量缩短激活电极和负极板的距离以防止灼伤病人。②根据病人情况选择合适的负极板型号,负极板禁止剪裁和重复利用。③负极板位置:a.应粘贴在血管丰富、肌肉丰满和靠近手术部位的位置,避免高抗阻部位(骨骼突出、脂肪组织、瘢痕、血管缺乏部位及毛发部位);b.负极板应距离心脏监护电极15cm以上;c.负极板与皮肤的有效接触面积要≥70%;d.使用止血带时,负极板应靠近手术侧;e.避免加温设施接触负极板。④切忌盲目加大输出功率,功率大小以满足手术效果为宜。⑤专业维修人员定期检查和维修,调节各种参数,以符合国家规定的安全标准。

5. 高频电刀操作流程图 见图 5-1。

6. 考核评价 见表 5-2。

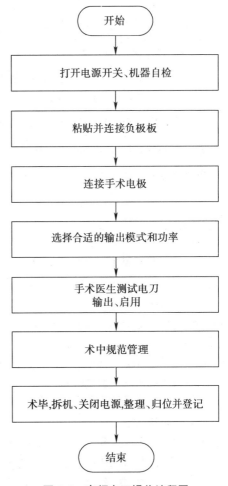

图 5-1 高频电刀操作流程图

表 5-2 高频电刀操作考核评价标准

被考核者： 考核者： 考核时间： 成绩：

项目	考核评价要点	分值	扣分	存在问题
操作准备 10分	人员：着装整洁、取下首饰、剪指甲、洗手、戴口罩	5		
	用物准备：齐全，放置合理，取用方便	5		
操作评估 25分	环境评估：手术间保持光线充足，环境整洁、宽阔	5		
	评估病人皮肤及全身情况，确认病人是否佩戴金属首饰、有无植入物、起搏器等	10		
	评估负极板粘贴部位	5		
	核对手术方式、病人信息及手术部位	5		
操作要点 55分	将用物合理地放置在操作台上，方便操作	5		
	开机自检	5		
	粘贴并连接负极板，负极板指示灯显示正常状态	5		
	连接手术电极，并妥善固定手术电极及电缆	5		
	选择合适的输出模式和输出功率，并测试高频电刀输出功能	5		
	术中管理：及时清洁电极端有机物焦痂，暂不使用的电极置于保护套内；防止液体渗入负极板，及时观察使用情况	15		
	手术结束，输出功率归零，关闭电源，拔下电源插头	5		
	摘除负极板，检查皮肤情况	5		
	清理线路，物品整理，妥善归位	5		
质量评定 10分	体位安置符合要求	5		
	操作流程正确	3		
	精神面貌好，操作熟练，动作轻、稳	2		

目的：
1. 正确规范使用高频电刀。
2. 避免错误使用高频电刀而损坏仪器设备。
注意事项：
1. 使用高频电刀时病人的皮肤注意不能接触金属。
2. 负极板粘贴于病人皮肤肌肉丰富处。

（二）超声刀

1. 工作原理 主机发生器输出电能，通过手柄中的压电陶瓷将电能转化为机械能，使得刀头以 55.5kHz 的频率进行机械振荡（50～100μm），高频振荡的刀头使组织蛋白质氢键断裂，组织蛋白变性凝固，在比电凝止血更低温度下，以极小的组织损伤达到切割止血同步完成。同时高频振荡的刀头形成瞬间低压，使得液体在较低的温度下汽化,液体蒸汽扩散,组织层分离,更好地暴露外科手术层面及更清晰的手术视野。

2. 应用范围　适用于组织或血管切割凝闭、组织分离抓持,也可运用于安装有心脏起搏器病人的手术,广泛应用于普外科、妇产科、胆肠科、内镜及其他科室。

3. 操作步骤

(1)使用前准备:准备超声刀主机、手柄线、刀头,根据需要合理布局超声刀设备放置位置,同时使用高频电刀,与电刀距离应≥1m。

(2)操作步骤:①连接刀头与手柄,顺时针旋转刀头杆身与手柄螺丝连接,直到无法旋动,随后使用拧力扳手,直至听到2声"咔哒"声;②连接手柄和主机(白点对白点),并按压电源开关一键开机;③根据屏幕提示,激发手控或者脚踏(MAX档或者MIN档均可)2s运行检测,如使用剪式刀头测试期间请打开钳口;④运行通过后,屏幕界面显示"3,5"档位即可进行正常操作;⑤术中刀头清洗,使用过程中可将刀头张开放置于生理盐水中,利用脚控开关或手控按钮启动超声刀可清洗刀头;⑥使用完成后,套入拧力扳手并逆时针旋转,直至刀头手柄松开,继续逆时针旋转杆身,将其完全卸下;⑦整理设备,超声刀使用结束,及时关闭电源开关,拔出手柄线,设备主机归位并登记。

(3)注意事项

1)超声刀主机显示无法通过自检:主机屏幕将显示"拧紧主件",此时需重新按照标准安装流程重新安装刀头或进行故障排查。

2)超声刀头:①不可用于骨组织及以避孕为目的的输卵管关闭,刀头工作时避免钳口与金属器械接触,防止刀头损坏,刀头工作时禁止用手触摸;②避免空激发(钳口内无组织,关闭钳口进行激发);③连续使用10~15min时,应把刀头浸在水中,张开钳口激发MAX档并轻轻抖动刀头,将刀头里的组织和血块冲出,以免堵塞;④刀头持续工作时间过长,温度过高,可用无菌盐水或纯水湿化的纱布或海绵及时降温并清洁刀头;⑤操作时不建议在钳口夹持过多组织,建议钳夹组织于刀头前端约1/2的部位,切割效果最佳,如需切割凝闭血管,需将血管完全置于钳口内。

3)超声刀头和手柄线灭菌:①手柄线可使用环氧乙烷、低温等离子、高温高压(可以但不推荐),禁止使用过氧乙酸进行消毒;②使用后的超声刀头毁形后按医疗垃圾处理流程处理和记录,便于核查和追溯。

4. 超声刀操作流程图　见图5-2。

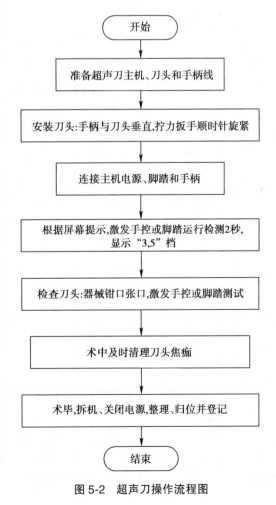

图5-2　超声刀操作流程图

5. 考核评价　见表5-3。

表5-3　超声刀操作评价表

被考核者：　　　　　考核者：　　　　　考核时间：　　　　　成绩：

项目	流程及评价考核要点	分值	得分	备注
操作准备 20分	人员着装整洁、取下首饰、剪指甲、洗手、戴口罩	5		
	用物准备齐全,放置合理,取用方便	5		
	连接电源、连接脚踏、连接手柄	5		
	安装刀头:手柄和刀头垂直方向,拧力扳手顺时针旋紧,直至听见咔嗒两声	5		
操作评估 10分	环境评估:手术间保持光线充足,环境整洁、宽阔	3		
	放置适合位置(离电刀至少1m远,同时不得将主机距离手术床距离30~50cm)	4		
	病人评估与核查:病情、手术部位和方式	3		
操作要点 60分	连接手柄和主机,开机。	10		
	激发手控或脚踏2s进行检测。测试成功后,即可进行操作	15		
	术中及时清洁焦痂:使用过程中可将刀头张开,放置于生理盐水中,利用脚控开关或手控按钮启动超声刀清洗刀头,清洗过程中避免接触金属物品	10		
	使用结束,套入拧力扳手并逆时针旋转,将其完全卸下	10		
	超声刀使用结束,及时关闭电源开关,拔出手柄线,设备主机归位,并登记设备使用记录	15		
质量评定 10分	操作熟练,熟练流程处理	10		

目的:
1. 正确规范使用超声刀。
2. 避免错误使用超声刀而损坏仪器设备。
注意事项:
1. 使用超声刀时不能接触金属。
2. 及时清理超声刀头血痂组织。

(三) 氩气刀

1. 工作原理　氩气是一种惰性气体,不燃烧、不爆炸、性能稳定,对人体无害;在高频高压电的作用下,氩气被电离成氩气离子,具有极好的导电性能,可连续传递电流;于电极和出血创面之间充满氩气离子,所以凝血电流以电弧的形式大量传递到出血创面,产生很好的止血效果。氩气弧为常温,可降低出血创面的温度,减少烟雾、焦痂和组织损伤;对纱布、乳胶手套等不导电的物品不产生作用,较为安全。

2. 应用范围　适用于所有使用高频电刀的手术,特别是在开放性手术、胸腹腔镜手术、消化道内镜、支气管镜等手术中被广泛应用。对于保脾手术,术中不慎损伤肝、脾被膜、胰断面出血,盆腔深部渗血都适宜应用氩气刀止血,对重要神经表面的止血更具优势。特别适用于周围无重要脉管而需良好止血的部位,如离断肝周韧带、切除胆囊时的胆囊床分离等。采取小输出功率时也可用于腹腔粘连的分离。

3. 操作步骤

(1)使用前准备:评估病人。①病人是否佩戴金属首饰及手表,有无金属植入物,是否安装永久性心脏起搏器等;②病人身体是否接触手术床及其他装置的金属部分;③准备氩气刀设备1台、负极板1个、氩气刀头手柄1个、脚踏开关。

(2)操作步骤:①打开氩气瓶阀门,检查氩气压力;连接电源,开机,机器自检,连接中性电极连线,回路电极指示灯显示正常状态。②氩气刀手柄与设备电极接口、氩气接口连接,根据手术需求选择合适模式、功率、效果、氩气流量。③连接电弧测试器,进行氩气刀功能电弧测试,观察手柄功能是否正常。④妥善固定连线,检查脚控或手控开关处于正常工作状态,脚控踏板放于术者旁并套上防水塑料套(建议使用防水防爆脚踏),导线避免缠绕金属器械。⑤可根据需求进行模式、功率的调整;暂不用的氩气刀手柄应在绝缘容器内存放,避免污染或意外激发。⑥及时使用盐水纱布或者专用清洁片清除氩气刀手柄电极上焦痂组织。⑦手术结束,去除病人中性电极,检查皮肤情况;于氩气刀主机上拔出附件,关闭氩气刀主机电源,拔出电源插头;关闭氩气瓶开关;整理中性电极导线、电源线等,放于指定位置,圆形缠绕避免折叠。⑧一次性使用附件,根据规章进行处理;可重复使用附件选择恰当方法清洁、消毒灭菌。⑨记录设备使用情况;清洁设备并放于指定位置。

4. 氩气刀操作流程图　见图5-3。

5. 考核评价　见表5-4。

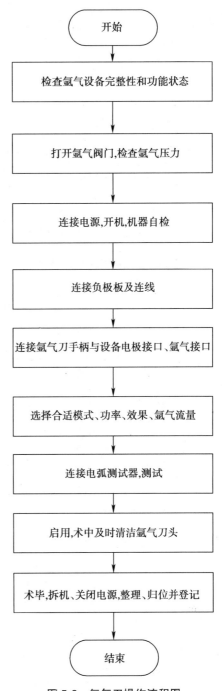

图5-3　氩气刀操作流程图

表 5-4 氩气刀操作评价表

被考核者： 考核者： 考核时间： 成绩：

项目	流程及评价考核要点	分值	得分	备注
操作准备 10分	人员准备：着装整洁、取下首饰、剪指甲、洗手、戴口罩、帽子	5		
	用物准备：齐全，放置合理，取用方便	5		
操作评估 15分	环境评估：手术间保持光线充足，环境整洁、宽阔氩气刀的使用环境及性能	5		
	病人评估：病人病情、全身情况和皮肤状况，确认病人是否佩戴金属首饰、有无植入物、起搏器等	5		
	核对手术方式、病人信息及手术部位	5		
操作要点 65分	将用物合理放置在操作台上，方便操作	5		
	打开氩气瓶阀门，检查氩气压力	5		
	连接电源，开机，机器自检，连接中性电极连线	5		
	再次核查病人皮肤，根据手术部位贴敷中性电极，妥善连接中性电极连线	5		
	氩气刀手柄与设备电极接口、氩气接口连接，根据手术需求选择合适模式、功率、效果、氩气流量	10		
	连接电弧测试器，进行氩气刀功能电弧测试，观察手柄功能是否正常	5		
	妥善固定连线，检查脚控或手控开关处于正常工作状态	5		
	及时清洁氩气刀手柄电极上焦痂组织	5		
	使用结束后，去除中性电极，检查皮肤情况	5		
	于氩气刀主机上拔出附件，关闭氩气刀主机电源，拔出电源插头；关闭氩气瓶开关	10		
	整理中性电极导线、电源线等，放于指定位置，圆形缠绕避免折叠	5		
	设备归位并登记	5		
质量评定 10分	操作熟练，熟练流程处理	10		

目的：
1. 正确规范使用氩气刀。
2. 避免错误使用氩气刀而损坏仪器设备。
注意事项：
使用氩气刀时不能接触金属。

（四）水刀

1. 工作原理　水刀通过其特有的压力发生系统对水压进行精确调控,使水流通过抗高压导管到达喷嘴,形成细小的高压水束。恰当的高压水束的机械冲击作用可分离脆软的实质性组织,而柔韧的血管、胆管、淋巴管及神经等可以保留下来。

2. 应用范围　水刀以其对组织的高度选择性、不产生热损伤这两个显著特点,切肝时可保留肝内大量管道便于结扎,出血少,肝断面视野清晰。由于水刀技术日臻成熟,其临床应用越发广泛,由最初的肝胆胰外科逐渐扩展到泌尿外科、神经外科、骨与关节外科、妇产科等多专科,并且与其他技术整合,实现创新应用。

3. 操作流程

（1）使用前准备:评估病人——①病人是否佩戴金属首饰及手表,有无金属植入物,是否安装永久性心脏起搏器等;②病人身体是否接触手术床及其他装置的金属部分;③准备用物:准备水刀设备 1 台、负极板 1 个、水刀头手柄 1 个、脚踏开关。

（2）操作步骤:①检查水刀主机及各配件是否齐全、完好,检查液体抽吸系统及负压吸引桶、吸引袋是否连接完好。②连接电源,准备无菌生理盐水及输液条,打开主机开关。③选择中文模式操作界面,根据手术需要设定水束压力值和负压吸引值;根据界面提示将水刀泵插入主机;主机提示连接完毕后,连接输液条及生理盐水并将输液皮条出水端与水刀泵进水口连接;将水刀手柄进水口与水刀泵出水口连接;根据主机提示,按下充注键进行充注。④脚踏开关测试水刀;选择液体抽吸系统启动方式,连接使用,调整压力值。⑤术毕,按下解除键,拔出水刀泵及水刀手柄,解除输液皮条与水刀泵的连接取出抽吸袋;切断主机电源,收回脚踏开关和导线;若机器外少许水以软布擦拭,保持干燥。⑥记录设备使用情况;清洁设备并放于指定位置。

4. 水刀操作流程图　见图5-4。

5. 考核评价　见表5-5。

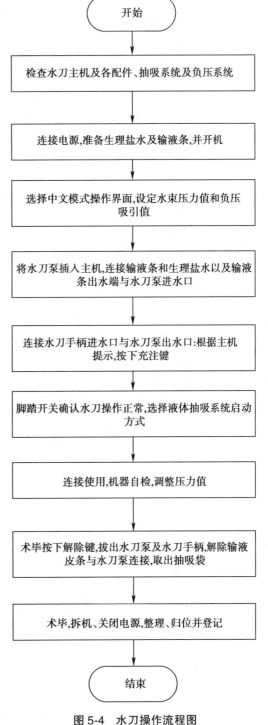

图 5-4　水刀操作流程图

表 5-5 水刀操作考核评价表

被考核者： 考核者： 考核时间： 成绩：

项目	流程及评价考核要点	分值	得分	备注
操作准备 10分	人员：着装整洁、取下首饰、剪指甲、洗手、戴口罩	5		
	用物准备：齐全，放置合理，取用方便	5		
操作评估 20分	环境评估：手术间保持光线充足，环境整洁、宽阔	5		
	病人评估：评估病人皮肤及全身情况，确认病人是否佩戴金属首饰、有无植入物、起搏器等；评估负极板粘贴部位；合理安置体位，避免肢体与金属接触，避免自身肢体间接触	5		
	核查：核对病人信息、手术部位和方式；水刀性能；液体抽吸系统、负压吸引桶和吸引袋是否连接完好	10		
操作要点 65分	连接电源，准备无菌生理盐水及输液条，打开主机开关	5		
	选择中文模式操作界面，根据手术需要设定水束压力值和负压吸引值	5		
	根据界面提示将水刀泵插入主机	5		
	主机提示连接完毕后，连接输液条及生理盐水，并将输液皮条出水端与水刀泵进水口连接	5		
	将水刀手柄进水口与水刀泵出水口连接；根据主机提示，按下充注键进行充注	5		
	脚踏开关确认水刀操作正常	2.5		
	选择液体抽吸系统启动方式	2.5		
	再次核查病人皮肤，根据手术部位贴敷中性电极，与中性电极连线妥善连接	5		
	及时观察生理盐水使用情况，及时更换	5		
	根据需求调整压力值，不使用时妥善保管，避免和锐器接触	5		
	保持手术区干燥，潮湿后及时加无菌巾覆盖	5		
	使用结束，按下解除键，拔出水刀泵及水刀手柄，解除输液皮条与水刀泵的连接，取出抽吸袋	7.5		
	切断主机电源，收回脚踏开关和导线，保持干燥	2.5		
	记录设备使用情况，清洁设备并放于指定位置	2.5		
	一次性使用附件，根据规章进行处理；可重复使用附件选择恰当方法清洁、消毒灭菌	2.5		
质量评定 5分	精神面貌好，操作熟练，动作轻、稳	5		

目的：
1. 正确规范使用水刀。
2. 避免错误使用水刀而损坏仪器设备。
注意事项：
使用水刀时不能接触金属。

（五）电外科工作站

1. 工作原理 电外科工作站也叫电外科手术系统，是应用于外科手术室的一种高频电流手术系统。它集高频电刀、大血管闭合系统、超声刀、氩气刀、LEEP刀、内镜电切刀等众多外科高频电流手术器械于一体，并且通过计算机来控制手术过程中的切割深度和凝血速度。目前电外科工作站已经逐渐在国内普及，并向多元化、智能化、人性化的方向发展。

2. 应用范围 广泛应用于普外科，妇产科，肝胆，血管外科及胸外科等手术。

3. 操作流程

（1）使用前准备：准备工作站，手术所需配件。

（2）操作步骤：①检查设备完整性，开机、自检。②连接负极板配件，选择合适部位粘贴负极板。③根据手术类型、手术器械组合和个性化设计选择手术程序。④正确连接器械，预设各器械相应的程序参数（程序可包括单极、双极、多功能、APC和水刀等模块）。⑤手术开始，根据手术部位和主刀需求再次精细化调节器械参数。⑥术中管理。及时使用盐水纱布或者专用清洁片清除百克钳、百克剪、安速刀及其他电极头上焦痂组织；及时吸除手术产生的烟雾；暂不用的电刀笔及配件应在绝缘容器内存放，避免污染或意外激发。⑦手术结束，关机；分离手术器械，整理线缆，清洗、消毒和灭菌。

4. 电外科工作站使用流程图 见图5-5。

5. 考核评价 见表5-6。

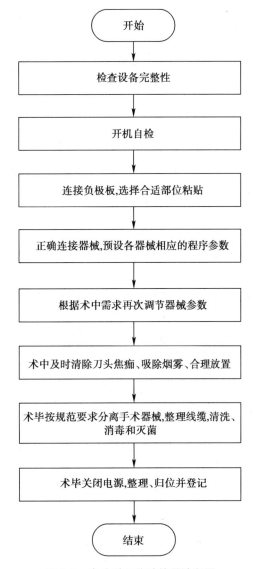

图5-5 电外科工作站使用流程图

表5-6 电外科工作站操作评价表

被考核者： 考核者： 考核时间： 成绩：

项目	流程及评价考核要点	分值	得分	备注
操作准备 10分	人员：着装整洁、取下首饰、剪指甲、洗手、戴口罩	5		
	用物准备齐全，放置合理，取用方便	5		
操作评估 20分	环境评估：手术间保持光线充足，环境整洁、宽阔	5		
	病人评估：评估病人皮肤及全身情况，确认病人是否佩戴金属首饰、有无植入物、起搏器等；评估负极板粘贴部位	10		
	核查：手术方式、病人信息及手术部位	5		

项目	流程及评价考核要点	分值	得分	备注
操作要点 65分	摆放合适的位置	5		
	连接电源,开机,机器自检	5		
	粘贴并连接中性电极连线	5		
	根据手术类型、手术器械组合和个性化设计选择手术程序(程序可包括单极、双极、多功能、APC 和水刀等模块)	5		
	正确连接相应器械,妥善固定连线,预设备器械相应的程序参数	5		
	检查脚控或手控开关处于正常工作状态	5		
	手术开始,根据手术部位和主刀需求再次精细化调节器械参数	5		
	术中管理:及时使用盐水纱布或者专用清洁片清除百克钳、百克剪、安速刀及其他电极头上焦痂组织;及时吸除手术产生的烟雾;暂不用的电刀笔及配件应在绝缘容器内存放,避免污染或意外激发	10		
	手术结束,去除病人中性电极,检查皮肤情况	5		
	电外科工作站上拔出附件;关闭电外科工作站主机电源,拔出电源插头	5		
	整理中性电极导线、电源线等,放于指定位置,圆形缠绕避免折叠	5		
	记录设备使用情况,清洁设备并放于指定位置	5		
效果评价 5分	精神面貌好,操作熟练,动作轻、稳	5		

目的:
1. 正确规范使用电外科设备。
2. 避免错误使用电外科设备而损坏仪器设备。
注意事项:
使用电外科设备时不能接触金属。

(六)腹腔镜手术基本设备及手术器械

1. 组成　腹腔镜手术最基本的设备包括光源系统(冷光源主机、导光束、内镜),摄像系统(摄像主机、摄像头、监视器),医用录像设备,气腹系统(气腹机、二氧化碳气源、气腹管、气腹针)、冲洗吸引系统(微压泵冲洗机、吸引器、冲吸管路)、电外科设备(高频电刀、超声刀、氩气刀)。

(1)光源系统

1)冷光源主机:目前临床上通常使用高亮度的 300W 的疝气灯冷光源。优点是其色温(5 600K)接近自然光,灯泡寿命长(500h 以上)。一旦灯泡亮度降低明显应检查并更换。

2)导光束:分两类,一类是被体导光束,另一类是光导纤维光束,目前临床多用后一类。手术开始前,需查导光束的质量,将光缆一端对着光亮处,则另一端发亮。如果一定数量的玻璃纤维已折断,就会看到黑色斑点。光缆表面有 20%~30% 发黑或中心区域大于 2mm 面积损坏时,就必须更换。

3)内镜:腹腔镜手术的视角镜(目镜)必须产生明亮清晰的图像并且不失真。使用最多的是硬管型视角镜,由光导玻璃纤维、一个物镜组、柱状透镜组及反像系统和目镜组成,外围直径 10~11mm。镜体有摄像头接口和光缆接口。根据手术需求,目镜分为 0°、30°、75°、120° 等规格。腹腔镜手术主要用的是 30° 镜。

(2)摄像系统:腹腔镜设备中关键部分,包括摄像主机、摄像头、监视器等。摄像系统在腹腔镜中的应用是进入现代化微创时代的标志。

(3)医用录像设备:用于手术录像或图片记录。近年的数字技术革命使术中图像的抓取和采集变得非常容易,手术图像可以方便打印和存入电脑。

(4)气腹系统:腹腔镜手术的人工气腹系统由气腹机、二氧化碳气体、气腹管和气腹针组成。目前使用的一般是二氧化碳气腹机。气腹机的控制面板上有四种比较参数的显示:实时的腹腔内压力、预设置的腹腔压力、每分钟气体流量、二氧化碳总消耗量,通过设置和观察控制面板的参数可有效控制腹腔内的二氧化碳气体流量、压力和总气体量,保证手术中病人的安全。气腹机利用微电脑芯片自动控制进气开关来调整气腹压,使腹压始终保持稳定,极大提高了手术的安全性和手术效率。

(5)冲洗吸引装置:腹腔镜冲洗吸引装置用于冲洗和吸引腹腔内的积血、积液,除去烟雾,保证术野干净和清晰,方便手术操作。它由微压泵冲洗机、吸引器、冲吸管路组成。

(6)电外科系统:腹腔镜手术需要特别精确的组织切开和止血操作。电外科器械是腹腔镜手术时常用的一种热能止血设备,可选用高频电刀、超声刀、氩气刀等,临床使用最多的是高频电刀和超声刀。

2. 应用范围 胸腹腔镜手术。

3. 使用步骤

(1)使用前准备:①准备仪器设备及手术器械。腹腔镜仪器设备包括监视器、摄像主机、光源、气腹机、高频电刀、冲吸泵等,合理摆放在内镜台车上。根据需要备超声刀和结扎束(Ligasure)。②准备已灭菌的腹腔镜、手术器械、超声刀头、导光束、气腹管、单极电刀连线或双极电凝线等。③根据手术要求摆放好内镜台车的位置,调整好监视器的位置。

(2)操作步骤:①连接仪器设备,如监视器、摄像主机、光源、气腹机等。②接通 CO_2 气源(根据需要使用),并开机,自检完成后,设定好压力(腹腔一般成人为 12~14mmHg,患儿为 11mmHg 以下)备用。③开启无菌腹腔镜、手术器械、气腹管等。摄像头连接腹腔镜,并与导光束、气腹管等预留适当长度固定,将设备端逐一递给巡回护士连接。④巡回护士连接各种仪器设备管线,将各种管线插入对应插口。⑤依次打开监视器、摄像主机、光源主机等仪器设备的电源开关,调节好亮度。⑥在光源开起后校对白平衡。将镜头调至清晰状态,以便手术顺利进行。⑦当气腹针穿刺成功后,按下气腹机工作开关"Start"键,待进气量显示超过0.2L,按下高流量进气开关,建立气腹。⑧可根据手术需要和进展随时调整各仪器设备参数。⑨手术结束后,停气、拔出气腹管,关闭气腹机电源开关(如气源为高压则需先排余气);将光源亮度调到最小,依次关闭摄像主机、光源、监视器电刀等仪器的电源开关;拔出摄像头数据线,导光束,单极、双极电凝线等附件;拔出总电源插头,整理好电源线,将仪器台车归位并登记。⑩按规范要求处理腹腔镜及可重复使用的器械。

4. 腹腔镜操作流程图　见图5-6。

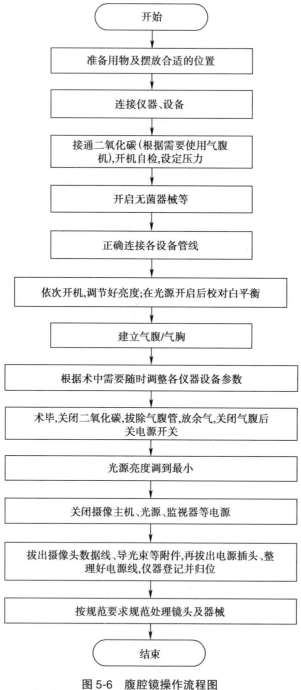

图 5-6　腹腔镜操作流程图

5. 考核评价　见表5-7。

表5-7　腹腔镜系统操作评价表

被考核者：　　　　考核者：　　　　考核时间：　　　　成绩：

项目	流程及评价考核要点	分值	得分	备注
操作准备 10分	人员着装整洁、取下首饰、剪指甲、洗手、戴口罩	5		
	用物准备齐全,放置合理,取用方便	5		
操作评估 15分	环境评估:手术间保持光线充足,环境整洁、宽阔	5		
	病人评估:病人病情	5		
	核对手术方式、病人信息及手术部位	5		
操作要点 70分	根据手术要求摆放位置	5		
	连接仪器设备	5		
	接通 CO_2 气源(根据需要使用),开机,自检,设定压力	5		
	开启无菌腹腔镜、手术器械、气腹管等	5		
	正确连接各管线	5		
	依次开机,调节好亮度	5		
	在光源开起后校对白平衡,将镜头调至清晰状态,以便手术顺利进行	5		
	建立气腹/气胸	5		
	根据手术需要和进展随时调节各仪器设备参数	5		
	术毕,停气,拔出气腹管,关闭气腹机电源开关(如气源为高压则需先排余气)	10		
	光源亮度调到最小,依次关闭摄像主机、光源、监视器电刀等仪器的电源开关	5		
	拔出摄像头数据线,导光束、单极、双极电凝线等附件;拔出总电源插头,整理好电源线,将仪器台车归位并登记	5		
	按规范要求处理腹腔镜及可重复使用的器械	5		
质量评定 5分	熟悉各种操作流程,常见故障应急处理流程熟练	5		

目的:
1. 正确规范使用腹腔镜系统。
2. 避免错误使用腹腔镜系统而损坏仪器设备。
注意事项:
使用腹腔镜系统时正确连接,使用后及时清理,规范存放。

（七）关节镜系统

1. 概述　关节镜手术最基本的设备包括光源系统（冷光源主机、导光束、内镜），摄像系统（摄像主机、摄像头、监视），医用录像设备，冲洗吸引系统（微压泵冲洗机、吸引器、冲吸管路），等离子电切系统和刨刀系统。

2. 使用范围　适用于膝关节、肩关节、踝关节等疾病。

3. 操作步骤

（1）操作前准备：①准备仪器设备及手术器械：准备关节镜仪器设备，包括监视器、摄像主机、光源、高频电刀、冲洗泵等合理摆放在内镜台车上；准备已灭菌关节镜镜头、手术器械、超声刀头、单极电凝线、导光束及刨削刀、镜头线等附件。②根据手术要求摆放好内镜台车的位置。

（2）操作步骤：①连接电源总开关；②开启灭菌后附件，器械护士依次固定吸引管、刨削刀线、导光束，将连接设备端交给巡回护士；③连接吸引管、刨削刀线、导光束、刨削刀控制路板、连接摄像系统装置，根据情况备好脚踏；④打开监视器、摄像系统、光源系统、刨削系统的电源开关，设备自检；⑤将 Y 型冲水管连接袋装生理盐水，升高输液架至离手术台面 1.5m 左右；⑥手术过程中根据需要及时调整设备参数；⑦术毕关闭显示器、光源系统、摄像系统、刨削系统的电源开关，拔出总电源插头；⑧清洁、整理设备，归位并登记。按规范要求对关节镜手术特殊器械、关节镜镜头、导光束及刨削刀等进行清洗、消毒、灭菌。

（3）注意事项：巡回护士随时观察吸引囊，如囊内冲洗液已冲洗完毕，及时更换，以免吸入中心装置而造成堵塞，镜头轻拿轻放，以免碰坏。

4. 关节镜操作流程图　见图 5-7。

5. 考核评价　见表 5-8。

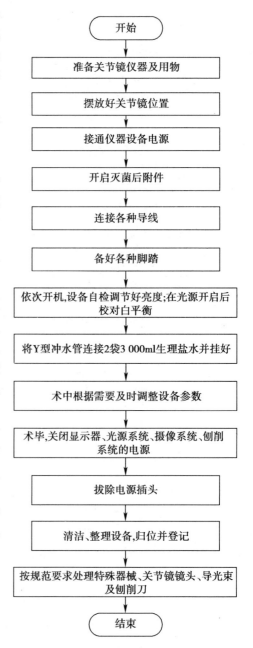

图 5-7　关节镜操作流程图

表 5-8　关节镜系统操作考核表

被考核者：　　　　考核者：　　　　考核时间：　　　　成绩：

项目	流程及评价考核要点	分值	得分	备注
操作准备 10 分	人员着装整洁，取下首饰、剪指甲、洗手、戴口罩	5		
	用物准备齐全，放置合理，取用方便	5		

续表

项目	流程及评价考核要点	分值	得分	备注
操作评估 15分	环境评估：手术间保持光线充足，环境整洁、宽阔	5		
	病人评估：病人病情	5		
	核对手术方式、病人信息及手术部位腔镜系统使用环境及性能	5		
操作要点 70分	根据手术要求摆放设备位置	5		
	连接各种仪器设备	5		
	开启无菌物品等附件	5		
	连接各种导线	5		
	根据情况备好脚踏	5		
	开机并自检	5		
	在光源开起后校对白平衡，将镜头调至清晰状态，以便手术顺利进行	5		
	将 Y 型冲水管连接袋装生理盐水，升高输液架至离手术台面1.5m 左右	5		
	术中根据需要调整设备参数	10		
	术毕，关闭仪器设备，拔出总电源插头	10		
	清洁整理设备，归位并登记	5		
	按规范要求处理特殊器械、关节镜镜头、导光束及刨削刀	5		
质量评定 5分	熟悉各种操作流程，常见故障应急处理流程熟练	5		

目的：
1. 正确规范使用关节镜。
2. 避免错误使用关节镜而损坏仪器设备。
注意事项：
使用关节镜时正确连接使用，及时清理，正确存放。

（八）电切镜系统

1. 概述　电切镜手术最基本的设备包括：光源系统（冷光源主机、导光束、内镜），摄像系统（摄像主机、摄像头、监视器），医用录像设备，冲洗吸引系统（微压泵冲洗机、吸引器、冲吸管路）、等离子电切系统。

2. 使用范围　适用于前列腺增生等疾病。

3. 操作流程

（1）操作前准备：①准备用物,包括电切镜器械包、电切镜、高频电刀、光源系统、等离子系统、图像采集系统；②根据手术要求摆放好台车的位置。

（2）操作步骤：①连接电源总开关。②开启无菌后附件。③手术依次固定各种导线,并将连接设备端递给巡回护士。④连接摄像系统、导光束、电凝线、吸引管等。⑤开机并自检,在冷光源开起后校对白平衡。将镜头调至清晰状态,以便手术顺利进行。⑥连接等离子器械：点对点插入等离子连接线（禁止旋转）,脚踏安放在合适的位置,开机,设置参数（默认值）。⑦手术过程中根据需要及时调整设备参数。⑧术毕,关闭光源（先归零）、摄像主机、取下接头。整理机器、导线（禁止倒提摄像头、脚踏）。⑨所有手术结束后,应将每台仪器的电源关闭,设备归位,各种连线盘成圈状,并登记。

4. 电切镜系统操作流程图　见图 5-8。

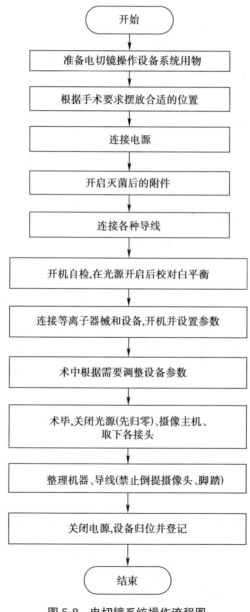

图 5-8　电切镜系统操作流程图

5. 考核评价 见表5-9。

表5-9 电切镜系统操作考核表

被考核者: 考核者: 考核时间: 成绩:

项目	流程及评价考核要点	分值	得分	备注
操作准备 10分	人员着装整洁、取下首饰、剪指甲、洗手、戴口罩	5		
	用物准备齐全,放置合理,取用方便	5		
操作评估 15分	环境评估:手术间保持光线充足,环境整洁、宽阔	5		
	病人评估:病人病情	5		
	核对手术方式、病人信息及手术部位	5		
操作要点 70分	根据手术要求摆放设备位置	5		
	连接设备电源	5		
	开启灭菌后附件	5		
	连接各种导线、备好脚踏	5		
	开机自检	5		
	在光源开启后,校对白平衡	5		
	连接等离子器械:点对点插入等离子连接线(禁止旋转),脚踏安放在合适的位置,开机,设置参数。液体介质为0.9%氯化钠溶液	10		
	术中根据需要调整设备参数	10		
	术毕,关闭电源,取下接头旋紧保护帽,整理用物;关闭光源(先归零)、摄像主机。整理机器、导线(禁止倒提摄像头、脚踏)	10		
	所有手术结束后,应将每台仪器的电源关闭,设备归位,各种连线盘成圈状,并登记	10		
质量评定 5分	熟悉各种操作流程,常见故障应急处理流程熟练	5		

目的:
1. 正确规范使用电切镜。
2. 避免错误使用电切镜而损坏仪器设备。
注意事项:
1. 使用电切镜时不能接触金属。
2. 使用时保持生理盐水持续灌注膀胱。

（九）OPMI Lumera T 显微镜

1. 工作原理　显微镜采用高分辨率、高清晰度光学系统和显像系统,可对病灶组织放大 6~400 倍进行观察,用于对微小部位的微创手术操作进行导航。运用冷光源双光纤同轴照明,视场亮度好;立体感强、景深大、视野清晰;并具有直接目视、即时显像及录像、照相等功能独有的 XY 弧面运动机构和功能齐全的豪华型机架,可在任意角度、任意位置观察。包括机械系统、观察系统、照明系统、显示系统。

2. 适用范围　主要适用于内眼部疾病。

3. 操作步骤

（1）操作前准备:①检查显微镜各部件是否齐全,功能是否完好,有无灰尘,镜头上有无血迹。②根据手术所需,装好助手镜,调好镜头平衡;根据医生个体差异,调好目镜及瞳距。③手术医生外科手消毒后,穿无菌手术衣,戴无菌手套,用一次性无菌显微镜套,在巡回护士协助下,套住显微镜前臂、镜头、手柄。

（2）操作步骤:①平衡慢速移动显微镜至手术床旁的合适位置,踩下制动刹车,固定设备。②松开显微镜臂各制动旋钮。根据于术部位与手术医生站位或坐位安放显微镜,使镜头位于方便调节范围内,镜头正对术野中心。③接通电源,打开显微镜操作模式面板电源开关,调到"OP"操作模式。④打开显微镜光源电源开关,从最小亮度开始调节至合适亮度。⑤手术医生根据各自瞳距和眼睛的屈光度调节目镜,再调节物距,焦距以达到最大清晰度,镜下手术操作。⑥使用完毕后应将光源亮度调至最小再关闭设备电源,拔下电源插线。⑦取下无菌显微镜套,收拢各关节横臂,拧紧制动开关,归还原处,锁好刹车装置。

（3）注意事项:①应防止是微镜震动和撞击,宜放置于相对固定的手术间,并有相对稳定的温度、湿度。使用过程中注意无菌操作。②观察标本时,显微镜离实验台边缘应保持一定距离(5cm),以免显微镜翻倒落地。镜柱与镜臂间的倾斜角度不得超过 45°,用完立即还原。③使用时要严格按步骤操作,熟悉显微镜各部件性能,掌握粗、细调节钮的转动方向与镜筒升降关系。转动粗调节钮向下时,眼睛必须注视物镜头。④观察带有液体的临时标本时要加盖片,不能使用倾斜关节,以免液体污染镜头和显微镜。⑤粗、细调节钮要配合使用,细调节钮不能单方向过度旋转,调节焦距时,要从侧面注视镜筒下降,以免压坏标本和镜头。⑥用单筒显微镜观察标本,应双眼同时睁开,左眼观察物像,右眼用以绘图,左手调节焦距,右手移动标本或绘图。⑦禁止随意拧开或调换目镜、物镜和聚光器等零件。⑧显微镜光学部件有污垢,可用擦镜纸或绸布擦净,切勿用手指、粗纸或手帕去擦,以防损坏镜面。⑨凡有腐蚀性和挥发性的化学试剂和药品,如碘、乙醇溶液、酸类、碱类等都不可与显微镜接触,如不慎污染时,应立即擦干净。不要任意取下目镜,谨防灰尘落入镜筒。⑩使用油镜观察样品后,随即用二甲苯将油镜镜头和载波片擦净,以防其他的物镜玻璃上沾上香柏油。二甲苯有毒,使用后马上洗手。⑪手术完毕,要用擦镜纸将镜头擦拭干净后移开,不能与通光孔相对。用绸布包好。切不可把显微镜放在直射光线下曝晒。

4. 手术显微镜操作流程图　见图 5-9。

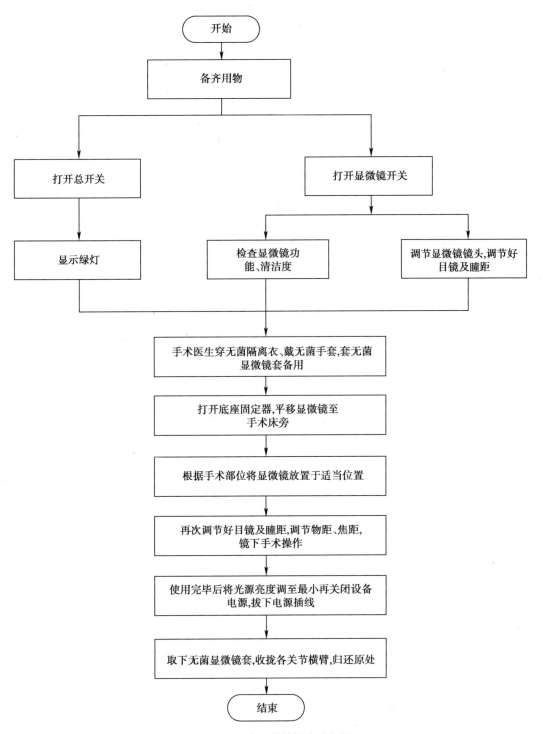

图 5-9 手术显微镜操作流程图

5. 考核评价 见表 5-10。

表 5-10 显微镜系统操作考核评价表

被考核者：　　　　考核者：　　　　考核时间：　　　　成绩：

项目	流程及评价考核要点	分值	得分	备注
操作准备 15 分	人员着装整洁、取下首饰、剪指甲、洗手、戴口罩	5		
	用物准备齐全，放置合理，取用方便	5		
	设备合适位置，连接电源	5		
操作评估 15 分	环境评估：手术间保持光线充足，环境整洁、宽阔	5		
	病人评估：病人病情	5		
	核对手术方式、病人信息及手术部位	5		
操作要点 65 分	根据手术所需，装好助手镜，调好镜头平衡、目镜及瞳距	5		
	手术医生外科手消毒后，穿无菌手术衣，戴无菌手套，用一次性无菌显微镜套，在巡回护士协助下，套住显微镜前臂、镜头、手柄	10		
	平衡慢速移动显微镜至手术床旁的合适位置；踩下制动刹车，固定设备；松开显微镜臂各制动旋钮	10		
	根据手术部位与手术医生站位或坐位安放显微镜，使镜头位于方便调节范围内，镜头正对术野中心	10		
	接通电源，打开显微镜操作模式面板电源开关，调到"OP"操作模式	5		
	打开显微镜光源电源开关，从最小亮度开始调节至合适亮度	5		
	手术医生根据各自瞳距和眼睛的屈光度调节目镜；再调节物距；焦距以达到最大清晰度；镜下手术操作。	10		
	使用完毕后应将光源亮度调至最小再关闭设备电源，拔下电源插线	5		
	取下无菌显微镜套，收拢各关节横臂；拧紧制动开关，归还原处，锁好刹车装置，并登记	5		
质量评定 5 分	熟悉各种操作流程，常见故障应急处理流程熟练	5		

目的：
1. 正确规范使用显微镜。
2. 避免错误使用显微镜而损坏仪器设备。
注意事项：
1. 使用显微镜时动作轻柔，避免磕碰。
2. 使用后在指定位置放置。

四、设备管理案例分享

(一)导入情景

妇产科,王某某,女,59 岁,住院号:123456,病人因"下腹胀痛 40+天入院",专科查体发现子宫增大约 3 个月孕,形态较规则,活动度尚可,轻压痛;妇科彩超发现子宫体积增大,回声不均匀,子宫约 9.4cm×7.2cm×6.4cm;左胫下见约 10cm 钢板内固定术后瘢痕。

术前诊断:子宫腺肌症。

拟施手术名称和方式:经腹子宫全切术。

拟施麻醉方式:全麻气管插管。

电外科设备准备:高频电刀设备。

(二)手术设备管理

1. 手术室仪器设备建立档案 建档内容主要包括申购资料、技术资料及使用维修资料。设备建档内容包括设备名称、型号、生产厂家、设备编码、购买时间、购买价格、使用说明书、维修手册和电路图,启用时间、使用状态、报废期限,维修情况等进行集中建档和统一调配使用管理(表 5-11)。

表 5-11 仪器设备电子档案

设备名称	型号	生产厂家	设备编码	购买时间	购买价格	使用说明书	维修手册	电路图	启用时间	使用状态	报废期限	维修情况
高频电刀	xyz	××	SBK-0000	2008.7.31	15 万	√	√	√	2008.9.04	好		2012.7,连接电源无反应;2018.8,连接使用后重复报警

2. 手术室仪器设备的使用培训 医学装备部对仪器设备验收合格后,对新购入设备的使用培训:科室新安装医疗器械时,医学装备部要求厂家工程师随器械安装验收时对使用人员进行培训。岗前培训:新增人员使用科室医疗器械的岗前培训由手术室自行组织,或按需求通过医学装备部联系厂家工程师到场培训(表 5-12)。

表 5-12 授课记录

日期	时间	课程名称	讲师	上课地点	培训对象
授课计划	2018.9.10	电外科正确使用	姚××	手术室学习室	手术室新进人员
授课记录	2018.9.10	电外科正确使用	姚××	手术室学习室	手术室新进人员
签名: 刘××					

3. 仪器设备使用登记管理

（1）建立手术室仪器设备使用登记本，每日记录设备使用情况。

（2）根据使用时间，定期向医学装备部申请预防性的维护和保养；在使用过程中出现设备故障，及时向医学装备部申请维修，详见表5-13、表5-14。

表 5-13 医疗设备维修和保养服务申请表

日期：2018 年　9 月　20 日

一、申请设备情况	本年度第 1 次申请		预算		
设备名称	××高频电刀			进口　☑ 国产	
设备型号	××320D		是否在保修期内		是
服务种类	☑ 硬件维修/升级			□软件系统维修/升级	
	人工保养服务			□全保服务	
服务单位	××医疗有限公司工程服务部				
申请科室	手术室				

二、需求描述与论证报告：

连接线连接后，在使用时重复报警。

科主任/护士长（签名）：杨××

三、申请科室联系人姓名：李××	联系电话：0830-316××××

四、审批意见

工程师意见	医学装备部审批	分管院长审批	院长审批

日期	设备名称	设备编码	常规维护	专项维护	故障检修事项	部门故障检修 院内维修部门	部门故障检修 第三方机构	检修返回日期	修回情况	检修人员	验收人	手术室经手人
9.20	高频电刀	SBK-0000			√		√	2018.8.31	良好	李××	杨××	李××

表 5-14 手术室仪器设备检修、维修登记表

日期	设备名称	设备编码	常规维护	专项维护	故障检修事项	部门故障检修		检修返回日期	修回情况	检修人员	验收人	手术室经手人
						院内维修部门	第三方机构					
2018.8.2	高频电刀	SBK-0000			√		√	2018.8.31	良好	李××	杨××	李××

（3）设备维护后在手术室仪器设备检修、维修登记本做记录，具体内容如下：

设备故障无法维修，若仪器设备损坏，其使用年限已到且无法修复价值时，则由手术室申请，医学装备部审查，启动报损报废流程，最后由资产管理部清理。

对设备报废进行简要说明，经医学装备部相关工程人员检验后，给予书面确认，报废设备送交设备科或总务部，并出具报废单，留存并粘贴于档案相关栏内，上报资产管理部并将该设备电子档案项目标注退役信息。国资委核对无误后下账，出纳人员制作账表，根据金额大小请院长批示或进一步上报省厅级国资委管理办公室（表 5-15）。

表 5-15 资产报废（损）单

报损科室：

资产编码	品名	规格型号	单位	数量	购入时间	单价（元）	金额（元）	报废（损）原因
SBK-00000	高频电刀	××320D	台	1	2008.7.31	150 000	150 000	反复维修不能使用

院长批示	主管科室意见	使用科室意见

验收人：	填报人：

五、医疗设备信息化管理

《全国医疗卫生服务体系规划纲要（2015—2020）》《"十三五"规划内容纲要明确提出通过云计算、物联网、大数据等信息化技术手段，推动医疗卫生服务模式和管理模式的深刻改变。目前，我国医院医疗设备正向着信息化及系统化方向不断发展，医疗设备信息化管理水平是医院整体管理水平的重要体现，是不断提升医院的综合竞争能力的举措之一。手术室作为医院手术业务及其效益运营管理的重要部门，涉及人、财、物、时间、信息等业务与管理特殊性和复杂性，尤其是医疗设备，它是现代化医院手术室运营不可或缺的物质基础，优化医疗设备管理，充分发挥其效能，至关重要。面对手术室医疗设备的日益更新、品牌种类繁多、高端精密、高频率使用与不断折旧、"故障性维修"模式等现状，对手术室设备管理提出了更高的要求。但医疗设备信息化管理方面的相对滞后，目前众多医院对于院内设备管理仍

仅停留在静态化的管理层面,依托医院信息系统(HIS)或医院资源计划(HRP)系统的部分传统功能模块,特别是许多基层医院仍旧以手工模式的状态维系管理,工作量大,管理效率和质量不高。由此,手术室科学的医疗设备信息化管理体系构建与应用日趋重要,详见第十一章。

(杨晓莹　刘青焱　先　会)

第二节　手术室器械管理

随着科学技术及医疗水平的发展,医疗器械为医疗业务提供了多元化的技术手段及安全保障,在医疗工作中得到了广泛应用,医疗器械的使用与管理已成为手术室管理的一项重要工作。医疗器械作为医疗活动主要的技术工具,其安全性与人体健康和生命安全密切相关。

一、可重复使用器械的管理

(一) 管理要求

参照国家规范《医疗卫生机构医学装备管理办法》《医疗器械临床使用安全管理规范》(试行)、WS 310. 1—2016、《三级综合医院评审实施细则》。

1. 手术室设置兼职或专职人员　负责器械管理工作。具体负责器械的申领、存储、发放、保养与维护、报废等工作。

2. 器械入库管理　科室建立器械管理档案,建档内容包括器械身份基本信息(名称、型号、生产厂家、编码)、购买时间、价格、器械分类管理标识码、投入使用时间、报废时间。建档方法包括人工建账立册和智能化信息系统建库管理。器械管理档案建立既可溯源,也有助于科学计划和成本效益分析。

3. 手术器械原则上不外借,如需外借,必须持有获得医院医务部批准器械外借申请单,通过科室负责人同意后方可外借。

4. 手术器械存储管理

(1)手术器械应按清洁、消毒、无菌进行分室、分类存储,定位放置、标识醒目,专人管理。

(2)灭菌后的器械物品应分类、分架存放在无菌物品存放区(库),环境温度≤27℃,湿度≤60%,无菌物品存放架或距离地面高度≥20cm,距离墙≥5cm,距天花板≥50cm。

(3)环境物表每日应清洁消毒并有记录。接触无菌物品前应洗手或手消毒。

(4)无菌器械效期管理:①专人定期对器械物品盘存、质检、科学的效期管理,严防过期无菌物品使用发生;②存储效期:环境的温度和湿度达到 WS 310. 1 规定时,使用普通棉布材料包装的无菌物品有效期宜为14d,未达到环境标准时,使用普通棉布材料包装的无菌物品有效期不应超过 7d。医用一次性纸袋包装的无菌物品,有效期宜为 30d;使用一次性医用皱纹纸、医用无纺布包装和一次性纸塑包装的无菌物品,有效期宜为 180d;硬质容器包装的无菌物品,有效期宜为 180d。

(5)无菌器械或物品发放管理:设专人发放,无菌器械包或物品发放使用应遵循做到先进先出的原则。发放时应确认无菌器械包的有效性和包装完整性,并有发放相关记录,记录内容:发放时期、名称、数量、发放责任人、领用人、手术间序号及相关的手术病人基本信息等。

5. 无菌器械使用管理

（1）手术室可根据需要配置成套的通用器械包和专科手术器械包。每个器械包应有器械配置清单，每一种器械与器械档案相关联。

（2）手术器械包或器械应根据使用周转频次、器械性能定期更新、补充和保养。

（3）无菌器械包使用前，应再次检查器械包的名称、包装质量、灭菌监测指示、有效期，符合要求方可使用。

（4）手术使用中管理：①手术开始前、关闭体腔前、关闭体腔后、缝合皮肤后认真核查清点手术器械包内器械明细，包括器械名称、数量、功能性、完整性等。并及时做好相关记录。②器械使用过程中的保养。根据手术需要和器械特性，进行合理分区与布局、有序摆放，精密器械与基本器械分别放置；注意轻取轻放，不可用精密器械夹持物品，不可投掷或相互碰撞，保护器械的尖端和刀刃；器械使用后及时擦拭血迹、污迹。③对使用中发现器械性能不良或损坏，应停止使用，并及时标记，术毕及时更换或维修。如果不能维修使用者，按器械报废管理规定、流程处置。

6. 手术器械使用后处理　根据 WS 310.1～310.3 规范要求，对所有需要消毒或灭菌后使用的手术器械、器具和物品应采取 CSSD 统一回收、清洗、消毒、灭菌和供应集中管理方式。如现有 CSSD 面积受限，已在手术室设置清洗消毒区域的医院，其清洗、消毒或灭菌工作集中由 CSSD 统一管理，依据 WS 310.1～310.3 规范处置的也属集中管理。

（1）回收：①使用者应将重复使用的诊疗器械、器具和用品直接置于封闭的容器中，由 CSDD 回收处理；被朊病毒、气性坏疽及突发不明的传染病病原体污染的诊疗器械、器具和物品，使用者应双层封闭包装并标明感染性疾病名称，由 CSDD 单独回收处理。②使用者应在使用结束及时去除手术器械、器具和物品上的明显污物，根据需要做保湿处理。③不应在诊疗场所对污染的诊疗器械、器具和物品进行清点，采用封闭式回收，避免反复装卸；回收工具使用后应清洗、消毒，干燥备用。

（2）清洗：清洗方法包括机械清洗、手工清洗，机械清洗适用于大部分常规器械的清洗，手工清洗适用于精密、复杂器械的清洗和有机物污染较重器械的初步处理。

（3）消毒：清洗后的器械、器具和物品应进行消毒处理，消毒方法首选机械热力消毒，也可采用 75% 乙醇、酸性氧化电位水或取得国务院卫生行政部门卫生许可批件的消毒药械进行消毒。

（4）包装：包括装配、包装、封包、注明标识等步骤。①包装前，应根据器械装配的技术规程或图示，核对器械的种类、规格和数量，拆卸的器械应进行组装。带电源的器械包装前应进行绝缘性能的安全性检查。②手术器械应摆放在篮筐或有孔的盘中进行配套装配；盆、盘、碗等器皿，宜单独包装；剪刀和血管钳等轴节类器械不应完全锁扣。有盖的器皿应开盖，垒放的器皿间应用吸湿布、纱布或医用吸水纸隔开，管腔类物品应盘绕放置，保持管腔通畅；精细器械、锐器等应采取保护措施。③灭菌包的重量和体积要求：器械包重量要求不超过 7kg，塑料包重量不宜超过 5kg。灭菌包体积：下排气压力蒸汽灭菌不宜超过 30cm×30cm×25cm，脉动预真空压力蒸汽灭菌器不应超过 30cm×30cm×50cm。④包装方法和材料：开放式的储槽不应用于灭菌物品的包装。纺织品包装材料应一用一清洗，无污渍，灯光检查无破损；硬质容器的使用与操作，应遵循生产厂家的使用说明或指导手册。其清洗消毒流程符合上述流程；灭菌物品的包装应分为闭合式包装和密封式包装。手术器械采用闭合式包装方法，应由 2 层包装材料分 2 次包装。密封式包装如使用纸袋、纸塑袋等材料，可使用一层，适用于单独包装的器械;封包要求:闭合式包装应使用专用胶带,胶带长度应与灭菌包体积、重量相适宜、松紧适度。封包应严密,保持闭合完好性;包外应设有灭菌化学指示物,高度危险性灭菌物品灭菌包内还应放置包内化学指示物;如果透过包装材料可直接观察包内灭菌化学指示物的颜色变化,则不放置包外灭菌化学指示物;纸塑袋、纸袋等密封包装其密封宽度应≥6mm,包内器械距包装袋封口处应≥2.5cm;用热封机在每日使用前应检查参数的准确性和闭合完好性;硬质容器应设置安全闭锁装置,无菌屏障完整性破坏时应可识别;灭菌物品包装的标识应注明物品名称、包装者等内容。灭菌前注明灭菌器编号、灭菌批次、灭菌日期和失效日期。标识应具有追溯性。

(5)灭菌:包括压力蒸汽灭菌(下排气式、预真空式、快速压力蒸汽灭菌)、干热灭菌和低温灭菌。耐湿、耐热的器械、器具和物品应首选下排气式或预真空式压力蒸汽灭菌。干热灭菌适用于耐热、不耐湿、蒸汽或气体不能穿透物品的灭菌,如玻璃、油、粉剂等物品的灭菌。低温灭菌:包括环氧乙烷灭菌和过氧化氢低温等离子灭菌,适用于不耐高温、湿热灭菌的器械物品,如电子仪器、光学仪器等诊疗器械的灭菌。

7. 手术器械系统追溯管理

(1)对追溯的复用无菌用品,设置唯一性编码。

(2)在各追溯流程点(工作操作岗位)设置数据采集终端,进行数据采集形成闭环记录。

(3)追溯记录应客观、真实、及时,错误录入更正需有权限并留有痕迹。

(4)记录关键信息包括操作人、操作流程、操作时间、操作内容等。

(5)手术器械包的标识可随追溯物回到 CSSD。

(6)追溯信息至少能保留 3 年。

(7)系统具有与医院相关信息系统对接功能。

(8)系统具有记录清洗、消毒、灭菌关键设备运行参数。

二、植入物性医疗器械与外来医疗器械管理

(一) 植入物性医疗器械

植入物性医疗器械指放置于外科操作形成的或者生理存在的体腔中,留存时间为 30d 或者以上的可植入性医疗器械。根据《医疗器械监督管理条例》中描述,医疗机构应明确一个部门负责植入医疗器械的统一采购、验收、保管,植入医疗器械应确保追溯到每位病人。使用植入医疗器械应当记录相关信息,至少应包括病人姓名、住院号、手术时间、手术医生姓名、产品名称、规格(型号)、产品跟踪号(生产批号)以及生产单位和供货单位的名称、地址、联系电话等事项,并与病历一同保存。

(二) 外来医疗器械

由器械供应商租借给医院可重复使用,主要用于与植入物相关手术的器械。外来器械针对性强、价格昂贵、品种多样、更新迅速、流动性大,多为高度危险性医疗器械。也增加了医院清洗、消毒、灭菌、监测控制管理难度。对建立健全外来器械管理制度,规范管理流程,明确岗位职责,加强从业人员业务培训,全程质量控制等无缝的闭环管理尤为重要。

(三) 外来医疗器械和植入物管理要求

1. 严格控制准入,要求中标产品的公司必须符合资质,四证齐全:《医疗器械生产许可证》《经营许可证》《企业许可证》《器械合格证》;做到送货及时、准确,保证产品质量,并签订承诺书。

2. 使用科室根据手术需要,按计划向医院设备部库房或手术室二级库房提交植入性医疗器械计划清单,设备部库房按需要备货。

3. 建立植入物与外来器械专岗负责制,人员相对固定。

4. CSSD 应根据手术通知单接受外来医疗器械及植入物;依据供应商提供的器械清单双方共同清点核查、确认、签名,记录应保存备查。

5. 为保证对外来器械有足够的处置时间,择期手术最晚应于术前日 15:00 前将器械送达 CSSD,急诊手术应及时送达。

6. 供应商提供的外来医疗器械、植入物及盛装容器应清洁。并遵循器械供应商提供的外来医疗器械、植入物清洗、消毒、包装、灭菌方法和参数进行。急诊手术器械应及时处理。灭菌后的外来医疗器械及植入物应配送至手术室无菌物品库房或手术室二级库房存储备用。

7. 手术室根据需要,术前一日或术晨手术室无菌物品库房或手术室二级库房提交植入性医疗器械和外来医疗器械领用申请单。并做好发放登记、使用后核对记账管理。

8. 使用后外来器械,应由 CSSD 清洗、消毒后方可交器械供应商。

三、一次性无菌医疗器械管理

一次性使用无菌医疗器械是指无菌、无热源、经检验合格,在有效期内的一次性直接使用的医疗器械。列入《一次性使用无菌医疗器械目录》的按《医疗器械监督管理条例》及《一次性使用无菌医疗器械监督管理办法》进行管理,列入《消毒产品分类目录》的按《医疗器械监督管理条例》和《消毒管理办法》进行管理;对于医院内使用的一次性使用医疗用品要保证其来源于医院库房,不得到周围商场自行购买,库房内购置的一次性使用医疗用品要有完整的购销记录。

(一) 一次性无菌医疗器械追溯管理

医疗机构应建立无菌器械的采购、验收制度,要有完整的购进和使用记录。购进和使用记录内容应当包括企业名称、产品名称、原产地、规格型号、产品数量、生产批号、灭菌批号、产品有效期、采购日期等,确保能够追溯至每批产品的进货来源。

(二) 使用管理

1. 对病人使用前应进行风险评估和知情同意告知,使用时须严格核对病人信息和计划使用的一次性无菌器械名称、规格型号、编码。

2. 启封前再次核查一次性无菌器械名称、规格型号、编码,仔细检查产品外包装质量、有效期、灭菌合格标识。

3. 使用前检查器械完整性、使用性能,如发现异常,应立即停止使用,及时记录与反馈。使用过程中严格遵照器械操作说明和无菌技术。禁止暴力使用器械,避免造成器械损害;器械使用后及时清除残留组织、血渍和污渍。

(三) 使用后处置

1. 医疗机构应建立一次性无菌器械使用后销毁制度,对于使用过的一次性无菌医疗器械必须按规定销毁,零部件不再具有使用功能,使用科室不得私自处理。

2. 使用过的一次性无菌医疗器械,经毁型后按照《医疗废物处理条例》管理要求进行分类处置,并由医院进行统一回收,统一交由关部门进行无害化处理,严禁流向社会重复使用。

3. 根据《医疗废物处理条例》第二章第十二条医疗卫生机构和医疗废物集中处置单位,

应当对医疗废物进行登记,登记内容应当包括医疗废物的来源、种类、重量或者数量、交接时间、处置方法、最终去向以及经办人签名等项目,登记资料至少保存 3 年,便于信息追溯。

（杨晓莹　刘青焱　先　会）

第三节　手术室医用耗材管理

根据国务院 2014 年发布的《医疗器械监督管理条例》,国家对医疗器械按照风险程度实行分类管理。第一类是风险程度低,实行常规管理可以保证其安全、有效的医疗器械或耗材;第二类是具有中度风险,需要严格控制管理以保证其安全、有效的医疗器械;第三类是具有较高风险,需要采取特别措施严格控制管理以保证其安全、有效的医疗器械。医用耗材是医疗器械范畴中的一部分,包括高值医用耗材和低值医用耗材。随着医疗卫生事业的快速发展,医院规模不断增大,医用耗材需求随之增大,给医用耗材管理提出了更高的要求。加强医院医用耗材科学、规范管理对其质量控制与成本效益分析具有重要意义。

一、高值耗材管理

高值医用耗材是指直接作用于人体、对安全性有严格要求、临床使用量大、价格相对较高、社会关注度高的医用耗材。随着现代医学及生物工程技术的快速发展,医用高值耗材在临床的应用越来越广泛,其种类和规格型号日趋复杂,是当今医院及手术室管理的一项重要内容。

（一）高值耗材分类

随着现代医学及生物工程技术的快速发展,医用高值耗材在临床的应用越来越广泛,其种类和规格型号日趋复杂。目前,医院常用的高值医用耗材主要可分为心脏介入类、人工关节类、外周血管介入类、消化材料类、麻醉材料类及其他类。具体又细分为补片类、支架类、起搏器类、瓣膜类、血管类、弹簧圈类、人工晶体类、骨科材料类等。

（二）管理要求

高值医用耗材的使用无疑提高了医疗技术质量和速度,也减轻了病人伤痛,满足了病人的要求。由于高值耗材使用范围广、价格高、个性化较强,且大部分用于人体植入,安全性要求高,因此,要加强高值耗材的使用管理。

1. 严格准入　所有耗材均统一招标采购,不允许医生或他人私自将耗材带进手术室。要求中标产品的公司必须符合资质,包括《医疗器械生产企业许可证》《医疗器械产品注册证》《医疗器械经营企业许可证》《卫生许可证》;并签订配送服务承诺书。

2. 资质档案管理　严格审核供应商资质,保存相关法规性文件资料,建立完整的供应商资质档案。

3. 使用科室根据手术需要,按计划向医院设备部一级库房或手术室二级库房提交高值耗材计划领用申请单,设备部库房按需要备货。

4. 入库管理　高值医用耗材到货后,采购及库管人员应仔细核对产品注册证,商检报告,对产品名称、规格、型号、外包装、价格等进行严格检验,如有不符应拒绝收货。进货查验记录应妥善保存,植入性医用耗材进货查验记录应当永久保存。入库后库管员应及时通知申购科室领取。领取时双方再次核对产品名称、规格、型号、外包装等,由领用责任人签出库单。

5. 使用管理　对病人使用前应进行风险评估和知情同意告知,使用时须严格核对病人信息和植入性医用耗材名称、规格型号、编码,仔细检查产品外包装、灭菌合格标识。医用植入性耗材使用后手术医生必须完整填写使用记录,并留档备案,确保信息具有可追溯性。

6. 使用后的处置　使用后的医用植入性耗材应严格按照《医疗器械监督管理条例》《消毒管理办法》和《医疗废物管理条例》,以及医院感染管理的相关规定进行管理,并做记录。

(三) 高值耗材信息系统管理

高值耗材管理信息系统可分为 3 大部分:库房管理模块、使用科室管理模块、财务管理模块。

1. 库房管理模块　包括构建高值耗材字典库。首先应建立高值耗材信息化数据库,根据"物资管理系统"软件的特性,将物资类别、产品名称、规格型号、生产厂家、生产条码、产品 REF 码或 RFID 以及注册证等以实物、实证进行科学分类,建立初始化数据信息。在此基础上建立高值耗材字典库。对产品进行分类和编码、供应商名称及采购目录维护、制订采购计划,备货与 RFID 标签的读写功能、入库登记、出库登记、成本核算数据生成以及信息查询与跟踪管理功能。在高值耗材验收、入库、出库、使用等环节实行一物一码的条码化或 RFID 管理。这种管理方法对高值耗材的实时动态监管更为有效,使追溯机制更为完善,库存水平的监控和预算编制更为科学。

2. 使用科室管理模块　包括高值耗材使用申请、HIS 费用录入、RFID 标签的读写功能、使用确认和清单打印功能,每个功能又分为门诊和住院两部分。

3. 财务管理模块　包括制订付款计划、供货商结账和财务报表等功能。

二、低值医用耗材管理

低值医用耗材是医用耗材的一部分,包括一次性医疗用品和一次性卫生用品。

(一) 一次性医疗用品

一次性医疗用品分为灭菌的一次性使用医疗用品和消毒的一次性使用医疗用品。灭菌的一次性使用医疗用品是指进入人体组织,无菌、无热源、无溶血反应和无异常毒性、检验合格,出厂前必须经灭菌处理的可直接使用的一次性使用医疗用品;消毒的一次性使用医疗用品是指接触皮肤、黏膜,无毒害、检验合格,出厂前必须经过消毒处理,可直接使用的一次性使用医疗用品。对于医院内使用的一次性使用医疗用品要保证其来源于医院库房,不得到周围商场自行购买,库房内购置的一次性使用医疗用品要有完整的购销记录。

(二) 一次性卫生用品

一次性使用卫生用品是指使用一次后即丢弃的、与人体直接或间接接触的、为达到人体生理卫生或卫生保健(抗菌或抑菌)目的而使用的各种日常生活用品,产品性状可以是固体,也可以是液体。例如,一次性使用手套或指套(不包括医用手套或指套)、纸巾、湿巾、卫生湿巾、电话膜、帽子、口罩、一次性床罩或垫单、尿布等卫生用品,均按消毒产品进行管理。

(三) 管理要求

1. 严格准入　医院耗材管理部门需严格审核产品及厂商资质并对其进行动态管理,资质审核包括医疗器械注册证、医疗器械生产许可证、医疗器械经营许可证和销售授权等。

2. 验收管理　医院应当建立完善的医用耗材验收、入库及出库制度。设专人验收,验收人员须熟练掌握医用耗材验收标准。验收时,实行三查九对:查验包装是否破损,查验标识是否清晰,查验合格证及检验报告;核对供货单位名称、产品名称、规格型号、注册证号、生产企业、灭菌(生产)批号、有效期、数量价格以及特殊储运要求。进货查验记录应妥善保存,一般医用耗材记录应保存至医用耗材规定使用期限届满后 2 年或者使用终止后 2 年。使用科室领用入库时,再次复验产品外包装及中、小包装情况,检查产品的生产批号和外观质量,发现问题及时记录并上报医院感染管理控制部门,并及时停止同批号产品的使用。

3. 存储管理　医院及临床科室应设专库,专人管理。一次性医疗用品和一次性使用卫生用品应分室、分柜、分类存储,标识项目;保持存储环境整洁,定期消毒和空气、物表定期卫生学检测;定期盘存、清查和质检,确保医疗用品的安全性和有效性,严防过期医疗用品发生,对存在的问题及时分析、总结和整改。

4. 使用管理　科室根据实际建立规范的医用耗材发放与领用管理制度和流程;一次性无菌医疗用品使用前认真核查物品名称及规格型号、包装质量、有效性期;使用中严格执行操作规程和无菌技术,若有污染或可疑污染,应重新处理或及时更换;禁止一次性使用医疗用品重复消毒再次使用。

5. 使用后的处置　使用后的医用耗材应严格按照《医疗器械监督管理条例》《消毒管理办法》和《医疗废物管理条例》,以及医院感染管理的相关规定进行管理,并做好相关记录。

(杨晓莹　刘青焱　先　会)

第六章

手术室医院感染管理

现代医学的快速发展使外科手术更趋于精益化、复杂化,越来越多的疑难杂症不断被攻克,但外科手术在给病人带来福音的同时,也存在着诸多风险,手术常常会破坏局部皮肤和黏膜的完整性,当病原微生物侵入手术切口达到一定程度时就会发生手术部位感染,造成手术的失败,甚至危及病人的生命。因此了解手术部位感染的定义、诊断标准及危险因素、建立健全的管理体系,对手术部位感染重点环节进行有效控制和预防是手术室感染管理的重要内容。

第一节 手术室医院感染的来源和危险因素

一、手术室医院感染的来源

手术室作为抢救病人的重要场所,对病人的疾病治疗具有重要的意义,手术室感染预防与控制是医院安全管理的重要内容,是病人早日康复的重要保障。手术室医院感染多是病人术前准备不足、手术间空气洁净度、医护人员感染意识缺乏、医护人员术中操作等多因素引起。因此,明确手术室感染的来源,加强管理,将有效降低术后相关感染的发生。

(一) 病人术前准备不足

在进行手术之前,病人除了要换好衣服以外,还应做好自身手术区域皮肤的准备,要确保术前相关检查结果有效落实。但是部分病情危急的病人在进入手术室前,由于抢救时间仓促,造成准备不够充分,从而增加手术室医院感染的概率。

(二) 手术间空气洁净度

手术过程中人员流动会影响到手术室空气洁净度,使用洁净手术室过程中需严格控制人员流动量,确保环境需求。不必要的人员流动,使空气内浮游菌超出标准范围,降低空气质量。循证医学资料显示,如果细菌总数为 $707 \sim 1\,767\,\text{cfu}/\text{m}^3$ 容易引起术后感染(悬浮菌承载异体微粒,若进入切口会加大 SSI 风险,加重炎症,形成粘连,产生肉芽肿)。

(三) 医护人员感染意识缺乏

手术过程中,由于新入职的医护人员对手术室医院感染的意识模糊,感染知识匮乏,手术前消毒准备工作没有达到相关标准,与此同时,随着各级医院规模的不断壮大,医院新进医护人员、实习生及进修生所占的比重越来越大,在参观手术过程中感染意识相对缺乏,各层级医护人员所掌握的感染知识不平衡,从而增加了手术室医院感染概率。

(四) 医护人员术中操作

不断发展着的专业技术,加大了手术精度和难度,使手术时间得到延长,长时间使用手术器械会增加其污染的概率,相比较无菌巾覆盖的器械,直接暴露的器械发生污染的概率会增加 2 倍。除此之外,手术部位感染的主要病菌来源是由于手术者的手菌落数不合格,也不排除因时间紧迫,为了抢救生命而无法对手术器械进行充足的灭菌时间而造成的手术部位感染。与此同时,手术医生会直接接触到病人手术部位,手术时一旦手套被刺破,其手是主要的病菌源,会直接感染病人手术部位。手术室护士误用未经消毒或未经彻底灭菌的器械、敷料也会导致病人受感染。

二、手术室医院感染的危险因素

手术室医院感染控制是医院感染管理的重要组成部分,病人在手术治疗过程中由于一些原因,导致手术部位发生感染。发生手术部位感染不仅给病人带来身体的痛苦,也会对其心理造成不良影响,更严重者会出现血液系统感染疾病,甚至增加死亡风险。在众多的手术室医院感染因素中,手术室相关的危险因素是可以预见并且避免的,手术室的环境、手术时间、手术器具清洁和灭菌情况、操作者的技术及围术期护理等都可能是手术室医院感染的危险因素。所以充分了解手术室医院感染的危险因素,实施针对性的预防策略,对于感染的防治和病人术后预后都有重要的临床研究意义。

(一) 手术人员管理

手术人员着装不当是引起手术部位感染的因素之一。手术时戴帽子的目的是罩住头发,尽可能地避免头部微生物掉落在衣服上,甚至掉落到手术部位。手术人员手术时可佩戴一次性手术帽,使用后丢弃。如果佩戴布质手术帽,建议至少每日清洗一次,遇到污染应随时进行清洁消毒。

另一方面,手术参观人员是引起手术部位感染的重要因素。参观人员本身可能携带病原菌,降低手术室洁净程度,其次参观人员在手术室的走动增加了低清洁度区域与高清洁度区域的空气流动,增加了病原菌接触病人的机会。因此,术中应尽量降低手术相关人员的进出次数,减少对病人翻身次数,若有参观者,应至少与医生保持 30cm 的距离,也有研究者认为应与医生保持>1m 的距离。

(二) 手术间洁净度

手术过程中人员流动会影响到手术室空气洁净度,使用洁净手术室过程中需严格控制人员流动量,确保环境需求。大部分三甲医院内进修医生和实习医生进入到手术室中,不熟悉手术室环境,加大人员流动,空气内浮游菌超出标准范围,降低空气质量,会出现感染隐患。接台手术时空气中细菌对手术切口的感染有着很重要的影响,手术间空气细菌数的增加而造成细菌进入切口,造成切口感染。

(三) 手术间温度

手术间温度在临床手术治疗的过程中容易被忽视,但往往病人在手术室接受手术时,切口会直接暴露在空气中,室内的温度可以对病人的切口损伤造成直接的影响,温度偏高时,切口附近皮肤容易出汗,将皮肤的细菌带入切口,温度偏低时血管会出现收缩,切口在冷刺激的作用下,容易加重损伤,影响术后的恢复,从而加大了手术室医院感染的发生风险,因而将手术室温度控制稳定在 21~25℃ 显得尤为重要。

（四）手术时间

有研究报道称,手术时间与手术病人医院感染发生率呈正相关关系;这主要是由于随着手术时间的增加,手术器械以及手术野遭受空气污染的概率亦随之增加,手术部位周围随汗腺排出的细菌亦逐渐增多,从而增加了手术室医院感染率。

（五）术中操作

在手术过程中,手术医生未严格按照相关要求对病人实施术中操作,例如过多对病人使用电刀等,从而增加病人手术部位感染率。手术人员戴手套不规范或在手术过程中出现手套破损但未及时更换,也会导致手术室医院感染。同时,手术过程中,工作人员未按相关要求或规范保护皮肤切口,也易导致手术室医院感染。

（六）手术类型

通常情况下,急诊手术容易造成手术部位感染,主要原因在于急诊手术因病情危及,术前准备时间少,皮肤消毒工作较为仓促,大大增大了手术部位的感染。但胡小雪认为,与急诊手术相比,择期手术病人的手术部位感染发生率相对较高。出现这种现象的原因为择期手术病人等待时间较长,由于受到病情影响,其机体抵抗力相对较差,术中更易受到细菌侵袭,诱发手术部位感染。

（七）手卫生质量

研究显示,部分手术人员对手卫生的重视程度不够,所以在对手进行清洁时,常存在刷手步骤不彻底、刷手时间不够等现象,导致手卫生未达到外科手消毒的要求,从而引发病人出现手术部位感染。

（八）手术室内卫生质量

手术部位感染的发生率和手术室空气中的含菌量存在较强的相关性,这主要是因为手术室内工作人员的频繁走动,会导致手术室内尘粒中的含尘量和微生物颗粒数增加,从而导致接台手术洁净净化的间隔时间不够,空气净化效果不佳,引发病人手术室医院感染。手术接台病人的接送、医务人员的流动都会引起粉尘、微粒对手术室的污染,对手术洁净的简化会导致消毒不完善,随着接台手术的增多室内的污染就越严重。

（王　悦）

第二节　手术部位感染的定义与诊断标准

一、手术部位感染的定义

1999 年,美国 CDC(疾病预防控制中心)正式颁布了手术部位感染的预防指南,明确了手术部位感染(surgical site infection,SSI),是指围术期发生在切口或手术深部或腔隙的感染,包括浅表手术切口感染、深部手术切口感染以及器官/腔隙感染。

二、手术切口分类

表浅手术切口感染(superficial incisional,SSI)的发生与手术过程中手术野所受污染程度有关,为了更好地评估手术切口污染情况,原卫生部《外科手术部位感染预防和控制技术指南(试行)》中。根据外科手术切口微生物污染情况,将外科手术切口分为四类,为Ⅰ类清洁切口、Ⅱ类清洁-污染切口、Ⅲ类污染切口和Ⅳ类感染切口。

三、切口愈合的分级

吴在德、吴肇汉主编的《外科学》(第 7 版)中提到手术切口的愈合等级分为甲、乙、丙三级(甲级愈合指愈合优良,无不良反应;乙级愈合,指愈合处有炎症反应,如红肿、硬结、血肿、积液等,但未化脓;丙级愈合指切口化脓,需要做切开引流等处理)。

四、手术部位感染的诊断标准

手术部位感染分为表浅手术切口感染、深部手术切口感染、器官/腔隙感染。

（一）表浅手术切口感染

手术后 30d 内发生的仅累及手术切口的皮肤或皮下组织的感染,临床诊断具有两条之一即可诊断。

1. 表浅切口有红、肿、热、痛,或有脓性分泌物。

2. 临床医生诊断的表浅切口感染。需要说明的是切口缝合针眼处分泌物及切口脂肪液化不属于切口感染。

3. 通过无菌方式从浅表切口中取得的液体或组织培养分离出微生物。

4. 至少有一项感染的症状或体征 疼痛或压痛,局部水肿、红肿或发热,以及由外科医生有意敞开的浅表切口,除非培养阴性。

5. 注意   以下情况不能报告为 SSI:①针眼脓肿(缝线穿透部位的微小炎症和渗出);②会阴切开术或新生儿包皮环切术手术部位的感染;③感染的烧伤伤口;④延伸到筋膜和肌层的切口 SSI,见切口深部组织感染。

（二）深部手术切口感染(deep incisional SSI)

深部手术切口感染指无植入物者手术后 30d 以内、有植入物者(如人工心脏瓣膜、人造血管、机械心脏、人工关节等)手术后 1 年内发生的与手术有关并涉及切口深部软组织(深筋膜和肌肉)的感染。临床诊断:符合上述规定,并具有下述 4 条之一即可诊断。

1. 从切口深部引流或穿刺出脓液,但脓液不是来自器官(腔隙)部分;感染性手术后引流液除外。

2. 自发性裂开,或由手术医生有意敞开的深部切口,病人至少有以下一项症状体征:发热(≥38℃)、局部疼痛或压痛,除非培养阴性。

3. 再次手术探查、经组织病理学或影像学检查发现涉及切口深部脓肿或其他感染证据。

4. 由临床医生诊断的深部切口感染。

（三）器官/腔隙感染(organ/space SSI)

无植入物手术后 30d 内、有植入物术后 1 年内发生的累及术中解剖部位(如器官或腔隙)的感染。临床诊断:符合上述规定,并具有下述 3 条之一即可诊断。

1. 引流或穿刺有脓液。

2. 经直接检查、再次手术、病理学或影像学检查发现涉及器官或腔隙感染的证据。

3. 由临床医生诊断的器官或腔隙感染。SSI 病原学诊断是指在临床诊断基础上,细菌培养阳性。

4. 需要注意的是,由国家卫生健康委员会制订的《手术部位感染预防控制规范》于2017 年公布,已完成征求意见阶段。该规范中对有植入物(如人工心脏瓣膜、人造血管、机械心脏、人工关节等)的手术,诊断为深部切口感染和器官/腔隙感染的有效时间缩短为手术后90d内病人发生的手术部位的感染,不再采用之前规定的术后1年的有效时间。

五、手术部位感染的表现

切口浅部和深部SSI常常伴有红肿、压痛、水肿,偶尔有引流物流出。感染部位常有柔软或波动感,从愈合伤口的任何部位破裂。病人有白细胞升高和低热。根据国际联合委员会健康组织认定SSI应满足以下4个条件:①从伤口中引流出大量脓性物质;②伤口自发裂开,有脓性引流液;③伤口引流液细菌培养阳性,或革兰氏染色细菌阳性;④手术医生注意到切口红肿或引流物流出,认为存在感染,敞开切口。

(王 悦)

第三节 手术部位感染的危险因素及防控

外科手术常常会造成病人皮肤和黏膜屏障的破坏,在操作的过程中微生物会乘机进入伤口,伤口又为微生物提供了一个温暖潮湿,而且营养丰富、极易微生物生长繁殖的有利环境,因此病人的免疫力、手术种类、手术室的环境、手术人员操作等因素均与SSI的发生有关。引起SSI的发生,主要有内源性(病人因素)和外源性(手术因素)两个方面,了解了SSI发生的危险因素才能有效地进行防控。

一、SSI危险因素分析

细菌的致病性由细菌的毒力和手术部位细菌的负荷量决定的,而感染的发生则取决于细菌产生的毒素和抵抗吞噬与破坏的能力。因此手术部位被微生物污染后感染的风险与细菌污染的量、病原体的毒力和病人的抵抗力水平相关。

SSI风险=细菌污染剂量×细菌毒力÷病人抵抗力

综合分析SSI危险因素包括病人和手术两个方面。内源性病原菌主要是在病人皮肤、黏膜(胃肠道、口咽或泌尿生殖黏膜)或空腔脏器的内源性菌丛,常见为需氧革兰氏阳性球菌(如葡萄球菌);外源性病原体可能来源于手术团队成员、手术室环境以及手术过程中使用的材料和设备。

(一)病人因素

1. 年龄 婴幼儿小于2岁及老年病人大于60岁,是医院感染的易感人群。病人自身的各种因素与手术部位感染存在一定的相关性。年龄、肥胖、营养不良等生理因素,以及肝硬化、内分泌系统疾病、艾滋病、皮肤病等病理因素对SSI的影响日益引起外科医生的重视。

2. 身体状况及疾病伴随程度

(1)营养不良和低蛋白血症:术前低蛋白血症是手术部位感染最主要的病人因素。病人术前如处于低蛋白血症和营养不良,机体缺乏足够的储备或术后补充不足,导致免疫功能下降,增加手术部位感染发生率。

(2)肥胖:是骨肿瘤及结直肠癌病人手术部位感染的重要危险因素。这是因为脂肪组织的血流量和血容量都较低,供血少的组织容易发生感染。此外,脂肪组织会影响手术操作和显露,延长手术时间,从而增加术后感染的机会。

(3)疾病严重指数:有严重基础疾病的病人感染发生率增加。胰岛素依赖型和非胰岛素依赖型糖尿病病人均会增加手术后 SSI 风险。由于恶性肿瘤严重破坏了病人的自身免疫能力,导致机体免疫功能下降,且经放化疗后白细胞数降低进而导致感染率的增加,相比良性肿瘤,恶性肿瘤切口感染率更高。

(4)远处感染灶:有活动性感染的病人,即使感染部位与手术部位距离很远,手术部位感染率仍会比未感染的病人高。控制手术前后出现的感染灶,可降低手术部位感染发生的危险性。

(5)鼻腔携带金黄色葡萄球菌:金黄色葡萄球菌具有毒力强、易传播、高耐药性的特性,是常见的外科感染原因之一。金黄色葡萄球菌鼻腔携带者很可能在鼻腔外的其他部位也被相同的菌株污染,增加内源性感染的风险,尤其是 SSI。

3. 吸烟 长期吸烟者,体内免疫球蛋白浓度和溶菌酶活性降低从而导致免疫功能低下;与此同时,吸烟能够导致外周血管收缩、组织缺氧及降低机体组织中性粒细胞抗氧化能力和胶原合成,不利于切口愈合,均增加手术部位感染的风险。

4. 术前住院时间 住院时间延长,病人在医院发生交叉感染的可能性增加。院内存在各种病原微生物,住院时间越长,发生手术部位感染的易感因素就越多;术前长时间住院的病人,感染率会随术前住院时间延长而增加。

5. 治疗因素

(1)如免疫抑制药、麻醉用药、激素、化疗等药物或放射治疗会降低机体免疫功能,增加手术部位感染的可能。

(2)预防性应用抗菌药物:主要是预防手术部位感染,但不包括与手术无直接关系的、术后可能发生的其他部位感染。抗菌药物应用不当包括预防性用药首次给药时间不合理;预防性使用抗菌药物用药指征把握不严;抗菌药物选择不当及联合用药欠合理;以经验性用药为主,用药不规范等。原国家卫生和计划生育委员会在 2015 版《抗菌药物临床应用指导原则》中指出,如需预防使用抗菌药物时,手术病人皮肤、黏膜切开前 0.5~1h 内或麻醉开始时给予正确种类和正确剂量的抗菌药物才有效。

(二)手术因素

1. 手术室环境 手术室的空气质量直接影响到手术部位感染发生率,手术室空气中的飞沫、尘埃可携带病原菌、带菌微粒直接进入手术部位或先落到器械、敷料等而后污染手术部位。人员流动是手术室空气中细菌数量变化的主要原因,故应控制参观人数,并减少在手术室的走动。手术室应在对洁净净化系统进行有效管理和监测的基础上,加强对环境清洁的管理,同时对工作人员的着装和行为进行控制。

2. 术前备皮 2016 年 WHO 发布的预防 SSI 指南明确建议:不应常规去除手术部位的毛发,除非毛发干扰到手术操作。因为术前剃毛备皮可能会破坏皮肤完整性,增加微生物进入手术部位的风险。应避免使用刀片刮除毛发的传统方法,应使用不损伤皮肤的方法,如脱毛剂,可有效降低表浅切口感染率。

3. 手术风险分级标准 根据美国《医院感染监测手册》中的手术风险分级标准(NNIS),将手术分为 NNIS-0 级、NNIS-1 级、NNIS-2 级和 NNIS-3 级这四级。具体计算方法是将手术切口清洁程度、麻醉分级和手术持续时间的分值(表 6-1)相加,总分 0 分为 NNIS-0 级,1 分为 NNIS-1 级、2 分为 NNIS-2 级,3 分为 NNIS-3 级。

表 6-1　NNIS 分值分配表

分值	手术切口	麻醉分级	手术持续时间
0 分	Ⅰ类切口、Ⅱ类切口	Ⅰ、Ⅱ	未超出 75% 分位
1 分	Ⅲ类切口、Ⅳ类切口	Ⅲ、Ⅳ、Ⅴ	超出 75% 分位

注:手术持续时间 75% 分位的具体计算如下:
1. 75 百分位是一个统计学使用的数据变量位置指标,它的意义代表了"大多数数据水平",表示有 75% 的数据小于此数值。
2. 手术时间百分位根据样本量计算,是确定手术是否"在标准时间内"完成的划分点,计算公式为:75 百分位=样本量×3/4 取整。

4. 手术切口清洁度　SSI 的发生与在手术过程中手术野所受污染程度有关,随着手术污染程度的增加,感染发病率显著上升。为了更好地评估手术切口的污染情况,原卫生部《外科手术部位感染预防和控制技术指南(试行)》根据外科手术切口微生物污染的情况依据,将外科手术切口分为四类,如表 6-2 所示。

表 6-2　外科手术切口分类

类别	分类标准
Ⅰ类:清洁切口	手术未进入感染炎症区,未进入呼吸道、消化道、泌尿生殖道及口咽部位
Ⅱ类:清洁—污染切口	手术进入呼吸道、消化道、泌尿生殖道及口咽部位,但不伴有明显污染
Ⅲ类:污染切口	手术进入急性炎症但未化脓区域;开放性创伤手术;胃肠道、尿路、胆道内容物及体液有大量溢出污染;术中有明显污染(如开胸心脏按压)
Ⅳ类:感染切口	有失活组织的陈旧创伤手术;已有临床感染或脏器穿孔的手术

5. 手术持续时间　是导致 SSI 的独立危险因素,手术持续时间越长,手术部位感染率越高。手术风险分级标准根据手术的持续时间将病人分为两组:"手术在标准时间内完成组""手术超过标准时间完成组"。随着手术时间的延长,手术野暴露时间延长,创面感染细菌的机会以及数量均会增加;长时间的暴露干燥、牵拉,切口周围组织出现缺血缺氧,进而造成组织损伤;与此同时,麻醉时间延长,机体免疫力下降;术者疲劳,疏于无菌技术操作,一定程度上增加感染的机会。

6. 麻醉分级　美国麻醉医师协会(ASA)根据病人体质状况和手术危险性在麻醉前将病人分为 5 级,如表 6-3 所示。有研究显示 ASA 评分是 SSI 的危险因素,随着麻醉分级的提高,术后感染的危险性增加。

表 6-3　ASA 评分表

分级	分值	标准
Ⅰ级	1	健康。除局部病变外,无全身性疾病。如全身情况良好的腹股沟疝
Ⅱ级	2	有轻度或中度的全身疾病。如轻度糖尿病和贫血,新生儿和 80 岁以上老年人
Ⅲ级	3	有严重的全身性疾病,日常活动受限,但未丧失工作能力。如重症糖尿病
Ⅳ级	4	有生命危险的严重全身性疾病,已丧失工作能力
Ⅴ级	5	病情危急,属紧急抢救手术,如主动脉瘤破裂等

7. 手术性质及手术部位 手术部位不同,SSI 的发生率不同。切口类型是手术部位感染的危险因素。急症手术是影响手术部位感染的首要因素,急症手术感染例次率明显高于择期手术;手术部位感染例次率与手术切口的污染程度密切相关,随清洁切口、清洁-污染切口、污染切口的不断增加,术前有感染灶的病人比无感染灶的病人更容易发生手术部位感染。

8. 低体温 低体温是手术部位感染的重要原因之一,低体温可导致凝血机制的障碍,也可使多种免疫功能无法发挥正常,长时间低体温还会导致能量消耗增加。

9. 有效的分析 SSI 的危险因素 便于对病人存在的潜在 SSI 的风险进行评估,多方面查找原因,制订相关措施,及时干预,从而降低手术部位切口感染的发生率。

二、感染控制人员结构和职责

手术室作为医院感染的高危科室,加强手术室的感染控制和管理是手术成功的重要环节。因此应建立职责分明的感染管理小组负责手术室医院感染管理工作。职责明确并落实。

(一)感染控制人员构成

手术室负责人(麻醉科主任和手术室护士长)为感染管理的第一负责人,本小组成员由两名经验丰富且相对固定工作岗位的医生和护士组成。

(二)感染控制人员职责

1. 负责手术室感染管理的各项工作,结合手术室感染管理防控的特色及相关规范,制定本部门的管理制度,并组织落实。

2. 根据手术室的工作需要进行手术室空气、物体表面、手卫生及使用中的皮肤消毒剂的相关监测;并定期与感染管理科联系,掌握手术部位感染发生率;针对手术部位感染监测防控工作的落实情况,进行自查分析,及时改进,并做好相应记录。

3. 负责对手术室工作人员感染管理知识和技能的培训指导。

三、手术部位感染控制的关键环节和措施

1999 年美国 CDC 发布了《手术部位感染预防指南》,2008 年 10 月英国 NICE 发布了《手术部位感染的预防与治疗指南》,2010 年我国原卫生部出版的《外科手术部位感染预防与控制技术指南(试行)》,2016 年 WHO 发布《预防手术部位感染的全球指南》,2017 年美国 CDC 更新了《手术部位感染预防指南》。不同国家和地区的相关 SSI 防控指南,其相关防控措施、证据级别、推荐强度等可能有所差别,根据手术进程的不同阶段,本章节综合各防控指南进行分析汇总,为临床提供指导性建议。

(一)术前

1. 术前感染灶治疗 术前尽早消除其他部位的感染,尽可能确认并治疗远离手术部位的所有感染灶。

2. 术前血糖控制 2016 年 WHO 发布的 SSI 指南明确推荐:无论病人是否有糖尿病,均应采取措施积极控制围术期血糖水平,血糖目标水平应<11.2mmol/L,以降低病人切口延迟愈合的风险。

3. 禁烟 鼓励病人禁烟,择期手术前至少 30d 停止吸食任何形式的烟草。

4. 加强营养支持 可通过口服或鼻饲给予病人高热量和高蛋白以及高维生素食物,从

而提高病人的身体免疫力和抵抗力,增强病人抵御感染的能力。

5. 清除毛发　尽可能接近手术时间清除毛发及备皮。当切口及手术区的毛发影响手术操作时可考虑清除毛发;需要清除毛发时,应在手术开始前即刻进行;不建议使用剃刀,以免损伤皮肤或黏膜的完整性,造成感染的发生。确需备皮者在术前即刻或在手术室进行,尽量使用不损伤皮肤的方法。

6. 术前沐浴　在手术前一晚,进行全身沐浴,或者肥皂(含抗菌成分与否均可)或消毒液擦拭。

7. 术前药物应用

(1)全身免疫抑制治疗:如病人接受免疫抑制治疗,术前不需停止。

(2)去定植:若接受心胸外科或骨科手术的鼻腔金葡菌携带者,推荐围术期使用2%莫匹罗星软膏联合或不联合氯己定沐浴去定植。

(3)术前预防性应用抗生素:外科手术预防性使用抗菌药物须遵循已发表的临床实践指南,且应选择合理的给药时机,以保证手术切开时药物在血清和组织中达到杀菌浓度。

8. 肠道准备　术前联合使用口服抗菌药物联合机械性肠道准备(MBP)与单独MBP相比,SSI发生率降低。但单独使用MBP(不联合抗生素)不宜用于以降低SSI为目的的择期结直肠手术的成年病人。

(二) 术中

1. 手术环境　减少手术室空气中的微生物是预防手术部位感染的关键。人员流动是手术室空气中菌落数变化的主要原因,应严格限制参观人数。

2. 手术部位皮肤消毒　若无禁忌证,则术前使用含酒精的消毒液常规消毒皮肤,如聚维酮碘-酒精、氯己定-酒精可能是目前的最佳选择。《医疗机构消毒技术规范》中规定,皮肤消毒可以使用70%~80%(体积分数)乙醇溶液。需要注意的是,酒精类溶液不可应用于新生儿,使用时应避免与黏膜或眼睛直接接触,并且需要足够的时间使皮肤风干。

3. 手卫生　遵守手卫生规范。手卫生是预防和控制医院感染最重要、最简单、最有效和最经济的方法。

4. 手术器械灭菌　所有使用的手术器械均应进行严格灭菌,快速灭菌只能用于急诊或未能预期的病例,应避免对植入物进行快速灭菌。

5. 手术切口保护膜　术中不管是使用无菌的一次性无纺布还是可重复利用的洞巾与手术衣,都可以预防SSI;无抗菌成分的切口保护膜会增加SSI风险,而含抗菌成分(如聚维酮碘)的保护膜对SSI发生率尚无影响。

6. 切口保护套、抗菌缝线以及术后抗菌敷料的使用　对清洁-污染、污染和感染的腹部手术切口,使用切口保护套可降低SSI;但需要指出的是,对于腹腔粘连的病人,放置切口保护套时可能存在困难而需要扩大切口,易发生小肠损伤,延长手术时间。三氯生是一种无毒性抗菌物质,没有耐药风险,与不含三氯生涂层的缝线相比,三氯生抗菌缝线可显著降低SSI发生率。因此有专业推荐,可考虑使用三氯生涂层手术缝线,以降低SSI。术后不推荐使用抗菌敷料,抗菌敷料并不能降低SSI的发生。

7. 术中合理预防性使用抗菌药物　不推荐术中追加使用抗生素。剖腹产手术,在开刀前就可进行预防性抗感染治疗,选择有效、广谱、对组织渗透力强的抗菌药物作为围术期用药;在清洁和清洁-污染手术时,关腹后不需要给予额外的抗生素。因为术中抗生素灌洗并不能降低SSI发生率,外科技术仍然是影响SSI的关键。

8. 维持正常体温　确保病人围术期任何时候核心体温处于 $36.5\sim37.5℃$，均有利于感染的预防。若非手术和病情需要，围术期应采取保温措施，维持病人体温正常。

9. 围术期氧疗　英国 NICE 指南提出，手术中维持最佳供氧状态，尤其是大手术时以及术后恢复期给予病人足量氧气以保证血红蛋白饱和度大于 95%；WHO 全球 SSI 预防指南关注了全麻气管插管的外科病人的吸入氧浓度（FiO_2），指出行气管插管、全身麻醉的成年手术病人，应在术中给予 $FiO_2 80\%$，若条件许可，术后继续给予 $2\sim6h$。

10. 围术期液体管理　围术期液体治疗可通过增加心输出量预防组织缺氧，从而改善动脉氧供，但容量负荷过重或不足均可增加并发症发生率和病死率。因此不建议以降低 SSI 为目标而在围术期施行目标导向性或限制性液体治疗；同时，不建议停用必要的血液制品作为预防 SSI 的一种方法。

11. 伤口冲洗　尚无充足证据支持或反对使用生理盐水冲洗手术切口可预防 SSI；对于清洁和清洁-污染切口，可以考虑在关闭切口前使用聚维酮碘水溶液冲洗切口以预防 SSI；不应以预防 SSI 为目的，在关闭切口前使用抗菌药物溶液进行冲洗。

12. 引流　术中应当首选密闭负压引流，并尽量选择远离手术切口的部位进行置管引流。

13. 关节置换手术中的防护　SSI 预防工作应该针对所有外科手术，特别是人力和经济负担最大的手术，如关节置换手术。关节置换手术中"宇航服"手术衣的作用尚未明确，故不支持大规模推广使用；改进骨水泥/骨接合剂（如含万古霉素或头孢呋辛等抗菌药物或者含纳米颗粒的骨水泥）、关节表面加涂层（如涂抗菌药物、电偶等）、使用疫苗和能控制生物膜的药物或制剂（如生物膜驱散剂、细菌群体感应抑制剂）等预防微生物定植和生物膜形成的措施的有效性，尚未证实。

（三）术后

1. 术后切口护理　对于Ⅰ期缝合切口，术后 $24\sim48h$ 内使用无菌敷料进行保护；医务人员应严格遵守无菌操作原则更换切口敷料。

2. 术后保持引流通畅，WHO 建议，应根据临床指征，尽早拔出引流装置。

3. 术后抗生素使用的管理　术后继续预防性使用抗菌药物并不能降低 SSI。

4. 定期监测　外科医生、护士要严格依据 SSI 诊断标准定时观察病人手术部位情况，出现分泌物时应当及时进行微生物培养。

四、手术室感染管理的相关要求

（一）手术部人员着装相关要求

1. 着装原则

（1）工作人员需经专用通道进入手术室，对于进入手术室的工作人员包括外科医生、麻醉医生、手术室护士、实习人员以及参观人员都要在指定区域按要求更换手术部专用服装及拖鞋，佩戴帽子、口罩，帽子要求不能让头发外露，口罩必须遮住口鼻。

（2）对进入手术区域的人员要进行二次换鞋。对于初次进入手术室的人员，手术室有专门人员引导进入手术区，以免因不熟悉环境而违反无菌原则。

（3）内穿衣物不能外露于洗手衣或参观衣外，如：衣领、衣袖、裤腿等，洗手衣下沿完全压在手术裤内收紧。

（4）保持洗手衣清洁干燥，一旦污染应及时更换。

（5）不能洗手衣下的首饰（如耳环、项链、手链、戒指）不应在半限制区或限制区佩戴。

（6）进入手术室洁净区的非手术人员（检查人员、家属、医学工程师）可穿着隔离衣，完全遮盖个人着装，更换手术室拖鞋并规范佩戴口罩、帽子。

（7）手术过程如果可能产生血液、体液或其他感染物飞溅、雾化、喷出等情况，应正确佩戴防护用品，如防护眼镜、防护面罩等。特殊手术，如关节置换等手术建议使用全围手术帽。

（8）离开手术室时工作人员（送病人回病房等），应更换外出衣。

2. 手术服装基本要求

（1）洗手衣所使用的面料应舒适、透气、防水、薄厚适中、纤维不易脱落、不起静电，刷手服也可使用抗菌面料制作。

（2）手术室人员应穿专用于手术区域的干净的鞋。在手术环境下穿的鞋需包住脚趾和足背、低跟、鞋底防滑，符合职业安全和医疗机构安全的要求。预期有污染时必须穿鞋套或靴子（如整形手术）。

（3）洗手衣在每天使用后或污染时，应统一回收并送至医院认证洗涤机构进行洗涤。

（4）洗涤后的洗手衣应使用定期清洁、消毒的密闭车或容器进行存放、转运。

（5）无菌手术衣应完好无破损且系带完整，术中穿着应将后背完全遮盖并系好系带。

3. 注意事项

（1）刷手服及外科口罩一旦被污染物污染或可疑污染时，须立即更换。

（2）外科口罩摘下后应及时丢弃，摘除口罩后应洗手。如需再次使用时，应将口罩内面对折后放在相对清洁的刷手服口袋内。

（3）工作人员穿着保暖夹克为病人进行操作时，应避免保暖夹克污染操作部位。

（4）如工作人员身体被血液、体液大范围污染时，应淋浴或洗澡后更换清洁刷手服。

（5）使用后的刷手服及保暖夹克应每天更换，并统一回收进行清洗、消毒，不应存放在个人物品柜中继续使用。

（6）手术帽应每天更换，污染时应立即更换。

（7）防护拖鞋应"一人一用一消毒"。

（8）外出衣应保持清洁，定期更换、清洗、消毒。

（二）手术室环境表面清洁与消毒

1. 管理基本要求

（1）医院感染管理部门：应参与手术室环境表面清洁与消毒的质量监督，并定期对环境卫生服务机构人员进行业务指导。

（2）手术室：①应将手术室环境表面清洁与消毒的管理纳入手术室质量管理体系中；②设立专人负责管理，定期进行检查与监测，及时总结分析与反馈，发现问题应及时纠正；③加强医护人员的管理。应熟悉手术室环境表面清洁与消毒的原理和方法，有责任参与、维护和监督管理。负责使用中设备与仪器的日常清洁与消毒工作。对手术过程发生的小面积病人体液、血液等污染时，应随时清洁与消毒。负责监督、指导保洁员对仪器设备等进行清洁与消毒。

（3）环境卫生服务机构（或单位内部承担部门）：①保洁队伍稳定，人力配备满足需求。②应对保洁员进行上岗培训和定期继续教育，包括医院感染预防与控制的基本知识与基本技能等。③应制订标准化的清洁与消毒方法操作规程，包括工作流程、时间和频率；清洁剂与消毒剂名称、配制浓度、监测浓度方法、作用时间以及更换频率等。④保洁人员负责除诊疗设备与仪器以外的所有环境表面的日常清洁与消毒;在医务人员指导下对设备与仪器等进行终末清洁和消毒。

2. 清洁与消毒原则

(1)应根据不同环境污染风险区域和卫生等级管理要求,选择清洁卫生的方式、强度、频率和制剂。具体要求见表6-4。

(2)应采取湿式清洁方法,遵循先清洁,再消毒的原则。

(3)清洁时应有序进行,遵循由上而下、由周围区到中心区、由清洁区到污染区的原则。

(4)对于少量(<10ml)的溅污,先清洁再消毒,或使用消毒湿巾直接擦拭,实现清洁、消毒一步完成。对于大量(>10ml)的溅污,先采用吸附材料覆盖、消毒,达到规定的作用时间后清除污染物,再对表面实施清洁消毒措施。

(5)注意保护地面,避免塑胶地面破损而形成生物膜。碘作为一种经典的消毒成分广泛用于皮肤消毒,但具有强氧化性,易造成塑胶地板黄染、腐蚀、缺损,推荐使用可擦型碘制剂。

(6)对难清洁或不宜频繁擦拭的表面,采用屏障保护,推荐使用铝箔、塑料薄膜等覆盖物,一用一更换或一用一清洁/消毒。

(7)精密仪器设备表面的清洁与消毒,应参考仪器设备说明书,关注清洁剂与消毒剂的兼容性,选择适合的清洁与消毒产品。

(8)使用的消毒剂应现用现配。高度环境污染风险区域地面消毒采用500~1 000mg/L有效氯的消毒液擦拭,作用10min,物体表面消毒方法同地面或采用1 000~2 000mg/L季铵盐类消毒液擦拭。

(9)使用后或污染的擦拭布巾、地巾等不应浸泡至使用中的清水、清洁剂和消毒剂溶液中再次重复使用。

表6-4 不同等级的环境污染风险区域的日常清洁与消毒管理

环境污染风险分类	不同环境污染风险区域划分	环境清洁等级分类	方式	频率	标准
低度环境污染风险区域	无菌物品储存间、药品间、库房、仪器设备间、办公室、生活区等	清洁级	湿式卫生	1~2次/d	要求达到区域内环境干净、干燥、无尘、无污垢、无碎屑、无异味等
中度环境污染风险区域	手术病人出入门口、病人等候区、走廊、术前准备间、复苏室、病理间等	卫生级	湿式卫生可采用清洁剂辅助清洁	物表1~2次/d地面视污染程度制定拖擦频率,不少于2~3次/d	要求达到区域内环境表面细菌菌落总数≤10cfu/cm²
高度环境污染风险区域	手术间、污物间等	消毒级	湿式卫生可采用清洁剂辅助清洁;高频接触的环境表面实施中低水平消毒	接台手术结束后当天手术全部结束后	要求达到区域内环境表面菌落总数符合GB15982要求不得检出目标微生物

注:各类风险区域的环境表面一旦发生病人体液、血液、排泄物、分泌物等污染时,应立即实施污点清洁与消毒。

3. 日常清洁与消毒

(1)手术间：①每日启用前宜用清水进行物表清洁；②术中发生血液、体液污染手术台周边物体表面、地面及设备或疑似污染时应立即实施污点清洁与消毒；③手术结束后，接台手术之间应对手术台及周边至少1~1.5m范围的高频接触物表进行清洁与消毒。全天手术结束应对所有物体表面进行终末清洁/消毒（可除2m以上的墙面、天花板）。每周应对手术间所有物体表面（包括高空处表面）、回风口、送风口进行清洁/消毒。

(2)辅助间、走廊、生活区：物体表面每天清洁至少1~2次；地面视污染程度制定拖擦频率，每天不少于2~3次，保持地面干净、干燥、无尘、无污垢、无碎屑、无异味等。

(3)手术病人出入门口地面应随时保持清洁。进入手术室的推车、医疗用品、设备等应保持清洁。

(4)洗手池：应每日清洁和消毒，设有防溅设施，池壁光滑无死角，管道不应裸露。

(5)朊毒体、气性坏疽、呼吸道传染病及突发原因不明的传染性疾病病人手术结束后，应按《医疗机构消毒技术规范》（WS/T367—2012）要求进行终末清洁消毒。开放性肺结核病人建议在专科医院集中收治，如需手术应安排在负压手术间进行，包括术后复苏。

4. 清洁工具的管理

(1)应明确区分不同区域的清洁工具。

(2)清洁工具的配置数量、复用处置设施应与手术室规模相匹配。

(3)擦拭布巾和地巾应选择不易掉纤维的织物，可选择细纤维材布和脱卸式地巾。一用一更换，使用后布巾、地巾集中处理，不可浸泡清水、消毒液反复使用。

(4)复用处置方式：包括手工、机械清洗与消毒两种方法。①手工清洗与消毒。擦拭布巾要求清洗干净，在250mg/L有效氯消毒剂（或其他有效消毒剂）中浸泡30min，冲净消毒液，干燥备用。地巾要求清洗干净，在500mg/L有效氯消毒剂中浸泡30min，冲净消毒液，干燥备用。②机械清洗与消毒。有条件的医疗机构宜采用热力型清洗-消毒机，将使用后的布巾、地巾等物品放入清洗机内，按照使用说明实施机械清洗、热力消毒、机械干燥、装箱备用。

5. 质量监测　环境表面清洁质量审核方法以目测法为主，可根据实际情况选用化学法、微生物法。

(1)目测法：以目测检查环境干净、干燥、无尘、无污垢、无碎屑、无异味等。

(2)化学法：①荧光标记法。将荧光标记在邻近病人手术区域内高频接触的环境表面。在环境清洁人员实施清洁工作前预先标记，清洁后借助紫外线灯检查荧光标记是否被有效清除，计算有效的荧光标记清除率，以此考核环境清洁工作质量。②荧光粉迹法。将荧光粉撒在工作区域内高频接触的环境表面。在环境清洁人员实施清洁工作前预先标记，清洁后借助紫外线灯检查荧光粉是否被扩散，统计荧光粉扩散的处数，以此考核环境清洁工作"清洁单元"的依从性。③ATP法。应按照ATP监测产品的使用说明书操作。记录监测表面的相对光单位值（RLU），以此考核环境表面清洁工作质量。④微生物法。环境微生物考核方法参考GB15982。

（三）无菌物品管理要求

1. 所有的无菌物品存放前应仔细检查，符合要求才能进入无菌物品间；由专人检查无菌物品的有效期,过期的无菌物品应重新进行清洗、消毒、灭菌。一次性无菌物品应去除外包装后存放,以防止带入微生物而造成交叉感染。

2. 无菌物品存放架需清洁、干燥,离地面 20~25cm、离天花板 50cm、离墙 5cm 处储存,每天用 500mg/L 含氯消毒液擦拭;物品应按照灭菌有效期的先后顺序摆放,设置标识,敞开无柜放置。

3. 运送无菌物品应采用密闭的专用车,每日清洗或擦拭,保持清洁干燥。

(四)术中病人低体温预防

1. 手术间巡回护士根据术前访视,了解病人病情,做好手术间准备,使室温维持在 21~25℃。高危病人(婴儿、新生儿、严重创伤、大面积烧伤病人)可在手术开始前适当调高室温,设定适合病人机体状况的室温。

2. 术前做好手术相关消毒液、冲洗液的加温工作,温度控制在 37℃。术中输入的液体和血制品均用加温输液仪进行输注。

3. 手术中常规使用加温毯,将温度设置在 37~38℃覆盖在非手术部位。在接送病人途中做好被服的保暖覆盖,减少不必要的暴露,用温箱对被服进行预加热。

4. 在医生进行术野消毒时,做好其他部位的保暖措施,减少暴露部位,控制好消毒液的量达到消毒目的又不打湿床单,减少冷刺激。

(五)病人术中使用抗菌药物

1. 清洁手术宜在术前 0.5~1h 或麻醉开始时给药,如果手术时间>3h 或失血量>1 500ml,可在术中遵医嘱增加 1 次给药。抗菌药物的有效浓度持续时间应包括整个手术过程和手术结束后 4h。

2. 明确携带耐甲氧西林金黄色葡萄球菌的病人,在施行心胸手术或骨科手术的围术期,行鼻内局部用药。

3. 行肢体手术时如需在有静脉通路的肢体近端用电动或手动气压止血带,预防用抗菌药物应在止血带充气之前输注完毕。剖宫产手术的抗菌药物初始剂量应在脐带夹闭后立即给予。

4. 抗菌药物应现用现配,同时要选择合适的溶媒,注意配伍禁忌,减少对抗菌药物的影响。

(六)手术室无菌技术管理要求

1. 无菌区域范围

(1)无菌单铺好后的器械台及手术区域平面。

(2)术者手术衣前面(腰以上、肩以下、腋前线前),双手至肘上 10cm 以下区域。

(3)手术大单长与宽都应超过手术床面 30cm 以上,距地面 20cm 以上。

(4)手术部位最后一层无菌单的铺设,应由穿戴好手术衣和无菌手套的医护人员完成。

2. 无菌操作管理

(1)参加手术人员应穿遮背式手术衣,戴无菌手套应采用无接触式。手术中需更换手术衣时,先脱手术衣,再脱手套。手消毒后,再穿手术衣、戴手套。

(2)铺巾顺序应以手术切口为中心,遵循先下后上、先远端后近端的原则,或遵循先相对污染后相对清洁的原则。无菌单一旦铺好不可移动,必须移动时遵循由内向外的原则。

(3)器械护士传递无菌单时,应手持单角向内翻转遮住手背;术者操作应面向无菌区,需调换位置时应采取背对背方式。当病人体位变动时,应重新消毒后,再铺无菌单。

(4)器械护士在打开无菌包前,要认真检查品名、灭菌日期、失效期等,打开包装后再查看包内化学指示卡变色是否均匀等。医用一次性纸袋包装的无菌物品,有效期宜为 30d,使用一次性医用皱纹纸、无纺布、纸塑袋包装的无菌物品,有效期宜为 180d。

(5)一次性无菌物品包装打开后,用无菌持物钳夹取放于器械台上,或由穿好无菌手术衣、戴好无菌手套的器械护士拿取,不应将物品倾倒或翻扣在无菌器械台上。

(6)手术操作台与无菌台应保持 10cm 以上的距离,手术人员脐平面以下,肩部以上区域,无菌台包布下垂 30cm 以外等均视为有菌区,手术器械触碰以上位置即视为污染,应立即更换。手术中如怀疑无菌区域有污染或浸湿应加铺无菌单或更换。

(7)器械护士应做好术中器械的管理,按器械使用先后顺序,有计划地用无菌巾遮盖,尽量减少微生物的侵入;对于用过的器械及时擦去血迹,避免形成细菌良好的培养基;凡接触过与外界相通的空腔脏器或其他污染部位的器械,应单独放置。

(8)传递器械时应在无菌区内传递且不妨碍术者的视线,严禁从背后传递。传递手术刀等锐器时,应选择间接传递法或中立区传递法。

(9)显微镜、C 型臂等术中跨越无菌区使用的设备,跨越部分应使用无菌保护罩。

(七)手术室消毒隔离管理要求

1. 手术室建筑布局应符合功能流程的要求,限制区、半限制区、非限制区划分合理;工作人员、病人、物品出入路线符合洁污分开的原则。

2. 手术室环境、卫生管理、手术间人员数量符合要求。尽量减少人员流动和开关手术间门的频率。洁净手术室各区域的缓冲区,应当设有明显标识和屏障,各区域的门应当保持关闭状态,并有连锁装置,不可同时打开出、入门。

3. 执行手卫生规范,掌握并执行洗手、快速手消毒和外科手消毒的时机。

4. 无菌持物钳干罐保存,一罐一钳,每台手术结束后应重新更换,超过 4h 应重新更换。

5. 手术部位的消毒范围,如清洁手术,一般以拟定的切口区为中心向周围涂擦,消毒范围应超过手术切口周围 15cm 的区域。关节手术消毒范围,应超过上或下一个关节。

6. 按照相关规范要求制定手术器械管理制度并严格执行。

7. 手术前病人皮肤准备,包括手术病人皮肤清洁、脱毛的时间和方法。

(1)择期手术病人于术前在病房内沐浴,清洁手术部位皮肤,更换清洁的病人服装。

(2)当毛发影响手术部位操作时,应在尽可能接近手术开始的时间内进行脱毛备皮。

(3)急诊手术或有开放伤口的病人应先进行清洁处置,对开放创面的污渍、血迹、渗出物进行初步处置后,将伤口遮盖后再进入手术部限制区。

(八)参观与外来人员管理要求

1. 对于来医院见习、实习、进修或参观的人员,应在获得院医务处、手术部护士长批准后由手术室接待人员引导进入,统一进行培训,其内容包括无菌技术及进入洁净手术间的注意事项,考核合格方可进入手术室;参观人员佩戴参观标志牌,参观指定手术间。各级别手术间总人数:Ⅰ级 12~14 人,Ⅱ级 10~12 人,Ⅲ、Ⅳ级 6~10 人。

2. 参观人员应与手术人员保持 30cm 的距离。

3. 抢救或感染手术不允许参观,患有皮肤感染、呼吸道感染和传染性疾病者一律不得进入手术间。手术结束前或重新摆放体位时参观人员应离开手术间。

（九）感染手术管理要求

1. 实施感染手术前，手术医生应在手术通知单上注明感染情况再提交手术单。

2. 特殊感染手术应安排在感染手术间，经血液传播疾病的手术可安排在普通手术间。加强消毒隔离制度，手术间内、外人员分开，内外人员务必分工明确。手术人员应无皮肤破损和创伤，必须戴防护面罩、帽子和手套，穿隔离衣及双层鞋套，术后所有手术人员将外出隔离衣、鞋套脱于室内，进行沐浴更衣。

3. 特殊感染手术禁止参观，控制人员流动。手术间门外挂"特殊感染手术"牌。

4. 特殊感染手术使用的一次性敷料、手套及物品应双层封装，密闭运输。

5. 手术后，根据感染手术种类，采用微生物敏感的高水平消毒剂对手术间环境进行消毒处理。

（十）洁净系统管理要求

1. 洁净手术室建筑布局、基本装备、净化空调系统和用房分级应符合《医院洁净手术部建筑技术规范》标准。

2. 洁净手术室温度 21~25℃，相对湿度 30%~60%，噪声限值参考洁净级别予以限定执行，Ⅰ级洁净手术室≤51dB；Ⅱ~Ⅳ级洁净手术室≤49dB。洁净手术部的净化空气系统应在手术前 30min 开启，环境参数达标并做好记录，各级别洁净手术室需达到最低限自净时间后方可进行连台手术，连台手术间最低限自净时间参考手术室级别予以严格执行：Ⅰ级 10min；Ⅱ级、Ⅲ级 20min；Ⅳ级 30min。空气净化系统应于手术间全天手术结束后且清洁、消毒工作完成，再运行 30min 后，方可予以关闭。

3. 每日术前由专人记录手术间的静压差、风速、温度、湿度。

4. 对洁净区域内的非阻漏式孔板、格栅、丝网等送风口，应当每周进行清洁，若有污染时应随时进行清洁。

5. 对洁净区域内回风口格栅应当使用竖向栅条，每天擦拭清洁一次，每周彻底清洁，若有污染应随时清洁，对滤料层应按要求更换。

6. 洁净手术部维护人员应每周定期对设备层新风机组设备进行彻底清洁，每 2 周对净化机组设备进行彻底清洁并记录。

7. 空气净化系统应在有效期内使用，定期检测净化空调系统的各项指标，污染后及时更换，并做好相应记录。

8. 负压手术间手术后空气净化及处置。

（1）负压手术间地面、物体表面的清洁消毒应在每次开机前和手术结束后进行，净化系统应连续运行到清洁、消毒工作完成后 30min 以上。每台手术后应按规定进行消毒、清洁，机器运行 30min 达到自净要求后方可进行下一台手术，过滤致病气溶胶的排风过滤器应当每半年更换一次。

（2）实施不同病原体感染的手术或需要正负压转换时，应按卫生主管部门所批准的消毒方法进行消毒。

（3）朊病毒、气性坏疽及突发原因不明病原体的感染或传染性疾病病人手术结束后，使用过的非一次性物品和环境的处理参照中华人民共和国卫生行业标准 WS/T367—2012《医疗机构消毒技术规范》执行。

（4）排风机组：特殊感染手术后，确认排风机组污染时，先用消毒液处理排（回）风口外表面，再更换回风口过滤网，宜选用可安全便捷拆卸的过滤器机组，换下的过滤器按医疗垃坂处理。

9. 过滤器的更换 当阻力达到运行初阻力 2 倍时,应对净化系统中使用的末级过滤器进行更换。低效过滤器宜 1~2 个月更换 1 次;中效过滤器宜 2~4 个月更换 1 次;高中效过滤器宜每 4 个月更换 1 次;亚高效过滤器宜 12 个月以上更换 1 次;高效过滤器宜 36 个月以上更换 1 次。

五、手术室卫生学监测

手术室中包括物体表面、空气、手、皮肤黏膜消毒、消毒剂(液)等,任何一个环节质量出现问题均可造成手术部位感染。因此,应严格遵循原卫生部颁布的《医院感染管理规范》相关内容并落实实施,对减少医院感染事件的发生具有重要意义。

(一) 物体表面卫生学监测

1. 手术室内一般微生物学监测 应定期监测手术间内可接触到的任何物品表面,如手术区域的灯、塔、床、器械台,各种仪器设备、麻醉桌、操作壁柜、治疗盘、控制面板、电源开关、门把手、输液架等。

2. 手术室感染暴发时流行病学调查。

(1)采样时机:根据现场情况确定采样时机。常规物体表面监测,选择消毒处理后进行采样。若是怀疑与医院感染暴发,怀疑与物体表面污染有关时,则尽早对未消毒处理的现场进行采样。

(2)采样面积:常规物体表面监测时,如果被采样面积小于 100cm²,则取全部表面;如果被采样面积大于等于 100cm²,取 100cm² 即可;若为或怀疑暴发流行时采样面积不受此限制。

(3)采样方法:根据《医疗机构消毒技术规范》(WS/T367—2012)要求,对于规则的平面物体,用 5cm×5cm 大小的标准灭菌规格板,放在被检物体表面,用浸有无菌 0.03mol/L 磷酸盐缓冲液(PBS)或生理盐水采样液的棉拭子 1 支,在规格板内横竖往返各涂抹 5 次,并随之转动棉拭子,连续采样 1~4 个规格板面积(如果被采样面积小于 100cm²,则取全部表面积),剪去手接触部分,将棉拭子投入装有 10ml 无菌检验用洗脱液的试管中,立即送检。门把手、金属、玻璃等不规则的小型物体,则采用棉拭子直接涂抹物体表面的方法采样。若采样物体表面有消毒剂残留时,采样液应含有相应中和剂。装棉拭子的试管做好检测物体的标志。

3. 化验单填写要求 采样后必须在 6h 之内送检;若保存于 0~4℃ 条件下,需在 24h 之内送检;送检前填写相应化验单,并注明采样时间、地点、物体的名称、采样面积(常规物体表面使用灭菌规格板采样时,注明采样面积,便于微生物室计算物体表面菌落数)及检测目的。

4. 监测结果 送至相关科室进行菌落数计数,必要时可分离致病微生物进行细菌鉴别。

(1)细菌菌落数计算公式:

物体表面细总数(cfu/cm²)= 平皿上菌落平均数(cfu)×采样液稀释倍/采样面积(cm²)

(2)结果计算:规则物体表面检测结果以 cfu/cm² 表示;采用棉拭子涂抹的不规则小型物体表面检测结果以 cfu/件表示。

(3)各类环境表面菌落总数卫生学标准:手术室环境表面(包括Ⅰ类环境及Ⅱ类环境)菌落总数≤5cfu/cm²,并未检出致病菌。

(二) 空气卫生学监测

1. 监测目的及检测内容

(1)手术室内空气一般微生物学监测:包括手术室空气微生物学定期监测、新建或改建的洁净手术室进行验收时以及洁净手术室更换高效过滤器后的空气监测。

（2）手术室感染暴发时的流行病学调查：如有或怀疑医院感染暴发与手术室空气污染相关时进行的空气监测。

2. 采样时机

（1）洁净手术室在洁净系统自净后（洁净度及自净时间见表6-5）与从事医疗活动前。

（2）非洁净手术室在消毒或规定通风换气后与从事医疗活动前。

（3）若怀疑与医院感染暴发有关，随时进行空气微生物学监测，并进行相应致病微生物检测。

表6-5　洁净手术室用房的等级标准（空态或静态）

洁净用房等级	区域	空气洁净度级别	自净时间	沉降法测点数（最少平皿数）	沉降法（浮游法）细菌最大平均浓度	适合手术
Ⅰ级	手术区	5级 100级	10min	13	0.2cfu/30(min·Φ)90皿(5cfu/m³)	假体植入、某些大型器官移植、手术部位感染可直接危及生命及生活质量等手术
	周边区	6级		8（每边内2点）	0.4cfu/30(min·Φ)90皿(10cfu/m³)	
Ⅱ级	手术区	6级 1 000级	20min	4(四角布点)	0.75cfu/30(min·Φ)90皿(25cfu/m³)	涉及深部组织及生命主要器官的大型手术
	周边区	7级		6（长边内2点，短边内1点）	1.5cfu/30(min·Φ)90皿(50cfu/m³)	
Ⅲ级	手术区	7级 10 000级	20min	3（单对角线布点）	2cfu/30(min·Φ)90皿(75cfu/m³)	其他外科手术
	周边区	8级 100 000级		6（长边内2点，短边内1点）	4cfu/30(min·Φ)90皿(150cfu/m³)	
Ⅳ级	8.5级 300 000级		30min	面积大于30m²可放置4点；面积小于等于30m²可放置2点（避开送风口正下方）	6cfu/30(min·Φ)90皿	感染和重度污染手术

注：

1. 手术区是指手术台及其四边外推一定距离的区域，根据洁净用房等级不同，手术区所涉及的范围亦有所不同，主要不同点在于手术区手术台两侧外推的区域大小，如Ⅰ级至少各外推0.9m、Ⅱ级至少各外推0.6m、Ⅲ级至少各外推0.4m；而各级别手术室的手术区两端均至少各外推0.4m（包括手术台）；Ⅳ级手术室不分手术区和周边区；Ⅰ级眼科专用手术室手术区每边不少于1.2m。

2. 眼科专用手术室周边区比手术区可低2级，检测时按照手术区及周围区的实际级别进行布点。

3. 采样方法　手术室设置专人进行洁净手术室空气卫生学监测,可采用浮游法测定浮游菌浓度或沉降法测定沉降菌浓度。

(1)浮游法:选择经验证的空气采样器,按照仪器操作说明进行操作,经培养后可得到单位空气体积中的菌落数(cfu/m³),则代表空气中的浮游菌数。监测时将采样器置于室内中央 0.8～1.5m 高度,每次采样时间不应超过 30min。根据被测区域洁净度确定采样点数(表6-6)及最小采样量(表6-7)。如果怀疑术后病人感染或发生医院感染暴发流行与手术室空气有关时,建议使用浮游菌撞击法采样进行动态监测,并可增加检测频度。

表 6-6　浮游法采样点数(含尘浓度测点点数)

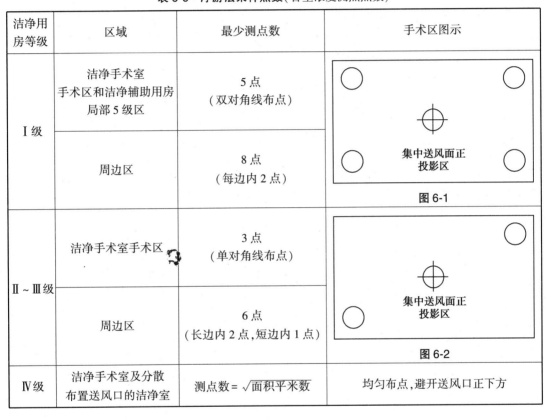

洁净用房等级	区域	最少测点数	手术区图示
Ⅰ级	洁净手术室手术区和洁净辅助用房局部 5 级区	5 点(双对角线布点)	集中送风面正投影区 图 6-1
	周边区	8 点(每边内 2 点)	
Ⅱ～Ⅲ级	洁净手术室手术区	3 点(单对角线布点)	集中送风面正投影区 图 6-2
	周边区	6 点(长边内 2 点,短边内 1 点)	
Ⅳ级	洁净手术室及分散布置送风口的洁净室	测点数 = $\sqrt{面积平来数}$	均匀布点,避开送风口正下方

表 6-7　浮游法最小采样量

被测区域洁净度级别	每点最小采样量/m³(L)
5 级	1(1 000)
6 级	0.3(300)
7 级	0.2(200)
8 级	0.1(100)
8.5 级	0.1(100)

(2)沉降法也称平皿暴露法:是用培养皿在空气中暴露一定时间后(一般为 30min)进行采样,盖好培养皿后经过培养得出的菌落形成单位的数量,代表空气中可以沉降下来的细菌数,cfu/皿。

（3）洁净手术部（室）：根据手术间及其洁净辅助用房的级别不同，空气培养时的采样点数及位置有所不同，Ⅰ~Ⅲ级见图6-3~图6-5，Ⅳ级测点数=$\sqrt{面积平来数}$。具体操作如下：①采样点布置的位置：在地面上或不高于地面0.8m的任意高度上，布点上方避免有任何的遮挡物。②平皿打开方式：自内向外打开平皿盖，平移至培养皿边缘并扣放，手臂及头不可越过培养皿上方，防止污染，行走及放置动作要轻，尽量减少对空气流动状态的影响。③暴露时间：暴露培养皿30min后，由外向内合上皿盖。④空白对照：共两次空白对照。第一次空白对照是针对采样所使用的培养皿进行对照，每批次采样时设置一个，随机取出一个未打开的平皿；第二次空白对照是针对操作过程进行对照，操作过程中随机挑选一次操作，打开平皿盖平移至边缘后立即合上，可在每间手术间内设置一个，也可以每个级别区域设置一个空白对照。⑤标记：在每个平皿底部记录所采样点的具体位置，空白对照同样需要标识。⑥转运：将培养皿放入转运箱，密闭转运至细菌室，在37℃条件下培养48h。

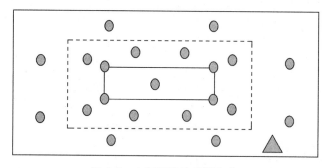

图6-3　Ⅰ级沉降法采样布点

Ⅰ级21点——手术区布点13个（手术床5个，双对角线布点；床边区8个，每边内2个）；周边区8点，每边内2个。

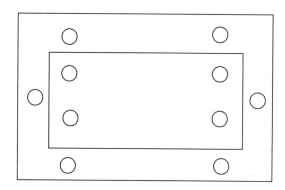

图6-4　Ⅱ级沉降法采样布点

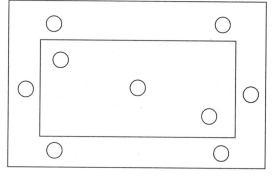

图6-5　Ⅲ级沉降法采样布点

（4）非洁净手术部（室）：采用沉降法，即平皿暴露法。室内面积≤30m²，设内、中、外对角线3点，内、外点的布点位置应距墙壁1m处，见图6-6；室内面积>30m²，设4角及中央5点，4角的布点位置应距墙壁1m处，见图6-7；将平皿放置于相应采样点，采样高度距地面0.8~1.5m；采样时将平皿盖打开，扣放于平皿旁，暴露规定时间（Ⅱ类环境暴露15min，Ⅲ、Ⅳ类环境暴露5min）后盖上平皿盖及时送检。

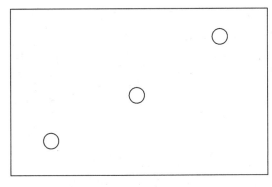

图 6-6　非洁净手术部/室

室内面积≤30m² 沉降法采样布点。

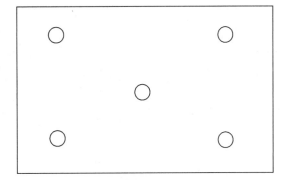

图 6-7　非洁净手术部/室

室内面积>30m² 沉降法采样布点。

4. 采样注意事项

（1）采样前,禁止对室内空气进行消毒,在无人走动的情况下,静止 10min 后采样。

（2）当送风口集中布置时,应对手术区和周边区分别检测;当送风口分散布置时,全室统一检测。

（3）菌落数应四舍五入保留小数点后一位即可,如果某一个平皿菌落数太大或太小,应重测或分析判定;不同方法检测的细菌浓度是直接测算的结果。

（4）每季度抽测≥25%:采用洁净手术室应每月抽测不同净化级别的手术间,每季度抽测总数≥25%,并保证每一手术间及洁净辅助用房至少监测 1 次/年。

5. 化验单填写要求　应注明采样时间、标本名称、地点、暴露时间,尽早送检。

6. 监测结果

（1）浮游法细菌浓度结果计算

$$空气中菌落总数(cfu/cm^3) = \frac{采样器各平皿菌落数之和(cfu)}{采样速率(L/min) \times 采样时间(min)} \times 1\,000L/cm^3$$

（2）沉降法细菌浓度结果计算

按平均每皿的菌落数报告:cfu/(直径 90mm 平皿×暴露时间)

（3）空气监测卫生学标准:①《医院洁净手术部建筑技术规范》(GB50333—2013)中将洁净手术部洁净用房分为 5 个级别,在空态或静态条件下,无论采取什么样的监测方法(浮游法细菌浓度或沉降法细菌浓度),每一级别的手术间或辅助用房均有相应的空气监测卫生学标准,见表 6-5,且不得检出致病菌。②非洁净手术室空气菌落总数 ≤4cfu/(直径 90mm 平皿×15min),不得检出致病菌。③对照平皿结果应为阴性。

（三）手术室人员手卫生学监测

手卫生是指所有手部清洁的统称,医务人员手卫生包括洗手、卫生手消毒和外科手消毒。

保持手卫生是有效预防控制病原体传播、降低医院感染发生率的最基本、最简单且行之有效的手段。通过监测手卫生效果,一方面能够了解手术室内工作人员手卫生后手部微生物携带的情况;另一方面能够提高相关人员手卫生的执行率,提高依从性,进一步达到预防和控制手术室医院感染的目的。

1. 监测目的及监测内容

（1）一般微生物学监测:定期对手术室内相关人员手卫生的监测以及实习进修人员手卫生效果监测;

（2）手术室感染暴发时流行病学调查：如有或怀疑医院感染暴发与手术室人员手卫生相关时进行的监测。

2. 采样时机　进行手卫生后在接触病人前以及进行诊疗活动前采样；外科手消毒后穿无菌大衣前采样；医疗机构应每月对手术室的医务人员手进行卫生学监测；当怀疑医院感染暴发或流行与医务人员手卫生有关时，应尽早进行监测，并进行相应致病性微生物的检测，此时，医务人员可不进行手卫生。

3. 监测要求

（1）根据每日平均参加手术的人员数量（包括手术医生、手术室护士、进修人员、实习生等），60 人及以上者，每月抽检 5~10 人；不足 60 人时，每月抽检人数不少于 3 人。

（2）手术人员手卫生效果监测：每月抽测人数应不少于日平均手术量医护人员的 1/10。

4. 采样方法

（1）压印法：被检人 5 指并拢，培养基直接压贴在掌根至指尖曲面 10~20s 后送检。

（2）棉拭子涂抹法：被检测人进行手卫生后五指并拢，检测者用浸有含相应中和剂的无菌洗脱液浸湿的棉拭子在双手指屈面从指跟到指端往返涂擦 2 次，一只手涂擦面积约 30cm^2，涂擦过程中同时转动棉拭子；将棉拭子接触操作者的部分剪去，投入 10ml 含相应中和剂的无菌洗脱液试管内，试管塞用酒精灯烫后塞住试管，在试管上标记被检测者的姓名、采样时间及手卫生的方式及时送检。

5. 化验单填写要求　应注明采样时间、被检查者姓名、手卫生方式以及监测目的。

6. 监测结果

（1）手卫生检测结果计算：

$$细菌菌落总数（cfu/cm^2）= 平板上菌落数（cfu）×稀释倍数/采样面积（cm^2）$$

（2）卫生学标准：①卫生手消毒监测的细菌菌落总数应 ≤10cfu/cm^2，不得检出致病菌；②外科手消毒监测的细菌菌落总数应 ≤5cfu/cm^2，不得检出致病菌。

（四）皮肤、黏膜消毒效果卫生学监测

1. 监测内容　主要是指手术部位皮肤、黏膜消毒效果的监测。

2. 采样时间　根据消毒液使用说明进行皮肤或黏膜消毒，待消毒液充分待干，达到消毒效果后及时进行采样。

3. 采样方法

（1）规则皮肤黏膜消毒效果监测方法：用 5cm×5cm 的标准灭菌规格板，放在被检皮肤处，用浸有含相应中和剂的无菌洗脱液的棉拭子 1 支，在规格板内横竖往返均匀涂擦各 5 次，并随之转动棉拭子，剪去手接触部位后，将棉拭子投入 10ml 含相应中和剂的无菌洗脱液的试管内。

（2）不规则皮肤黏膜消毒效果监测方法：可用棉拭子直接涂擦采样。

（3）在试管上标记被检测区域及消毒液名称，并及时送检。

4. 化验单填写要求　应注明采样时间、检查部位、消毒液名称。

5. 监测结果

（1）结果计算：细菌菌落总数（cfu/cm^2）= 平板上菌落数×稀释倍数/采样面积（cm^2）。

（2）结果要求：细菌菌落总数应 ≤5cfu/cm^2，不得检出致病菌。

（五）灭菌物品卫生学监测

1. 监测目的及内容

（1）一般微生物学监测：定期对手术室内无菌物品进行监测，包括经热力灭菌和经化学浸泡灭菌的无菌物品,无菌物品更换批次型号及厂家时均应进行效果检测。

(2)手术室感染暴发时流行病学调查:如有或怀疑医院感染暴发与手术室无菌物品相关时进行的监测。

2. 采样时机 灭菌处理后且在存放有效期内的无菌物品、化学浸泡灭菌的物品,采样前须经无菌生理盐水充分冲洗后进行采样。

3. 采样方法 常规监测或无菌试验法。

(1)常规监测:①缝合针、针头、手术刀片等小件医疗用品,用无菌的方法将拟检物品各取5支,分别投入5ml的无菌洗脱液中,及时送检。②注射器。取5个注射器,遵照无菌操作原则,在5ml无菌洗脱液中分别抽吸5次,后立即将全部洗脱液送检。③硅胶输液、输血装置、无菌敷料、引流条、棉球、纱布等医疗用品,此类物品属于可破坏性物品,可采用破坏性方法取样。例如,采用无菌剪刀,遵循无菌技术原则,剪取适量的样本后直接投入至5ml的无菌洗脱液中,及时送检。④手术钳、镊子等大件医疗器械,随机抽取两件及以上器械,采用沾有无菌洗脱液的棉拭子在被检物体表面反复涂抹,将棉拭子投入至5ml无菌洗脱液中,及时送检。⑤消毒或灭菌内镜及附件:无菌操作下取消毒或灭菌后内镜或其附件,用无菌注射器抽取10ml无菌洗脱液,从待检内镜活检口注入冲洗内镜的管路,用无菌试管从活检孔出口全量收集,及时送检。⑥结果计算。经热力灭菌后的指示带、指示卡应变色;无菌物品不得检出任何微生物(即平皿上无菌生长)为灭菌合格。消毒后的内镜合格标准为<20cfu/件,不得检出致病菌。

(2)无菌检验监测:无菌检验是指检查经灭菌方法处理后的医疗器械(具)、植入物品、敷料等是否达到无菌标准的一种方法。临床部门不应常规进行无菌检验,如有需要,可联系当地疾病预防控制中心派专人来采样检测。按照2002版医院消毒技术规范要求操作如下:①取缝合针、针头、刀片等小件医疗器械各5件,直接浸入6管需氧-厌氧菌培养管(其中1管做阳性对照)与4管真菌培养管。培养基用量15ml/管。②取5副注射器,在5ml洗脱液中反复抽吸5次,洗下管内细菌,混合后接种需氧-厌氧菌培养管(共6管,其中1管做阳性对照)与4管真菌培养管。洗脱液接种量:1ml注射器为0.5ml,2ml注射器为1ml,5~10ml注射器为2.0ml,20~50ml注射器为5.0ml。培养基量,对洗脱液接种量在2ml以下者,每管15.0ml;接种量在5ml者,每管为40.0ml。③手术钳、镊子等大件医疗器械取2件,用沾有无菌洗脱液的棉拭子反复涂抹采样,将棉拭子投入5ml无菌洗脱液中,将采样液混匀及时送检。

(六) 消毒液的卫生学监测

1. 监测目的及内容

(1)一般微生物学监测:对消毒液的浓度、细菌染菌量测定,包括定期、更换批次及产品时的监测。

(2)手术室感染暴发时流行病学调查:如有或怀疑医院感染暴发与消毒液相关时进行的监测。

2. 采样时间 对使用中的消毒液在有效期间进行采样。

3. 采样方法

(1)使用中消毒液有效成分含量的测定:可依据产品企业标准进行检测,也可使用经国家卫生行政部门批准的消毒剂浓度试纸(卡)进行检测;无浓度测试纸(卡)的消毒液需通过药物检测手段定期对消毒液含量测定。

（2）使用中消毒液染菌量测定：采样后 4h 内检测,怀疑与医院感染暴发有关时,进行目标微生物的检测。①涂抹法检测。用无菌吸管吸取一定稀释比例的中和后混合液 1.0ml,接种于平皿后及时送检。消毒液染菌量计算:消毒液染菌量(cfu/ml) = 平均每皿菌落数×10×稀释倍数。②倾注法。用无菌吸管吸取消毒液 1.0ml,加入到 9.0ml 含相应中和剂的采样管中混匀送检。③中和剂的选择。了解待监测的消毒液性质后,选择适宜的中和剂。

4. 结果判定

（1）使用中灭菌用消毒液:无菌生长。

（2）使用中皮肤黏膜消毒液染菌量≤10cfu/ml,不得检出致病菌。

（3）其他使用中消毒液染菌量≤100cfu/ml。

手术室环境卫生学的监测,既能动态概括环境中微生物的存在状态,验证手术室环境的安全性,同时又能够发现手术室现存潜在感染风险,并对手术室潜在感染的类型和规模进行监控,为手术室相关感染提供解决问题的依据,因此需要相关人员掌握监测的方法以及判断指标,管理人员进行严格监管,进一步保障手术室的安全。

（王　悦）

第四节　医院手术室感染质量评价指标

医院手术室感染质量管理是医院整体质量管理的组成部分,在保证医疗护理服务效果中占据重要地位,需不断完善并持续改进。手术室感染监测的目的是将指标数据化,从而利于医院手术室感染质量的持续改进。质量管理是护理管理的重要组成部分,是促进整个护理管理走向科学化、规范化的重要保障。医院手术室感染监测是实施医院感染防控基本构成和重要手段,是保证医疗质量和病人安全的重要途径。医院感染监测工作是一项长期、连续的工作,用于监测的数据元素和质量控制指标必然会随着监测工作要求的变化而不断调整,因此本书制订了手术室质量控制工作的相关评价指标。

一、手术室医院感染监测评价指标

（一）手术病人手术部位感染发生率

手术病人手术部位感染发生率% = 发生手术部位感染的手术数量/同期手术总数×100（统计周期内）

分子:统计周期内手术病人中发生手术部位感染的手术数量。

分母:统计周期内手术病人中同期手术总数。

意义:反映医疗机构对手术部位感染的医院感染防控和管理的情况。

（二）Ⅰ类切口手术手术部位感染发生率

Ⅰ类切口手术手术部位感染发生率% = Ⅰ类切口手术发生手术部位感染的手术数量/同期Ⅰ类切口手术总数×100%（统计周期内）

分子:统计周期内手术病人中Ⅰ类切口手术发生手术部位感染的手术数量。

分母:统计周期内手术病人中同期Ⅰ类切口手术总数。

意义:反映医疗机构对特定Ⅰ类切口手术的医院感染防控和管理的情况。

(三) Ⅰ类切口手术甲级愈合率

Ⅰ类切口手术甲级愈合率%＝Ⅰ类切口手术甲级愈合的手术数量/同期Ⅰ类切口手术总数×100%(统计周期内)

分子:统计周期内手术病人中Ⅰ类切口手术甲级愈合的手术数量。

分母:统计周期内手术病人中同期Ⅰ类切口手术例数。

意义:反映医疗机构对特定Ⅰ类切口手术的意义感染防控和管理的情况。

(四) 手术病人预防性抗菌药物的规范使用率

手术病人预防性抗菌药物的规范使用率%＝规范使用预防性抗菌药物手术量/手术总数×100%(统计周期内)

分子:规范使用预防性抗菌药物手术量。

分母:统计周期内手术总数。

意义:保障病人围术期安全。

(五) 预防使用抗菌药物术前0.5~1h给药率

预防使用抗菌药物术前0.5~1h给药率%＝手术病人首次预防性应用抗菌药物的给药时间在术前0.5~1h的手术数量/同期预防性应用抗菌药物的手术总数×100%(统计周期内)

分子:统计周期内手术病人首次全身预防性应用抗菌药物的给药时间在术前(切皮前)0.5~1h的手术数量。

分母:统计周期内预防性应用抗菌药物的手术例总数。

意义:反映医疗机构手术术前抗菌药物预防使用及管理情况。

(六) 手术时间大于3h的手术术中抗菌药物追加执行率

手术时间大于3h的手术术中抗菌药物追加执行率%＝手术时长大于3h的手术术中已经追加1剂抗菌药物的手术数量/同期手术时长大于3h需要追加1剂抗菌药物的手术总数×100%(统计周期内)

分子:统计周期内手术时长大于3h的手术术中已经追加1剂抗菌药物的手术例次数。

分母:统计周期内手术时长大于3h需要追加1剂抗菌药物的手术例次数。

意义:反映医疗机构外科手术术中抗菌药物使用及管理情况。

(七) 失血量大于1 500ml的手术术中抗菌药物追加执行率

失血量大于1 500ml的手术术中抗菌药物追加执行率%＝失血量大于1 500ml的手术术中已经追加1剂抗菌药物的手术例数/同期失血量大于1 500ml需要追加1剂抗菌药物的手术总数×100%(统计周期内)

分子:统计周期内失血量大于1 500ml的手术术中已经追加1剂抗菌药物的手术例数。

分母:统计周期内失血大于1 500ml需要追加1剂抗菌药物的手术总数。

意义:反映医疗机构外科手术术中抗菌药物使用及管理情况。

(八) 手术野皮肤准备合格率

手术野皮肤准备合格率%＝手术病人中手术野皮肤准备合格的例数/同期全院手术病人总数×100%(统计周期内)

分子:统计周期内手术病人中手术野皮肤准备合格的例数。

分母:统计周期内全院手术病人总数。

意义:反映医疗机构对外科手术手术野皮肤准备的管理情况。

（九）物体表面卫生学监测合格率

物体表面卫生学监测合格率%=周期内监测合格例数/统计周期内监测总数×100%（统计周期内）

分子:统计周期内物体表面卫生学监测合格例数。

分母:统计周期内物体表面卫生学监测总例数。

意义:通过对该指标监测,可以对手术室物体表面的清洁卫生质量进行监控,了解物体表面清洁卫生的薄弱环节,以控制手术室医院感染的发生。

（十）空气卫生学监测合格率

空气卫生学监测合格率%=周期内监测合格例数/统计周期内监测总数×100%（统计周期内）

分子:统计周期内空气卫生学监测合格例数。

分母:统计周期内空气卫生学监测总例数。

意义:通过对该指标监测,可以查找传染源,切断传播途径,以控制手术室相关感染的发生。

二、手术室护理质量评价指标

（一）无菌物品合格率

无菌物品合格率%=周期内抽样合格件数/统计周期内该物品总数×100%（统计周期内）

分子:统计周期内无菌物品抽样合格件数。

分母:统计周期内无菌物品总数。

意义:通过对该指标监测,可有效防止手术病人术后院内感染的发生。

（二）仪器设备消毒合格率

仪器设备消毒合格率%=周期内消毒合格的仪器设备台数/统计周期内该物品仪器设备总台数×100%（统计周期内）

分子:统计周期内消毒合格的仪器设备台数。

分母:统计周期内该物品仪器设备总台数。

意义:通过对该指标监测,可减少因仪器设备的消毒不合格而带来的诸多安全隐患。

（三）外科手消毒合格率

外科手消毒合格率%=周期内监测合格例数/统计周期内总数×100%（统计周期内）

分子:统计周期内外科手消毒监测合格例数。

分母:统计周期内外科手消毒总数。

意义:通过对该指标监测,可以了解手术室内相关人员手卫生后手部微生物携带情况,判断手卫生效果,达到预防和控制手术室医院感染的目的。

（四）医务人员锐器损伤发生率

医务人员锐器损伤发生率%=手术医务人员锐器损伤发生例数/手术总数×100%（统计周期内）

分子:医务人员发生锐器损伤的例数。

分母:统计周期内总的被施行手术的例数。

意义:锐器损伤导致医务人员感染疾病。

(五) 医疗废物处置合格率

医疗废物处置合格率%=周期内正确处置医疗废物的例数/统计周期内处置的医疗废物总数×100%(统计周期内)

分子:统计周期内正确处置医疗废物的例数。

分母:统计周期内处置的医疗废物总数。

意义:通过对该指标监测,可以发现医疗废物处置工作中存在的问题,从而规范医疗废物的处置流程。

（王 悦）

第七章

手术室药品管理

第一节 手术室常用药品管理

一、手术室常用药品管理

手术室承担着各手术科室的手术、术中抢救及部分围术期和麻醉中的治疗工作,手术室用药与其他专科病房用药不同,具有其特殊性:药品种类复杂、消耗大,麻醉及抢救药品多,且需适应手术中取用便捷等特点。

(一) 手术室药品的合理设置

应根据手术室的布局,为方便术中用药,合理地设置药品间,备齐各类药品是提高工作质量及工作效率的关键。

1. 手术室手术种类繁多、病情复杂,常急需各种抢救药品。因此,在靠近手术间处设置药品间,并在手术间内备齐常用的抢救用药,既能保证手术中用药的准确迅速,又能为抢救赢得宝贵的时间。

2. 手术间内应常规备置的手术常用药品

(1)静脉输入液体,如林格液、平衡液、0.9%氯化钠、5%~10%葡萄糖、5%葡萄糖氯化钠、低分子右旋糖酐、20%甘露醇等。

(2)局麻类药品,如1%~2%普鲁卡因、2%利多卡因等。

(3)外用药品,如0.9%外用生理盐水、2%过氧化氢溶液以及明胶海绵等。这些药物应固定基数,每天由专人整理及时补充。

3. 麻醉科在手术间麻醉用车内应配置一些常用麻醉辅助用药,如肾上腺素、麻黄碱、阿托品、安定、呋塞米、地塞米松等,每次手术后由麻醉师及时补充,以备需要。

4. 手术室应配置急救车 急救车内除备有各类抢救用药外还应配置有各类抢救物品,以便病人发生意外时紧急抢救使用。

(二) 药品的分类与布局

由于手术室药品种类繁多,用量大,将药品进行分类管理十分必要。常用手术室药品分为内用药、外用药、麻醉药及特殊专科用药四大类,并将常用药与抢救用药分开管理。

1. 严格分清内用、外用药品,两者分开放置,并用鲜明的蓝、红色药签加以区别。药柜内的内用药品标签明显,分类放置,每日清点。

2. 麻醉药品,如琥珀胆碱、异丙酚、硫喷妥钠、依托咪酯等由麻醉科管理;哌替啶、吗啡、劳太尼等麻醉处方药品由麻醉科专人管理,专柜上锁,每日清点(包括核对麻醉处方和空安瓿)。

3. 需要低温冷藏的药品,如缩宫素、麦角新碱、卡孕栓、肝素钠等放置在冰箱内,标签明显,定期检查。

4. 其他特殊专科用药品,如 ZT 胶、骨水泥、眼科用各类眼药水、眼药膏等分别放置在各专科专用柜内,由护士长指定专人定期检查。

(三) 制定严格的药品管理制度

1. 固定基数 专人负责根据手术种类、数量,测算出常用药品的消耗量,将常用药品、抢救药品的基数相对固定,由专人负责检查,并全面掌握科室用药的情况,及时补充领取。

2. 定期检查,计划统领

(1)药品管理专人负责,抢救药品每日清点并记录;常用药品每周清点并记录;对消耗性的外用药品,如 PVP-碘溶液、75%酒精、施康Ⅱ消毒液,戊二醛、甲醛、过氧化氢溶液等,每周清点后做好预算统一领取。

(2)每月由专人对药品的有效期检查,发现有过期或变质的药品需及时更换,防止发生不良反应。

3. 麻醉药品的管理 麻醉药品由麻醉科统一管理,麻醉处方药品由专人加锁专柜保管,领时凭麻醉处方及空安瓿,由值班护士去病区药房领药;未用完的麻醉处方药品由两人在处方上签名后方可丢弃。

4. 手术中抗生素的应用 为减少术后的感染率,术中需根据医嘱使用抗生素,如悉复欢、泰能等。术前用药由巡回护士及麻醉师核对无误方可使用,并保留空瓶至手术结束。

5. 用药时严格三查七对 在使用各类药品时,仔细核对药品的名称、批号、有效期,检查药品有无变色、混浊及瓶口有无松动等。在用药前、用药中、用药后均仔细核对,并保留空安瓿、术后由两人核对后才丢弃。对于口头医嘱用药,巡回护士应复述一遍,待医生确认后执行。

(四) 药品合理运作

建立严密的药品管理制度,确保药品的正常运转,减少丢失、遗失现象。药品管理员在领取消耗性药品及接收静脉输入液体时,需仔细检查药品、剂量、数量、批号,核对无误后与发药人共同审核签字,以防疏漏。

(五) 手术室常用药品的储存

手术室的常用药品均为注射剂或吸入剂,毒、麻类药较多。因此药品应固定专人管理,做到及时清点、及时补充,并有一定的储备,保证特殊紧急情况时使用。

1. 手术室的药品应按种类存放,如中枢兴奋剂、麻醉用药、静脉输液类、外用药等。

2. 应置于低温处的药品(2~15℃)如琥珀胆碱(司可林)、护固莱士、肾上腺素、缩宫素等。乙醚、氧仿、氯乙烷、过氧化氢溶液等易燃、易爆、易挥发的药品除应低温外还需密闭保存。

3. 需避光的药品,如去甲肾上腺素、碘仿、哌替啶、去乙酰毛花苷、氢化可的松等,应置于遮光容器中,避免由于日光的照射使药品变质失效。

4. 某些有失效期的药品如乙醚等,应单独建卡,以免过期失效。

5. 剧、毒、腐蚀剂,如苯酚、来苏儿、甲醛等,特别是将这些药分装后,失去了原瓶签,此时要重新贴瓶签,以免用错。

二、特殊药品管理

麻醉药品、精神药品、医疗用毒性药品以及放射性药品被称为特殊管理的药品。这些特殊药品在临床上具有不可否定的医疗和科学价值,同时具有特殊的生理和药理作用,若管理使用不当则会产生社会公共卫生和经济问题。因此,我国《药品管理法》第三十五条规定:国家对麻醉药品、精神药品、医疗用毒性药品、放射性药品实行特殊管理。

(一)麻醉药品的定义和分类

1. 麻醉药品的定义　麻醉药品是指对中枢神经有麻醉作用,具有依赖性潜力,连续使用、滥用或不合理使用,易产生身体依赖性和精神依赖性,能成瘾癖的药品、药用原植物或其他物质。

2. 麻醉药品的分类及品种　我国规定麻醉药品主要包括阿片类、可卡因类、大麻类、合成麻醉药类及国务院药品监督管理部门制定的其他易成瘾癖的药品药用原植物及其制剂。

根据《麻醉药品品种目录(2007 版)》,麻醉药品共 123 种,我国生产和使用的有阿法罗定、罂粟秆浓缩物、二氢埃托啡、可卡因、地芬诺酯、芬太尼、氢可酮、美沙酮、吗啡、阿片、羟考酮、哌替啶、罂粟壳、瑞芬太尼、舒芬太尼、蒂巴因、布桂嗪、可待因、复方樟脑酊、右丙氧芬、双氢可待因、乙基吗啡、福尔可定、阿橘片、吗啡阿托品注射液,共 25 种。

(二)精神药品的定义和分类

1. 精神药品的定义　精神药品是指直接作用于中枢神经系统,使之兴奋或抑制,连续使用能产生药物依赖性的药品或其他物质。

2. 精神药品的分类及品种　精神药品根据对人体产生依赖性的程度不同,分为第一类精神药品和第二类精神药品。其中,第一类精神药品比第二类精神药品更易产生依赖性,其毒性和成瘾性更强,因此对其管理更加严格。

根据《精神药品品种目录(2007 版)》,精神药品共 132 中。我国生产和使用的第一类精神药品有 7 种(丁丙诺啡、γ-羟丁酸、氯胺酮、马吲哚、哌甲酯、司可巴比妥、三唑仑)。第二类精神药品有 33 种(异戊巴比妥、布托啡诺及其注射剂、咖啡因、去甲伪麻黄碱、安钠咖、地佐辛及其注射剂、芬氟拉明、格鲁米特、戊巴比妥、喷他佐辛、阿普唑仑、巴比妥、溴西泮、氯氮䓬、氯硝西泮、地西泮、艾司唑仑、氯氟䓬乙酯、氟西泮、劳拉西泮、甲丙氨酯、咪达唑仑、纳布啡及其注射剂、硝西泮、奥沙唑仑、氨酚氢可酮片、匹莫林、苯巴比妥、替马西泮、四氢西泮、曲马多、唑吡坦、扎来普隆、麦角胺咖啡因片)。

3. 处方权管理　具有麻醉药品和第一类精神药品处方资格的职业医生,根据临床应用指导原则,对确需使用麻醉药品或者第一类精神药品的病人,应当满足其合理用药需求。

4. 处方管理　开具麻醉药品和精神药品要使用专用处方,并对处方进行专册登记。麻醉药品和第一类精神药品处方的印刷用纸为淡红色,处方右上角分别标注"麻""精一";第二类精神药品处方的印刷用纸为白色,处方右上角标注"精二"。单张处方的最大用量应当符合:麻醉药品、第一类精神药品注射剂处方为 1 次用量,其他剂型处方不得超过 3d 用量,控缓释制剂处方不得超过 7d 用量;第二类精神药品处方一般不得超过 7d 用量。麻醉药品处方至少保存 3 年,精神药品处方至少保存 2 年。

5. 储存管理　麻醉药品和精神类药品需设置专库或专柜储存。专库应当设有防火防盗监控设施并安装报警装置;专柜应当使用保险柜。专库和专柜应当实行双人双锁管理,并配备专人负责管理工作,并建立存储麻醉药品和精神药品的专用账册。药品入库双人验收,出库双人复核,做到账物相符。专用账册的保存期限应当自药品有效期期满之日起不少于5年。

(三)放射性药品管理

1. 放射性药品定义 放射性药品是指用于临床诊断或者治疗的放射性核素制剂或者其标记药物。包括裂变制品、加速器制品、放射性同位素发生器及其配套药盒、放射免疫分析药盒等。

放射性药品与其他药品的不同之处在于,放射性药品含有的放射性核素能放射出射线。因此,凡在分子内或制剂内含有放射性核素的药品都称为放射性药品。

2. 放射性药品品种 现 2010 年版《中国药典》共收载了 17 种反射性药品及 6 种注射用冻干无菌粉末,具体如下:含锝$[^{99m}Tc]$的放射性药品 7 种,包括高锝$[^{99m}Tc]$酸钠注射液、锝$[^{99m}Tc]$亚甲基二膦酸盐注射液、锝$[^{99m}Tc]$依替菲宁注射液、锝$[^{99m}Tc]$焦磷酸盐注射液、锝$[^{99m}Tc]$喷替酸盐注射液、锝$[^{99m}Tc]$植酸盐注射液、锝$[^{99m}Tc]$聚合白蛋白注射液;含碘$[^{131}I]$的放射性药品 3 种,包括邻碘$[^{131}I]$马尿酸钠注射液、碘$[^{131}I]$化钠口服溶液、碘$[^{131}I]$化钠胶囊;含磷$[^{32}P]$的放射性药品 3 种,包括磷$[^{32}P]$酸钠盐口服溶液、磷$[^{32}P]$酸钠盐注射液、胶体磷$[^{32}P]$酸铬注射液;以及氙$[^{113}Xe]$注射液、枸橼酸镓$[^{67}Ga]$注射液、铬$[^{51}Cr]$酸钠注射液、氯化亚铊$[^{201}Tl]$注射液。6 种注射用冻干无菌粉末有注射用亚锡亚甲基二膦酸盐、注射用亚锡依替菲宁、注射用亚锡植酸盐、注射用亚锡喷替酸和注射用亚锡聚合白蛋白、注射用亚锡焦磷酸钠。持有《放射性药品使用许可证》的医疗单位,必须负责对使用的放射性药品进行临床质量检验,收集药品不良反应等工作,并定期报告。放射性药品使用后的废物(包括病人排出物),必须按国家有关规定妥善处理。

(四)特殊药品管理的评审

针对手术室特殊药品管理,为提高其用药安全,在评审工作中,可参考以下表格(表7-1)进行自查与评审。

表 7-1 病人安全目标"特殊药物的管理"结果评价表

评审项目	判定结果			
	A(10)	B(7)	C(5)	D(0)
1. 严格执行麻醉药品、精神药品、放射性药品、医疗用毒性药品及药品类 易制毒化学品等特殊管理药品的使用与管理规章制度				
2. 对高浓度电解质、易混淆(听似、看似)的药品有严格的贮存要求				
3. 处方或用药医嘱再转抄和执行时有严格的核对程序,并由转抄和执行 者签名确认				
对达到"A"档的说明:				

三、急救药品管理

1. 由护士长指定专人负责科室的药物领取,备齐急救药品,满足紧急抢救需要。

2. 药品管理人员需每天检查,设定基数,按计划领取补齐。

3. 定期整理药柜,保持其清洁整齐,按有效期先后顺序放置。定期清理变质、过期、标签模糊、包装破损的药品。

4. 易燃、易爆的药液上锁,外用药和和静脉注射药分开放置。

5. 麻醉或剧毒药品由麻醉科专人负责管理。

6. 急救药品管理的评审　针对手术室急救药品管理,为提高急救效率,确保其用药安全,应确立在特殊情况下的医务人员之间有效沟通的程序、步骤,在评审工作中,可参考以下表格(表7-2)进行自查与评审:

表 7-2　病人安全目标"确立在特殊情况下医务人员之间有效沟通的程序、步骤"结果评价表

评审项目	判定结果			
	A(10)	B(7)	C(5)	D(0)
1. 按规定开具完整的医嘱或处方				
2. 在实施紧急抢救的情况下,应尽量以书面方式下达医嘱,必要时可口头下达临时医嘱;护士应对口头临时医嘱完整重述确认,在执行时双人核查;事后及时补记				
3. 接获非书面的病人"危急值"或其他重要的检查(验)结果时,接获者必须规范、完整、准确地记录病人识别信息、检查(验)结果和报告者的姓名与电话,重述确认无误后方可提供医生使用				
对达到"A"档的说明:				

四、围术期抗生素管理

手术室最常使用的药物为抗菌药物,使用规范如下。

(一) 药物的保存

室温下密闭、干燥、避光、离地保存。

(二) 药物的配制

1. 环境清洁,定时消毒,遵循医院感染控制的基本要求。

2. 严格执行查对制度,询问病人是否有过敏史。

3. 选择正确的溶媒和溶剂。

4. 配制过程中注意药物是否完全溶解。

5. 配制后观察药液有无浑浊、沉淀、变色。

(三) 围术期抗生素药物的使用

围术期抗生素常常采用预防用药,如术前病人已存在细菌性感染的手术,如腹腔脏器穿孔腹膜炎、脓肿切除术、气性坏疽截肢术等,属抗菌药物治疗性应用,不属预防应用范畴。

1. 外科预防用抗菌药物的目的　预防手术后切口感染,以及清洁-污染或污染手术后手术部位感染及术后可能发生的全身性感染。

2. 外科预防用抗菌药物的基本原则　根据手术野有否污染或污染可能,决定是否预防用抗菌药物。

(1)清洁手术:手术野为人体无菌部位,局部无炎症、无损伤,也不涉及呼吸道、消化道、泌尿生殖道等人体与外界相通的器官。①手术野无污染,通常不需预防用抗菌药物,仅在下列情况时可考虑预防用药:手术范围大、时间长、污染机会增加;②手术涉及重要脏器,一旦

发生感染将造成严重后果者,如头颅手术、心脏手术、眼内手术等;③异物植入手术,如人工心瓣膜置入、永久性心脏起搏器放置、人工关节置换等;④高龄或免疫缺陷者等高危人群。

(2)清洁-污染手术:上下呼吸道、上下消化道、泌尿生殖道手术,或经以上器官的手术,如经口咽部大手术、经阴道子宫切除术、经直肠前列腺手术,以及开放性骨折或创伤手术。由于手术部位存在大量人体寄殖菌群,手术时可能污染手术野而引起感染,故此类手术需预防用抗菌药物。

(3)污染手术:由于胃肠道、尿路、窦道体液大量溢出或开放性创伤未经扩创等已造成手术野严重污染的手术,此类手术需预防用抗菌药物。

3. 外科预防用抗菌药物的选择及给药方法

(1)抗菌药物的选择:视预防目的而定。为预防术后切口感染,应针对金黄色葡萄球菌选用药物,预防手术部位感染或全身性感染,则需依据手术野污染或可能的污染菌种类选用,如结肠或直肠手术前应选用对大肠埃希菌有效的抗菌药物。选用的抗菌药物必须是疗效肯定、安全、使用方便及价格相对较低的品种。

(2)给药方法:①按规定Ⅰ类切口手术,术前禁用抗生素,有植入物的手术除外。Ⅰ类切口手术病人预防使用抗菌药物时间不超过24h。②遵医嘱使用抗菌药物,严格执行术前抗菌药物使用的时间规定,在切皮前0.5～1h使用抗菌药物,使手术切口暴露时局部组织中已达到足以杀灭手术过程中入侵切口细菌的药物浓度。如手术超过3h或出血量大于1 500ml时及时追加抗菌药物。清洁手术中抗菌药物的有效覆盖时间应包括整个手术过程和手术结束后4h,总的预防用药时间不超过24h,个别情况可延长至48h。手术时间较短(小于2h)的清洁手术,术前用药一次即可。接受清洁-污染手术者的手术时预防用药时间亦为24h,必要时延长至48h。污染手术可依据病人情况酌量延长。对手术前已形成感染者,抗菌药物使用时间应按治疗性应用而定。③抗菌药物应现配现用。④注意观察病人用药期间的不良反应。

4. 手术室抗菌药物使用的评审　针对手术室抗菌药物的使用,为确保其有效安全用药,在评审工作中,可参考以下表格(表7-3)进行自查与评审:

表7-3　手术治疗管理与持续质量改进"手术室抗菌药物使用"评价表

评审项目	判定结果			
	A(10)	B(7)	C(5)	D(0)
1. 有手术预防性抗菌药物临床使用的制度,并对手术医生、麻醉医生进行培训				
2. 管理部门(医务处、院感管理与临床药学)有监控与评价的记录				
对达到"A"档的说明:				

(刘常清)

第二节　手术室药品安全使用

一、手术室药品使用制度

1. 手术病人带来的药品和术中所需的药品,必须严格遵医嘱执行,如有疑问或存在问题医嘱,必须再次核对确认,并由开立医嘱者签名后方可执行,并签名,用剩的药品交由手术医生带回病房,并在手术病人交接记录单上记录。

2. 严禁使用医生自带的药品(没经过医院药房)。

3. 易过敏药物给药前应询问过敏史。

4. 向手术台上倒消毒液、盐水及药物时,巡回护士与洗手护士需共同核对。

5. 手术台上有 2 种及以上药品时,须做好标记。

6. 输液袋加药后需贴上标签,并注明病人姓名、药名、记录及加药时间,两人核对后方可使用。

7. 术野消毒液、过氧化氢(双氧水)等必须注明开启日期,有效期为 1 个月,安尔碘有效期为 1 周。

8. 针对手术室药品安全使用,应确立严格标准的查对制度,有效识别病人身份,确保药物安全有效使用。在评审工作中,可参考以下表格(表7-4)进行自查与评审。

表 7-4　病人安全目标"确立查对制度,识别病人身份"结果评价表

评审项目	判定结果			
	A(10)	B(7)	C(5)	D(0)
1. 开医嘱、处方或进行治疗时,应查对病人姓名、性别、床号、住院号(门诊号)				
2. 执行医嘱时要进行"三查七对":摆药后查;服药、注射、处置前查;服药、注射处置后查。对床号、姓名和服用药的药名、剂量、浓度、时间、用法、有效期				
3. 清点药物时和使用药品前,要检查质量、标签、有效期和批号,如不符合要求,不得使用				
4. 给药前,注意询问有无过敏史;使用毒、麻、限剧药时要经过反复核对;静脉给药要注意有无变质,瓶口有无松动、裂缝;给予多种药物时,要注意配伍禁忌				
5. 输血前,需经两人查对,无误后,方可输入;输血时须注意观察,保证安全				
评价中对达到"A"的说明:				
改进意见与建议:				

二、手术室药品在使用中的注意事项

1. 手术室工作比较紧张,常执行口头医嘱,在执行医嘱时,注意力应高度集中,要与麻醉医生做好药品的核对。

2. 注意区别某些正名、商品名、译音等相似的药物,避免在使用时混淆。如复方氯化钠和氯化钠,前者多用于纠正电解质紊乱,后者多用于输血前后。

3. 某些药物可用于输血反应,但不能与血液共同静脉注入,如氯丙嗪、异丙嗪、地西泮、氟哌啶醇与血液同输混合后,则可发生溶血,在血浆出现严重沉淀;氢化可的松、尼可刹米亦可使红细胞发生严重的溶血。

4. 在手术室用药时,应注意查对病人的过敏史,注意药物使用的反应和注意事项,如使用氯胺酮后,为避免病人产生幻梦、幻觉,应避免外界刺激。

5. 为了正确给药,避免药物使用过量、中毒等不良反应发生,可将手术室用的麻醉药与其他限量使用的剧毒药物列出剂量表贴于玻璃柜内。这样许多药物的一次计量一目了然,比较方便和实用。

三、手术室用药并发症及注意事项

(一) 药物不良反应的定义与分类

药物使用是一把双刃剑,既存在治疗疾病的药效作用,又可能存在不可预知的不良反应,因此在用药过程中应严格执行药物使用规程与适应证、用法用量,同时还应密切观察用药的不良反应。

1. 药物不良反应的定义　药品不良反应(adverse drug reaction,ADR):广义的药品不良反应是指因用药引起的任何不良情况,其中包括超剂量给药、意外给药、蓄意给药、药物滥用、药物的相互作用等引起的各种不良后果。WHO 将药品不良反应定义为药品在预防、诊断、治疗疾病或调节生理功能的正常用法用量下,出现的有害的和意外的反应。

2. 药物不良反应的分类　药物的不良反应按病人临床表现常分为如下几类:

(1)不良反应(副反应):药品按正常用法用量使用时所出现的与药品的药理学活性相关但与用药目的无关的作用。一般都较轻微,多为一过性可逆性功能变化,伴随治疗作用同时出现。器官选择作用低,即作用广泛的药物,其不良反应可能会多。

(2)毒性作用:由于病人的个体差异、病理状态或合用其他药物引起敏感性增强,在治疗量时造成某种功能或器质性损害。一般是药理作用的增强。过度作用在定义上与毒性作用相符,指使用推荐剂量时出现过强的药理作用。

(3)后遗效应:停药后需要浓度已降至阈浓度以下时残存的药理效应。

(4)过敏反应:药物或药物在体内的代谢产物作为抗原刺激机体而发生的不正常的免疫反应。这种反应的发生与药物剂量无关或关系甚少,治疗量或极少量都可发生。临床主要表现为皮疹、血管神经性水肿、过敏性休克、血清病综合征、哮喘等。

(二) 配药注意事项及常用药物的配制

1. 配药注意事项

(1)配药时严格执行"三查七对"及无菌操作。

(2)加药注射器要严格执行一人一具、不得重复使用。

(3)严格按医嘱配药。

(4)正确选择溶媒,并做到即配即用。

(5)注意药物配伍禁忌,严格按照药品说明书进行配制。

(6)配制好的药物如有异物、出现沉淀、变色等异常现象不得使用。

(7)药物有破损、泄漏、无标签或标签不清的不得使用。

(8)化疗药物单独配制。

(9)对操作台面摆放的多份药品要有有效的阻隔措施,防止药品混淆。

(10)医疗垃圾应及时正确处理(感染性、锐器),严防针刺伤。

2. 手术室常用药物的配制及配伍禁忌　手术室常用药物有注射用头孢唑林钠、注射用头孢美唑钠、注射用头孢硫脒、注射用盐酸万古霉素、注射用克林霉素磷酸酯、甘露醇注射液、聚明胶肽注射液、鱼精蛋白注射液等。其药物的配制及配伍禁忌如下（表7-5~表7-12）：

表7-5　注射用头孢唑林钠

用法	肌内注射、静脉注射、静脉滴注
溶媒	0.9%氯化钠注射液、5%葡萄糖注射液、乳酸钠林格注射液
不良反应	过敏反应,皮疹、荨麻疹、药热等;肾脏毒性,使用时应警惕发生肾功能异常的可能性;静脉炎及偶见溶血性贫血,中性白细胞或血小板下降
注意事项	对青霉素过敏及肝、肾功能不全者慎用;对头孢菌素过敏者及青霉素过敏性休克或即刻反应者禁止使用
配伍禁忌	与葡萄糖酸钙不可同瓶滴注;与强利尿药合用有增加肾毒性的可能;不与10%葡萄糖注射液和5%碳酸氢钠注射液配伍,pH上升明显

表7-6　注射用头孢美唑钠

用法	静脉注射、静脉滴注
溶媒	0.9%氯化钠注射液、5%葡萄糖注射液、注射用蒸馏水(静脉注射时使用)
不良反应	过敏反应,皮疹、荨麻疹、药物热等,罕见过敏性休克;胃肠道反应,可见恶心、呕吐和腹泻等,罕见假膜性肠炎;肝脏,有发生肝炎、肝功能障碍、黄疸的报道;肾脏,有用药过程中发生急性肾衰竭的报道;血液,可引起红细胞及血小板减少,粒细胞缺乏,溶血性贫血;可引起皮肤黏膜眼综合征及中毒性表皮坏死症;间质性肺炎及PIE综合征;血栓性静脉炎,菌群失调,维生素K缺乏
注意事项	对头孢菌素或青霉素过敏者慎用;肾功能受损者慎用;妊娠及哺乳期妇女慎用;对头孢美唑钠成分有过敏性休克既往史者禁用
配伍禁忌	与利尿剂(呋塞米等)合用有可能增加肾毒性;静脉滴注时不得用注射用蒸馏水,因溶液不等张

表7-7　注射用头孢硫脒

用法	肌内注射、静脉注射和静脉滴注
溶媒	0.9%氯化钠注射液为首选溶媒,5%葡萄糖注射液
不良反应	荨麻疹、哮喘、皮肤瘙痒、寒战高热、血管神经性水肿等;偶见血尿素氮、谷丙转氨酶、碱性磷酸酶升高;少数病人用药后可能出现中性粒细胞减少,念珠菌、葡萄球菌等二重感染
注意事项	过敏反应:对青霉素类有过敏史者慎用;有青霉素过敏性休克或即刻反应者禁用,对头孢菌素类过敏者禁用;肾功能减退病人应用本品须适当减量;对诊断的干扰:应用注射用头孢硫脒的病人抗球蛋白试验可出现阳性,孕妇产前应用此阳性反应可出现于新生儿长期用药应监测肝、肾功能和血象
配伍禁忌	与奥硝唑注射液同时输入时会出现乳白色沉淀沉积,与10%葡萄糖注射液配伍时稳定性较差,建议不宜配伍使用

表 7-8 注射用盐酸万古霉素

用法	静脉滴注
溶媒	0.9%氯化钠注射液、5%葡萄糖注射液
不良反应	静滴引起的不良反应:快速静滴万古霉素时或之后,可能发生过敏反应,包括低血压、喘息、呼吸困难、荨麻疹或瘙痒,也可引起身体上部的潮红(红颈)或疼痛及胸部和背部的肌肉抽搐。这些反应通常在 20min 内即可解除,但亦有持续数小时;肾毒性:肾功能不全者慎用,氨基糖苷类药物合并使用增加肾毒性;耳毒性:有报道使用万古霉素伴有听觉丧失的情况;造血功能:经万古霉素治疗 1 周后或数周,或总剂量多于 25g 后,有发生可逆行中性粒细胞减少,静脉炎
注意事项	对万古霉素过敏者,严重肝、肾功能不全者,孕妇及哺乳期妇女禁用;禁止快速给药,静滴至少在 60min 以上,防止过快给药引起的过敏反应,如出现给药过快引起的反应,应立即停止给药,该反应会很快消失;肾功能不全的病人慎用;不宜肌内注射,静脉滴注时避免外渗,以免引起疼痛或组织坏死;不能合并麻醉药物给药
配伍禁忌	与氨基糖苷类、两性霉素 B、阿司匹林及其他水杨酸盐类、注射用杆菌肽及布美他尼、卷曲霉素、顺铂及多粘菌素类药物等合用或先后应用,可增加耳毒性及肾毒性;同时使用万古霉素和麻醉药可能出现红斑、类组织胺样潮红和过敏反应;万古霉素与碱性溶液有配伍禁忌,遇重金属可发生沉淀;有文献报道与聚明胶肽、佳乐施、盐酸氨溴索、琥珀酰明胶、毛花苷 C、碳酸氢钠注射液、呋塞米注射液、埃索美拉唑及注射用哌拉西林钠舒巴坦钠均存在配伍禁忌

表 7-9 注射用克林霉素磷酸酯

用法	深部肌内注射、静脉滴注
溶媒	0.9%氯化钠注射液、5%葡萄糖注射液(静脉滴注时,每 0.3g 需要用 50～100ml 0.9%氯化钠注射液或 5%葡萄糖注射液稀释成小于 6mg/ml 浓度的药液)
不良反应	胃肠道反应:常见恶心、呕吐等,严重者有腹绞痛、腹泻(水肿或脓血样)及假膜性肠炎;血液系统:偶见白细胞减少、中性粒细胞减少等,罕见再生障碍性贫血;过敏反应:可见皮疹、瘙痒等;肝、肾功能异常,血尿、过敏性紫癜、抽搐等;静脉炎
注意事项	与青霉素、头孢菌素类抗生素无交叉过敏反应,所以临床上手术预防性抗生素如出现青霉素类及头孢类过敏者会选择注射用克林霉素磷酸酯;肝、肾功能损害者慎用;对克林霉素或林可霉素有过敏史者禁用;一个月的婴儿不宜使用
配伍禁忌	与氨苄西林、苯妥英钠、巴比妥类、氨茶碱、葡萄糖酸钙及硫酸镁配伍会产生絮状物或凝固;克林霉素具有神经肌肉阻滞作用,会提高神经肌肉阻滞药的作用,两者不宜合用;与阿片类镇痛药合用,可能使呼吸中枢抑制现象加重;与红霉素、氯霉素有拮抗作用,不宜合用;有文献报道克林霉素与奥美拉唑钠有配伍禁忌

表 7-10　甘露醇注射液

用法		静脉滴注	口服
溶媒	成人	利尿,常用量按体重 1~2g/kg,一般用 20% 溶液 250ml 静脉滴注;治疗脑水肿、颅内高压和青光眼,按体重 0.25~2g/kg,配制为 15%~25% 浓度于 30~60min 内静脉滴注,当病人衰弱时,剂量应减小至 0.5g/kg,严密观察肾功能	肠道准备:术前 4~8h,10% 溶液 1 000ml 于 30min 内口服完毕(口服甘露醇后因术中电凝或电切有引起气体爆炸的风险,临床中改用磷酸钠盐口服溶液及和爽)
	儿童	利尿,按体重 0.25~2g/kg 或按体表面积 60g/m^2,以 15%~20% 溶液 2~6h 内静脉滴注;治疗脑水肿颅内高压和青光眼,按体重 1~2g/kg 或按体表面积 30~60g/m^2,以 15%~20% 浓度于 30~60min 内静脉滴注,病人衰弱时剂量减至 0.5g/kg	
不良反应		水和电体解质紊乱,快速大量静注甘露醇可引起体内甘露醇积聚,血容量迅速大量增多,导致心力衰竭,稀释性低钠血症,偶可致高钾血症,不适当过度利尿加重少尿,大量细胞内液转至细胞外可致组织脱水,并可引起中枢神经系统症状;寒战、发热;排尿困难;血栓性静脉炎;甘露醇外渗可致组织水肿,皮肤坏死;过敏引起的皮疹,荨麻疹,呼吸困难,过敏性休克;头晕,视物模糊;高渗引起口渴,渗透性肾病	
注意事项		甘露醇遇冷易结晶,故应用前应仔细检查,如有结晶,可置热水中或用力振荡待结晶完全溶解后使用,当甘露醇浓度高于 15% 时,应使用有过滤器的输液器;用于治疗水杨酸盐或巴比妥类药物中毒时,应合用碳酸氢钠以碱化尿液;明显心肺功能损害者、高钾血症或低钠血症、严重肾衰竭、对甘露醇不耐受者和给大剂量甘露醇不出现利尿反应者慎用;确诊为急性肾小管坏死的无尿病人、严重失水者、急性肺水肿或严重肺淤血者禁用	
配伍禁忌		可增加洋地黄毒性作用,与低钾血症有关;增加利尿药及碳酸酐酶抑制剂的利尿和降眼内压的作用	

表 7-11　聚明胶肽注射液

用法	静脉滴注(每日最高量可达 2 500ml,小儿用量按体重计,一次 10~20ml/kg)
不良反应	皮肤反应(荨麻疹)、恶心呕吐、低血压、心动过速、心动过缓、呼吸困难、发热或寒战、过敏性休克
注意事项	严重肝、肾功能损害、充血性心力衰竭、肺水肿、心源性休克、高血压病人、食管静脉曲张、出血性疾病病人及已知对聚明胶肽注射液过敏或具有组胺释放高危因素病人禁用;使用聚明胶肽注射液时,若出现溶液浑浊、瓶口或瓶身微裂、封口松动请勿使用;聚明胶肽注射液不受血型限制,如配合输血时,应先查好血型,以防出现红细胞假凝集现象;如因温度较低引起溶液黏度加大,可稍加温使用;输注时可导致暂时性红细胞沉降率加快

续表

配伍禁忌	使用强心苷的病人,应考虑钙剂与其有协同作用;不可配伍药液:氨苄西林、头孢曲松、甲基氯化钠泼尼松、丙咪嗪、阿昔洛韦等;不可与含枸橼酸盐的血液混合使用,但含枸橼酸盐的血液可在输入聚明胶肽注射液之前或后输注或分道同时输注

表 7-12　鱼精蛋白注射液

用法	静脉注射	静脉滴注
	抗肝素过量,用量与最后一次肝素使用量相当(1mg 鱼精蛋白可中和 100 单位肝素),每次不超过 5ml(50mg),缓慢静注,一般以每分钟 0.5ml 速度静注,在 10min 内注入量以不超过 50mg 为度,2h 内不宜超过 100mg	儿童用药,每日 5～8mg/kg,分 2 次,间隔 6h,每次 300～500ml 灭菌生理盐水稀释后使用,3d 后改用半量,一次用量不超过 25mg
不良反应	可引起心动过缓、胸闷、呼吸困难及血压降低,大多因静脉注射过快所致,系药物直接作用于心肌或周围血管扩张引起,也有肺动脉高压或高血压的报道;注射后有恶心呕吐、面红潮热及倦怠;偶有过敏	
注意事项	对鱼精蛋白注射液过敏者禁用;口服无效,禁与碱性物质接触静脉注射速度过快可致热感、皮肤发红、低血压心动过缓等;注射器具不能带有碱性;对鱼类过敏者应用时应注意;使用时不可过量,在短时间内用量不超过 100mg,过量可引起再度出血及其他不良反应	
配伍禁忌	碱性药物可使其失去活性;与头孢菌素和青霉素类抗生素不相容	

(三)手术室用药并发症的处理

术前详细询问病人有无药物过敏史,仔细查对病人病历,查看皮试试验结果及术前生化指标。如发现异常,及时和医生沟通协助处理。

1. 发生输血、输液反应后,应立即停止输液、输血、留取标本并立即送检验科细菌室进行检验。

2. 填写输液、输血反应报告表,上报感控科、护理部和医务部并协同处理。

3. 疑为细菌污染引起输液、输血反应者,请主管医生填写医院感染个案表报医院感控科。

4. 留取标本要求

(1)由病区护士按无菌操作规程抽取莫菲管以上的余血或余液 10ml,其中 5ml 放入血液培养瓶,另 5ml 放无菌试管中。

(2)在病人输血、输液的另一只手抽血 5ml,放入血液培养瓶。

(3)所取标本一并立即送检验科。

(4)送检标本检验单上必须注明所输液体的批号或输血袋号、输液管厂家及批号。

(5)怀疑有其他环节导致细菌污染,也可增加采样点。

四、手术病人静脉输液通路选择

静脉输液是将溶液、药物、营养物质、电解质等直接输注入静脉,经过血液循环的转运作用发挥疗效。因此,血液循环系统尤其静脉与静脉输液治疗息息相关。护士应了解静脉的解剖结构和生理作用,以及与输液治疗的关系,正确选择穿刺部位和导管,根据输注液体的pH、渗透压和药物性质选择合适大小、足够流速和容量的血管,判断导管尖端位置,从而最大限度地减少输液治疗相关并发症,保证治疗安全、有效。

(一)静脉生理与血管选择

静脉输液治疗血管的选择应该满足:安全易操作、便于观察管理、长期操作使用无并发症、病人易于接受。静脉位置表浅,数量及侧枝循环多,口径适宜,管壁薄,适宜穿刺,是输液治疗的首选血管。其中外周静脉是输液的首选静脉,多采用上肢静脉,因下肢静脉静脉瓣多、血流缓慢、穿刺操作较难、损伤血管后易形成血栓、病人活动受限等原因,故选择上肢浅表静脉作为临床常规穿刺部位。

若静脉输注化疗药物、肠外营养、高浓度、刺激性强的药物或需长期静脉输液的病人,宜采用中心静脉导管(central venous catheter, CVC)或经外周静脉置入中心静脉导管(peripherally inserted central catheter, PICC),让药物由上腔静脉直接进入心脏,缩短了药物在静脉中停留的时间,直接进行血液循环而代谢排泄,减少了对外周静脉血管的刺激,降低不良反应。

(二)静脉生理与静脉穿刺

由于静脉壁薄,局部受压时会影响静脉回流,受压远端静脉随之扩张,静脉显露。因此,临床普遍应用该原理,在外周静脉穿刺或采血前、穿刺时都会在穿刺点近心端10cm左右绑扎止血带,利于静脉穿刺,提高外周静脉穿刺的成功率。

(三)静脉生理与输液安全

输液治疗作为一项有创的侵入性操作,其损伤是不可避免的,甚至引起严重的并发症,如局部或全身的感染、血管炎、血管损伤、出血、血栓等。正常血管自身具备防御和修复功能。在各种病理情况下的应激反应,血流动力和血管应力增加,毒素等细胞毒性物质及免疫因素等都可以损伤血管内皮细胞,从而导致血管损伤、炎症反应、血栓形成等,因此在进行输液治疗的过程中,护士必须严格遵守静脉输液操作规范,提高穿刺技术,保证输液安全,杜绝不良隐患的发生。

(四)静脉输液与外周神经系统

外周神经与静脉输液关系密切,在静脉穿刺或输液时,会引起神经受损,并带来疼痛,受损的神经以臂丛神经和腓总神经为多见。因臂丛神经的分支与锁骨下静脉相邻,进行锁骨下静脉穿刺时要避免损伤臂丛神经。前臂下段掌面的静脉较显露,易于穿刺,但因神经分布较密集,穿刺引起的疼痛较明显。在肘窝上部进行贵要静脉穿刺时有损伤正中神经的危险。头静脉自手背静脉网桡侧部起始,向上绕过前臂桡侧缘至前臂掌侧面。由于头静脉表浅且较恒定,易于辨认和查找,临床上常利用头静脉输血、输液和静脉注射。由于头静脉在前臂远端和桡神经浅支相伴行,如果不注意而选择不恰当的进针部位和方向,可引起该神经支配区的不适感和麻木,严重者即使停止输液或注射,症状仍可持续数小时或数天。手背浅静脉丰富,管径粗大,是临床上静脉输液的常规穿刺部位,但手背的皮神经分布较丰富,感觉灵敏,若穿刺不当致皮神经损伤,则加重病人痛苦,手背皮神经由桡神经浅支和尺神经手背支各发出5条指背神经分布于手背桡侧半和尺侧半,行程较静脉直,恒定地走行于浅静脉深面。腓总神经自坐骨神经发出后,沿腘窝上外侧缘向外下方行走,绕腓骨颈至小腿前面,分为腓浅神经和腓深神经。在对下肢静脉输液的小儿进行固定时,固定不当,易压迫、损伤腓总神经,特别在腓骨颈处,腓总神经位置浅,易受损伤。损伤后的表现是足不能背屈,足下垂,并有内翻,趾不能伸。

（五）静脉输液治疗的常用静脉与工具选择

1. 头皮的静脉　颞浅静脉、耳后静脉以往多用于婴幼儿静脉输液治疗,可留置外周静脉短导管。因婴幼儿头皮静脉细、短、管壁薄,弹性相对较差,易发生外渗,且外渗后易留下瘢痕,《静脉治疗护理技术操作规范》推荐儿童不宜首选头皮静脉输液。颞浅静脉、耳后静脉适合于18个月内的婴幼儿做PICC,建议选用导管规格为1.9F。

2. 颈部的静脉

（1）颈外静脉:是颈部最大的浅静脉,沿胸锁乳突肌浅面斜行向下,于锁骨中点上方2~3cm处汇入锁骨下静脉。颈外静脉的体表投影在下颌角至锁骨中点的连线。由于颈部皮肤移动性大,不易固定,不作为常规静脉穿刺输液的血管。用于小儿静脉采血,穿刺多在其中、上交界处进行。

（2）颈内静脉:是头颈部最粗大的深静脉,颈内静脉上段距胸锁乳突肌前、后缘分别是1.9mm、19.4mm;中段距胸锁乳突肌前、后缘分别是7.9mm、12.7mm;下段距胸锁乳突肌前、后缘分别是13.3mm、9.3mm。临床上常选择右侧颈内静脉中段为穿刺点置入CVC,适用于四肢及头皮静脉塌陷、硬化而难以穿刺成功者或作为慢性肾衰竭病人建立血液透析临时通路。

3. 锁骨下静脉　锁骨下静脉起于第1肋骨外侧缘,至胸锁关节后面与颈内静脉汇合成无名静脉,长约60mm,口径大,直径约19mm,血管内血流速度为1 000~1 500ml/min,其位置固定、表浅,便于穿刺,为深静脉穿刺之首选,可置入CVC进行长期静脉输、进行心导管插管检查、监测中心静脉压和用于外周静脉输液困难的病人。选择右侧锁骨下静脉穿刺为宜,因为右锁骨下静脉与上腔静脉间行径较短,左锁骨下静脉与颈静脉汇合成的左无名静脉行径较右侧无名静脉长,其位置较水平,经左侧穿刺置入CVC时较右侧容易发生置管困难、导管移位和穿破血管等并发症。

4. 无名静脉　左、右无名静脉分布在同侧锁骨关节的后方,由颈内静脉及锁骨下静脉汇合而成。左无名静脉长约6cm,自左锁骨胸骨端的后方起始,经胸骨柄上半部的背侧,斜向右下至右侧第1胸肋关节处。右无名静脉长2~3cm,自右锁骨胸骨端的后方起始,几乎垂直下降至右侧第1胸肋关节下缘与左无名静脉汇合成上腔静脉。上腔静脉在右侧第3胸肋关节的下缘汇入右心房,是一条粗短的静脉干,长约60mm,管径为20~30mm,血流量为2 000~2 500ml/min。PICC或CVC的尖端应达到上腔静脉的下1/3,因此,通过PICC或CVC可以直接将各种药物输注到上腔静脉内,迅速发挥治疗作用。

5. 上肢静脉

（1）指背静脉:此部位神经末梢丰富,静脉穿刺时非常疼痛,不作为静脉输液的常规血管;指背静脉管腔直径较小,血流量少,血流缓慢,仅适用于采用头皮针穿刺或外周静脉短导管的备用血管,行短期静脉输液治疗。该部位静脉容易渗漏,故仅可输入等渗性无刺激性药液,同时导管应被恰当支撑和固定(指托、手托)。建议选用导管规格为24G。

（2）手背静脉:浅筋膜内丰富的浅静脉网互相吻合成手背静脉网,直接为2~5mm,血管内血流速度约为10ml/min。手背静脉网的桡侧汇成头静脉,尺侧则汇成贵要静脉。手背静脉网常用于外周静脉输液,为短期静脉治疗常用静脉。穿刺点的位置、导管长度,应使导管尖端尽量避开腕关节。因手背皮肤松弛、皮下组织疏松不利于导管的固定,因此对高龄或小孩尤其应加强固定。建议选用导管规格 22~24G。

（3）头静脉：头静脉起始于手背静脉网,绕前臂外侧缘至前臂前外侧上行至肘部,与正中静脉汇合,主干继续沿肱二头肌上行,最终注入腋静脉。前臂头静脉位置表浅、固定,静脉管腔直径约 6mm,血流量为 20~40ml/min,是最佳静脉治疗输液通路,建议选用导管规格为 18~24G。位于上臂的头静脉管腔直径约 8mm,血流量为 40~95ml/min,可留置外周静脉中长导管。引起汇入腋静脉处于腋静脉几乎呈直角,经上臂头静脉置入 PICC 时易发生送管困难或导管异位置,因此,头静脉不作为 PICC 置管的最佳血管,但可作为 PICC 置入的备用血管。

（4）前臂正中静脉：一般可见但不易触摸,位于前臂内侧,正中神经的两条分支之间,故穿刺时非常疼痛,不作为穿刺首选静脉(粗针穿刺点),前臂内侧较平坦,故容易固定。但该静脉管腔较窄,血流较缓慢,只能采用头皮针穿刺或留置外周静脉短导管,输注等渗中性无刺激性的液体。建议使用导管规格 22~24G。

（5）贵要静脉：起始于手背静脉的尺侧,沿前臂内侧皮下上行至肘窝,与肘正中静脉汇合后继续沿上臂内侧上行,于上臂中部汇入肱静脉。由于血管的位置可使静脉穿刺和固定较为困难,静脉输液外渗后不易被发现,多用于静脉取血,仅用作外周静脉短导管的储备穿刺点;但贵要静脉管径较粗,直径约 10mm,血管内血流速度为 100~300ml/min,直、静脉瓣少、分支少,是置入 PICC 和外周静脉中长导管的首选静脉,建议选用短管规格成为为 4~5F。

（6）肘正中静脉：是头静脉与贵要静脉的交通支,位于肘前。由于肘前皮肤薄且柔软,浅筋膜疏松,浅静脉粗大,静脉位置固定,是静脉采血的常用部位,也可用置入 PICC 和外周静脉中长导管。由于手臂的移动易导致液体渗出,且在渗出早期不易察觉,因此,选择该静脉进行临时或短期输液、留置外周静脉短导管时应慎用,建议选用导管规格为 18~24G。

6. 下肢静脉　下肢的浅静脉在踝、小腿及膝关节周围具与深静脉有交通支,这些交通支均有静脉瓣。下肢浅静脉通过交通静脉汇入深静脉,然后至下腔静脉。然而,当瓣膜功能异常或是肌肉松弛萎缩时,血液可反流或滞留在浅静脉,使其血管内压力升高,组织液向皮下组织渗透,体检时可观察到水肿;严重时导致静脉扩张、迂曲,形成静脉曲张,缺乏血供区还可形成溃疡、坏死。因此,一般不作为静脉输液治疗的首选静脉,尤其是成人应尽量避免下肢静脉输液,有增加静脉炎和血栓形成的危险(如肿瘤化疗、泵入高浓度钾等)。但上腔静脉综合征病人必须应用下肢静脉输液。下肢静脉中,静脉输液治疗最常用的是股静脉。股静脉是下肢的深静脉之一,位于股三角处、腹股沟韧带的稍下方,股动脉内侧(股三角内血管、神经排列关系由外向内分别是股神经、股动脉和股静脉)。股静脉可用于婴幼儿、急危重症病人的静脉采血、心导管检查术、介入手术治疗,也可用于不能静上腔静脉系统输液治疗者,如上腔静脉综合征的病人、需做股静脉置管化疗、慢性肾衰竭病人的血液透析临时通路。其穿刺部位在腹股沟韧带下方 2~3cm,股动脉搏动处内侧 0.5~1cm。但由于股静脉邻近会阴部及局部温湿度适宜微生物生长,易发生静脉导管相关性感染。股静脉、腘静脉、大隐静脉、小隐静脉可用于腿部不受力的婴儿做 PICC。

五、手术室静脉治疗临床操作规范

（一）基本要求

1. 静脉药物的配制和使用应在洁净的环境中完成。
2. 实施静脉治疗护理技术操作的人员应为执业护士,并经过相应专业知识及技能培训。
3. 应对病人进行静脉治疗、导管使用及维护等相关知识的教育。

4. 静脉治疗应严格按医嘱执行,若有疑问时,必须询问清楚。

5. 输注血管高危药物等特殊药物时,应加强观察,评估液体外渗的风险,并做好相关的液体外渗防范措施。

(二)基本原则

1. 必须严格执行查对制度并对病人进行两种以上的身份识别,询问过敏史,并遵循无菌原则进行操作。

2. 各类无菌物品应一人一用一灭菌,一次性使用的医疗器具不应重复使用。

3. 按要求做好手卫生,不应以戴手套取代手卫生。

(三)严格执行《静脉治疗护理技术操作规范》

1. 静脉治疗前评估 评估病人的年龄、病情、过敏史,根据手术大小选择适宜型号的留置针。

2. 穿刺部位的选择 根据手术部位选择外周静脉穿刺部位,注意避开关节、静脉瓣,选择血管粗直的部位进行穿刺,尽量不选择下肢静脉。

3. 穿刺部位消毒 外周静脉留置针穿刺处的皮肤消毒范围直径应≥8cm,应待消毒液自然干燥后再进行穿刺。

(四)记录

选择透明敷料固定穿刺针,敷料外应注明日期、操作者签名(可首字母缩写)。

(五)静脉治疗过程中的注意事项

1. 应根据药物及病情、医嘱、病人年龄调节滴速。

2. 输液过程中,应定时巡视,观察病人有无输液反应,穿刺部位有无红、肿、热、痛、渗出等表现。

3. 输入刺激性、腐蚀性药物过程中,应注意观察回血情况,确保导管在静脉内。

4. 注意病人的用药反应。

(六)输液(血)器及输液附加装置的使用

1. 输注药品说明书所规定的避光药物时,应使用避光输液器。

2. 使用输血器时,输血前后应用无菌生理盐水冲洗输血管道;连续输入不同供血者的血液时,应在前一袋血输尽后,用无菌生理盐水冲洗输血器,再接下一袋血继续输注。

3. 输液附加装置包括三通、延长管、肝素帽、无针接头、过滤器等,应尽可能减少输液附加装置的使用。

4. 输液附加装置宜选用螺旋接口,常规排气后与输液装置紧密连接。

5. 经输液接头(或接口)进行输液及推注药液前,应使用消毒剂多方位擦拭各种接头(或接口)的横切面及外围。

(七)输液(血)器及输液附加装置的更换

1. 输液器应每24h更换1次,如怀疑被污染或完整性受到破坏时,应立即更换。

2. 用于输注全血、成分血或生物制剂的输血器宜4h更换一次。

3. 输液附加装置应和输液装置一并更换,在不使用时应保持密闭状态,其中任何一部分的完整性受损时都应及时更换。

(八)导管的拔除

1. 外周静脉留置针应72~96h更换一次。

2. 应监测静脉导管穿刺部位,并根据病人病情、导管类型、留置时间、并发症等因素进行评估,尽早拔除。

3. 静脉导管拔除后应检查导管的完整性,PICC、CVC、PORT 还应保持穿刺点 24h 密闭性。

（九）静脉治疗相关并发症处理

1. 静脉炎

(1)应拔除 PVC,可暂时保留 PICC;及时通知医生,给予对症处理。

(2)将患肢抬高、制动,避免受压。必要时,应停止在患肢静脉输液。

(3)应观察局部及全身情况的变化并记录。

2. 药物渗出与药物外渗

(1)应立即停止在原部位输液,抬高患肢,及时通知医生,给予对症处理。

(2)观察渗出或外渗区域的皮肤颜色、温度、感觉等变化及关节活动和患肢远端血运情况并记录。

3. 导管相关性静脉血栓形成

(1)可疑导管相关性静脉血栓形成时,应抬高患肢并制动,不应热敷、按摩、压迫,立即通知医生对症处理并记录。

(2)应观察置管侧肢体、肩部、颈部及胸部肿胀、疼痛、皮肤温度及颜色、出血倾向及功能活动情况。

4. 导管堵塞

(1)静脉导管堵塞时,应分析堵塞原因,不应强行推注生理盐水。

(2)确认导管堵塞时,PVC 应立即拔除。

5. 输液反应

(1)发生输液反应时,应停止输液,更换药液及输液器,通知医生,给予对症处理,并保留原有药液及输液器。

(2)应密切观察病情变化并记录。

6. 输血反应

(1)发生输血反应立即减慢或停止输血,更换输血器,用生理盐水维持静脉通畅,通知医生给予对症处理,保留余血及输血器,并上报输血科。

(2)应密切观察病情变化并记录。

（十）用物处理

用后的输液器及输血器必须严格按照国家相关要求处理。

六、静脉血栓

静脉血栓是指在静脉血流缓慢,血液高凝状态及血管内膜损伤条件下,静脉发生急性非化脓性炎症,并继发血栓形成的疾病。炎症可以引起血栓,血栓可以引起炎症,两者互为因果。

（一）静脉血栓的发生原因

1. 静脉壁损伤　静脉壁受到任何因素(常见的有机械性损伤、感染性及化学性损伤等)损伤时,都会使静脉内膜和结缔组织中的胶原蛋白裸露。血小板发生聚集,并释放许多生物活性物质,而这些物质又可加重血小板的聚集,增加了血栓形成的概率。如 PICC 或 CVC 置管,选择血管直径细与导管的型号不匹配;置管过程不顺利,反复送管,损伤血管内膜;导管易位,导管尖端未到达上腔静脉位置;输注强刺激性药物的血管,当天进行 PICC 或 CVC 置管,血管受到双重应激,增加了血栓形成的风险。

2. 血液高凝状态　肿瘤、严重创伤、大手术后、大面积烧伤等,导致血小板增高,黏附性增强。血小板对胶原纤维有很强的亲和力,当静脉内膜损伤后,血小板迅速聚集黏附于损伤部位,同时释放出凝血因子,这些凝血因子参与血液循环,血液成分改变,使血液呈高凝状态,而为血栓形成创造了条件。

3. 血流缓慢　病人高龄,长期卧床,活动减少,放化疗后因胃肠道反应饮水减少等原因,均可导致血流缓慢、淤滞,因而诱发静脉血栓形成。

(二) 静脉血栓的临床表现

病人主诉置管穿刺部位沿静脉走行出现发红、疼痛、肿胀,患肢麻木、刺痛感,肩颈部不适。抽导管回血或冲管有阻力,输液速度减慢取决于血栓形成的形状是否堵塞导管(如血栓附着在血管壁堵塞导管开口的情况)。

(三) 静脉血栓如何预防

1. 全面、系统评估病人情况　包括病情、年龄、自主活动力、血管条件、既往病史、治疗方案、药物的理化性质等,科学合理选择静脉穿刺工具和途径。

2. 选择合适的导管型号　在满足治疗需要的情况下,尽量选择最小型号的导管,避免增加导管与血管内膜的摩擦概率。

3. 避免选择下肢静脉输液　因为下肢负重较大,静脉回流缓慢。

4. 尽量选择右侧肢体静脉置管　首选贵要静脉,有条件者在 B 超引导下进行静脉置管。提高一次性静脉穿刺成功率和一次性送管成功率,避免反复穿刺、反复送管,减少血管内膜损伤。

5. 准确测量导管置入长度　确保导管尖端到达上腔静脉中下 1/3。

6. 置管后即在血管走行方向常规给予增强型透明贴外贴　若穿刺不顺利或送管不顺利,用25%或50%硫酸镁湿敷,3 次/d,20～30min/次,或六合丹中药外敷,1 次/d。

7. 置管后72h 后,嘱病人患肢做握拳活动,3 次/d,20～30min/次。

8. 病人放化疗期间,因虚弱、胃肠道反应大,导致活动减少,指导病人床边活动,督促饮水,保证 24h 饮水量达到 2 500ml 以上,保证尿量 2 000ml 以上。

9. 病人主诉患肢有胀痛不适的先兆,做血管彩超排除静脉血栓。

(四) 静脉血栓如何处理

1. 安慰病人,抬高患肢制动,不能揉搓患肢。

2. 用25%或50%硫酸镁湿敷,3 次/d,20～30min/次;或用六合丹湿敷,1 次/d。

3. 遵医嘱口服小剂量法华林或阿司匹林,同时皮下注射低分子肝素。

4. 定期复查血管彩超,观察静脉血栓的转归。静脉血栓形成的早期拔除导管,避免血栓脱落引起肺栓塞,建议在抗凝治疗 2 周左右拔除导管。

(刘常清)

第三节　药品管理评审相关事宜

一、药品管理评审概述

药品管理是指医院临床预防、诊断和治疗用药全过程的管理,包括向病人提供药物治疗的系统和流程。遵循安全、有效、经济的用药原则,促进药物的合理使用,保护病人的用药权益,医院应当逐步建立医学、药学、护理学等多学科联合诊疗的制度与程序,充分体现三级医院在实施临床路径、单病种质量控制、肿瘤化疗等诊疗活动中的药物临床应用服务层次与整体实力。

二、药品管理评审目的

药品管理评审目的是按照医院评审标准与判定要素、方法进行评价与审核,检查医院在临床治疗、预防用药的全过程中存在的薄弱环节,并确定对其医疗质量和医疗安全的影响,提出今后的改进措施与建议,达到检查薄弱点,以评审促发展的目的。

三、药品管理评审方法

针对医院的评审工作,针对手术室来说,其评审专家采用的评审方法与其他相关科室基本一致,主要为"追踪检查"和"集中检查"两种方式。其检查方法通常包括四个部分:其一,用"以病人为中心"的服务理念,从"病人"实际感受诊疗服务的经历,了解与评价医院整体的服务品质;其二,是通过追踪个别病人在医院医疗护理系统的经历与感受,评价医院服务整体的连贯性;其三,评价病人在接受诊疗的服务过程品质、环境设施,注重病人的安全、权益及隐私保护、医院感染控制等;其四,评价医院对医院评审标准与要点的遵从程度(即评价医院对规章、制度、流程、诊疗常规与操作规程的执行力)。其中对基本标准的评审时限为对12 个月的各项标准条款的评价要素进行审核,对可选标准及激励标准的评审时限为对 6 个月的各项标准条款的评审要素进行评审,按照符合程度综合评定为 A、B、C 三级。

四、检查人员构成

检查人员即评审员应具有扎实的药事和药物临床应用管理理论知识和实践经验,并熟练掌握评价标准与评价方法,与临床科室医生、护士具有较好的沟通能力与亲和力。可根据需要采用多种形式的组合方式,如医院药学管理专业评审员与医疗组评审员共同担任,或医院药学管理专业评审员与护理组评审员共同担任,或医院药学管理专业评审员与管理组评审员共同担任,或由多学科的评审员联合组成小组。

五、评审前的准备工作

在接收到医疗机构的评审申请后,双方就检查有关事宜制订准备计划。通常情况由 8~12 位检查者被安排到医院进行现场评审检查。检查者通过设施环境安全检查、访谈病人,服务关键提供者(医生、护士、药剂师、营养师、康复医生或技师等)、观察医院的行政管理和临床服务行为、评估硬件设施和医疗设备、回顾文档以追踪医院提供给病人的实际或现实服务情况。医院评审工作通常在 5~6d 内完成。

在评审过程中,通常选择医院药事和药物临床管理系统追踪评价活动的员工进行相关检查与评审应检工作,此类员工应熟知医院药品管理与使用的流程,包括从药品的选择、贮存、处方、审核、配置、发送、给药到给药后的疗效监测。通常建议选择但不限于以下人员参与评审应检工作。

1. 负责医院药事和药物临床应用管理的院领导、职能部门与药剂科领导。

2. 直接与药品管理流程相关的临床医护人员,如医生、护士、治疗师、营养师或其他员工。

3. 有药品选择和监测的专业知识,如药剂师或临床药师。

4. 临床医生、护师中对普通与特殊病人的药物治疗有独特观点的人员。

5. 负责对员工和病人进行药品安全知识教育的药师。

6. 负责实施"药品质量与安全管理"方案的相关人员,了解有关药品质量与安全管理绩效改进活动的实施情况。如抗菌药物临床应用和分级管理、药品不良反应与药害事件监测等。

7. 病原学与抗菌药物检测实验室工作人员。

8. 参与输液泵、注射泵的安全使用与维护有关的员工。

为了促进和有利于评审员与医院之间交流意见,医院应选择合适的人员、不宜人员太少,至少是上述所列 1、2、3、6 项范围的人员,包括参与药事和药物临床应用管理系统追踪讨论小组成员,也可以根据检查内容变换部分人员。在药品管理系统追踪评价活动的过程中,还涉及与药品管理流程相关的科室与部门,可与相关的员工了解有关医院药品管理流程中其所承担的岗位职责和角色。

为促进医院评审检查顺利进行,在检查者到达之前应先行以下准备。

1. 医院管理组织结构图,医院建筑与科室布局平面图,如手术室布局与管理结构。

2. 当前正在医院住院治疗病人的一览表,手术室可提供手术病人排程。

3. 年度的医疗质量监控方案/计划与执行记录。

4. 年度的工作计划与执行记录。

5. 当前正在执行的规章制度、岗位职责、诊疗常规、用药指南、操作规程、相关书面文档与法律法规文件。

6. 当日手术(住院手术室和门诊小手术室)安排表。

7. 当前正在使用的医疗文书记录表格的样本。

8. 投诉管理与病人满意度调查方式/计划与执行记录。

9. 病人安全目标实施方案/计划与执行记录。

六、评审过程

(一) 重点内容

现状介绍,由分管院长可以选择在评审前 3 年中,以某一个药事或药物临床应用质量管理与持续改进的典型案例(如围术期预防性抗菌药物的分级管理模式与质量改进成效的评价等医院优势项目),用报告展示等形式向评审组成员进行汇报与展示,全面展示医院使用的质量改进方法,在 3 年中是如何保持药品管理工作持续改进效果的。

加强抗菌药物临床应用管理,优化抗菌药物临床应用结构,提高抗菌药物临床合理用药水平,规范抗菌药物临床应用,有效遏制细菌耐药;针对抗菌药物临床应用中存在的突出问题,采取标本兼治措施加以解决;完善抗菌药物临床应用管理有效措施和长效机制,促进抗菌药物临床合理应用能力和管理水平持续提升。

采用多样化的评价模式进行药事和药物临床应用管理的评价,包含有小组讨论、某种药品的管理追踪评价,从来自于手术、住院、门诊病人的相关信息追踪等。评价医院药事和药物临床应用管理的制度与程序的执行力与到位程度进行个案追踪。有药物治疗方案、药品的选择、贮存、处方与医嘱、审核、调剂与配置、发送、给药到给药后的疗效监测等。

(二) 小组讨论

1. 主要考察药品管理流程和各药品管理流程中的交接点

(1)考察医院的药品管理流程。参与小组讨论的员工根据其所承担的岗位职责和角色介绍医院药品管理的内容。

(2)每个药品管理流程,讨论以下几点:①你所在的部门与岗位"治疗与安全隐患"的"症状";②你所在的部门与岗位"质量与安全隐患"引起的直接或间接的原因;③你认为"质量与安全隐患"可能的解决办法。

(3)考察药品管理制度与流程的连贯性和与其他支持系统制度、流程之间的关系。

(4)确定医院药品管理系统潜在的问题及需要实施的改进措施。

(5)确定任何要求在随后的追踪检查或其他检查活动中涉及药品管理的内容。

(6)在实施临床路径、单病种质量控制、肿瘤化疗等诊疗活动中的药学方面技术与支持服务层次与整体能力。

(7)考察科室开展药事和药物临床应用管理方面质量管理与持续改进活动的方式与成效。

2. 落实抗菌药物临床应用专项整治活动方案的情况

(1)将抗菌药物临床应用管理作为医疗质量和医院管理的重要内容纳入工作安排;明确抗菌药物临床应用管理组织机构,做到层层落实责任制,建立健全抗菌药物临床应用管理工作制度和管理监督机制。

(2)感控、微生物检验专业技术人员和临床药师,在抗菌药物临床应用中如何发挥支持作用。

(3)按照《抗菌药物临床应用指导原则》,是否有明确的限制使用抗菌药物和特殊使用抗菌药物临床应用程序,并能严格执行。

(4)抗菌药物品种数量得到严格控制,逐步下降(品种原则上不超过 50 种)。

(5)对因特殊感染病人治疗需求,需使用本机构采购目录以外抗菌药物的,是否可以启动临时采购程序。

(6)抗菌药物使用率和使用强度是否逐步下降,并控制在合理范围内。例如目标是:住院病人抗菌药物使用率不超过 60%,门诊病人抗菌药物处方比例不超过 20%;Ⅰ类切口手术室病人预防使用抗菌药物比例不超过 30%;住院病人外科手术预防使用抗菌药物时间控制在术前 30min~1h,Ⅰ类其可口手术病人预防使用抗菌药物时间不超过 24h。

(7)定期开展抗菌药物临床应用监测与评估,临床微生物标准检测和细菌耐药监测。接受抗菌药物治疗住院病人微生物监测样本送检率。

(8)落实抗菌药物处方、医嘱实施专项点评。

(9)参加省级抗菌药物临床应用和细菌耐药监测网。

(10)建立抗菌药物临床应用情况通报和诫勉谈话制度。

(三) 追踪检查

追踪检查活动可以发生在小组讨论的前后。检查人员可使用现病历中记载的信息来评价医院亚欧无临床应用途径,可根据小组讨论的内容或是对病人追踪的过程(如临床路径、单病种质量控制、肿瘤化疗等)发现的问题与疑点来进行药物管理流程的集中追踪检查。

通常情况下,药事和药物临床应用管理系统追踪部分标准的内容都会重复安排在各检查组的活动之中,因为这部分检查旨在审查医院提供的所有涉及药事药物临床应用管理服务是否与单独系统追踪结构保持一致,因而参加该系统追踪的医院员工(陪同人员)应该能与评审员一起交流有关医院药事药物临床应用服务管理。

(四) 药品管理数据问题

由于检查时间较短,在数据使用系统追踪时探讨一下药品管理数据收集问题:

1. 医院药品管理系统和流程的绩效数据收集,包括趋势或已确定的问题和已做的改进作为结果进行回顾。

2. 医院正在收集的药品管理数据。药品管理数据的收集应与医院提供的服务、服务对象及在药品管理系统评价时已确定的风险点相关,在数据基础上评估的风险点可能包括但不限于下列情况。

(1)药房干预的次数及向科室、医生反馈后改进成效的评价。

(2)从下达医嘱到给病人用药的周期时间,尤其是保障夜间、周末与节假日的服务措施。

(3)药品不良反应与药害事件,从发生到确定预防再发生措施的信息,传递到实施控制措施相关人员的周期时间(可用案例表达)。

(4)围术期预防性抗菌药品的分级管理现状与成效。① I 类切口手术病人预防使用抗菌药物比例;②住院病人手术预防使用抗菌药物术前时间控制;③ I 类切口手术病人预防使用抗菌药物时间。

(5)抗生素处方数/每百张门诊处方;注射剂处方数/每百张门诊处方;药费占医疗总收入比重;抗菌药占西药出库总金额比重;常用抗菌药物种类与可提供药敏试验种类比例。

(五) 总结

评审员与医院陪同人员一起总结已确定药事和药物临床应用管理的优势和项目中存在问题及潜在风险。有意见分歧时不作答辩,但应将院方意见记录后交给评审组组长。必要时,评审员在检查流程结束后,医院确有需要提出要求时,也可以仅就药事、药物临床应用管理标准与评定要素中相关内容提供解读与培训。值得注意的是,为保护医院信息隐私权,对医院为检查所提供的资料,均应交给医院评审组组长,仅供后期分析与复查之用,检查人员均不应照相、复印、拷贝留作自用或发布。

(六) 涉及的标准/指标

在讨论和追踪检查期间,可能对药品管理的特殊方面会引起特别的关注,包括但不限于下列情况。

1. 医院药事和药物临床应用管理。

2. 抗菌药物临床应用和分级管理。

3. 药品的选择、采购和贮存。

4. 高浓度电解质、肿瘤化疗、易混淆(听似、看似)药品贮存与使用要求。

5. 麻醉药品、精神药品、放射性药品、医用毒性药品及药品类易制毒化学品等特殊管理药品的使用与管理。

6. 医嘱/处方、医嘱输入和转抄、药物的准备和发送。

7. 改善医务人员的有效交流。

8. 给药和标准确认病人身份。

9. 给药后的疗效监测,降低院内感染的风险,降低病人跌倒/坠床导致伤害的风险。

10. 调剂与给药错误/药学管理信息系统故障/追踪错误的报告,药品不良反应与药害事件监测。

11. 药品管理系统的数据收集;分析和评价及有关药品管理绩效改进的措施。

12. 病人药品安全使用的教育。

13. 员工药品安全使用的教育。

14. 有关药品管理的信息管理。

15. 病人参与作为药品管理的一部分。

16. 合理用药监测指标。

17. 在医院实施临床路径、单病种质量控制、肿瘤化疗等治疗活动中药剂科的责任与服务。

18. 药品不良反应与药害事件预防再发生的信息,从发生到通报至医生、护士的途径与时间。

19. 影响设计药品管理系统和流程的医院其他系统,如计划的制订、数据使用、绩效改进、交流、员工的技能和效率都可能会在此期间被考察。

20. 评审员认为需要考察的其他内容,但不超越本评审标准范围的内容。

(刘常清)

第四篇　手术室护理服务

第八章

围术期护理

围术期护理,围术期注册护士协会(AORN)将围术期护理定义为在病人接受手术的术前、术中、术后3个阶段,手术室护士提供具有特殊性的护理活动。

第一节 术前访视

术前访视是将医学、心理、社会等知识综合应用于病人手术期护理的实践过程,是围术期的重要环节。AORN规定术前访视是手术室护士的职能和职责之一。成功的术前访视在缓解病人焦虑、减轻术后疼痛、减少并发症等方面发挥着重要作用,是促进优质护理及病人顺利康复的关键。

一、术前访视的内涵

术前访视是指手术室护士手术前到病房访视择期手术病人,为手术做准备,并通过健康教育减轻病人术前焦虑和心理压力。国内术前访视多由手术室巡回护士承担,国外大多由手术医生、麻醉医生、麻醉护士、手术室护士组成团队,以团队合作的形式执行。访视应由具有访谈和评估技巧的护士进行,理想的评估时间应该在手术前一天。术前访视提供了病人表达自身情感的机会,有利于护士了解病人、建立护患关系,发展护理计划,达到缓解病人紧张和焦虑的目的。

二、术前访视的模式

术前访视模式是指用一套系统、科学、规范的标准来指导医护人员对手术病人进行访视,包括5个基本框架:术前访视的执行者、对象、时间、方式和内容。目前术前访视模式分为4种,即一对一、联合式、集中式及网络结构主导的术前访视模式。

1. 一对一术前访视模式 主要是指手术室护士运用多样的访视方法,对病人进行一对一的术前评估和术前宣教,具有针对性强、适用范围广、访视内容具体、访视对象个体化、访视时间和地点灵活等特点,是目前应用最广的术前访视模式。

2. 联合式术前访视模式 是由医护人员以跨部门团体协作的形式来完成术前访视,该模式不仅可以了解到病人的术前准备情况,而且有利于医护人员将病人术中需求和术后康复有机结合,实施无缝隙的整体护理。

3. 集中式术前访视模式 开展术前访视需要时间和人力作保证,手术室护士人力缺乏是影响术前访视质量的主要原因之一。目前国内由于护理工作量大,导致开展术前访视较为困难,即使进行访视也常常流于形式,质量不高。集中式术前访视模式可将相同手术类型,访视内容大体一致、术前准备相似的病人组织在一起进行访视,减轻了护士工作量,提高了访视效率。

4. 网络结构主导的术前访视模式 一对一式、联合式、集中式术前访视模式,均以面对面的术前访视模式为主,即访视执行者与病人进行面对面的交流和沟通,主要通过语言和文字的方式来传递手术相关信息,以达到增进医患沟通、确保手术安全等目的。网络结构主导的术前访视模式是指医护人员以网络为媒介在虚拟环境中开展术前访视,术前访视执行者的数量和病人的数量可随机调节,可以是一对一,也可为一对多、多对一或多对多等多种形式。

三、术前访视的内容

(一)提供心理支持

术前对手术病人进行心理支持十分重要,有利于病人顺利完成手术。针对病人术前紧张、焦虑、恐惧、情绪低落和期望等,提出相应的护理措施。

(二)收集和评估相关信息

术前访视护士深入病房,运用护理评估的方法,收集病人的年龄、性别、职业、文化程度、麻醉方式、社会状况及心理状况等相关资料以后,全面评估手术病人的心理需求、知识水平及学习能力,形成具有个体差异及针对性的术前访视内容,进行访视。在术前访视过程中,访视护士还需要进行必要的体格检查,以评估病人的信息,增加对病人的了解,包括身体情况、体型、心理状态,有无肢体运动障碍,有无皮肤破损,有无压力性损伤,血管情况,心肺功能评估等。

(三)实施健康教育

针对不同手术、不同层次的病人和家属采取不同健康教育方式,满足健康需求。主要内容包括下列情况。

1. 交代术前注意事项,如注意保暖,术前晚保证充足的睡眠,手术日晨的禁食、禁饮、用药等。

2. 介绍手术的目的、方法,简单描述手术过程、麻醉方式、手术体位、治疗成功的病例等。如施行麻醉时的配合,手术大概所需时间,术中可能经历的感觉,使病人了解相关知识,以便更好地配合手术。

3. 介绍手术室的环境、布局和各种术中可能用到的仪器、设备,如手术室所在的位置,手术间的温度调节等,缓解病人的紧张和焦虑心理,使病人更好地适应手术环境。

四、术前访视的方法与形式

(一)应用访视单

访视单的设计是在准确评估病人的需要后制作而成,主要内容有心理、疾病知识、手术相关准备与配合事项等,发放给病人,同时配合口头讲解,以提高访视效果。

(二)语言文字讲解

由年资高、临床经验相对丰富的巡回护士进行术前访视,阅读病历掌握基本病情,向病人自我介绍并说明访视目的,与病人互相了解增进彼此信任度,对病人提出的问题以科学观点及良好职业道德予以准确解答。

（三）多种形式的健康教育资料

设计和制作多种形式的健康教育资料,有利于护士术前访视的进行,促进病人理解健康教育的内容,包括温馨提示卡、阅读手册、多媒体资料等。临床自制"术前温馨访视卡",将手术过程中温馨提示语印在卡上供病人阅读,制作有关手术室场景的图片,通过图文并茂的形式,提供不同知识程度的病人阅读。也可以由专人负责编写健康知识阅读手册,以对话、故事、小问题等形式对病人进行术前宣教,对有理解阅读能力的病人能起到较好的指导作用。多媒体教育资料是在多种媒体表现手段基础之上,融合不同的媒介形态,产生质变后形成新的传播形态,并借助软件技术支撑,使播放内容形象生动、清晰悦目,使抽象的内容变得更为具体实际,包括健康教育视频、科普动漫等形式。

（四）模拟游戏

对患儿的术前访视采取模拟手术程序的游戏方式,可使患儿生命体征稳定,主动配合度提高,情绪稳定,为手术的顺利进行提供保障。

（五）床边行为动作训练

手术病人对麻醉安全方面的知识需求较大,针对不同的病人讲解麻醉方法,特别是对腰麻、硬膜外麻醉病人采取低头双手抱膝侧卧位技巧进行模拟示范,增强病人主动配合手术意识。

五、术前访视的作用和影响因素

（一）术前访视的作用

1. 可以进行术前评估,使病人和家属做好准备。

2. 术前访视的护士可以检查手术部位标记是否准确完成,保障手术安全。

3. 访视可以提升效率,避免手术间内非必要的手术延迟。

4. 部分病人在短期建立的关系中不愿意表达自己的感受,通过访视可以建立良好的护患关系。

5. 访视掌握了病人的基础值,有利于术中监测。

6. 建立良好的护患合作,更容易达到相互的目标和期望值。

7. 访视提升了围术期护士的形象和满意度。

（二）影响术前访视实施和效果的因素

1. 出于成本的考虑,不能提供足够满足资格的护士,或不能提供充足的时间进行访视。

2. 对手术当天或是前一天入院时间较晚的病人,进行定时随访比较困难。

3. 如果术前访视不顺利,可能会产生护患矛盾。

4. 重复使用访视的语言,可能导致访视的护士缺乏工作热情和自主性。

5. 如果护士的访谈技巧缺乏实践经验,病人可能有隐私被侵犯的感觉,从而造成对医务人员的误解。

6. 缺乏术前访视的效果评价及质量控制。

六、术前访视的展望

随着时代的发展,医疗水平和病人知识水平的不断提高,病人对自己权益的认识更加全面,手术病人从术前访视的被动接受者逐渐转变为参与者,他们以更积极的态度寻求健康相关知识。为了解决国内术前访视面临的人力资源缺乏、术前访视质量不高的现状,术前访视专科护士主导的集中式术前访视模式可能会成为术前访视模式的主要模式之一。

随着PC互联网向移动互联网,向大数据时代的跃进,信息高速、多元、海量化时代已经到来,医疗卫生行业的技术和管理也随之变化,术前访视的内容和方式也更新发展。手持移动终端(PDA)在临床护理中广泛应用;手术室、家属等候区、病区宣教室为病人及家属提供循环不间断的围术期健康知识宣教;手机等手持终端借助其摄像、数据传输、蓝牙传输、播放等软件功能,建立术前访视模板并保存实现资源共享,大大节省了医疗护理的人力资源,还可以进行统计分析和质量控制,达到时间、内容、效果的落实,有利于手术室整体护理质量的提高。

(杨　青)

第二节　手术期护理

手术期是指病人从进入手术室到手术结束,麻醉恢复的一段时间。这段时间主要在手术室为病人进行手术治疗。手术期护理的重点就是保障手术顺利进行,确保手术病人安全。手术期护理重中之重就是与手术医生、麻醉医生配合默契。随着医学模式的转变,手术室护理不仅仅是单纯的配合手术,而是一切"以病人为中心",充分考虑病人生理-心理-社会因素,为病人提供人文关怀,才能确保手术的顺利进行和手术病人的安全。《三级综合医院评审标准2011版》5.5.1.3明确指出手术室执行《手术安全核查制度》,有病人交接核查、安全用药、手术物品清点、标本管理等安全制度,遵医嘱正确用药,有突发事件的应急预案。这也是手术前护理的重点内容。

一、手术病人的安全转运与交接

手术病人安全转运和交接是手术室护理安全管理的重要组成部分,包括病房/急诊科/ICU—手术室—恢复室/ICU/病房之间的转运和交接。手术室运送人员要与病房护士进行交接和有效沟通,严格执行《手术病人交接制度》,并保证病人运送途中的安全。理想的转运方式必须同时满足以下两个条件:既令病人舒适、满意,又不过多增加病人耗氧量与循环系统负荷。所以,可根据手术病人情况采用不同的转运方式。

1. 手术病人转运交接原则

(1)转运人员应为有资质的医院工作人员。

(2)转运交接过程中应确保病人身份正确。

(3)转运前应确认病人的病情适合且能耐受转运。

(4)转运前应确认转运需要携带的医疗设备及物品,并确认功能完好。

(5)转运中应确保病人安全、固定妥当,转运人员应在病人头侧,如有坡道应保持头部处于高位。注意病人的身体不可能伸出轮椅或推车外,避免推车速度过快、转弯过急,以防意外伤害,并注意隐私保护和保暖。

(6)交接过程中应明确交接内容及职责,并按《手术病人交接单》记录。

2. 手术病人的转运交接

(1)手术病人入手术室的转运交接:①转运前,手术室巡回护士确认手术病人信息,并通知病房。病房护士应确认手术病人的术前准备已完成。转运人员应与病房护士共同确认病人信息,交接需带入手术室的物品。②病人进入术前准备室或手术间,护士应确认手术病人信息及携带物品并记录。

(2)手术病人出手术室的转运交接:离开手术室前,护士应确认管路通畅、妥善固定及携带物品,准确填写《手术病人交接单》(表 8-1)。根据病人去向准备转运用物。通知接收科室及病人家属。

　　3. 转运交接注意事项

　　(1)应至少同时使用两种及以上的方法确认病人身份,确保病人正确。

　　(2)确保手术病人安全。

　　1)根据手术病人病情,确认转运人员、适宜时间、目的地、医疗设备、药物及物品等。

　　2)防止意外伤害的发生,如坠床、非计划拔管、压力性损伤等。

　　3)转运前确保输注液体的剩余量可维持至目的地。

　　(3)交接双方应共同确认病人信息、病情和携带用物无误后签字,完成交接。

　　(4)转运设备应保持清洁,定期维护保养。转运被单应一人一换。

　　(5)特殊感染手术病人转运应遵循《医疗机构消毒技术规范》WS/T367—2012 做好各项防护。

　　(6)做好突发应急预案的相应措施。如遇设备意外故障、电梯故障,备好相应的急救用物和紧急呼叫措施。

表 8-1　手术病人交接记录单

姓名　　　　病区　　　　床号　　　　性别:男/女　　　住院号　　　　诊断

核对项目	病区→手术室/准备室	手术室→PACU	手术室/PACU→ICU/病区
病人身份	□腕带　　□病员	□腕带　　□病员	□腕带　　□病员
生命体征	T：　P：　R：　BP：	T：　P：　R：　BP：	T：　P：　R：　BP：
手术部位标识	□正确　　□不需要	/	/
备皮	□确认　　□不需要	/	/
手术用药	□无　□有　药物名称 数量　皮试( )	/	/
皮肤完整性	□完整　　□不完整	□完整　□不完整	□完整　　□不完整
管道	□胃管 □气管插管 □气管切开套管 □PICC □CVC □导尿管 □引流管___根 □其他导管___根	□胃管 □气管插管 □气管切开套管 □PICC □CVC □导尿管 □引流管___根 □其他导管___根	□胃管 □气管插管 □气管切开套管 □PICC □CVC □导尿管 □引流管___根 □其他导管___根
禁食	□确认　　□不需要	/	/
病历(手术知情同意书、高值耗材同意书)	□确认	□确认	□确认
携带物品	□影像资料___张 □其他	□影像资料___张 □其他	□影像资料___张 □其他
交/接护士签名	/	/	/
备注			

年　　月　　日

二、手术病人心理支持和人文关怀

手术室护士利用一切与病人接触的机会,始终保持和蔼的态度,认真、细致的工作作风,向病人及家属做适当的解释和安慰,并鼓励病人积极配合医生进行治疗,帮助病人放松心情,用积极的心态迎接手术,有利于手术的顺利进行和促进病人康复,详见第九章。

三、手术病人安全核查

对手术病人的核对是确保病人身份、手术部位、手术方式是否正确的关键环节,核对内容及措施详见第十四章(表8-2)。

表8-2　手术安全核查表

科室:＿＿＿＿　床号:＿＿＿＿　性别:＿＿＿＿　病人姓名:＿＿＿＿　年龄:＿＿＿　病案号:＿＿＿＿

手术名称:＿＿＿＿＿＿＿＿＿＿＿＿＿＿＿＿＿＿＿＿＿＿　手术日期:＿＿＿＿＿

手术方式:＿＿＿＿＿＿＿＿　麻醉方式:＿＿＿＿＿　术者:＿＿＿＿＿＿

手术室填写		
1. 麻醉实施前(开始)	2. 皮肤切开前(暂停)	3. 病人离开手术室前(结束)
■ 病人身份(姓名、性别、年龄) 正确:是□ 否□ ■ 手术方式正确:是□ 否□ ■ 手术部位与标识正确: 是□ 否□ ■ 手术知情同意:是□ 否□ ■ 麻醉知情同意:是□ 否□ ■ 麻醉方式确认:是□ 否□ 麻醉设备安全检查完成: 是□ 否□ ■ 皮肤是否完整:是□ 否□ ■ 术野皮肤准备正确: 是□ 否□ ■ 静脉通道建立完成: 是□ 否□ ■ 病人是否有过敏史: 是□ 否□ ■ 抗菌药物皮试结果: 是□ 否□ ■ 术前备血:是□ 否□ ■ 假体□/体内植入物□/影像 学资料□ ■ 其他:	■ 病人身份(姓名、性别、年龄) 正确: 是□ 否□ ■ 手术方式确认: 是□ 否□ ■ 手术部位与标识确认: 是□ 否□ ■ 手术风险预警: 手术医生陈述: 预计手术时间: 预计失血量: 强调关注点: 麻醉医生陈述: 强调关注点: 应对方案: 手术护士陈述: 物品灭菌合格: 应对方案: 仪器设备完好: ■ 术前予预防性抗生素 是□ 否□ ■ 需要相关影像资料 是□ 否□ ■ 其他:	■ 病人身份(姓名、性别、年龄) 正确: 是□ 否□ ■ 实际手术方式正确: 是□ 否□ ■ 手术用药、输血的核查: 是□ 否□ ■ 手术用物清点正确: 是□ 否□ ■ 手术标本确认:是□ 否□ ■ 皮肤是否完整:是□ 否□ ■ 各种管路:中心静脉通路□ 动脉通路□ 气管插管□ 伤口引流□ 胃管□ 尿管□ 其他□ ■ 病人去向:恢复室□ 病房□ ICU病房□ 急诊□ 离院□ ■ 其他:
麻醉医生:　医生:　护士:	麻醉医生:　医生:　护士:	麻醉医生:　医生:　护士:

四、静脉通道和输液输血管理

术中静脉通道的管理对维护手术病人整个围术期的生命安全、保持充足的血容量、保持水电解质相对稳定均具有重要意义。由于术前禁饮禁食、术中出血、麻醉影响以及术中一些无形水分丢失等，都会引起有效循环血量不足，引起血压降低或术中出现突发状况需要抢救等危重情况。因此，术中静脉通道建立与一般临床科室要求有所不同，需要在不影响手术体位和麻醉监测的情况下选择合适的静脉穿刺部位和穿刺工具，详见第七章第二节，同时加强术中静脉输液有效、规范的管理，能减轻病人的痛苦，提高病人手术安全，保证手术的顺利进行。

五、安置合理的体位

术中体位安置是手术室护理的一项重要内容，既要充分显露手术野，还要注意保护循环系统的功能，又要保证呼吸道的通畅，尽量让病人舒适。手术体位安置不当可导致呼吸系统、循环系统相应改变以及神经系统的损伤。手术体位安置的总原则为在减少对病人生理功能影响的前提下，充分显露手术野，保护病人的隐私，详见第十二章。

六、防止压力性损伤

压力性损伤（pressure injury，PI），即皮肤/皮下软组织的局部损伤，表现为完整的皮肤或一个开放的溃疡，可能伴有疼痛，通常发生在骨突部位、相关医疗或其他器械压迫部位，损伤的发生是由于较强/长时间压力，或压力联合剪切力作用的结果，软组织对压力和剪切力的耐受性可能受微环境、营养状况、灌注状况、合并症及皮肤软组织状况的影响。2016年4月13日，美国国家压力性损伤专家咨询小组（National Pressure Ulcer Advisory Panel，NPUAP）将压力性溃疡（压力性损伤）这一术语改为了压力性损伤。NPUAP将压力性损伤重新定义为发生皮肤和/或潜在皮下软组织的局限性损伤，通常发生在骨隆突处或与医疗或其他医疗设备有关的损伤。表现为局部组织受损但表皮完整或开放性溃疡并可能伴有疼痛。不仅更新了压力性损伤的定义，而且在压力性损伤的分期系统中，用阿拉伯数字（1、2、3、4）代替罗马数字（Ⅰ、Ⅱ、Ⅲ、Ⅳ），将"可疑深部组织损伤"改为"深部组织压力性损伤"，并将医疗设备相关压力性损伤和黏膜压力性损伤纳入"压力性损伤"的范畴。术中皮肤压力性损伤是指病人手术过程中发生的皮肤或潜在皮下软组织的局限性损伤，通常发生在骨隆突处或皮肤与医疗设备接触处。《三级医院综合评审标准（2011版）》病人安全明确指出，医院要防范与减少病人压力性损伤发生，包括有压力性损伤风险评估与报告制度，有压力性损伤诊疗及护理规范以及实施预防压力性损伤的有效护理措施。手术病人是压力性损伤发生的高危人群，在临床护理工作中，应充分重视对手术病人压力性损伤的预防。

（一）手术病人压力性损伤的特点及好发部位

1. 手术病人压力性损伤以1期为主，严重时可达到2期。

2. 研究表明，手术体位决定病人的受压部位，仰卧位多见于骶尾部及足跟，俯卧位则多见于胸骨部和颏部。

3. 医疗器械相关压力性损伤是指由于使用用于诊断或治疗的医疗器械而导致的压力性损伤，损伤部位形状通常与医疗器械形状一致。手术病人医疗器械相关压力性损伤多见于经鼻气管插管引起的鼻翼损伤、氧饱和度探头引起的手指损伤等。

（二）手术病人压力性损伤发生的危险因素

1. **手术病人固有风险因素** 包括病人的年龄、性别、营养状况以及病人术前皮肤类型（水肿、菲薄、潮湿、破溃、颜色改变等）、体质指数、糖尿病史、术前意识、肢体活动、术前血红蛋白水平等。

2. **手术相关风险因素** 包括手术类型、手术时间、术中体温、手术体位、术中失血量等。研究表明，手术时间>2.5h是压力性损伤的危险指数，手术时间>4h后，每增加30min，压力性损伤的发生率增加33%，组织在93kPa的压力下持续受压就会发生压力性损伤。术中体温过高或过度，都会增加压力性损伤发生的危险。

3. **麻醉因素** 手术中麻醉会使病人对压力的感觉减弱甚至消失，从而不能自我调整体位来减轻压力，同时，术中使用的麻醉药使血管扩张、血液变慢、血压降低，最终导致皮肤组织缺血缺氧，导致压力性损伤的发生。

4. **医疗器械相关压力性损伤。**

（三）评估量表的使用

目前临床常使用的压力性损伤危险因素评估量表主要有 Braden 量表、Norton 量表、Waterlow 量表。Braden 量表是临床广泛使用且操作简便的压力性损伤风险评估工具之一。但有研究认为，Braden 量表用于手术期间病人的压力性损伤危险因素评估时有一定的局限性。Norton 量表主要针对老年病人的压力性损伤风险评估。Waterlow 量表对于老年病人压力性损伤风险的预测效果较好。但这些压力性损伤风险评估表都不适用于手术室。目前，国内外陆续有专家根据手术相关压力性损伤高危因素，设计了手术病人压力性损伤评估量表，但是各个量表评估条目差别大，各家医院手术室使用的量表也不一样。

2016 年美国手术室注册护士协会（ARON）在推广使用 Munro 成人手术室压力性损伤风险评估表（Munro pressure ulcer risk assessment scale）。现在该量表有汉化版（表8-3），目前国内部分医院手术室已经在使用。Munro 量表分为术前、术中及术后3个阶段。手术病人压力性损伤风险评估程度由3个阶段的分数累计后得出。术前、术中、术后3个评估阶段将产生低、中、高风险值，其中术中的风险值为术中评估和术前评估所得风险值之和，而术后的风险值为术前评估、术中评估、术后评估所得风险值的总和。根据评估后所得的风险值，制订合理的术前、术中及术后预防性措施。该量表有15个评估条目，每个条目1~3分，得分越高风险越大。术前风险评估从病人的活动度、营养状况（空腹时间）、身体质量指数（BMI）、体质量降低情况（30~80d 内）、年龄、健康不利因素6个风险因素来确定得分，其中，≤6分表示无风险或者低风险，7~14分为中度风险，≥15分为高度风险，提示护士在术前做好预防措施，防止术中压力性损伤的发生。术中风险分别从病人麻醉分级、麻醉方式、体温、低血压、皮肤潮湿程度、手术移动情况/体位改变、手术体位7个方面进行术中评估，术前、术中累计得分小于或等于13分为低风险，14~24分为中度风险，≥25分为高风险，表示手术中危险因素对病人的影响，并由手术室人员交班于外科病房或恢复室护士，便于全面评估病人压力性损伤风险并做好压力性损伤预防；术中、术后风险评估从手术时间和失血量两个方面进行评估，术前、术中、术后累计得分小于或等于15分为低风险，16~28分为中度风险，≥29分为高度风险，评估经历手术的外科病人压力性损伤风险，为术后压力性损伤预防护理提供依据。

（四）压力性损伤的预防

1. **术前访视，进行全面的评估** 术前访视时，为病人讲解压力性损伤相关知识，进行心理护理，并根据危险因素评估量表对病人进行评估并告知家属，为预防压力性损伤做好充足的准备。

2. 加强手术室护士专业素质,规范培训手术体位摆放 对手术室护士进行规范化培训,让每位护士能熟练地掌握各种体位的摆放。术中保持床单、衣服干燥、平整无皱褶。术中默契配合手术医生,缩短手术时间。

3. 使用不同的材质的防护垫,加强对骨隆突处的保护 根据不同病人情况,采取相应的保护措施。

4. 术中保暖 根据情况给手术病人采取适合的保暖措施。术中控制手术室温度,冲洗液使用温水,并且输注的液体或血液,使用加温器加温后输注。手术过程中应注意维持体温的恒定,避免体温变化幅度过大,以防体温过高或过低造成皮肤不必要的损伤,降低压力性损伤发生风险。

5. 避免发生医疗器械相关压力性损伤 术中全身麻醉病人常需要气管插管呼吸机辅助呼吸,其管道长时间压迫于鼻翼及额面部,易导致该部位因压迫而发红或破损。心电监护过程中,使用脉氧夹监测氧饱和度,麻醉师为防止其在手术过程中脱落,通常用胶带于手指缠绕一圈固定,易引起手指末端因压迫而缺血缺氧。术中手术人员随意倚靠病人肢体,造成额外的压力;足部覆盖物过重时,也使小腿肌肉受牵拉及足跟过度受压。

6. 术后检查 手术结束后,认真检查病人受压部位皮肤情况,与病房或 ICU 护士做好交接班工作,以便采取有效措施,预防压力性损伤的发生。

表 8-3 中文版 Munro 压力性损伤风险评估表

	评估项目	1分	2分	3分	得分
术前	活动度	没有受限,或轻微受限,可以自主活动	非常受限,需要协助移动	完全受限,完全依靠他人移动	
	营养状况:空腹时间	≤12h	>12h,但≤24h	>24h	
	BMI	<24	24~27.9	≥28	
	30~80d 内体质量降低	无改变或不知晓,或最多降低 7.4%	降低 7.5%~9.9%	降低≥10%	
	年龄	≤39 岁	40~59 岁	≥60 岁	
	健康不利因素	①吸烟(目前);②临界高血压或高血压(BP>120/80mmHg);③血管、肾脏、心血管、周围血管疾病;④哮喘、肺部、呼吸系统疾病;⑤压力性损伤病史或目前有压力性损伤;⑥糖尿病			
术中	身体状态/麻醉评分	健康或患有轻度系统性疾病,无功能性障碍	患有中度系统性疾病,无功能性障碍	患有中度或重度系统性疾病,有严重功能性障碍,甚至危及生命或麻醉评分>3分	

续表

	评估项目	1分	2分	3分	得分
	麻醉类型	局麻	神经阻滞	全身麻醉	
	体温	36.1~37.8℃	<36.1℃或>37.8℃	<36.1℃或>37.8℃	
	低血压(收缩压波动百分比)	没有变化或血压波动≤10%	高低波动或11%~20%的血压波动	持续性或21%~50%的血压波动	
	潮湿程度	保持干燥	有一些潮湿	潮湿	
	手术表面/移动情况(指体位用具、保温毯、体位改变)	未使用体位用具和/或使用保温毯和/或体位无改变	使用体位用具和/或使用保温毯和/或体位无改变	剪切力和/或加压力和/或改变体位	
	体位	膀胱截石位	侧卧位	平卧位或俯卧位	
PACU/术后	手术时间(病人达到手术准备室到离开麻醉恢复室的时间)	≤2h	>2h,但<4h	≥4h	
	失血量(术中及术后麻醉恢复室时段伤口和引流管的总出血量)	≤200ml	201~400ml	>400ml	

七、防止坠床/跌倒

手术病人发生坠床/跌倒等意外伤害将直接影响手术病人的健康,甚至危及病人的生命,增加医疗纠纷的风险。所以加强手术室病人坠床/跌倒安全管理非常重要。手术病人由于手术的影响,产生紧张和焦虑心理。在手术各个环节,如进入手术准备室、麻醉诱导期、安置体位时及麻醉复苏时等,由于药物的影响和紧张焦虑的心理状态,加之手术床比较窄,容易发生坠床的风险。手术室护士通对手术病人从进入手术室到术毕送出手术室期间的各个环节进行坠床/跌倒风险评估,制订相应的预防措施,并由质量管理成员或护士长进行定期或不定期的督查,根据存在的问题进行整改、追踪,彻底杜绝手术病人坠床/跌倒的发生。

1. 从入手术室到出手术室的各个环节,手术室护士应评估手术病人坠床/跌倒的风险。

(1)进入手术室时,大多数病人心理紧张和恐惧,再加上术前使用镇静药,容易发生坠床/跌倒。

(2)病人躺在手术床上等候麻醉及接受手术前准备时,一方面手术床比较窄,另一方面环境陌生、对手术担忧,在手术床上进行翻身、移动等,容易发生坠床。

(3)在安置手术体位和手术结束恢复体位时,医生护士相互间配合不默契,安置体位操作不熟练,约束不到位,容易发生坠床。

(4)在麻醉苏醒期,由于麻醉药物的影响,病人未完全清醒,容易发生躁动导致坠床。

(5)在移动病人过床时未固定过床车的脚刹及未将车床固定好,病人从手术床与车床的间隙坠下床;过床后未及时将车床的护栏拉起;车床的刹车系统故障,病人躁动或翻身时容易发生坠床。

（6）转运过程中,如果约束不到位,也容易发生坠床。

2. 针对以上风险,制订相应的预防措施。

（1）加强培训:加强对手术室护士和转运工人进行预防坠床/跌倒意识、工作流程、车床使用、转运交接等相关知识的培训。

（2）制订预防手术病人坠床/跌倒制度和应急预案,根据预防手术病人坠床/跌倒制度制订相应的预防措施。①术前,对病人针对性地进行宣教,讲授坠床所致的不良后果,让其双手触摸手术床的边缘,明确说明手术床窄,不要自行翻身侧卧,配合使用约束带妥善固定病人,盖上棉被保暖,确保病人安全;在术前接病人时,根据病人情况进行术前坠床/跌倒风险评估,有针对性地使用保护工具。②采用轮椅或车床运送病人时,首先检查轮椅或车床,在搬运病人过床前先锁住刹车,过床后上好安全带或护栏。③在手术室各个环节,实行无缝连接,确保有护士守护在病人身边,根据情况使用约束带。早上首台手术病人实行集中管理,待巡回护士上班后再转运至相应手术间进行手术。④有转运工具使用流程,护士和转运工人能正确操作轮椅、车床、手术床等工具,定期维护,发现问题及时维修。⑤有安置手术体位和转运交接流程,医生和护士能正确安置手术体位和转运交接,详见第十二章。

（3）加强督查:手术室护理质量管理成员或护士长定期或不定期进行督查,发现问题立即整改,彻底杜绝手术病人坠床/跌倒的发生。

八、手术物品清点

手术物品清点是手术安全的重要措施。保障手术病人安全,必须确保手术物品清点无误。如果手术物品清点失误,致使异物遗留在病人体内,对病人将会造成不可逆的损害,甚至造成医疗纠纷。手术物品清点制度是手术室最基本和最重要的制度之一,是杜绝手术物品遗留病人体内的保证。洗手护士、巡回护士和手术医生三人必须坚持在手术开始前、关体腔前、关体腔后、皮肤缝合完毕后"三人四次"清点核查制度,并认真记录在《手术物品清点记录单》(表8-4),以保障手术病人的安全。手供一体化管理,加强全程无缝隙管理和各个环节交接,避免器械在回收、清洗、灭菌过程中的丢失,详见第十四章。有部分医院采用移动式护理工作站可有效保证器械清点数目的准确及清点单书写的规范。

表8-4 手术物品清点记录单

姓名_____科室_____床号_____性别_____年龄_____住院病历号_____

手术日期_____年_____月_____日　　　　　　　器械号_____

手术名称_____

输血:血型_____型 RhD(　)性　输血种类和剂量:_____

敷料名称	术前清点	术中添加	关体腔前	关体腔后	缝皮后
双纱					
缝针					
纱球					
棉片					

续表

器械名称	术前清点	术中添加	关体腔前	关体腔后	缝皮后	器械名称	术前清点	术中添加	关体腔前	关体腔后	缝皮后
环钳						直尺					
刀柄						器械牌					
刀片						腔镜器械					
剪刀						封帽					
镊子						接头					
止血钳											
直角钳											
阿力斯											
可可											
针持											
帕钳											
肺钳											
心耳钳											
肠钳											
吸引器											
压肠板											
拉钩											
腹腔自撑											
肋骨器械											
电刀头											
引流管											

器械护士签名:＿＿＿＿＿＿　交接班时间＿＿＿＿＿＿　交班后器械护士签名＿＿＿＿

巡回护士签名:＿＿＿＿＿＿　交接班时间＿＿＿＿＿＿　交班后巡回护士签名＿＿＿＿

冰冻标本:无　　有　　已送　　名称＿＿＿＿＿＿＿＿＿＿＿＿＿

病理标本名称及数量:总计　　个

备注:

九、病情观察

手术室护士在手术过程中,需要密切关注手术进程,提前做好各种准备,才能更好地配合医生;还要密切观察病人的血压、脉搏、呼吸、面色、肢端血运循环、皮肤温度、出血量等的变化,才能顺利完成手术配合。

十、医护密切配合

巡回护士坚守工作岗位,严格管理好手术间,严禁离开手术间。熟悉手术病人病情和手术方式,准确评估病人;熟悉手术步骤,提前准备好手术所需的用物;熟练使用各种仪器设备,对手术间的人员、物品严格把关,监管手术台上手术隔离技术的执行,认真执行手术室规范制度,确保手术病人的安全。

洗手护士严格履行职责,熟悉手术病人病情、手术步骤和手术医生的习惯,提前准备好术中所用的物品,在手术中积极主动配合手术,准确无误的传递器械;整理和管理好无菌台,监督手术隔离技术的执行;密切配合手术,尽量缩短手术时间。

十一、规范手术护理记录

护理文件是医院护理质量管理的重要组成部分,是护士对病人病情观察和实施护理措施的原始文字记载,在医疗、护理、科研、教学、法律等方面具有重要的价值和意义,是重要的法律依据材料之一,必须要保证真实、准确、客观、完整。《医疗事故处理条例》中明确规定:护理记录是病历的组成部分,护士对病人的护理过程应做到客观记录,病人有权复印病历以及医院应为病人提供病历复印或复制服务。

原卫生部《病历书写基本规范》要求:①病历书写应当客观、真实、准确、及时、完整、规范。②应当使用蓝黑墨水、碳素墨水,需复写的病历资料可以使用蓝或黑色油水的圆珠笔。③计算机打印的病历应当符合病历保持的要求。④病历书写应当使用中文,通用的外文缩写和无正式中文译名的症状、体征、疾病名称等可以使用外文。⑤病历书写应规范使用医学术语,文字工整,字迹清晰,表述准确,语句通顺,标点正确。⑥病历书写过程中出现错别字时,应当用双线画在错字上,保留原记录清楚、可辨,并注明修改时间,修改人签名,不得采用刮、粘、涂等方法掩盖或去除原来的字迹。⑦病历应当按照规定的内容书写,并由相应医务人员签名;实习医务人员、试用期医务人员书写的病历,应当经过本医疗机构注册的医务人员审阅、修改并签名;进修医务人员由医疗机构根据其胜任本专业工作实际情况认定后书写病历。⑧病历书写一律使用阿拉伯数字书写日期和时间,采用24h记录;抢救记录是指病人病情危重,采取抢救措施时作的记录,因抢救急危重病人,未能及时书写病历的,有关医务人员应当在抢救结束后6h内据实补记,并加以注明。

因此,手术室护士应该认真做好护理记录。根据原卫生部《病历书写基本规范》和原卫生部办公厅《关于在医疗机构推行表格式护理文书》的通知等相关要求,护士需要填写或书写的护理文书包括体温单、医嘱单、病重(病危)病人护理记录和手术清点记录。手术室巡回护士还应与手术医生、麻醉医生共同完成手术安全核查记录。手术护理书写内容包括有:手术护理记录单、手术安全核查表、手术风险评估表、临时医嘱单、手术病人交接单、输血护理观察记录单、访视回访记录单等。记录的方式有两种,一种是传统纸张记录方式,不同医院手术室护理记录项目、内容排列顺序、详细程度等都有所不同;一种是电子护理记录,是利用计算机来记录和储存有关病人的各项资料。从记录模式可以看到临床发展的主要趋势是综合性和数字化,信息科技改革使医疗文件电子化成为趋势,手术护理记录电子化系统已经开始在一些医院使用。

1. 手术护理记录单(手术清点记录单)　指巡回护士对手术病人术中所用血液、器械、敷料等的记录,应当在手术结束后即时完成。手术护理记录单(手术清点记录)包含内容有病人姓名、住院病历号、手术日期、手术名称、术中所用各种器械和敷料数量的清点核对,还要记录输血量、输液量、尿量及血压、脉搏和病理标本;巡回护士和洗手护士签名等。有的医院还记录有:胃管、尿管、引流管等各种管道放置情况;皮肤有无压伤、烫伤等。

2. 术安全核查表　是由手术医师、麻醉医师和巡回护士三方,分别在麻醉实施前、手术开始前和病人离室前,共同对病人身份、手术部位、手术方式、麻醉及手术风险、手术使用物品清点等内容进行核对的记录单,输血的病人还应对血型、用血量进行核对。三方人员要认真填写并按时逐项核对病人信息,确认并签名。

3. 手术风险评估表　是由手术医生、麻醉医生和巡回护士三方,分别在拟定手术前、拟定麻醉前、病人离开手术室前和病人死亡或出院前,分别对病人手术切口感染风险、麻醉风险等内容进行逐项评估并填写的表格。手术风险评估表为全面评估病人手术风险提供项目指南,归入病历,作为法律依据。

4. 临时医嘱单　一般情况下,医生不得下达口头医嘱。因抢救急危病人需要下达口头医嘱时,护士应当复诵一遍,抢救结束后,医生应当即刻据实补记医嘱。临时医嘱单用于和护士根据医生医嘱执行术中各项医学指令。由巡回护士执行医嘱后记录并签全名,时间精确到分钟写入病历,作为法律依据。

5. 手术病人交接记录单　是记录手术病人在病房、手术室、急诊、ICU 等不同科室间转运交接的记录单。每转运到某一部门,护士间必须按照该记录单内容,认真填写并交接。

（卢秀英）

第三节　术后访视

手术病人术前访视及术后访视已成为手术室围术期护理模式的主要内容,是现代模式的转变在手术室护理工作的具体体现,也是整体护理得以纵深发展的标志。术后访视能够及时发现手术后不适及并发症,并且指导病人进行功能训练、饮食调节等,有助于病人术后康复。通过术后访视改进手术室护理工作,从而减少护理不良事件及医疗纠纷的发生,同时提高护理满意度。

一、术后访视的对象

术后访视是对医院外科手术(急诊手术和择期手术)后的病人进行访视。

二、术后访视人员

每台手术病人指定 1 名责任护士负责术后访视,并在术中担任巡回护士。术后访视人员由高年资护士担任,并接受术后访视培训,培训内容包括沟通能力、健康教育、相关专业知识等多个方面。

三、访视时间

可以根据麻醉方法及手术的术式和护理问题决定术后随访开始时间,通常术后访视在手术后 1~3d 由术后访视的护士到病房进行。

四、术后访视内容

术后病人生命体征稳定后,手术室护士进行访视,对病人术后的状况如排气、排便、体温、体征、切口愈合、饮食、并发症等多方面进行询问并予以评估记录。对病人及其家属进行必要的术后指导,强调对病房护士的配合,促进其积极参与到术后康复训练中。同时了解病人出现的问题并与病房护士沟通协同解决,对存在的安全隐患和病人提出的建议及意见进行记录,汇总分析后采取对策进行改进,提高护理服务质量和病人满意度。

五、术后访视记录单

术后访视记录单内容包括病人基本信息、手术名称、访视日期、术后日期、生命体征、精神状态、活动能力、伤口情况、指导和建议、访视护士签名。

六、术后访视规范用语

术后访视规范用语,如下:

"您好！我是手术室护士×××,请问您是×床×××吗？您是×日在手术室做的××手术吗？我是来看望您并做术后访视的。您的身体恢复得怎么样？有没有什么需要我帮助的？您对手术室的护理工作有什么意见或建议吗？您的意见我们一定注意改进,谢谢！请留下您的联系方式好吗？您以后有什么问题可随时与我们联系,我们一定会尽力帮助您解决！祝您早日康复！再见！"。

七、术后访视开展的难点

目前,术后的访视制度在国内的落实情况不是很理想,其难点主要包括以下几个方面:

1. 对参与访视的护士整体素质要求较高。术后访视需对执行访视护士进行系统培训,掌握与病人沟通的方法和技巧,要态度和蔼,还要有严谨的精神。

2. 术后访视率低,未能全面访视所有的术后病人。

3. 人员配置紧张的情况下,手术室担任全院各科室手术,工作量大,进行术后访视往往人员不足,导致术后访视流于形式,效果不佳。

4. 对访视过程中反映出的问题,以及病人的建议和意见不够重视,缺乏效果反馈,达不到访视的作用。

5. 缺乏有效的质量评价和过程监督。

6. 术后访视形式较单一,效果不好。

八、改进术后访视工作的对策

(一)更新观念,加强访视人员培训

对于护士理念陈旧、知识面较窄的情况,可以开展有针对性的培训,如采用案例分析、情景模拟等方式让护士理解围术期护理的理念,将理论与临床实践相结合,提高业务水平以及访视技巧。定期进行相关素质的培训,包括美学、礼仪、语言、行为等教学,促进护士之间分享,并鼓励其参加跨学科的学习,拓宽知识面。

(二)建立规范化、流程化的健康教育路径

可以参考临床护理路径的方法将术前访视、术后访视中所涉及的相关健康宣教知识进行归纳、分类,借鉴国内外先进的护理经验,制订科学的健康教育和心理护理计划,规定在每个不同时间点所进行的教育内容,护士可以按照计划执行,避免遗漏,提高访视的质量和效率。

(三)优化人力资源配置

采用信息化技术,优化手术排程,对现有护理人力资源进行统筹规划并以科学的方式合

理运用;调整排班制度,合理规划轮值时间,采用弹性排班管理等方法在保障护士获得足够休息时间的基础上充分利用现有资源;改善工作环境及工作氛围,帮助护士快速调整情绪、补充精力;护理管理者将病人对术后访视的满意度与护士考评结合,调动术后访视的积极性。

(四) 加强术后访视效果评价和质量控制

通过术后访视,可以发现手术室护理服务中的问题,采取及时、主动、有效的服务补救措施,提高服务质量。同时强调预防为主,对访视过程中的建议和意见进行分析,采取针对性的措施,改进术后访视工作。对采取的措施要进行效果评价,看术后访视的实施是否提高了病人满意度和工作质量。还应对术后访视进行质量控制,如术后访视率、术后访视单的填写、与病人的沟通情况等。

（杨　青）

第九章

手术室优质护理服务

第一节　手术室健康教育

一、手术室健康教育的内容

(一) 健康教育

1. **健康教育概念**　通过有计划、有组织、有系统的社会教育活动,使人们自觉地采纳有益于健康的行为和生活方式,消除或减轻影响健康的危险因素,预防疾病,促进健康和提高生活质量,并对教育效果做出评价。健康教育的核心是教育人们树立健康意识,提供改变行为所必需的知识、技能与服务,并且促使人们合理的利用这些服务,养成良好的行为生活方式,以降低或消除影响健康的危险因素。呵护人类健康,提高人们健康质量成为现代护士作为教育者和开业护士角色的要求,是实现整体护理的重要措施。

2. **健康教育意义**　20 世纪 90 年代,随着医学模式的转变,健康概念的扩展,我国将健康教育纳入了手术室护士的基本职责,即手术室护士应用医学、心理学、社会学等综合知识对病人手术期开展术前访视、术中陪伴、术后回访反馈的健康教育,提高病人术前自我保健知识及家属的健康意识,促进护患关系,增强了医护人员之间的合作,保证了病人整体护理的连续性和完整性。国际手术室护士协会(AORN)明确提出了"手术室全期护理"的概念,术前访视是手术室护士的职能和职责之一;美国护士协会《手术室护士基本纲领》规定手术室护理实践基准的第一阶段是进行术前访视,护士能全面掌握术前病人的生理、心理、社会、文化、精神状况,制订具体化的护理措施;在《三级综合医院评审标准》中明确指出:①病区需有符合专业特点的心理与健康指导,出院指导,健康促进等资料,方便护士使用;②针对病人疾病诊疗,为病人及其近亲属提供相关的健康知识教育,协助病人对诊疗方案做出正确理解与选择;③根据病人需求制订个性化护理计划,护士充分考虑病人生理、心理、社会、文化等因素,帮助病人及其家属掌握病情及护理的重点内容。国内护理界对择期手术病人健康教育的内容、意义、形式、实施者及实施方法有了更深的认识,对手术室护理模式有了更新的要求。

(二) 手术室健康教育的内容

手术作为一种应激原,常可导致病人产生较强烈的心理与生理反应,甚至干扰手术和麻醉的顺利进行,因此手术室护士要有良好的职业道德和高尚的职业情操,具备扎实的医学基础理论知识及心理学、社会学、教育学等人文科学知识,具有丰富的临床护理实践经验和综合分析能力、良好的沟通技巧和语言表达能力,才能为病人提供围术期连续性的手术室健康教育护理服务,满足手术病人自我管理的健康需求,进一步体现"以病人为中心"的优质护理服务宗旨,提高手术室整体护理服务质量。

1. 术前健康教育内容　手术室接到手术通知单后,由健康教育专职护士规范着装于手术前一天下午到病房,查阅病历与病房责任护士及主管医生沟通,了解病人的手术方案、生命体征、身高、体重、营养状况、皮肤完整性、血管情况、有无过敏史、既往史、运动障碍、体内有无金属植入物、肝肾功能等各项检查结果;核查各类手术文书、术前手术部位标识及皮肤的准备情况;用良好的语言表情、态度和行为与病人及家属交流,了解其职业、受教育程度、社会地位、家庭背景及理解能力、对疾病的认知、对手术的需求等;依主次关系从病人心理和生理方面进行有效的分析,正确评估病人及家属对手术健康教育的需求目标,制订标准化、规范化、专业化护理教育计划;评估病人及家属接受学习的能力,选择易懂语言、方式实施有计划、有目的宣教:自我介绍、手术团队的介绍、手术室环境设备的介绍,讲解手术方案及麻醉方式的相关知识,手术、麻醉所需体位的摆放,介绍手术大致步骤及实施流程,术中感觉及与医务人员配合要点。遵循术前准备注意事项的目的和意义,为术后减少感染和并发症等做好宣教工作。耐心解答病人及其家属提出的手术相关性问题,建立良好的护患关系;向病人阐述心理因素对于疾病和手术的影响,并介绍调节心理压力的方法,缓解术前对手术室环境、医护人员及麻醉和手术过程的恐惧和疑虑心理,提高病人及家属健康知识水平,帮助病人树立主动配合手术的依从性,增加手术治疗疾病的信心。发放《术前、术后健康教育手册》。

2. 手术前准备细则

(1)手术前一天请沐浴,保持皮肤清洁,术晨贴身穿好病人服,减少感染发生,手术室温度 22～25℃。

(2)成年病人术前 6h 禁食、2h 禁饮;婴幼儿及特殊情况听从麻醉医生指导。

(3)术前请排尽大、小便(留置尿管病人除外)。

(4)术晨做好个人卫生(洗脸、刷牙、梳头、去除唇膏、指甲油等)便于术中观察您的病情。

(5)为了您的安全,请您取下您的义齿、假发、发夹、隐形眼镜、耳环、戒指、手表等金属物。请勿携带贵重物品及私人物品进入手术室。

(6)如有家属陪同,请在等候区或病房内等待,如有特殊情况我们会及时与您的家属联系。

(7)当您做好以上准备,在手术当日有专人来接您入手术室。

3. 术中健康教育内容

(1)心理疏导教育:进入手术室前,与病房履行手术病人交接登记制度,用两种以上的方法核查病人身份信息,识别手术部位标识。巡回护士在家属等候区态度亲切的接待病人,应根据病人对手术室环境产生的陌生感、对手术产生恐惧等负性心理给予安慰和鼓励,进行适宜的心理干预分散其注意力,消除病人术前身处陌生环境的紧张焦虑情绪;陪同病人语言柔和地与家属告别,请他们放心等候,体现对家属的延伸护理服务;耐心向病人介绍手术室的环境,应用礼貌性、保护性语言询问其感受,避免言语不慎加重心理负担,护送病人安心地进入手术间。

（2）手术配合的教育：依据病人的具体情况调节手术间温湿度，陪同病人进入手术间，播放病人喜欢的音乐，转移病人的注意力，用通俗易懂的生活用语简单介绍手术流程概况，使病人放心；告知病人因手术床较窄，请不要随意翻身，为预防坠床，进行规范的肢体约束；为保证手术安全的需要，我们通常选择大口径静脉留置针建立静脉通道，由此带来的不适，请不要紧张；讲解安置手术体位的配合要点，根据手术需要留置胃管、导尿管的目的所在。进行每一项操作前需告知病人取得配合，在操作过程中注意保护病人的隐私，避免过分暴露，注重体温的保护和皮肤的管理。让病人在手术室的陌生环境中得到持续的生理、心理、情感支持，从而处于身心放松的状态有序地配合手术治疗。

（3）麻醉配合的教育：巡回护士需陪伴病人配合麻醉医生进行麻醉前准备，胸部粘贴电极片测心率—手臂上缠袖带测血压—手指上带血氧饱和度探头进行生命体征的监测；并向病人介绍在麻醉过程中可能出现心悸心慌、口干、嗜睡、头晕、恶心、口周麻木等不良反应，不必紧张，请告诉医护人员，给予语言上的安慰指导；若行硬膜外麻醉或腰硬联合麻醉，护士陪伴在病人腹侧协助安置低头双手抱膝侧卧位，确保麻醉医生操作的安全性，注意观察病人情况，当其疼痛难忍时，适当轻抚其手以示安慰，使病人得到全面的关怀和照顾，从而密切配合麻醉的实施，提高麻醉成功率。

4. 术后健康教育内容　手术结束后，与接待术后病人的病房护士做好交接工作，协助正确安置术后体位，对病人术中情况和输入液体、皮肤状况以及各种管道进行详细交接。遵循手术方式和麻醉方式采取相应体位和饮食，向家属和病人宣教所需体位和饮食的注意事项，解释放置各种引流管道并保持引流通畅的目的；讲解缓解术后疼痛的方法，如病人有疼痛不适及时告知医护人员，可给予镇痛对症处理；同时对病人睡眠状况进行科学指导，营造安静的病房环境，以保证病人充足的睡眠休息；根据手术情况选择术后 2~3d 进行回访，对病人的疑问，耐心解答，查阅病历了解生命体征的情况，告知病人及家属术后体温会略升高，变化幅度在 0.5~1℃，一般不超过 38.5℃。是由于外科手术破坏，组织的分解产物及局部渗液、渗血吸收后出现的反应，一般不需要特殊处理，术后 2~3d 体温可自行恢复正常，又称外科热或吸收热；观察切口情况，对个别病人因切口及术后带来的不适应现象进行心理疏导，告知病人手术后切口拆线的时间依照手术部位和自身总体状况来决定，一般 5~6d 到两个星期不等，协助医护人员严格管理术后伤口；术后为病人制订适合身体条件的康复指导，鼓励病人早期在床上或下床活动，进行肢体功能锻炼，促进术后健康恢复和预防并发症的发生。术后随访遵照评价标准，收集和征求病人对手术护理过程的意见和建议，进而做出整改反馈，为持续改进完善手术全期护理提出理论的循证依据。

二、手术室健康教育的方法

健康教育的方式是多样化的，主要有知识传播和行为干预两个方面。根据病人的年龄、文化程度、职业特点、信念和价值观，以及医院具备的资源条件等因素综合考虑，选择病人易于接受的方式进行宣教，以语言交流为主，配合图文并茂的宣传小册、多媒体 VCD 视听教育开展个人、小组式和病人座谈会等多元化的宣教方式，在沟通交流过程中通过互动性和双向性将宣教内容传递给病人，以达到预期的有效健康教育目的。根据信息传递的特点、途径有以下几种方法：

（一）讲解法

讲解法指对概念、原理、原则、公式、要领、观点等进行解释或论证的一种讲授方法。手术室护士根据手术病人的性格特点、职业、文化程度等,对健康教育的内容运用直接分析或问答、对比等形式,结合实例、幻灯、录像、图表、数据等方法、手段,应用简单、通俗的语言做口头讲解,使手术病人及家属易懂、易记。讲解法是最基本也是最常用的教育方法,可分为三种形式,即主动、被动和沟通。主动指护士根据标准教育的内容主动向病人宣传;被动是病人提出问题,护士针对性地作解释;沟通指护士与病人在交谈中,通过语言与非言语沟通技巧相结合,启发病人思维结合自身疾病接受并掌握护士所介绍相关的手术知识、麻醉知识等健康教育内容,提高对手术的认同感。

(二) 图文宣传教育

采取宣传栏、宣传卡片、图文图像手册等书面形式宣教。制作需病人掌握的麻醉知识及手术注意事项的健康教育图片、宣传册,术前访视时为病人发放,配合讲授法协助病人及家属阅读理解,强化手术健康教育内容。使之进一步了解手术室的环境、工作程序以及手术的基本步骤,缓解对手术的恐惧和紧张情绪,增强对手术成功的信心。在家属等候区创办健康教育宣教展板,使等候在外的家属对手术有一个初步的了解,缓解他们的担心,同时也起到了对家属进行健康教育的目的。

(三) 多媒体视听教育

多媒体视听教育是一种迅速发展的综合性电子信息技术,通过使用投影仪、电子白板、音响设备、中控系统、计算机等数字教学设备,配合使用教学软件,提供图、文、声并茂的教学方法。手术室运用多媒体技术,把与手术相关的文字、图像、图形、声音、动画、影像等综合起来自制健康教育视频,在手术室家属等候区、病区宣教室使用医院媒体为病人及家属滚动播放,直观、生动地将疾病知识、手术相关信息等丰富的健康教育内容呈现给病人,利用视觉、听觉及触觉三方面的反馈增强病人的感性认识,促进知识的吸收。视听教育还可根据手术类别选择个体宣教,满足不同手术病人及家属的知识需求,对减轻病人术前焦虑、促进术后康复起到不可替代的作用。

(四) 大数据加互联网搭建信息平台的健康教育

随着信息化技术的发展和互联网的大力扩展,在十二届全国人大三次会议的政府工作报告中,李克强总理首次提出"互联网+"行动计划,"互联网+"和医疗的结合正成为获得高质量的健康信息服务有效手段之一。在医院网页的大框架下,基于网络的远程综合护理系统运用互联网、云计算技术的有效结合,通过一系列行动设计构建一个集语音、图片、短视频等多种形式零距离、全时段沟通的手术室健康教育护理管理云平台系统,实现多学科协作和信息资源共享,为医生、护士和病人之间提供健康大数据。开发针对手术病人健康教育需求又符合医院使用要求的移动健康教育 APP 和网络平台,设计符合病人使用习惯的网页或网络设备;不管病人身处何地,只要有接受教育的需求,通过手机、电脑,运用 QQ 聊天、微信等通信软件工具,经过简单的操作,病人及家属就能与手术室护士结合病人的实际情况无障碍沟通互动,从不同角度给予病人多形式、个性化的手术健康教育指导,有效突破地域、时间和经济等方面的限制,优化健康管理流程,以实现手术病人术前、术中、术后在不同的或同一场所不同部门之间转移时能接受到连续的健康教育护理服务,满足病人自我管理的健康需求。大大节省了医疗护理人力资源,并通过数据评价检测该平台的实用性、便捷性和创新性,不断完善与规范手术室健康教育护理服务效果,以提高手术室整体护理服务质量。

(陈　捷)

第二节　手术室人文关怀

一、手术室伦理和隐私保护

手术室是外科治疗的主要场所,是医院多学科合作治疗和护理操作最为集中的部门,医疗仪器设备先进、学术交流活跃、专业发展较快,对手术室护理在人文、伦理、法律要求更高。

(一) 护理伦理学

1. 护理伦理学(nursing ethics)的概念　是以护理工作者的职业道德为主要研究对象的一门科学,是运用一般伦理学原理解决和调整护理实践与护理科学发展中护士之间、护士与他人之间、护士与社会之间的应用伦理学,是护理学和伦理学相互渗透的交叉学科。

2. 护理伦理的应用原则　知情同意原则(信息告知、信息理解、同意能力、自由的同意),最优化原则(疗效最佳、损伤最小、痛苦最轻、耗费最小),保密原则(增强维权级保密意识、不任意传播病人的秘密、防止意外泄露),生命价值原则。

3. 手术室常见伦理问题　保护性医疗的问题、病人隐私的问题、临床科研伦理问题、人文关怀的问题、慎独精神的问题、感染手术的问题。

(二) 病人隐私及病人隐私权概念

国内外相关法律法规都明确要求对病人隐私进行保护,例如1948年联合国大会通过《世界人权宣言》、美国1974年制定了《隐私权法》、德国1976年生效的《联邦个人资料保护法草案》、英国1984年制定了《资料保护法》、1998年美国发表了《质量第一:全体美国人更好的医疗保健》、日本的《刑法》以及中国陆续颁发的《中华人民共和国护士管理办法》《执业医师法》《侵权责任法》《传染病防治法》等医疗卫生法律、行政法规对保护病人隐私做了相关的规定,提高医护人员在这方面的意识。《三级综合医院评审标准》实施细则提出医院应有保护病人的隐私设施和管理措施,体现了医疗机构及医务人员尊重保护病人隐私这一义务,希望为病人提供安全的医疗护理服务 。

1. 病人隐私　指病人在就诊过程中向医生公开的,但不愿让其他人知道的个人信息、私人活动或私有领域,包括所有能够特定病人个人的信息。在医疗活动中病人拥有保护自身隐私部位、病史、身体缺陷、特殊经历、遭遇等隐私不受任何外来侵犯的权利。

2. 病人隐私权　指在医疗机构的诊疗过程中,病人享有的对其个人的、与公共利益无关的个人信息、私人活动和私有领域进行支配的一种人格权。它主要包括病人个人信息控制权,病人个人活动自由权,病人私有领域不受侵犯权,病人对其隐私的利用权。

3. 侵犯病人隐私权的具体表现

(1)病人在被问诊和查体时被旁观或者旁听,以及医务人员不符合诊疗规范要求病人,暴露身体秘密和刺探与病情无关的病人个人信息隐私。

(2)医务人员故意或过失泄露或公开病人的个人信息、病案信息、病人在医院的活动信息。

(3)未经病人同意,干涉病人的个人活动或侵犯其病房、病床等私人领域,窥视病人身体隐私。

(4)未经病人同意,将病人作为临床科研素材、医学案例教学的教具。

（三）手术室保护隐私护理伦理策略

1. 增强手术室法律知识的学习运用,制定相应的规章制度 在目前的医疗服务领域,病人法律保护意识的日渐增强,医护人员一旦侵犯了病人的权利,不管其行为是否属过失,都可能引起医疗纠纷。手术室护理服务的高风险性、医护患关系的特殊性、技术配合的先进性,都必须提高手术室医护人员的综合素质,加强法律法规、护理伦理、人文修养、职业道德的培训,增强手术室护士的法律意识,充分认识保护病人隐私权的重要性,规范自身言语和行为必要性;完善手术室规章制度,注重保护病人与医护人员责任、权利和义务等规定细则,促使它成为医护的行为规范,从而进一步提高护理质量。

2. 切实保护病人隐私,为病人创造舒适安全的手术环境 按照《三级综合医院评审标准》要求,建立手术室保护病人隐私的相关制度和具体措施,培训医护人员熟悉相关制度,了解不同民族、种族、国籍以及不同宗教病人的不同习惯,能尽量满足病人特殊合理的需求。

（1）术前隐私保护:术前访视通过查阅病历了解病人的医疗信息,征得病人的同意进行病房床旁宣教,与病人沟通时选择合适的音量,避免在了解病人的病史、婚姻状况、宗教信仰、受教育程度、社会地位、家庭背景及理解能力、对疾病的认知、对手术的诉求等个人信息时被旁听的泄露,在交流过程中严禁刺探与病情无关的病人个人信息。保守病人秘密,自觉维护病人的利益,既是手术室护士职业道德的要求,也是心理护理有效进行的基本要求,是护理伦理的运用原则。

（2）术中隐私保护:病人入室后,限制手术间工作人员,无关人员不得擅自查阅提取病人病案信息,不谈论工作以外的话题,不在手术间讨论涉及病人有关疾病治疗及特殊个体差异等问题,注意言语对病人造成的伤害。在执行手术各项操作和日常护理规范接触病人时,应遵循护理伦理的知情同意原则;操作中注意保护好病人的身体隐私,根据手术情况向病人说明在实施麻醉时,进行手术体位摆放及术野消毒时,需要配合身体暴露的必要性,并做好解释,告知术中会妥善采取遮盖减少暴露等具体措施,耐心倾听病人对隐私保护的心理需求,尊重满足病人的保密要求,不宣扬与泄露病人个人信息及身体部位隐私,解除病人顾虑,以良好心态接受手术。

（3）术后隐私保护:术毕保持病人身体清洁干燥,视术后情况整理好病服,在护送病人离开手术室时,应做好遮盖工作注意保暖,在搬运过程中避免病人身体隐私暴露被旁观。护士应严守病人隐私秘密,术后回访涉及病人病理标本肿物性质时,应与主管医生沟通维护医护人员在保护病人隐私权中的一致性;在病人面前不分析病例或讨论不利于疾病康复的研究进展,这也是保护病人隐私的重要环节。

3. 在手术室护理教学活动中对隐私权的保护 首先,护理部教学科应建立完善的护理教学管理制度,手术过程中的教学录像及医学观摩,需征求病人及家属的同意,尊重他们的心理感受及合法权利,使病人隐私权在制度管理上得以保护;其次,尝试新的教学实习方法,在手术室建立模拟教学实验室通过多媒体辅助教学、特殊护理治疗的模拟教具等加以训练,减少对手术病人隐私泄露的概率;在未来临床护理教学中实现使用"标准化病人"(standard patient,SP)和客观结构化临床考试(objective structured clinical examination,OSCE)的构想。

4. 临床科研学术交流中对隐私权的保护 早在1987年,美国的波利特(Polit)和亨格勒(Hengler)在所著《护理研究:原则与方法》中提出科研人员进行护理科研时应尊重受试者的知情同意权、免于伤害权、隐私权和匿名权等。此外,《护士伦理学国际法》《国际护士守则》等文献也陆续提出护理科研的伦理要求。《三级综合医院评审标准》实施细则要求医院开展三类医疗技术、新项目、新技术,均应通过医院伦理委员会讨论记录,审核批准,程序合法,经主任委员签字盖章,方可进行护理科研,撰写护理论文。认真履行病人知情同意权、隐私保护权等医学伦理原则,避免引起不必要的医疗纠纷和法律纠纷。

二、手术室沟通

(一) 沟通(communications)

1. 沟通(communications)的概念 沟通是不同的行为主体,通过各种载体实现信息的双向流动,形成行为主体的感知,以达到特定目标的行为过程。

(1)行为主体:多指人与人、人与人群、人群与人群;随着科技和社会的发展,沟通的主体会逐渐打破人的范畴,动物、超级计算机、机器人很可能被纳入。行为主体中包括信息的发送者和接收者,在沟通的过程中,同一个主体会扮演信息发送者和接收者的双重角色。

(2)信息载体:对于人来说,包括本有和外有两大类。本有载体指人不需假于外物的沟通媒介,包括语言、肢体动作、表情、眼神等,外有载体指需要借助外物的沟通媒介,包括文字、书信、电话、电子邮件及新媒体等。通常一次沟通过程中,存在着几种信息载体同时存在的情况。

(3)特定目标:对于人来说,至少包括意识、行为和组织三个层面。意识层面包括情感、知识、思想等;行为层面包括动作、活动、习惯等;组织层面包括绩效目标、行动计划、团队氛围等。通常情况下,沟通是为了实现积极的目标。

2. 沟通的作用 人们在信息传递和反馈双向流动的过程中,关系更加稳固和持久的获得感情与思想,通过交流、合作、达成协议来达到目的。

(1)传递和获得信息:信息的采集、传送、整理、交换,无一不是沟通的过程。通过沟通,交换有意义、有价值的各种信息,生活中的大小事务才得以开展。好的沟通者可以一直保持注意力,随时抓住内容重点,找出所需要的重要信息。他们能更透彻了解信息的内容,拥有最佳的工作效率,并节省时间与精力,获得更高的生产力。

(2)改善人际关系:社会是由人们互相沟通所维持的关系组成的网,人们相互交流是因为需要同周围的社会环境相联系。沟通与人际关系两者相互促进、相互影响。有效的沟通可以赢得和谐的人际关系,而和谐的人际关系又使沟通更加顺畅。

(二) 手术室沟通

早在19世纪,护理创始人南丁格尔就提出"护理是一门学科,也是一门艺术",并在其著作《护理札记》专门论述护理工作中沟通的重要性。手术室是医院进行手术治疗和抢救危重病人的重要场所,手术是在主刀医生领导下,由手术医生、麻醉医生、手术室护士组成的多学科的手术团队协同完成对病人的治疗方式,因此各成员间的有效沟通显得尤其重要,手术室护士在围术期全程担当态度和蔼、沉着稳重的团队沟通协调者,主要角色是与医生沟通提供技术上的配合护理;同时与病人及家属沟通掌握病人的身心状况,提供温馨的人性化护理,疏导病人恐惧焦虑的心理状态,促进医护人员与病人及家属之间的相互理解和信任,提高对手术的配合度;护士之间沟通互助营造良好的手术环境,从而达到手术团队和谐互助实施手术的预期效果。

1. 与麻醉医生的沟通 麻醉科手术室定期召开沟通会议,医护之间进行多渠道的交流,手术室护士应用深厚的学科背景了解麻醉医生的用药以及操作习惯,在麻醉前后用精准的操作技能熟练默契配合麻醉医生对病人实施麻醉。在手术全过程中,密切观察病人的生命体征和术中失血情况,详细记录出入量,并随时与麻醉医生相互传递病人术中信息,"以病人手术为中心"充分协作、相互支持确保手术的顺利进行。

2. 与手术医生的沟通

(1)丰富理论知识和技术,掌握沟通技巧:定期进行人际沟通技巧和专科知识培训,培养具备高度责任心、敏锐洞察力、懂得相互尊重、换位思考的手术室专业特质。针对新开展的新技术、新手术邀请外科医生讲解手术相关知识、手术步骤及手术配合的特殊要求,以拓宽手术室护士的知识面,适应医疗护理新形势的发展。术前1d,护士主动与手术主刀医生语言沟通,了解手术方式,手术医生对手术体位、手术辅料、特殊器械等的要求,从而做到充分准备;在手术过程中,护士通过观察医生的手势、眼神等非语言沟通方式正确理解医生术中所需,精准配合手术;运用良好的沟通能力化解工作中矛盾障碍,建立支持轻松愉快的手术环境。

(2)建立手术医生习惯信息档案袋:在手术室设立多个手术专业小组,实施专业相对固定管理,组长由高级护士担任,各专科组长定期收集本专业医生的手术习惯喜好,征集手术需求建议信息,建立手术医生信息习惯档案袋,并培训本专业护士,遵循 PDCA 质量管理的基本方法,便于手术室护士参考了解各手术医生的手术习惯、喜好和手术需求;形成并列-互补的新型医护关系,促进医疗护理质量的发展。

3. 护士之间的沟通　每台手术都是在手术室各岗位紧密协作认真准备下,由洗手护士和巡回护士共同呈现手术的无缝配合,因此手术室管理者搭建多渠道沟通平台,在工作、生活、思想上促进护士之间有效交流,相互疏导、健康引导,并妥善处理好家庭、生活和工作间的关系,培养较好的心理调适能力和应急能力;使护士之间形成相互尊重、理解、爱护,互帮互学、优势互补、合作竞争型的护际关系,建立团结协作、积极进取的护理团队,为整个手术团队创设融洽、和谐的工作氛围。

4. 护患沟通　指护士与病人之间的信息交流和相互作用的过程。其目的在于建立良好的护患关系,使病人感受到护士的关怀,从而信任护士并积极配合治疗,以提高治疗效果。良好的护患沟通有利于保障护理程序的顺利实施,使病人的身心需求在疾病的治疗中得到满足。

在接受手术治疗疾病的过程中,病人易产生焦虑、紧张、烦躁、恐惧等心理应激反应,很容易影响手术的顺利进行。因而在术前、术中、术后运用语言与非语言形式进行护患沟通能促进手术治疗的实施。

首先,在沟通过程中手术室护士应仪表整洁、和蔼可亲、具备专业素养,以增加病人的亲切感、安全感。其次,注意选择合适时间、词语、音量、语速和语调,把握"以病人为中心"的手术相关性话题。既要保证语言的法律性、道德性、专业性,又要保证语言的针对性、教育性、通俗性和艺术性。既做到简洁明了,有理有据,又要注意安慰性、礼貌性语言的运用,并适时使用幽默实现多渠道、范围广的书面语言和口头语言沟通,同时,运用非语言沟通的技巧密切观察病人及家属的情绪、体态、姿势,从而准确地掌握病人的身心理状况及社会背景,达到适时调整、制订具有针对性的个性化的交流方式,面对特殊病人时,沟通应因人而异:对小儿病人采用故事性、游戏性语言体贴关爱;对老年病人多采用通俗的语言并对重点内容反复强调耐心解惑;对文化水平高的病人采用讲解与征求意见式的语言共享护理信息,构建共同参与型的理想护患关系模式;对文化水平低的病人多用讲解与示范相结合的方式。熟练运用沟通技巧通过多途径将手术的相关知识及注意事项等特殊信息内容传递给病人及家属,面对其提出的疑问,应积极耐心的倾听,以全面感受和准确理解病人的真实意见及想法,做出详细解释,并保证护士、医生与病人交流内容的一致性,以防止产生护士与医生解释相矛盾的现象,规避不必要的医疗纠纷。全面、全程地为围术期病人提供以专科知识和专业技能做支撑的有效护患沟通,满足病人生理、心理、健康的需要,达到手术的顺利实施的预期效果。

5. 手术室特殊情况下医务人员之间的有效沟通程序与步骤,按《三级综合医院评审标准》要求。

(1)建立手术室紧急抢救情况下使用口头医嘱的相关制度与流程。

(2)医生下达口头临时医嘱,执行者须复述确认,双人核查方可执行。

(3)下达的口头医嘱应及时补记。

(4)手术室质量管理组进行督导检查,定期总结反馈,培训改进措施。体现手术室护理质量的持续改进。

三、手术室护士人文管理

(一) 人文管理

1. 人文管理(humanistic management)的概念　在马克思主义哲学中,所谓人文管理,即按照不同人的不同需求,有序和谐地进行不同层次的管理,以促进人的全面发展。这是一种在人性复苏的前提下,以人为主体的管理。它肯定了人的主体性需求是社会发展的本质动力,追求的是组织行为与人的主体性的有机结合。其目的是通过满足不同人的不同需求,激发其积极性和创造性,构建企业的核心竞争力优势。它从人的情感、需要、发展的角度来思考管理本身,是一种软性的管理模式。

2. 人文管理的意义　从科学管理之父泰勒(Taylor,1856—1915 年)创立科学管理理论至今已逾百年,西方管理理论和实践沿着科学管理理论和行为科学理论循序渐进、交叉发展的路径一路走来,从追求工作效率到崇尚管理技术、从重视人力资源到倡导人文关怀,进入人文管理的新阶段。管理是人类发展的竞技场,工业经济孕育了泰勒制,知识经济一定会孕育出人文管理。人文管理是人类管理科学史上的一场革命,是质的飞跃。按人的发展进程,人文管理可分为两个阶段:一是人性化管理,即人类与群体的管理;二是人格化管理,即群体与个体的管理。前者是按人的发展属性进行有序的管理,后者是按人的生存方式进行和谐的管理。

(二) 严格遵循以人为本的管理理念,创建积极向上的护理团队

1. 树立以人为本,以德育人的管理理念　管理指组织中的管理者,通过实施计划、组织、人员配备、领导、控制等职能来协调他人的活动,是他人同自己一起实现既定目标的活动过程。具体到手术室的管理中,手术室护士常期面对高风险、高劳动强度的工作,承受着个体及群体的双重压力,易发生职业倦怠;她们在为病人实施人性化护理的同时,也需要管理者对她们体现人文关怀来缓解各种压力,实施人文管理能激发其工作热情,促进手术室护理质量的全面提升,是符合时代发展要求的选择,也是人性发展的本质需求。手术室的人文管理一定要树立以护士为主体、以人为本的现代化管理理念,严格遵循尊重自律、个性、尊重个人尊严以及自我负责的管理原则。管理者作为科室发展的主体,需要学习伦理学、管理学等相关知识,尽可能地提升个人综合素养,逐渐提高人文思想素质,学会用人文的方法思考和解决问题;善于观察和分析每位护士的心理状况,针对产生心理压力的具体原因,给予心理疏导,进行危机干预,使他们能正确应对心理压力和危机;善于运用沟通技巧,学会与不同层

级的人进行纵向和横向沟通,处理各种科室内外矛盾与日常工作业务,营造和谐融洽的人际关系。

2. 应用科学的管理模式,创建积极向上的护理团队 美国哈佛大学心理学家威廉·詹姆士研究发现"一个没有激励的人仅能发挥其能力的 20%～30%,而受到充分激励后,其能力可发挥到 80%～90% 的积极性"。在管理过程中,随着各级护士需求层次的不断提高,为其提供施展潜能的平台,并根据实际情况,结合目标综合运用多种激励机制:"成就激励、精神鼓励、物质奖励、参与激励、信任激励"。充分调动护士的积极性和创造性,使每个科室成员人适其职、人尽其能,个体发挥出最大的潜能,真正满足护士职业规划发展精神层面的诉求,建立起适应组织特色、时代特点的激励体系,形成开放性、多样化的组织管理模式,不断增强护士的风险意识、竞争意识,使管理工作迈向更高层次,引领积极向上的护理团队。

(三)培养护士人文素质,构建手术室人文文化

1. 手术室护士人文素质的培养和提升 手术室作为人文管理的重要机构,在不断强化护士专业知识与技能培训的同时,还要加强人文知识学习,重视人文技能的掌握,学会尊重和关爱,学会语言沟通和信息交流,学会互帮互助,以护士人文修养内涵为土壤注重人文精神的养成,综合掌握人文知识,树立人文思想,学会用人文的方法思考和解决问题。培养护士具有较好的人生价值、精神境界、人际关系、思维能力等人文精神要素,规范塑造自身职业道德形象;为手术病人全面履行专业照顾、病情观察、治疗处置、健康教育和康复指导等职责时,能从身体、心理、精神层面给予病人高品位的人文服务,以满足病人围术期的身心需求,将对手术病人连续、全程、人性化的优质护理服务体现在对病人身心健康的关爱上。引领着护患关系从戒备对峙走向理解和谐。

2. 构建手术室人文文化 从根本上说,人文其实就是以人为本的一种文化,所以,构建手术室人文文化就必须重视各级护士的主体意识和作用,充分发挥他们的潜力和创造力,积极参与科室健全完善具有人文性的各项规章制度、工作流程及手术全期护理措施,并自觉遵循实现自我管理的原则,提升护士的成就感和责任感,使管理者在实施护理管理时有证可循,有据可依,实施人文管理就是通过管而达到不管,通过他律而达到自律,使制度管理本身凸显人文特性,达到刚柔并济的管理境界;还要强调人力资源配置,以手术病人为中心,规范弹性排班制度,尊重护士意愿合理安排工作,关注其内心世界,创立宽松和谐、开放平等、沟通适宜的制度环境,营造团结协作的工作氛围。

(陈 捷)

第三节 手术室运营管理

随着医疗水平的不断提升,大多数二级以上的医院也随之需要增加物理空间,通过增加病房床位,建造新大楼,或在原位进行改建,以满足社会、病人不断增加的看病需求。许多医院不可避免地要降低平均住院天数,手术室面临的压力也随之增加。手术室安全运营需要功能布局合理、符合手术无菌技术的原则,人力资源配置与手术间数、手术数量相匹配的原则。

一、手术室运营管理概述

手术室作为外科病人重要的救治场所,集中了多专科的手术设备及种类繁多的手术器械、用物、耗材等资源,对环境要求高,人员流动频繁,每例手术的顺利完成都需要多环节的配合,要达到高效优质的运转效果,必须做好各环节的管理,管理核心是人、物、环境的管理。要求在全盘熟悉并掌握外科医疗、护理等情况的同时,尤其对手术室的布局、手术人员、手术情况等应有充分的了解,必要情况下作出统一的调配与安排。针对以上因素的变化,涉及人员、设备、器械、病人、空间等一系列问题。需要做到保证安全又能最大效率地发挥各方面的有利因素。

特殊的环境和工作性质决定了手术室是一个护理风险高发的科室,为了保证护理质量,手术室各项工作必须严格执行既定的标准,保证质量并达到预期目标,要求人员把责任放在第一位,落实好岗位职责、贯彻好核心制度,不断提高专业素质和技能,持续质量改进,最大限度地调动全体护士的积极性和创造力,提高工作效率和工作质量,降低护士离职率,提高工作效率和工作质量。

(一) 人员管理

手术室是高度危险区域,应严格限制进入人员,对医、护、患均应做好标准预防,避免交叉感染。

1. 护士 随着外科专科化发展,手术室要培养医护一体的专业人才,需要巩固基础理论、基本技能和技术训练,更需要谦和、认真、踏实的态度。因此,制订出完善的护理操作程序及考核细则,明确操作程序及注意事项,通过持续不断的专业知识培训,提高护士的专业素质,将病人安全、手术各环节配合紧密、高质量完成每台手术作为工作目标。手术室护士应具备敏锐的观察力,对病人综合的评估能力、宣教能力;具有高度的责任心、慎独精神,良好的协调能力。技术过硬是每一位手术室护士应具备的基本条件。科室应每月组织人员对护理管理、感染控制、卫生清洁、仪器设备、文件书写等内容进行质量考核,针对问题查找、分析原因,达到质量持续改进,资料存档。定期学习专科的各种规章制度职责,每月进行一次三基三严考核,试卷保留。每年组织人员进行专业技能竞赛。工作成绩协同绩效考核,依据手术级别、新技术手术、工作量、职称、科室培训授课、层级等做不同权重。奖励先进、鞭策后进,以此产生竞争效应使人人操作规范化、标准化。每年对科室人员进行小组轮转,利用各专科特点培养大家综合分析、判断和处理问题的能力,以适应现代医疗护理工作的特点。每年组织人员进行专业技能竞赛。工作成绩协同绩效考核,依据手术级别、新技术手术、工作量、职称、科室培训授课、层级等做不同权重。奖励先进、鞭策后进,以此产生竞争效应使人人操作规范化、标准化。每年对科室人员进行小组轮转,利用各专科特点培养大家综合分析、判断和处理问题的能力,以适应现代医疗护理工作的特点。

2. 医生管理 手术室是一个多方人员聚集共同协作的平台,外科医生是病人治疗方案负责人,医生在无菌技术方面需要手术室护士监督管理,例如穿衣、戴帽、戴口罩、着装直接影响空气的洁净度,每日工作人员通道入口处根据当日手术安排表的名单发放洗手衣,摘下所有饰品。手术人员按照标准职业防护戴护目镜、严格执行外科手消毒、无触及戴手套、遵守无菌技术操作。临时外出应穿着外出服、外出鞋。

3. 病人管理 手术前一天,巡回护士到病区进行访视。通过查阅病人的病例资料,了解检查、检验、皮试结果,术前访视体现痕迹管理。通过对病人展示图片和进行文字讲解,让病人知晓进入手术室的流程,给予病人心理支持,指导病人变换与手术不同的体位,以免术中长时间压迫造成皮肤损伤,对麻醉体位、手术体位的适应性训练。与病人及家属建立良好的护患关系,增强病人战胜疾病的信心和勇气,减轻术前恐惧与不安。

4. 保洁员、护理助理管理　现代化手术部多为净化手术部,需要专业的工程养护,保洁人员和护理助理是手术室团队中不可忽视的角色,保洁员的工作质量受科室护士的监督和指导,医院应每年组织全院保洁员进行医疗环境安全知识培训,避免工作中发生针刺伤等。保洁公司和手术室需要制定工作流程标准书,对保洁员进行不间断的督导,并定期进行专业培训。

(二) 环境管理

1. 组织架构　当前三级医院对手术环境管理的参与者,由医院感染监控部门、手术部、施工方技术人员、保洁公司技术人员以及保洁员共同完成。保洁员每 24h 需要对手术部进行彻底清洁、消毒,包括手术间设备、物体表面、地面,接送手术病人的平车,洗手池,内走廊,外走廊。每周选定一天对所有环境,包括墙面、风口、排风口进行彻底清洁、消毒。手术部护士长及每个手术间护士随时对环境严格检查,每日检查合格后记录于手术间清洁记录本相应位置,护士和保洁员均要签名;技术部门定期对净化机组进行清洁、维护、更换过滤装置;院感部门依据行业规范定期到手术部监督检查,定期对环境空气、物表进行监测。

2. 相关要求　手术部要明确标识限制区、半限制区、非限制区。各区域的清洁用具单独使用、分开放置,清洁工具每日消毒。每个月感控小组成员对人员的无菌技术操作进行检测,由护士长监测最后的数据,如果出现问题应及时分析原因,并制订相应的改进措施,跟踪效果。

3. 手术部进展　随着临床医学的深入发展,外科各种手术难度的不断提高,洁净手术室已成为外科发展的必然趋势。2014 年 6 月 1 日开始实施《医院洁净手术部建筑技术规范》后,从硬件设施、手术室配套用房、手术间配置均有详细规范,洁净手术室的建设出现了加速的趋势。

二、手术室成本管理

手术室的成本管理不仅需要人员管理,更需要科室整体的监管与督促。开展手术需要手术仪器设备、器械、消耗的卫生材料种类较多、数量较大,手术室成本在医院总成本中所占比重非常大。因此,手术室仪器设备、器械、卫生材料及人力成本管理是医院财务管理的重要内容。

(一) 手术室仪器设备、器械

与一般临床科室不同,手术室的仪器设备、器械相对较多,包括固定的基础设备如手术床、无影灯、吊塔、气体带等,这些基础设施需要每日清洁、消毒并记录,手术人员通过手术室培训掌握正确使用方法。专科设备如导航仪、显微镜、胸腔镜、腹腔镜、超声刀、高频电刀等电外科设备,有操作、维护流程,保证在手术操作过程中能够安全使用,科室建立设备使用维护登记册,发现设备使用异常立即与手术室设备工程师联系进行维修。每台设备的使用流程说明书固定在仪器旁边,保证设备的正规操作。精密的仪器专人管理、定期保养,使用后登记并签名。

1. 手术室仪器设备管理　设备管理要符合采购、招标、账目管理、安全管理、感控管理。手术室内设备设专人负责,建立仪器设备登记本。护士长定期检查,相对固定一名工作责任心强、经验丰富的主管护师担任仪器设备管理组长,全面负责仪器的安排使用、保管、维护及联系维修,详见第五章第一节。

2. 手术室器械追溯管理　手术室器械是实施手术操作过程中的最基本工具,也是保证到手术正常开展的前提,对手术成败影响较大。而随着手术种类的不断增多,手术室器械的使用概率也不断加大。为了保证器械的正常应用,随时可追溯的结果,手术室所有器械实行信息化闭环管理。详见第五章第二节。

(二)卫生材料

1. 高值耗材 设置二级库管理。在手术区域中心位置设立手术耗材二级库房。由专人管理二级库。二级库中主要放置高值耗材及部分用量较大单价高于500元的耗材。手术前一日下午手术室护士通知二级库管人员次日手术所需高值耗材型号及数量。二级库管人员根据通知单备货并于手术当日将备好的高值耗材送至手术间。与巡回护士做好记录交接工作,手术结束后将剩余耗材带回二级库并与库管员核对交接。库管员确认实际耗材消耗情况。

2. 低值耗材 科室设置专门的管理人员,对易耗品分类管理,有严格的进出记录。每台手术巡回护士领用物品与手术物品清点单明细对比。月末清查库存,根据手术使用数量与领用数量进行对比分析,有效避免外流和浪费。低值耗材主要通过巡回护士填写《手术一次性耗材清点单》将每台手术使用的低值耗材数量记录下来。每月汇总将耗材成本计入手术。一次性灭菌物品、植入物等,运送保存环境、登记、批号有记录可追溯。详见第五章第三节。

(三)人力成本

1. 树立效能管理理念,避免人力资源浪费 保证择期手术准时开始,做好接台手术的连接工作;护士长根据手术的种类合理安排手术间,统一调配。

2. 合理配置手术室人员 手术室有大量的非护理技术性工作及间接护理和直接护理工作需要完成。根据不同工作岗位的需要,合理配置手术室人员,把非护理相关工作及一些层次低的护理工作交给护理员完成,提高护理人力资源的利用,实现人员专职化,工作流程科学化,使护士有足够的时间护理病人,专心配合手术全过程。可以根据手术情况备机动护士或实行弹性排班。

3. 建立手术室管理制度、工作制度、岗位职责和操作常规 根据手术量和工作需要,配备护士、辅助工作人员和设备技术人员,手术室护士与手术间之比不低于3∶1。制订合理的培训方案和培养计划。

三、手术室周转

手术室是医院的重要保障及核心部门,是外科系统运转的枢纽。手术室建设成本高,医疗资源密集,其使用效率的提高,能增加外科病人的周转,减少病人的无效住院时间。

(一)优化流程

1. 资源 手术室所产生的效益和流程的优化,对医院的经济和社会效益起到重要作用。充分利用和有效运转手术室有限的人力与物力资源,提高手术间使用效率,大幅度减少手术室人力、物力和设备的闲置时间,加快手术周转时间,从而降低手术室的运营成本。

2. 成本 在资源有限,医疗需求不断增加的情况下,各医疗机构都在努力降低服务成本,力争使成本-效益达到最大化,手术室是外科系统运行快慢的重要环节,其使用效率的提高,能增加外科病人的周转,减少病人的无效住院时间,因此手术室周转对医院的经济和社会效益的提高起着重要的作用。

3. 麻醉 麻醉准备室和麻醉恢复室的启用在缩短平均住院日的工作中起到作用。工作流程：上一位病人手术将结束前接下一位病人→进麻醉室→麻醉后进手术间→手术→回麻醉恢复室清醒→送回病房。制订相应的工作流程和工作细则，以配合麻醉医生的工作。

（二）手术准备

1. 完善手术室的工作制度和工作流程，加强与各临床手术科室、主刀医生的沟通，合理做好每日各手术室内的手术顺序和每个护理工作人员的工作安排，保证医护人员对手术安排、手术开始结束时间均知晓且严格遵守。

2. 针对术前准备不充分，要求第 2d 手术的病人，均需按照规定完成术前必要检查，手术医生应在术前一天上午 10:30 前递交手术通知单，由手术室负责护士与主刀医生沟通手术细节，包括手术开始时间、器械准备等，并告知手术当天接台或开台时间，使手术医生做好充分准备。

3. 手术当日，为保证手术周转有效顺利，首台手术医生应在 9:00 准时开台，避免拖延。手术开始前，要求手术病人所在临床科室责任护士在预定的手术时间前半小时内将手术病人送至手术室，手术室负责护士按规定核对手术病人信息，做好术前相关准备工作，如器械、麻醉、护理的准备工作，准备工作完成后及时通知手术医生进入手术间进行手术。

（三）手术周转

1. 做好手术接台先后的合理安排　根据手术种类、手术时间长短、紧急情况等因素合理统筹安排，大手术与小手术间隔，污染手术与开腹手术间隔安排，大型、危重、疑难、小儿手术尽量安排在首台或上午，急诊手术优先安排。

2. 制订并完善手术接台衔接制度及工作流程、稀缺器械的有效流转机制以及考勤制度　对手术医生和护士准时到位情况进行检查，多次延误手术的医生进行通报并限制开展手术，确保手术衔接高效、流畅。衔接好下一台手术的提前麻醉工作，有效减少手术病人接台等待时间。优化运送流程，开设专门针对接送病人、送血、送病理标本检查的专有电梯，提高手术病人运送、接台效率，缩短手术等待时间。

3. 确定明确的查对制度　择期手术的各项术前检查与评估工作全部完成后方可下达手术医嘱。

（四）病人转运交接

制订手术室病人转运和交接制度，择期手术和急诊手术均需严格执行，特殊病人如小儿、昏迷或重症病人需主治医生陪同，确保病人转运安全。

（五）制定培训

制订手术室病人安全转运和交接的工作流程并培训层级重视、全员参与是保障手术室病人转运和交接安全的关键。为此，科室护士长及质量控制小组根据病人术前术后转运和交接安全细节制定和规范详细的工作流程，为保证该环节工作达到预期目标，有计划地组织科室全体成员进行逐级培训，内容包括转运和交接安全理念、转运和交接安全的重要性、交接单的使用方法、安全转运技能、流程的实施和实施过程中的注意事项等。

四、日间手术管理

（一）制度的管理

制定《日间手术工作制度》《日间手术管理流程》《日间手术沟通制度》《日间手术质量控制标准》《日间手术管理制度》《日间手术岗位职责》等安全管理制度，健全日间手术管理制度体系,组织人员学习并严格遵守。

日间手术是指择期手术病人,在完成术前检查和预约的基础上,在一个工作日内入院、手术,并在24h内出院的一种手术模式。目前我国主要的管理模式有以下几种:集中、分散、集中与分散并行等管理模式。集中管理模式是通过建立日间手术中心,将多个学科病人全部集中到日间手术中心,统一进行院前服务、收治住院、手术安排、术后护理及随访的一体化无缝式管理模式。日间手术病房作为院前、院内及出院服务综合一体化枢纽,起到了规范、统筹、协调的作用。分散管理模式为日间手术由其相应科室自行管理的模式,其流程与普通择期手术流程基本相同,病人入住于各病区日间床位或普通床位,由该病区的专业医护人员管理。集中与分散管理并行模式是介于上述两者之间的管理模式,这种模式主要鉴于集中式日间管理资源短缺,不能满足日间手术发展的需求,需要利用专业科室的医疗资源来完成,由于管理流程的多样化,会增加医院的管理成本及对日间手术的管理难度。

日间手术与传统住院手术相比是一种新的服务模式,能使服务流程进一步优化,服务效率明显提高,医疗资源效益扩大,服务成本降低。同时,由于家属陪护探视的时间减少,间接费用也得到降低,病人就医要求和需求得到更好的满足。

(二) 日间手术前准备

确定病人宣教流程,减少宣教的交界盲区。日间手术病人的术前宣教,由医生、病房护士、手术室护士、麻醉医生共同负责,自就诊、入院、手术、术后持续交叉为病人提供服务。注重院前术前准备细节部分,慢性疾病病人常规服用降压药等药物。术前禁食水会误导部分病人自停药,导致术日晨血压升高等情况,影响手术。故在通知病人入院时,再次提醒病人关注点,谨防疏忽。手术室护士则应增强责任心,接病人前再次询问。术前备皮由日间病房护士完成,术野皮肤情况在接病人时由手术室护士再次检查。腹腔镜病人脐部清洁在家中完成,术日接病人前检查脐周有无感染情况。发现异常,及时与医生沟通,防止手术部位感染。

(三) 日间手术室与日间病房的沟通、交接及培训

1. 手术室与日间病房的医护沟通　日间手术周转快,接台全麻腹腔镜病人,提前与日间病房沟通,进入手术室前进行留置针静脉穿刺,输注电解质。缩短麻醉苏醒时间,麻醉医生在手术结束前10~20min,停止静脉泵入镇痛及镇静药,同时手术医生在手术穿刺部位注射1%罗派卡因10ml,减少接台病人麻醉苏醒时间,利于术后镇痛。

2. 手术室与日间病房的交接工作　与日间病房交接,有别于一般住院病人。手术室护士需反复询问病人病情,检查各项术前准备,杜绝安全隐患,着重强调与病人和护士的再核对。接台日间手术由护理员负责接病人,日间病房护士需与护理员共同床旁核对病人。入手术室后,手术室护士与护理员再次核对,三方共同填写接病人交接记录单,并签字。日间手术病人为当日入院手术,但因办理住院时间先后或其他情况可能导致临时调换手术顺序。遇此情况,医生和日间病房应及时通知手术室,及时调整人员和器械等,保证手术顺利进行。

3. 对相关手术室人员进行流程培训　由于日间手术病房具有其特殊性,工作随机性强、涉及科别多、对医疗护理质量要求较高、知识面较广,另外日间手术病人在围术期的护理观察时间相对较短。因此,加强医护人员的知识及技能培训,提高病人满意度,才能保证为病人提供高质量的护理。

（1）定期邀请专科医生、麻醉医生讲课,护士及时了解医疗前沿知识,利于医护间密切配合。

（2）有计划分层次培训考核,强化护士护理知识与技能。

（3）鼓励支持护士多渠道晋升学习:自学、学习班、学术会等,随着微创外科和麻醉技术的发展,日间手术的术式及管理内容也在不断更新,这就要求从事该项服务的人员不仅要掌握基本的学科知识,还要有总结、更新信息的能力,需要日间手术的教育管理机构设置科学合理的员工培训课程,不断提高其整体素质,以提升日间护理质量。

（四）日间手术术后回访

日间手术运行可能导致病人出院时身体未达到完全康复标准,护理随访需按计划继续推进,依照医护共同制订的随访项目完成护理随访(依据术后重要的关键点制订随访时间)。通过电话随访了解病人病情变化并进行康复指导,如果病人有任何不适亦可通过随访电话进行咨询。并且构建医院与社区协作网,从而促进日间手术病人进一步治疗、护理、康复。

（五）日间手术管理流程

根据 IAAS 日间手术标准化流程,制订医院日间手术流程,主要包括门诊、检查、评估、预约、手术、术后观察、出院及随访等环节。

1. **门诊**　医院为方便日间手术开展,鼓励临床科室设立专病门诊,如血管外科开设静脉曲张专病、普外科开设甲状腺乳腺专病、泌尿外科开设尿路结石专病门诊等,方便病人更加针对性地挂号就诊。

2. **术前检查**　病人诊断符合日间手术指征,医生进入“日间手术”系统,开具术前检查单;医技科室优先出具日间病房病人的检查结果;医生可开展日间手术病人开住院单,并手工注明“日间手术”字样;病房护士宣教并预约手术时间。

3. **麻醉评估**　病人在镇痛门诊完成术前评估及麻醉沟通谈话和相关病案文书准备,若无手术、麻醉禁忌证,病人将术前评估表交至病房护士站,登记信息。

4. **手术预约**　病房护士根据医生手术日程安排,电话联系病人预约并确认手术日期。

5. **三方核查**　手术安全核查是由具有执业资质的手术医生、麻醉医生和手术室护士(以下简称三方)分别在麻醉实施前、手术开始前和病人离开手术室前,共同对病人身份和手术部位等内容进行核查的工作。

（1）麻醉实施前:三方按《手术安全核查表》依次核对病人身份(姓名、性别、年龄、病案号)、手术方式、知情同意情况、手术部位与标识、麻醉安全检查、皮肤是否完整、术野皮肤准备、静脉通道建立情况、病人过敏史、抗菌药物皮试结果、术前备血情况、假体、体内植入物、影像学资料等内容。此项核查由麻醉医生主持。

（2）手术开始前:三方共同核查病人身份(姓名、性别、年龄)、手术方式、手术部位与标识,并确认风险预警等内容。此项核查由手术医生主持。

（3）病人离开手术室前:三方共同核查病人身份(姓名、性别、年龄)、实际手术方式,术中用药、输血的核查,清点手术用物,确认手术标本,检查皮肤完整性、动静脉通路、引流管,确认病人去向等内容。此项核查由巡回护士主持。

6. **手术**　病人于手术当日到病房办理住院手续。入院后,病人佩戴日间手术标识的腕带。病房完成抗生素皮试和静脉通道的建立,手术医生完成所有医疗文书签署后准时进入手术室;手术室设立专门日间手术区域,由专职护工负责接送日间手术病人。

7. 出院　术后病人由专职护工送回病房治疗、观察。手术医生根据日间手术病人安全、出院标准在24h内安排病人出院。若出现异常，随即转为专科治疗。

8. 术后支持指导　病房专人负责出院病人的电话跟踪随访。该环节主要集中在术后1~3d，如果病人有任何不适，可随时与医生联系。

日间手术运行模式的探索需要在实践中不断完善，需要多部门协调配合，更需要领导和政策上支持。日间手术时间较短、节奏快、手术范围广是日间手术的特点。日间手术开展涉及各个专科，需要手术室护士的综合能力更高、责任心更强、工作更细致。手术护士从术前、术中、术后均需要依据手术诊断，对病人实施整体护理，了解手术程序并熟练配合，在节约医疗资源、减少住院时间的同时，保证病人手术质量。完善日间手术工作流程，规范术前、术后相关管理是确保日间手术工作安全运行和持续发展的重要因素。

五、手术室运营评价指标

手术室运营必须遵守国家有关经济建设和卫生事业的法律、法规，符合相关卫生学标准、规范和规程的规定。将标准化运营成为组织文化，不断学习，创新，改进，使标准化运营内化于管理和各项技术操作。明确职责流程，各环节要按规定落实，达到制度管人，文化管心，管理者一视同仁，以人为本，以病人、临床医生、员工的需求为着眼点，全面、全程、全方位的优质护理服务，营造安全、和谐、优质、高效的手术氛围。手术室运营可通过手术室离职率评价组织吸引力，通过开台时间延误率体现手术团队关于时间管理的执行力，通过每台手术的周转时间率评价手术团队配合的效率，通过手术室净利润测算手术室运营成本及收支情况，手术室每年的讲座、研讨依据护士的层级可开展形式多样的学习，保证专业学习的深度。

（一）手术室护士离职率

手术室护士离职率%=手术室离职人数/手术室护士总数×100%（统计周期内）

分子：手术室离职人数。

分母：手术室护士总数。

意义：是衡量手术室人力资源状况的一个重要指标，通过对离职率的考察，进行分析，找出人力资源管理中的不足，了解科室对护士的吸引和满意情况。

（二）首台手术开台时间延迟率

首台手术开台时间延迟率%=首台手术开台时间延迟例数/首台手术总数×100%（统计周期内）

分子：首台手术开台时间延迟例数。

分母：首台手术总数。

意义：首台手术开始时间被拖延，导致这一天这个手术间时间都被拖延，浪费时间浪费成本。

（三）接台手术周转时间合格率

接台手术周转时间合格率%=接台手术的周转时间合格例数/接台手术总数×100%（统计周期内）

分子：接台手术的周转时间合格例数。

分母：接台手术总数。

意义：周转时间即为前一个病人出手术间到下一个病人进入同一个手术间的时间，周转时间是直接能观察到效率高低的指标。

（四）手术室净利润率

手术室净利润率%＝手术室净利润/手术室主营业务收入×100%（统计周期内）

分子：手术室净利润。

分母：手术室主营业务收入。

意义：对手术室成本控制、设备仪器采购、治疗处置费用结构有指导意义。

（五）培训讲座及研讨会次数

培训讲座及研讨会次数（表9-1）。

表9-1　培训讲座及研讨会次数表

层级培训名称	次数/年
通用理论培训	20
专科理论培训	20
通用技能培训	10
专科技能培训	4
继续教育研讨会	4
应急演练	4
疑难病例讨论	2

（杜彦玲）

第十章

手术室职业危害与防护

第一节 职业暴露的概念与危险因素

一、职业暴露的概念

职业暴露是指医务人员从事诊疗、护理等工作过程中意外被感染性病原体携带者或病人的血液、体液等污染了皮肤或黏膜，或者被含有感染性病原体的血液、体液污染的针头及其他锐器刺破皮肤有被感染的可能。护理工作目标是促进健康、预防疾病、减轻痛苦和提高生命质量。护士在护理病人的过程中将健康带给他们的同时，自身却可能暴露于各种各样的危险因素之中。

二、手术室职业暴露的危险因素

(一) 化学性危险因素

手术室工作人员每天接触的各种清洁剂、消毒剂、麻醉废气、药品等有着潜在的不良反应，护士在配置各种术中化疗药物的同时，药物颗粒释放到空气中，含有毒性微粒的气溶胶通过呼吸道吸入，药物接触皮肤直接吸收入体内，引起白细胞下降、头晕、咽痛、月经不调、脱发等，可引起妊娠期自然流产，致畸、致癌等，配制使用各种消毒剂(戊二醛、甲醛等)对人体的皮肤、眼睛、呼吸系统都有一定程度的损伤。

(二) 物理性危险因素

对手术室工作人员构成职业危害的物理性因素包括放射性、辐射、电磁波、负重等，手术护士长时间站立，体位相对固定，加上精神高度紧张，可引起腰部肌肉劳损，局部血液循环不良而发生腰酸背痛，下肢静脉曲张发病率高于普通人群，目前因高科技技术的应用而产生的电离辐射带给医务人员的损伤已受到关注。

(三) 生物性或感染性危险因素

手术室是手术病人高度聚集及病原微生物相对集中的地方，医务人员在手术操作中直接频繁接触病人的血液、体液、分泌物，发生感染性疾病的风险最高。血液性病原体对护士最具危险性，其主要的传播途径为皮肤暴露或黏膜暴露，包括针刺伤、锐器伤、安瓿割伤等。针刺伤是护士最常见的职业事故，据资料统计，在我国98%护士发生过针刺伤。

(四) 社会心理因素

手术室护士女性居多，因女性特有的生理、心理及工作压力，又经常面对死亡、病人伤痛而引起的痛苦呻吟所引起的负性情绪。护士严重缺编,工作紧张,对护士产生精神压力及心理危害,长期轮值夜班,生物钟打乱,工作紧张,进食休息没有规律,精神紧张,职业压力大,生活不规律可引起胃肠疾病;有的护士利用业余时间自修学历课程,休息时间减少,体力恢复欠佳易出现内分泌功能紊乱及免疫功能低下等一系列临床表现。

三、职业暴露防护

(一)标准预防的概念

对所有病人的血液、体液、分泌物、排泄物均视为具有传染性,必须进行隔离,无论是否有明显的血迹污染或是否接触不完整的皮肤与黏膜,接触上述物质者,必须采取防护措施,也就是标准预防。其基本特点如下:

1. 既要防止血源性疾病的传播,也要防止非血源性疾病的传播。

2. 强调双向防护,既防止疾病从病人传至医务人员,又防止疾病从医务人员传至病人。

3. 根据疾病的主要传播途径,采取相应的隔离措施,包括接触隔离、空气隔离和微粒隔离。

(二)职业暴露防护措施

1. 尽快建立职业防护法　把手术人员的职业防护问题上升到法律的高度,在目前我国不具备将医护人员的职业防护问题立法的环境和条件下,卫生行政主管部门和疾病预防控制部门应尽快制定医疗机构加强此项工作的强制性措施。

2. 强化手术人员职业安全教育,推广普遍性防护原则,坚持标准预防,认真执行消毒隔离制度,严格遵守操作流程,将职业防护纳入护理常规。建立定期体检,计划免疫制度,锐器伤的报告制度。

3. 加强锐器损伤防护管理　有研究表明,护士是发生针刺伤及感染经血液、体液传播疾病的高危职业群体。所以,护士要特别预防针刺伤,安全处理针头;禁止双手回套针帽;针头用后及时放入防刺穿的容器内;在处理针头时不要太匆忙,在手持针头或锐器时不要将锐利面对着他人;在为不合作病人注射时,应取得其他人的协助;艾滋病病人用过的针头注射器不要分离,整副置于利器盒内;勿徒手处理破碎的玻璃;掰安瓿时用75%乙醇小沙垫,以免手划伤。

4. 规范洗手　接触每例病人前后均要洗手,掌握正确的洗手方法,即六步洗手法。

5. 消毒剂使用防护　在接触消毒剂时带上防护手套,注意勿泼翻,勿溅入眼内或吸入其产生的气体。

6. 气溶胶污染的防护　护士正确掌握药物的效能、毒性、进入人体的途径、配制方法及注意事项,配制化疗药物时戴口罩、帽子、乳胶手套、护目镜,将药液加入输液瓶中一定要回抽尽空气,配制后洗手。化疗用过的所有物品放入红色专用污染袋内扎口焚烧处理,建立护士健康档案,定期体检与检测。

7. 合理正确使用保护用具　清洁或无菌手套、塑胶围裙、防水隔离衣、防护镜、口罩、铅屏风、铅衣等都是防止职业暴露的必需品。

8. 减轻身心疲劳,保持体力和能量,加强手术室人员配置,实行弹性排班,适当调整轮班制,注意缓解护士因工作压力大和精神紧张带来的身心疲劳,教育和传授年青护士学会缓解紧张情绪,注意保持体力和能量,合理设计工作流程,既保证工作安全性也为安排工作提供更宽松、更有利的条件。

(蒋维连　谢丽霞)

第二节 化 学 因 素

手术室曾经或正在使用的化学物品种类繁多,这些化学物质主要包括各种化学消毒剂、各种麻醉废气、抗肿瘤药物等。这些物质在起到消毒、灭菌、治疗等功效的同时也给人类的健康带来潜在的巨大威胁,因此,应该安全地管理与使用。

一、接触化学因素的途径

工作人员接触化学物质的方式有吸入、皮肤吸收、摄取等。化学物品的倾倒、包装的破裂、化学试剂的取用不当等都可能导致化学物质的溅洒。当溅洒发生后,化学物质可通过吸入、皮肤吸收、摄取等途径进入人体。

1. 吸入　这是最主要的接触化学物品和粉尘的途径。在吸入的过程中,不但肺泡受到沉积在组织的化学物质和粉尘的侵袭,有些化学物质还能感染呼吸道的不同位置。能被吸入的化学品有稀释性蒸气、氯气等。在手术室某些麻醉气体泄漏可危害到工作人员健康。

2. 皮肤吸收　这是第 2 个重要途径。主要的化学物质包括有机溶剂和有机金属化合物。油脂性溶剂很容易通过皮肤的油脂而穿过皮肤,随着血液流到身体各处,如稀释剂和丙酮。

3. 摄取　有很多因素可导致化学物品的摄取,该途径与个人卫生密切相关,最常见的是铅粉尘的摄取。

二、常见化学消毒剂的危害和防护

(一) 化学消毒剂的分类

根据杀灭微生物的种类和作用的大小分为高效消毒剂、中效消毒剂、低效消毒剂三大类。

1. 高效消毒剂　在一定浓度、一定时间内杀灭包括芽孢和真菌在内的各种微生物,如戊二醛、环氧乙烷、过氧化氢、二氧化氯等。

2. 中效消毒剂　可杀灭细菌芽孢以外的各种微生物。如碘伏、乙醇等。

3. 低效消毒剂　只能杀灭一般细菌繁殖体、部分病毒和部分真菌。如氯己定、苯扎溴铵等。

(二) 常见的化学消毒剂及防护措施

1. 戊二醛　是一种高效消毒剂。

(1)应用范围:一般细菌细菌繁殖体需 10min,肝炎病毒需 30min。溶液 2 周更换 1 次,容器每周更换;内镜、橡胶和塑料制品浸泡消毒,戊二醛对该类物品无腐蚀作用;空气消毒:戊二醛液体对气体均有较强杀菌作用,使用剂量为 $2g/100m^3$。

(2)危害:对皮肤、黏膜有刺激性,直接与液体接触可导致皮肤发炎,反复接触可能会导致过敏性接触皮炎,但与 2% 戊二醛短暂接触一般不会引起皮炎;空气中戊二醛浓度超过一定浓度时会刺激眼睛、鼻腔黏膜,与眼睛的直接接触会引起角膜损伤,甚至可造成永久性的视力损伤。暴露于戊二醛气体可能导致眼睛的疼痛,对人体的神经系统、胃肠道及呼吸道存在一定的不良影响,甚至可以致癌。

(3)预防措施:建议使用个人的防护装备。接触戊二醛,工作人员尽可能戴护目镜和呼吸面罩,穿保护衣和围裙,操作时戴手套;戊二醛浸泡消毒物品在使用前要用无菌生理盐水或注射用水冲洗;使用戊二醛的空间应每小时更换10~15倍房间体积的空气;选择使用无管通风柜或配有碳过滤器的戊二醛工作台,并定期检查罩盖。

2. 甲醛 鉴于国家已规定禁止使用甲醛,故仅提及标本处理的用途。

(1)危害:对皮肤、黏膜具有强烈的刺激性。可刺激黏膜引起职业性哮喘,急性大量接触更可导致肺水肿,同时也是职业性皮炎最常见的原因之一。

(2)预防措施:标本室内加强通风设备。安装排风扇;标本使用特制塑料袋,扎紧开口,防止甲醛散发,并及时送检标本。

3. 环氧乙烷 可杀灭各种微生物包括细菌、芽孢、病毒、真菌孢子等。现已成为目前最主要的日常低温灭菌方法之一。

(1)应用范围:需要用低温灭菌的医疗器械。

(2)危害:皮肤接触环氧乙烷溶液可引起红肿、水疱、血疱,甚至烧伤;空气中浓度不可超过 $2mg/m^3$ 吸入过量可致头晕、头痛、恶心、呕吐、严重可引起肺水肿。

(3)预防措施:必须在密闭的环氧乙烷灭菌器内进行消毒,工作人员必须严格遵守操作规程和安全守则;选用先进的环氧乙烷灭菌器,防止气体泄漏,空气降低浓度,并要求抽气管不得超过1∶1 000,定期检测。采用水解中和毒素,持续臭气降低浓度,并要求抽气管道高过房屋顶,以减少对周边环境的污染;取出无菌物品时应带手套;如出现头晕、呕吐、恶心、皮疹、痒、咽部不适等症状时,应立即离开工作场所,清水冲洗体表,请专业人员检测,维修灭菌机。

三、手术室废气的危害和防护

手术室工作环境里存在着残余的麻醉废气,长期接触可导致麻醉废气在机体组织内逐渐蓄积而达到危害机体组织健康的浓度。专家指出,麻醉气体对手术室工作人员的生育有不良影响,如吸入较高浓度的麻醉气体会引起流产,并可能产生慢性氟化物中毒,可影响遗传及带来其他影响如白细胞减少症等,美国国家职业安全和健康学会(NIOSH)建议手术室环境中氧化亚氮不能超过23mg/L,卤代麻醉药不能超过2mg/L。

(一)麻醉废气的危害及安全防护

1. 麻醉废气污染的危害 麻醉废气在体内蓄积后,可能产生多方面的影响,包括心理行为、慢性遗传学影响及对生育功能的影响等。

(1)对心理行为的影响:包括对听力、记忆力、理解力、读数字能力及操作能力等产生影响,尤其在过去采用乙醚开放式麻醉中影响明显。目前普遍采用的卤代类吸入麻醉药和半禁闭、禁闭式麻醉技术的应用使手术室麻醉废气污染的程度大为降低,基本消除了对心理行为的影响。

(2)慢性遗传学影响:临床普遍采用的卤代类吸入麻醉药绝大部分以原型随呼吸运动排出,极少部分经肝代谢为非挥发性氟代谢产物由尿排出,故短期的接触使用,一般不致影响机体的健康。手术室工作人员长期接触麻醉废气后,可导致麻醉废气在体内逐渐蓄积达到危害机体健康的浓度,并可能产生慢性氟化物中毒和遗传学影响。

(3)对生育功能的影响:麻醉废气对手术室女性工作人员的生育功能影响,近年来备受关注。孕期妇女长期暴露于麻醉废气环境,导致自发性流产率增加、婴儿畸形率增加或非自愿性不孕率增加等。不过对此,学术界尚有不同观点。

2. 麻醉废气的管理与防护　重视废气的污染,建立完好的排放系统,使用密闭性良好的麻醉机减少泄漏。根据麻醉种类及手术大小合理安排手术间以及孕妇、哺乳期工作人员手术。

(1)降低麻醉废气污染:降低手术室麻醉废气的污染,应从造成麻醉废气泄漏或污染的各个环节着手。主要包括选用密闭性能好的麻醉机并进行定期监测,防止气源管道漏气。可采用低流量密闭式静吸复合麻醉,选用密闭度适宜的麻醉面罩,向蒸发罐加药的过程中防止麻醉药洒落等。提高手术室工作人员对麻醉废气污染问题的重视,并加强责任制管理,也是降低麻醉废气污染的重要环节。

(2)增加麻醉废气排污设备:改善手术室的通风条件,将泄漏的麻醉废气尽可能排放到室外;采用麻醉废气吸收器或将麻醉机的废气连接管道排至室外是将麻醉废气排污的有效措施;麻醉废气排出系统是目前最有效的排污设备,可使手术室麻醉废气的污染减少90%以上,也是现代手术室设计的重要组成部分。

(3)加强工作人员的自身防护:在手术室工作人员当中,年轻的女性护士占了大多数,手术室护士应加强自身的防护意识。

(二) 其他废气的危害及安全防护

手术中电刀切割、电凝肌肉、脂肪组织产生烟雾焦味,可引起烦躁、头痛、头晕,关节置换术中的骨水泥异味使人头痛,甚至发生过敏反应。

防护措施:选择产烟少、噪声低的高频电刀,术中提醒手术医生边切割边用吸引器吸除烟雾,减少空气污染。

四、化疗药物的危害和防护

随着抗肿瘤药物的不断开发与利用,使许多肿瘤病人延长了生存时间,提高了生活质量。但多数抗肿瘤药物在杀伤或控制癌细胞的同时,对机体正常的组织器官(骨髓、消化道、生殖系统)的损害也很严重。

抗肿瘤药物对人体的肿瘤组织及正常组织均有抑制作用。抗肿瘤药物汽化后通过皮肤、呼吸道等吸收进入人体。护士在配制抗癌药物过程中,当粉剂安瓿打开时及瓶装药液抽取后拔针时,可出现肉眼看不见的药物溢出,形成含有毒性微粒的气溶胶或气雾,通过皮肤或呼吸道进入人体。护士在接触抗肿瘤药物时,如不注意防护,也会带来危害。

(一) 抗肿瘤药物对人体的危害

1. 对骨髓的抑制　抗肿瘤药物对人体最严重的毒性反应是骨髓抑制,主要表现为白细胞下降,随着剂量的增加,血小板和红细胞受到不同程度的影响,在配制抗肿瘤药物的过程中,形成肉眼看不到的含有毒性微粒的气溶胶或气雾通过皮肤、呼吸道、消化道进入人体,如不采取有效的防护,长时间接触护士将出现骨髓毒性反应。

2. 对生殖系统的影响　抗肿瘤药物除产生骨髓抑制、皮肤毒性外、还可以引起远期毒性,即生殖毒性,表现为对生殖细胞有致突变作用及对胎儿有致畸作用。

3. 过敏反应　对个别高敏状态的医务人员,接触某些化疗药物后可出现过敏反应。

(二) 接触抗肿瘤药物时的安全防护措施

1. 鉴于手术间内一般没有设置专门的"密闭净化操作台",建议巡回护士在配制抗肿瘤药物时尽量将治疗车靠近手术间的排风口,使污染的空气最快的向外弥散。

2. 操作台面应覆盖一次性防护垫或防水治疗巾,减少药液对操作平面的污染,一旦污染或操作完毕,应及时更换。

3. 配药前洗手,穿隔离衣裤,戴一次性口罩、帽子和防护眼镜,戴聚乙烯手套后再戴一副乳胶手套,在操作中一旦手套破损应立即更换。

4. 锯安瓿前应该弹其颈部,使附着在瓶壁的药液降至瓶底,打开安瓿时应垫以纱布,以防划破手套;打开粉剂安瓿时应用无菌纱布包裹安瓿颈部。

5. 溶解药物使,溶媒应沿瓶壁缓缓注入瓶底,待药粉浸透后再行搅动,以防粉末溢出。

6. 瓶装药物稀释及抽取药液时应插入双针头以排除瓶内压力,防止针栓脱出时造成的污染。要求抽取药液后,先不要拔出针头,在瓶内进行排气后再拔针,避免在空气中排气,使药液排于空气中,污染环境。

7. 意外损伤的处理　皮肤接触药液后损伤区域应尽快用大量冷水冲洗,并脱去湿衣服;溅到眼部应立即用生理盐水彻底清洗,至少清洗 10min,并及时咨询眼科医生以待进一步处理。

（蒋维连　谢丽霞）

第三节　物 理 因 素

一、激光的安全使用与防护

激光是一种不电离的辐射;激光的能量来自一个受激原子释放的光子能。激光具有高亮度性、高单色性和高度定向性的物理特性。这些特性使激光医学及激光医疗设备,在医学领域的各个学科得到广泛应用。但激光产生的光束危害和非光束危害会给医务工作者的身体带来严重的职业暴露影响,因此使用激光设备应严格进行防护。

（一）激光对人体的危害

激光产生的危害分为 5 个等级,即 1 级、2 级、3A 级、3B 级和 4 级。随着级别的增加其危险性也增加,4 级危险性最大。大多数医用激光属于 3B 级和 4 级,激光的危害分为两种,即光束危害和非光束危害。光束危害是直接的、意外的激光光束照射,可能导致眼睛和皮肤损伤、火灾或爆炸,而非光束危害则是人体吸入激光产生过程中放出的烟雾、化学物质的影响和电器意外的发生。

1. 激光对眼睛的损害　由于激光是一种光,而人体对光最敏感的器官是眼睛。因此,激光对人的损害,最需要防护的是眼睛。强度高的可见光或近红外光进入人的眼睛可以透过人眼屈光介质聚集光于视网膜上,大量的光能在瞬间聚焦,致视网膜的感光细胞层温度迅速升高,致使感光细胞凝固变性坏死而失去感光的作用。激光聚于感光细胞时产生过热而引起的蛋白质凝固、变性造成不能可逆的损伤。一旦损伤就造成眼睛的永久性失明。

2. 激光对皮肤的损害　人体皮肤由于生理结构具有很敏感的触、痛、温等功能,构成一个完整的保护层。激光对肌肤组织的作用有反射、吸收、散开和传送。受照部位的皮肤将随剂量的增大而依次出现热致红斑、水疱、凝固及热致炭化、沸腾,燃烧及热致汽化。因此,激光损伤皮肤的机制主要是由激光的热作用所致,对皮肤危害性最大的紫外波在270~290nm,波长>290nm或<270nm,其危害程度都会相对减少。

(二)激光的防护措施

1. 激光操作的环境要求

(1)激光器必须置于密闭空间内,有激光工作的地点门口和室内应贴上警示标签,无关人员不准进入激光室。

(2)治疗区域附近的气体必须是不助燃的。使用激光时,氧气和一氧化氮的使用,尽可能降低或为零,以减少火灾或爆炸的安全隐患。

(3)使用激光仪器的环境周围应配备有效的消防设施。

2. 操作前要求

(1)所有激光器操作人员必须经过培训,术者和助手必须详细了解器械的性能和使用方法。出入人员佩戴防护眼镜,任何时候都不应忘记佩戴防护镜。激光防护镜可分为吸收型、反射型和复合型三类。

1)吸收型:吸收型防护镜是以吸收某一波长或某几个波长的大部分光能来实现防护的,是在玻璃或聚碳酸酯塑料中加入大量染料制成。染料能吸收一种或几种特定波长的激光而允许其他波长的光通过,从而实现有效的防护。

2)反射型:按照反射的方式,反射型激光防护镜可分为干涉型和衍射型两种。干涉型防护镜是在玻璃基地上蒸镀多层介质膜,有选择地反射某一种或某几种特定波长的激光而实现防护的;衍射型防护镜是有重铬酸盐明胶或光敏聚合物膜层制成的全息光学元件,利用后向衍射原理实现对激光的反射而进行防护的。

3)复合型:复合型激光防护镜是将一种或多种染料加到基体中,然后在其下蒸镀多层介质反射膜层而制成。由于这种防护镜将吸收型防护镜及反射型防护镜的优点结合在一起,因而,在一定程度上改善了激光防护性能。

(2)激光器周围的仪器设备应为钝色的,有不反光表面,无菌手术盖布应为不易燃的或阻燃的。激光治疗部位附近的盖布应为湿润的,以减少火灾隐患。

(3)行激光操作时不要戴手表、首饰等反射较强的饰物。

(4)激光设备都非常精密,有些设备还是高压驱动,因此,搬运时避免剧烈震动。

(5)激光仪器的底座周围不能有液体存在。机器上方也不能放置水瓶等物品。

(6)皮肤消毒液不可含有乙醇。

3. 操作中要求

(1)为了避免人眼瞳孔充分扩张,实验室的灯光要明亮,同时,实验室人员和接触激光源的人员一定要带激光防护镜。

(2)只有经过培训的工作人员才能操作激光器,激光器在使用时。开关应置于"准备状态"(ready);不使用时,开关应置于"待机状态"(standby),意外情况时,立即按下"紧急状态"(emergency)。

(3)激光安全的基本原则是绝不直视激光光束,尤其是原光束,也不看反射镜反射的激光束。特别要注意大功率红外或紫外的不可见光。

(4)对使用激光设备的工作人员进行教育,不要对其他人员发射激光。不要对镜面反射物发射,不要对近目标或实验室墙壁发射激光。瞄准光束应该精确校准。

(5)保持光路高度在工作人员的视线以下,工作时进行弯腰、低头或拾地上的东西等动作都是非常危险的。

(6)激光器须合理放置,避免激光束射向人员行走频繁的区域,在激光辐射的方向安置必要的遮光板或屏风。

(7)对不可见的激光器关闭后应用 IR 红外光敏卡或 UA 紫外光敏卡检查确认是否已关闭。

(8)激光器不使用时,应存放于上锁的地方。只有具备激光使用知识并经授权的工作人员才能接触到钥匙。钥匙和激光的使用登记簿应妥善保管。

4. 操作后要求

(1)操作人员应做定期健康检查。特别是眼底视网膜检查。

(2)由专职人员定期进行激光仪器的安全检查。

(3)由专职人员定期检查人员的保护装备,确保病人和操作人员的安全。

二、X 线的安全使用与防护

在医学发展史上,X 线自从被伦琴夫妇发现以来,已为人类健康做出了巨大的贡献。近年来,随着科学技术(特别是微电子技术)的发展,X 线设备也得到了迅速的发展。不仅表现在技术性能上的高、精、尖,还表现在 X 线设备在射线防护上的不断完善和进步。

(一) X 线的危害

手术室医护人员经常受 X 线的照射。如骨科半闭合手术的广泛应用开展等,使器械护士、巡回护士不可能避免的受到放射性损伤。长期接触 X 线会对人体造成多伤害,如自主神经功能紊乱、造血功能低下、晶状体混浊,精子生成障碍,甚至诱发肿瘤等。

1. 危险因素 放射性损伤的发生是一个包含一系列矛盾的非常复杂的过程。机体从能量吸收到引起损伤有其特有的原发或继发反映过程。从原子水平的激发或电离开始,继而引起分子水平的破坏,如蛋白质分子、DNA 链断裂、酶的破坏等,又进一步影响到细胞、组织、器官乃至整体水平的损伤;遭受损伤的细胞、组织、器官还可以引起机体继发性损伤,进而使机体组织产生一系列生物化学的变化,如代谢紊乱、功能失调以及病理形态等方面的改变,损伤严重可导致死亡。

2. X 线辐射可能引发的临床症状及诊断 以神经衰弱综合征和自主神经功能紊乱的症状为主,有乏力、头晕、头痛、耳鸣、睡眠障碍、记忆力减退、多汗、心悸等;其次为消化道症状,如腹胀、腹痛;少数人牙痛,牙龈易出血,但无明显的皮肤出血点及瘀斑;部分人易感冒、腰痛、关节酸痛等。长期接触低剂量辐射又不注意防护可引起皮肤损害,主要表现为皮肤、指甲的营养障碍。

造血系统对放射线最为敏感,外周血改变是接触放射线后最常见的改变,且早期有骨髓变化,是早期发现放射性损伤最客观的指标。但白细胞形态改变无特异性,目前国内上缺乏大量正常值资料,不能作为慢性放射性损伤的主要诊断依据。

X 线辐射能对胎儿造成严重的影响,胎儿宫内有害效应可分为致死效应,致畸效应、致严重智力低下和致癌。在植入前期或着床后不久受到照射,可导致胚胎死亡;在胎儿细胞受精主要器官形成期(受孕后 9~12d)受到照射,则造成畸形,或许还会伴有全身各种结构的生长障碍;电离辐射诱发严重智力低下的最大危险期为妊娠期第 5~6 周,其次为16~25 周;因此,对于孕龄及妊娠期女性工作人员更应加强防护,必要时可暂时更换工作岗位。

（二）X 线的安全防护

1. 放射防护原则

（1）合理化：Levis 于 1994 年指出，人体每次暴露后应有相应的保健抵消放射带来的危害。

（2）量优化：在不影响诊疗效果的前提下，工作人员和病人所受的放射量尽可能保持最低量。尽可能通过缩短照射时间、增加距离和利用辐射屏蔽来实现。

（3）剂量限制：被照射的工作人员必须进行剂量监测。剂量仪可精确显示工作人员接触的放射量，并每月检查剂量仪记录值，特别应注意没有绝对安全的辐射剂量。所谓安全照射剂量即最大允许照射量，安全照射量是指无论哪种器官，无论照射多长时间，在人的一生中对人体健康不应引起任何损伤的照射量。按照《GB18871—2002》指出应对任何工作人员的职业照射水平进行控制，使之不超过下述限值：①由审管部门决定的连续 5 年的年平均有效剂量（但不可作任何追溯性平均），20mSv；②任何一年中的有效剂量，50mSv；③眼晶体的年当量剂量 150mSv；④四肢（手和足）或皮肤的年当量剂量，500mSv。

2. 防护措施　有研究显示，在完全无防护条件下，离放射球管最近的刷手护士，各敏感器官的年吸收量分别为晶状体 67.1μGy、甲状腺 151μGy、性腺 86.5μGy。3 个敏感器官中晶状体最容易受到射线损伤。

基础防护措施：①放射治疗机尽可能远离非放射工作场所；②手术室应有足够的空间，手术间的面积应不小于 30m²，方便设备的摆放和运输，不会破坏无菌操作的执行，手术床应具有透视功能；③手术间四壁应设有足够厚度的屏蔽防护（含有铅层的门和墙），手术室外的辐射剂量应低于 3Gy。

个人防护装置的使用：对于术中需进行 C 形臂 X 线机检查以及床旁照射的手术，工作人员应穿铅衣，戴铅皮手套、佩戴护目镜和含铅围脖。照射时能暂时回避的工作人员尽量暂时离开工作区。具体防护措施如下：

（1）距离防护：指利用延长 X 线管焦点或者到散射体（受检体）的距离，来减少其受照剂量。距离对于射线防护有极大的作用，由于射线受制于平方反比定律，即距放射源特定距离的射线量与距离的平方成反比，如护士离病人体内放射源的距离是床边至放射源距离的 3 倍，则射线量减少至 1/9。因此，最有效的减少射线量的方法是增加距离，即工作人员与给病人透视的 C 形臂机保持一定距离。

（2）时间防护：即尽量缩短 X 线的曝光时间。接触光束时间增长，接受放射的剂量就越大，在满足诊断、治疗质量的前提下，曝光时间愈短，操作人员和受检者的受照射量就愈小，两者呈正比关系。护士在护理需要 C 形臂机透视的病人时，应尽量减少接触时间，要求在最短的时间内给病人必要的护理。因此，要求护士提前做好护理计划，安排好每个步骤，进入室内按次序要求，以最短时间做完透析。

（3）屏障防护：即在放射源和工作人员之间放置一种能有效吸收射线的屏障材料，从而减弱或消除射线对人体的危害。屏障防护有一定的防护作用，但对高能量射线来说防护屏障作用较少，如铅围裙只能在放射诊断时使用，对高能量防护作用较弱，用 2cm 左右的铅制屏障，可使铱或铯的辐射量减少约 9%，但对镭放射源作用较小。

（4）剂量限制：被照射的工作人员必须进行剂量监测，监测方式是佩戴徽章式个人剂量仪。佩戴的位置为工作人员胸部，置于铅衣后的洗手衣上，剂量仪精确显示工作人员的职业放射量，建立个人档案，并每月检查剂量记录值，但是应该注意剂量的限制只是相对于放射损伤而采取的一种防护，并没有绝对安全的放射剂量。

3. 健全保健制度

（1）准备参加放射工作的医护人员必须先进行体检，不适应者不能上岗。

（2）通过动态观察自身对照是接触放射工作人员健康监护的有效手段。

（3）定期体检，一般一年进行1次，特殊情况如照射剂量超过年最大允许剂量，应及时进行体检并根据自身情况做必要的处理，放射病的诊断必须由专业机构进行。

（4）从事放射性工作人员的手不宜暴露于直接辐射下，长期低剂量辐射又不注意防护可引起皮肤损害。放射性皮肤损害亦为放射性损伤的一种器官损伤。因此，在对射线作业人员定期体检中，也应注意皮肤检查，发现可疑征象及时处理。

（5）体检项目除一般性体检内容外，应注意以下项目。血液检查，包括血小板计数，必要时进行骨髓检查；晶状体检查皮肤、毛发、指甲、毛细血管等的检查；必要时做肝、肾功能检查。

（6）建立接触放射人员档案，并随工作人员调动时带走。

（7）放射保健休假期间，不接触放射线。

（8）合理安排手术室护士，根据每人接受放射剂量的显示，适当调整工作岗位或安排休假，避免在短时间内接受大量照射。鉴于手术室年轻护士增多情况，对于育龄或妊娠期妇女应严格加强保护。

三、电磁波

随着经济发展和物质文化生活水平的不断提高，各种家用电器——电视机、空调器、电脑、手机等已经成为现代都市家庭不可或缺的东西。然而，各种家用电器和电子设备在使用过程中会产生多种不同波长和频率的电磁波。在特定条件下，这些电磁波可能成为"电磁污染"，危害到人们的健康。

（一）电磁污染危害人体的机制

电磁污染危害人体的机制主要是热效应、非热效应和累积效应等。

1. 热效应　人体70%以上是水，水分子受到电磁波辐射后相互摩擦，导致体温升高，从而影响到体内器官的正常工作。

2. 非热效应　人体的器官和组织都存在微弱的电磁场，一旦受到外界电磁场的干扰，处于平衡状态的微弱电磁场将遭到破坏，人体也会遭受损伤。

3. 累积效应　热效应和非热效应对人体的伤害具有累积效应，其伤害程度会随时间和影响程度发生累积，久而久之会成为永久性损伤。

（二）电磁污染的危害

1998年世界卫生组织调查显示，电磁辐射对人体有五大影响。

1. 电磁辐射是心血管疾病、糖尿病、癌突变的主要诱因之一。

2. 电磁辐射会对人体生殖系统、神经系统和免疫系统造成直接伤害。

3. 电磁辐射是造成孕妇流产、不孕、畸胎等病变的诱发因素之一。

4. 过量的电磁辐射直接影响儿童身体组织、骨骼发育，导致视力、肝脏造血功能下降，严重者可导致视网膜脱落。

5. 电磁辐射可使男性性功能下降、女性内分泌紊乱。

（三）电磁波的防护

1. 电磁环境标准及相关规定，为控制现代生活中电磁波对环境的污染，保护人们身体健康，1989 年 12 月我国原卫生部颁布了《环境电磁波卫生标准》（GB9175—1988），规定居住区环境电磁波强度限制值，即长、中、短波应小于 10V/m，超短波应小于 5V/m，微波应小于 $10\mu W/cm^2$。

2. 电磁波防护措施

（1）产生强电磁波的工作场所和设施，如电视台、广播电台、雷达通信台站、微波传送站等，尽量设在远离居住区的远郊区县或地势高的地区。

（2）高压特别是超高压输电线路应远离住宅、学校、运动场等人群密集区，使用电脑时，应选用低辐射显示器，并保持人体与显示屏正面不少于 75cm 的距离，侧面和背面不少于 90cm，最好加装屏蔽装置。

（3）应严格控制移动通信基站的密度，确保设置在市区的各种移动通信发射基站天线高于周围建筑，在幼儿园、学校校舍、医院等建筑周围一定范围内不得建立发射天线。

（4）为减轻家庭居室内电磁污染及其有害作用，应经常对居室通风换气，保持室内空气通畅。

（5）使用手机电话时，尽量减少通话时间；手机天线顶端要尽可能偏离头部，尽量把天线拉长；在手机电话上加装耳机等。

（6）每天服用一定量的维生素 C 或者多吃些富含维生素 C 的新鲜蔬菜，如辣椒、柿子椒、香椿、菜花、菠菜等；多食用新鲜水果如柑橘、枣等。这些饮食措施，可在一定程度上起到积极预防和减轻电磁波辐射对人体造成伤害的作用。

（蒋维连 谢丽霞）

第四节 生物因素

一、血源性疾病职业暴露预防和处理

医务人员因职业关系，接触致病因子的频率高于普通人群。长期以来，医院感染控制主要是针对病人，而对医务人员因职业暴露而感染血源性传染疾病的情况关注甚少。目前我国人口中乙型病毒肝炎总感染率高达 60% 左右，HBV 携带者已有 1.3 亿，艾滋病的流行在我国也已经进入快速增长期，艾滋病病人已出现猛增趋势，据国内学者调查发现，临床医务人员 HBV、HCV、HGV 等肝炎总感染率为 33.3%，明显高于普通人群（12.3%）。医务人员正面临着严峻的职业暴露的危险，手术室工作人员明确血源性传染病职业暴露的防护与处理程序尤为重要。

（一）医务人员血源性传染病职业暴露的定义

在从事诊疗、护理、医疗垃圾清运等工作过程中意外被血源性传染病感染者或携带者的血液、体液污染了破损的皮肤或黏膜，或被含有血源性传染病的血液、体液污染了的针头及其他锐器刺破皮肤，还包括被这类病人抓伤、咬伤等，有可能被血源性传染病感染的事件被称为血源性传染病职业暴露。

（二）护士感染血源性传播疾病的职业危害

1. 病人血液中会有致病因子，是造成医务人员感染血源性传播疾病的先决条件，医务人员经常接触病人的血液、体液等，职业暴露后感染的概率较常人高。血源性致病因子对医务人员的传染常发生于锐器和针刺伤损伤皮肤黏膜或破损皮肤接触等方式传播,多发生于护士,其次是检验科人员及医生。

2. 长时间从事采血、急救工作及手术科、妇产科、血液科的操作、接触病人血液、体液的机会大大增加,接触血量越大,时间越长,机体获得致病因子的量越大,医疗、护理活动中一切可能接触血液、体液的操作,包括注射、采血、输血、手术、内镜、透析机、病人各类标本的采集、传递、检验及废弃处理过程均可造成职业性感染,综合不同国家或地区的研究资料,医务人员因针刺或损伤,接触受污染的血液,感染乙肝病毒性肝炎的危险性为 3%～10%,护理职业暴露感染 HBV 的危险性明显高于 HCV、HIV。

(三) 医务人员血源性传染病职业暴露的防护

1. 防护重点是避免与病人或携带者的血液和体液直接接触。

2. 加强对医务人员防范意识的宣传教育,树立良好的消毒灭菌观念。

3. 医务人员应遵守标准预防的原则,视所有病人的血液、体液及被血液和体液污染的物品为具有传染性的物质,在操作过程中,必须严格执行正确的操作程序,并采取适当的防护措施。

4. 医务人员在接触病人前后必须洗手,接触任何含病原体的物质时,应采取适当的防护措施,具体如下:

(1) 进行有可能接触病人血液、体液的操作时,必须戴手套,操作完毕,脱去手套立即洗手,必要时进行手消毒。

(2) 在操作过程中病人的血液、体液可能溅起时,须戴手套、防渗透的口罩、护目镜;在操作时若其血液、体液可能发生大面积飞溅或可能污染医务人员身体时,还必须穿防渗透隔离衣或围裙,以提供有效的保护。

(3) 如工作人员暴露部位有伤口、皮炎等,应避免参与血源性传染病(如艾滋病、乙型病毒肝炎等)感染者的护理工作中,也不要接触污染的仪器设备。

(4) 医务人员在进行侵袭性操作过程中,应保证充足的光线,注意规范操作程序,防止发生意外针刺伤事件。

(5) 污染的针头和其他一次性锐器用后立即放入耐刺、防渗透的利器盒进行安全处置。

(6) 摒弃将双手回套针帽的操作方法,如需回套,建议单手回套。禁止用手直接接触使用后的针头、刀片等锐器。禁止拿着污染的锐器在工作场所走动,避免意外刺伤他人或自伤。

(四) 应急处理程序

详见第十五章。

二、特殊感染手术的管理

(一) 手术室建立特殊感染手术的管理流程

1. 严格报告制度　发现外科特殊性感染病例或疑似病例须立即报告手术室护士长、总护士长,同时报告医务部感染管理与疾病控制科,必要时联系微生物科进行微生物学鉴定。

2. 感染控制管理　由于朊病毒、气性坏疽等特殊感染有一定的潜伏期,难以预见,要求临床科室严格掌握手术指征,凡可疑特殊性感染病例均不得进入层流净化手术间进行手术。对于已确诊为特殊性感染病例、疑似病例和严重开放伤急诊病例,安排特殊手术区,术后安排相对独立区域进行麻醉恢复观察。

3. 专业指导监控　相关部门和单位接到报告后须立即指派专人到现场进行处理。感染管理与疾病控制科负责消毒、隔离和防护技术指导等工作。微生物科负责现场采样,并进行微生物学鉴定,提供后续诊断和治疗的技术支持。

4. 手术室人员的配备　手术室接到通知后,合理安排手术人员。

5. 特殊感染手术的感染控制与管理

(1)手术人员管理:①加强管理。加强消毒隔离制度,手术间内、外人员分开,相对区分,手术间内人员做室内供应配合,不得随意出手术间,由手术间外人员协助提供物品供应,内外人员必须分工明确。②严格隔离制度。手术人员应无皮肤破损和创伤,人员必须戴口罩、帽子和手套,穿隔离衣,穿双层鞋套。术中手术人员严禁出入手术间,需出入时应脱去污染衣物和手套,进行手消毒,更换清洁鞋。术后所有手术人员将外隔离衣、鞋套脱于室内,进行淋浴更衣。③隔离手术标识,控制人员流动。手术间门外挂"隔离手术"牌,此类手术一般拒绝参观。凡参加手术人员进入手术间后不得随意出入,以免交叉污染。

(2)手术间的准备:①安排感染手术间,外科特殊感染病例及疑似病例必须安排在感染手术间进行手术;②严格物品摆放,认真准备好手术用物,手术物品必须要齐全,与手术无关物品移出室外;③关闭空调和空气净化器,外科特异性感染手术间准备时,应关闭室内空调和空气净化器,避免空气流通造成交叉感染。

(3)手术物品的准备:①敷料、器械,尽量使用一次性诊疗器械、器具和物品,使用后应进行双层密闭封装焚烧处理;②特殊消毒隔离物品,特殊感染手术处理所需物品应提前检查齐全。

(4)空气消毒:可采用3%过氧化氢或过氧乙酸熏蒸,3%过氧化氢按照20ml/m³气溶胶喷雾,过氧乙酸按照1g/m³加热熏蒸,温度70%~90%,密闭24h;5%过氧乙酸溶液按照2.5ml/m³气溶胶喷雾,温度为20%~40%。

(5)物品消毒:①物体表面和墙面、地面消毒。手术间地面及墙壁、手术台、器械车、脚凳、输液架、头架、托盘、体位垫及架等用500~1 000ml/L含氯消毒剂擦拭,至少作用15min。每次处理工作结束后,应立即消毒清洗器具,更换个人防护用品,进行手的清洁与消毒。②物品消毒。污染物应焚烧处理,但必须是在手术间经过氧乙酸消毒处理后方可送出手术室包装后焚烧。污染的所有一次性用品和废弃物品小敷料,如纱布、纱垫等(含切下组织)均装入两层黄色垃圾袋内,包装严密后,按医疗废物处理程序送垃圾站焚烧处理。传染区的物品必须经消毒后方可集中处理。污物必须放入密闭容器内运送并及时焚烧。病人污染血、呕吐物须经2%氧氯灵或过氧乙酸消毒后倒入下水道内。③器械消毒。应先消毒、后清洗、再灭菌。消毒可采用含氯消毒剂1 000~2 000mg/L浸泡消毒30~45min,有明显污染物时应采用含氯消毒剂5 000~10 000mg/L浸泡消毒≥60min,然后按规定清洗、灭菌。(软毒体感染器械先使用1mol/L氢氧化钠溶液作用60min并置于于压力蒸汽灭菌121℃ 30min;然后清洗,并按照一般程序灭菌。)由于有效氯消毒液对器械有较强的腐蚀性,注意检查消毒处理后器械的功能性,对腐蚀的器械进行及时更换。④接触病人的物品消毒。接送病人的平车推至手术间与手术间一起灭菌,平车的被服类使用高压或环氧乙烷灭菌。

特殊性感染手术病人的手术非同于一般手术,因其具有强传染性,对手术室内的病人、工作人员及室内都有潜在被传染的危险性。因此,特殊感染手术应做好每个环节控制,严密隔离、防护,做好充分的准备工作,器械、物品要尽量齐全,减少出入手术间的次数,强化消毒隔离是管理中的核心,质量管理是关键,严格执行《消毒技术规范》防止发生医院感染。

(蒋维连　谢丽霞)

第十一章

手术室信息化建设

第一节 手术信息化管理概述

医疗活动信息化已成为 21 世纪医学发展的重要特征之一,信息技术的应用能为医疗行为提供更为规范、快捷的方式和手段。手术室作为医院的重要部门,承担着临床科室手术的重要任务,手术流程监控及资源管理更是体现医院主体管理的关键点。现代化的手术室不仅需要现代化的硬件设施,更需要通过信息技术的手段,实现手术室管理模式的规范化、标准化、程序化、信息化,从而优化手术室工作流程,提高医护人员的工作效率,提升医疗服务质量。

一、手术室信息化管理的目的

(一) 手术室信息化的概念

信息化手术室指将现代化的信息技术应用在手术室工作环境中,利用软硬件设施,在洁净手术室内建立完整的手术室,利用医院信息化管理资源对手术安排、物资管理、单机核算、护理记录及手术人员出勤控制等环节进行过程干预和流程重组。

(二) 手术室信息化管理的目的

1. 精简工作流程,提高工作质量,预防差错事件发生 信息技术应用前,以往手术全流程均由纸质表单的形式进行传递。以手术安排为例,绝大多数医院对于手术安排及风险管理均有既定的制度和程序,但在实际工作中,手术安排的全过程并不尽如人意,执行过程中,诸如手术申请未及时提交、术前检查未及时完成、术前病历文书未及时完成等,均会造成手术安排的延误,增加无谓的工作量和潜在的风险,导致医疗纠纷的发生。应用信息技术后,病人相关手术信息均可通过医院信息系统(hospital information system,HIS)进行传递,同时可对手术全流程进行实时监控,同时按照手术相关制度和程序的要求进行自动管控,预防差错事件发生,简化工作流程的同时,提高了工作质量。

2. 优化资源管理,提高工作效率 随着医学技术的发展,手术室管理范围也日益扩大,其中包括项目人员(医护人员、病人、进修人员、外来参观人员),资源(手术室、设备购置、设备维修、耗材、器械、药物、手术用血),时间(手术计划、手术调整、手术进度),成本(人员、设备、资源、时间成本)。在全面实现信息化的资源管理之前,手术室的大量工作都是通过人力来完成的,如手术耗材使用信息统计、手术相关费用结算、医护人员手术排班等,人工完成相关管理内容,耗时费力,准确性差,无法完整追溯,将极大造成资源浪费和管理的盲目性。信息化管理模式的推进,可有效增加工作的针对性和主动性。通过系统录入各种原始数据,建立原始数据库,能对手术室资源进行有效管控,减少人工统计及核查时间,避免资源流动的盲目性;通过数据分析,提供医护人员动态排班的客观依据,减少人力成本的同时,提高工作效率和管理效能。

3. 提高医疗文书书写规范性,保证医疗质量安全性　手术相关病历文书全面电化的推行,可极大降低医护人员病历书写的压力,减少重复书写工序。通过结构化建模,可提高医疗文书书写规范性,避免书写差错,同时,运用信息化手段实现的术中医疗信息自动存取,将更好地提供客观数据支持,保证医疗质量安全性。

4. 规范医务人员行为,提高手术室利用率　综合性教学医院手术室在人员管理上均不同程度地面临同样的难题,如出入手术室人员数量的控制、着装及行为监管,出入人员钥匙和衣服发放和回收、外勤衣和外勤鞋的正确穿戴及回收等。以往依靠人力和制度管理,不能起到良好的作用,容易使手术室洁净度降低,形成交叉感染隐患。第一台手术准时开始是高效率手术室应具备的主要条件之一,降低第一台手术的延时率一直是医院管理者的一个重要目标。通过无线通讯、压力传感等信息技术手段,可动态监控医务人员出入手术室时间和数量,追踪后勤物品流动情况,为管理决策提供客观的数据支持,能有效规范医务人员行为,保证第一台手术准时开台,提高手术室利用率。

5. 实现手术信息数据化　手术病历信息具有极大的科研价值。未采用信息化管理前,手术信息均采用纸质版医疗文书进行存储,往往存在保存不当、遗漏、丢失等问题,对后续科研循证造成极大的困扰。实现手术室信息化管理后,电子化文档占用内存小,病人手术病历信息可在数据库中长期存储,有助于医护科研人员对其进行调阅,提供了资源共享的平台;同时电子信息的统一模板,统一录入可将病人信息以书面打印的形式输出,进行存档,做到双向存档。病人的电子信息可利用信息系统进行远程传输,为医院及科研单位之间案例讨论、临床护理工作、相关教学及科研工作提供了庞大的数据支持。

6. 提供人性化医疗服务　采用信息化手段,可实时追踪病人手术进程,院内设置的手术家属等候区,可通过外接显示设备将手术信息系统进行连接,在第一时间内将病人的手术状况和用药情况反馈给病人家属,有助于病人及家属消除紧张焦虑的情绪,提供了人性化的医疗服务,促进病人及家属就医满意度的提升。

在电子信息系统中,手术室的各项工作都可以被全面记录,并将病人的信息进行了采集、储存及共享,便于医护人员监控手术流程及持续质量改进,了解病史、查阅术式相关资料、护理管理者进行排班工作、手术室人员进行资源管理等。手术室信息化管理具有很强的科学性、客观性,保证了病历的完整性、真实性和准确性,手术流程的可视化、客观化和精简化,极大地提高了医疗工作的质量及工作效率,同时加强了医护人员工作责任心,提高了他们的法律认知及自我保护意识,从一定程度上降低了医疗事故及纠纷的发生率,提升了医疗服务质量及病人满意度。

二、手术室信息化管理的研究进展

随着医院信息系统在临床上的广泛应用,信息技术在手术室管理方面也日益彰显出其独特的作用。现代化的医院是高度系统化、制度化、规范化、程序化、标准化、信息化的医院。手术室是医院对病人进行诊断、治疗和急危重症病人抢救的重要场所,在医院工作中占有重要地位。

（一）国外研究进展

国外早在 20 世纪七八十年代就对手术室信息化管理进行了探索,近几年发展迅速。随着医疗技术的发展,手术室管理范围不断扩大,除了涉及人、财、物的管理,还涉及相关信息、时间、技术的管理。一些高度数字化的综合医院在手术室管理方面进行了探索,可将其大致归纳为三个阶段,即过程监测、过程干预、流程重组,从根本上改变了手术室的工作方式。

1. 过程监控　美国西北大学爱诺华斐尔法克斯医院充分利用麻醉信息管理系统(anesthesia information management systems,AIMS)获得的数据,构建了一个可靠的,实时的监控环境来提高手术室的手术量。其应用霍桑效应(Hawthrone effect)对 AIMS 的数据进行挖掘,借助大屏幕实时显示每个手术间的利用情况、手术进展、周转时间,对手术室效率进行连续统计,在确保手术室利用效率的基础上改善了绩效。

2. 过程干预　美国明尼苏达州明尼阿波利斯市的亚培西北医院可跟踪到手术的每一步进展,并根据获得的数据进行积极干预。例如:手术医生在手术开始前 10min 看病人,如果 1 个月错过 3 次截止时间,连续 2 个月都如此,则被取消第一台手术的排班资格,积极的干预使第一台手术的准时开始率从 27% 提高到 85%,在不增加人员的情况下,手术量提高了 12%。

3. 流程重组　新型手术室设计更多关注手术环境,通过示范手术室和围手术过程的目标设计来提高手术室的工作效率,减少每台手术的时间。新型手术室由手术室、麻醉诱导室和复苏室 3 个部分组成,执行传统的联系下活动,将非手术活动由手术室移至其他支持区域,减少了术前、术后占用手术室的时间;接台手术开始时间明显提前,加速了周转,有效地提高了手术室的利用率。美国麻省总医院利用流程重组,非手术时间从 67min 降到 38min,手术时间减少了约 5%。手术流程重组需要的护理、生物医学工程、管理和麻醉资源,运行新型手术室较标准手术室投资多。每台手术医院平均支出增加,但允许更多的病人进行手术,弥补了增加的费用,医院总的净收入不变。

（二）国内研究进展

手术室是医院信息最富集的地方,对手术室信息的合理利用有助于管理者做出正确的决策,提高医院的经济效益和社会效益。对上海多家医院的调查研究发现,目前手术室是医院数字化、信息化程度最低的部门,现有的医院信息化建设还不能有效地满足手术信息化的需求。国内各所医院根据自身的实力和实际需要进行了一些有益探索,可将其大致归纳为 3 个阶段,即数据库在手术室排班中的简单应用、手术室日常业务管理和手术进程管理的初步探索。

1. 数据库在手术室排班中的应用　有些医院根据实际的工作需求,率先将数据库应用于手术登记、排班工作中。例如:广东中山大学附属肿瘤医院从 2004 年开始试用手术登记系统进行手术资料管理,取得了良好的效果。广东中山大学附属第一医院利用信息系统联网对 22 个手术科室进行网上手术安排,保证了手术申请、手术安排、病人信息及接送病人的标准性,同时减少了人力资源的浪费和重复劳动,改进了护理工作质量,提高了工作效率,减少了医护纠纷,取得了良好的效果。

2. 手术室日常业务管理　解放军总医院、上海东方肝胆外科医院手术室研发并采用了适合自身特点的信息化管理系统,实现了手术信息管理、手术收费管理、手术物流管理三大主要功能,简化了工作程序,提高了工作效率,手术收费透明化,减少了医患矛盾,提高了资源利用率,节约了医院成本。此系统囊括了手术室管理的基本功能,成为了手术室工作的中枢神经系统,起作用是其他管理手段无法比拟的,不仅节约了人力,而且提高了工作效率。浙江大学医学院附属邵逸夫医院,除利用信息化手段促进手术室管理以外,结合闭环管理理论,自主研发了手术病人交接系统,全流程均采用结构化电子病历,实现无纸化办公,强化了医护人员病历书写规范,避免书写差错,减少医疗纠纷,提高医疗质量。

3. 手术进度管理的初步探索　北京安贞医院采用信息管理模块对手术室进行系统化和统一化管理,提高了手术室科学化管理水平,保证了工作质量、使记录更加科学、严谨。手术状态模块中的颜色变化实时显示手术进度,便于合理安排手术间。但只能显示目前的手术状态,不能反映整个手术的进展情况,特别是进行回顾时,只有停台和手术结束两种状态,手术开始、麻醉开始、麻醉结束等重要信息不能通过颜色变化明显地反映出来。四川大学华西医院手术室利用"手术管理系统"对手术室实施科学管理,为医院各相关管理部门提供了大量的信息,取得了良好的社会效益和经济效益。例如:手术室按月统计出各科室及个人的手术准时开始率,医院管理部门根据科室及个人手术准时开始率高低给予公开表扬和批评,并给予适当的经济奖励。目前该医院的第一台手术的延时开始率已从 2005 年以前的 90% 降低到目前的 20% 以下。医院管理部门更具手术信息系统统计的各科室手术台次及手术时间,计算各科室优先手术间的利用率,为各科室优先手术间的调配提供了重要的参考数据。通过以上措施有效地利用了手术室人力、物力资源,使手术室的利用率从 60% 提高到 75% 以上,手术台次由 2000 年的 16 887 台次提高到 2006 年的 37 274 台次(外科住院部手术台次),提高了外科各科室的床位周转率,缩短了病人的平均住院日,减少了住院费用,取得了良好的社会效益和经济效益。

三、制约手术室信息化发展的因素

信息化在手术室管理中的应用目前仍处于探索阶段。在医院信息化建设的大背景下,手术室信息化作为医院信息化不可或缺的一部分,其发展所受的制约因素也存在着很多共性问题,同时,因手术室业务流程需要医院多部门协调进行,落实信息化建设的过程中也存在其特有问题。

(一) 资金投入

在国际上,在医院信息化建设方面的投入大约是运营经费的 3%~10%,而在我国,医院信息化建设投入是年收入的 0.5%,有的医院投入更少,与大型医院相比,中小型医院投入的资金就更少了,这就使得有些医院需要自费进行信息化建设,从而降低了医院进行信息化建设的热情。由于资金的限制,很多医院的信息化管理质量无法有效提升,信息化项目开展受阻,很多项目开展由于资金不足造成很大的浪费,与此同时,很多医院的信息化建设都集中在硬件层面,软件开发和人员投入不足。此外,有些医院对信息化建设认识缺乏,致使资金投入严重不足,从而导致医院无法深入开展信息化建设,手术室信息化势必受到影响。在我国现阶段人力资源价格低于机器价格的情况下,要投入大额资金在较大范围内全面启动和实施手术信息系统具有一定的难度。

(二) 顶层设计

由于医院这个特殊的行业医疗永远是主题,信息化根本定位是辅助支撑医疗发展,因此,医院信息化的发展滞后于社会信息化的发展,加之各个系统在不同的历史时期上线,导致存在信息孤岛、医疗知识库缺乏、标准化程度低等各类乱象,上述问题已经成为国内几乎所有医院目前所面临的共性问题。缺少顶层设计和规划的表现主要是有关建设和应用地域性强,统一规划和设计不足,医院信息化的发展不平衡,大城市发展优势明显,同时我国县区域的医疗机构信息化严重缺失,一线城市和二线城市的医疗信息化发展受到人才和资金的阻碍,也抑制了信息化的发展。手术室信息系统属于医院信息系统的一部分,其受影响程度可想而知。

(三) 规划与配置

基础软硬件设备的规划与配置是信息系统建设的基石,与医院楼宇建筑、科室设置、平面布局和开展的医疗项目息息相关,是保障信息系统安全、稳定、高效运行的根本。大部分医院在早期手术室设计规划时,并未考虑后期信息化建设的需求,诸如设备端口设置不足、建筑墙体过厚、周围无线信号干扰过大、手术室内环境(温湿度、灰尘、静电等)影响等因素,均会造成后续无法实现软硬件配套,严重影响手术室信息化的实现。

(四) 管理模式

医院信息部门是集技术与医疗流程为一体的部门,既需要懂信息技术的专家,也要有懂医疗流程的医疗管理者。由于医院信息化发展缺乏统一规划,导致临床信息系统产品管理散乱、不到位,临床信息系统应用评价开展的少,有关医疗制度不配套。因此医院的整体信息化建设要从医院发展的整体角度思考,将科室局部需求与全院信息化建设统筹考虑。

(五) 医疗信息化建设模式

目前大多数医院信息处的技术力量满足不了医疗对信息的需求,国内现有三种模式:拥有自己的技术队伍,应用开发等由医院自己完成,而且在行业中有较高的水平与影响力。这种模式的优点是能够拥有一些自主知识产权,熟悉医疗流程,应用性好,缺点是投入很大,人才培养周期长。信息处有部分技术人员和公司共同承担医院信息系统的开发和维护工作。此种模式的优点是既能解决医院现有信息人才不足问题,又能满足医院信息化的需要,缺点是拥有自己的技术少,同时安全性存在隐患。完全市场化,整个医院信息由公司运营,优点是投入少,不需要医院费神管理,但是存在很大的安全问题,因为医院信息化不同于社会其他行业的信息化,有很多特殊性及其隐私性,而且也无法形成自己的技术特色。

(六) 软件内在的缺陷及维护问题

由于手术室管理本身的专业性较强,涉及面广泛,软件设计过程中,常因需求沟通问题,造成软件设计而大多数的软件设计人员对此了解较少,导致软件本身在设计过程中存在缺陷。在决定应用前与软件工程师充分沟通,定制出充分适合自己医院工作特点的模板。此外,随着计算机设备数量增加,加之数据库死锁、系统宕机问题等,使得信息丢失或整个系统崩溃,而无法正常发挥功能,系统维护人员短缺成为一个突出矛盾。现阶段解决的根本方法是完善必要的应急机制,并设专门的维护人员。

(七) 信息化建设缺少统一标准

就现阶段而言,我国医院信息化建设还处于初级阶段,其信息化标准化建设还很薄弱,且各医院之间没有设置统一信息标准和编码,同时,医院信息系统标准涉及的范围很广,致使医院系统在符合国际标准的情况下,能使用到的标准仍很少。而与其他机构相比,医院的管理更复杂,这就加大了标准实现的灵活性,从而使得信息无法实现及时性、集成性。而且信息的标准不一,就使得我国医院信息化建设呈现各种各样的状态,不同医院内部医疗系统都是自成一体,相互可能不兼容,导致医院的信息共享受阻,很多医院为了实现信息交换,需要专门编制接口软件,成本开销增加,不利于医院信息共享和服务水平的提升这就严重阻碍了医院信息化建设。

(八) 缺乏信息化人才

据调查发现,我国超过 75% 的医院,信息化人才没有达到总人数的 1%,全国医院信息化人才总人数达到 7 万人,每个医院信息化人才平均不超过 9 人。我国医院运行的系统比较复杂、流程比较繁琐,病人从挂号到住院至少需要经过 10 个流程,而每个病人信息处理的方式不尽相同,这就增加了对医院信息化人才的需求,但是,我国信息化人才非常缺乏,致使其无法满足医院信息化建设的发展需求。

(黄　晨　吴英俊)

第二节　手术室信息管理系统

随着医学技术的日益发展和信息技术的全球化普及,医学信息化已成为大中型医院的标准配置。医院信息系统(HIS)是指利用现代计算机软技术与网络通信技术,从根本上实现对医院的人流、物流、财流进行综合管理,对在医疗活动各阶段产生的数据进行采集、处理、储存、提取、传输、汇总、加工生成各种信息,从而实现医院全面的、自动化的管理。手术室作为保证医院外科手术运转的枢纽部门,承担着大量的外科手术器械准备、病人信息核查、手术流程配合等具体工作,对电子化信息的准确性、易用性有着特殊的要求。

手术室信息管理系统是以手术室全业务流程为依据,手术室护理信息化为主体,基于医院信息系统,以期通过信息化手段提升手术室管理效率,提高医疗服务质量而开发运行的信息系统,对手术室的顺畅运转起到了至关重要的作用。

一、手术室信息管理系统设计思路

(一) 系统构成

根据手术室全业务流程,结合国内外手术室信息管理系统研究进展及应用现状,我们可以将手术室信息管理系统的功能模块大致分为手术预约管理、医疗文书(护理电子病历)、物品管理、手术人员考勤管理等。

(二) 系统设计与建立

1. 设计依据

(1)以临床需求出发,操作便捷:系统开发过程中,力求操作步骤便捷,以减轻医护人员手工作业负担。

(2)系统稳定性:手术业务量大,信息交互频繁,开发过程中,应考虑系统的兼容性及安全性,以及仪器设备对接的稳定性,保证手术室日常工作。

(3)功能可扩展性:随着医疗水平日益进步及手术新项目的开展,手术室信息化建设需考虑可扩展性,以保证信息系统开发源远流长。

(4)标准化:手术室信息系统开发应结合《医院等级评审标准(2011 版)》《中国医院 JCI 评审实施手册》等指南与标准要求,确保所实现功能与国内外现行医院业务发展及参照标准接轨。

（5）功能的多样性和灵活性：系统必须满足日常各项工作和医疗教学示教需求。

2. 设计方案　按照"总体规划、分步实施、重点突破"的方案，可采用项目管理的方法，分别对各功能模块进行结构设计、研发测试、应用和改进，逐步建立和完善各子系统。

3. 实践与创新　应针对设计手术安全的关键环节、管理难点，充分利用信息技术的自动化、智能化特点，设置质量监控指标，分析客观数据，实现持续质量改进目的，以保证医疗服务质量及病人安全。

二、手术预约管理

手术预约管理是手术室资源调配和控制的重要环节，是手术室信息化建设的主要关注点。科学、合理的手术预约对提高手术室工作效率，保证医疗护理服务质量，减少手术病人手术时间，缩短病房床位周转率至关重要。

（一）手术预约管理现状

1. 手术申请提交问题

（1）因各种原因未及时提交手术申请，导致手术无法如期安排。

（2）手术相关信息重复、错误或不完整，比如体位、手术部位，切口类型、特殊病情、特殊需求或特殊器械的手术，没有在手术申请中注明，造成手术室工作被动，延误手术时间。

（3）部分来自于门诊平诊、急诊手术的病人，未办理住院手续，直接进入手术室进行，手术申请单上病人相关信息常未完善，造成手术间的护士无法及时进行信息的核对以及物品准备，耽误手术进行。

（4）手术申请类型混杂，手术室不能及时、准确统一安排。每天提交的手术通知单有急诊、平诊、择期、临时增加或替换手术几种类型，手术安排困难，存在不安全隐患。

2. 手术信息统计不全、不准确　随着医院的发展，质量管理部门对各种医疗数据的要求越来越多，对信息系统的依赖也越来越高。目前的手工方式无法提供准确的数据来帮助管理者进行决策支持。

3. 手术医生不能及时查询手术排班结果　目前大多数医院手术室采用纸质手术安排表的方式，手术医生需要逐条查对才可确定手术相关信息，严重影响工作效率，也会造成工作场所混乱。

（二）系统设计要点

1. 手术申请单格式　采用统一格式，由医务处、临床科室、病案统计科、信息科共同讨论结合《医院等级评审标准（2011版）》《中国医院JCI评审实施手册》等指南与标准要求，制订出手术申请单内容，做到必要信息必填，信息完整、填写方便、能满足统计需求。

2. 手术申请方式　手术申请单的递交全部采用电子申请，可将手术申请功能内嵌于医生工作站中，方便操作，同时可根据院内职称进行开单权限控制，以确保手术申请规范化。

3. 手术申请流程　系统设计过程中，应以医院实际手术申请流程为依据。①门诊手术申请流程：医生登录门诊医生系统后申请科室会默认为该医生所属科室。门诊手术申请分3个阶段：门诊医生负责根据病人病情开具手术通知单，由门诊手术分诊台护士负责为病人预约手术时间，门诊手术室护士长负责安排手术医生、手术护士及手术间。②住院手术申请流程：住院病人的可根据病人病情及手术方案，由主管医生预定手术时间即可。③急诊手术申请流程：系统设计过程中，应考虑设置急诊优先级，病人如满足急诊手术指征，手术申请提交后，应有特殊标记，优先安排手术。

4. 排班流程 需要麻醉医生参与的手术由麻醉科住院总医生先进行手术间分配及麻醉医生排班,然后由手术室护士长对所有手术进行护士排班。排班流程应遵循按需排班、弹性排班的原则,以求人员合理利用,以确保手术顺畅进行。

5. 系统增加特殊判断及限制 判断是否重复手术申请、设置过敏史提醒及必选项、手术相关信息标准化及设置必选项、限制术中用药及明确药物用途、设置质量监控指标,如二次手术等。

6. 手术排班查询 医生可登录 HIS 医生工作站按需查询本科室已安排手术情况,包括手术间、接台次数、配合手术室护士及麻醉医生;手术室醒目处可设置触屏查询机,可自行查询当日手术安排情况。

7. 字典维护 为保证系统便捷,数据规范完整,在系统设计过程中应建立标准字典库,可由相关负责部门定期维护,以保障字典专业性、准确性。

8. 特殊创新点 浙江大学医学院附属邵逸夫医院在进一步探索和创新过程中,为保证病人手术顺畅及缩短病人住院时间,各项术前准备项目提前至入院节点完成:病人门诊就诊明确择期手术指征后,主管医生开具入院申请及手术申请,同时关联专科化术前检查和/或特殊检查模块,病人入院准备过程中前往术前准备中心,完善术前准备项目。

(三)系统架构

参考目前常用的系统开发环境及系统开发架构,手术排班功能常以 SQL Server、Oracle 数据库为基础数据处理平台,采用目前主流开发语言 C 语言,通过与医院信息系统(HIS)进行兼容性接口对接。

结合手术预约管理业务流程,功能模块主要包含手术预约、人员排班、手术查询、字典维护等。

手术预约管理功能模块的作用:

1. 电子化手术申请提高信息准确性,确保手术安排 运用电子手术申请单可以避免手工书写手术单造成的纰漏,提高病人信息的准确性,减少运送手术通知单造成的时间滞后及人力资源的浪费。

2. 系统对接,有利于信息整合 系统与医院 HIS 对接,确保系统数据实时、准确、可靠,实现院内数据互联互通。通过字典库维护可规范信息整合,为管理人员提供有效的监控依据,为科研人员提供丰富的数据支持。

3. 人员合理利用,提高工作效率 电子化手术申请有利于提供合理的手术安排,知道手术室人员合理利用,从而提供工作效率,避免人力资源浪费,为手术室运行顺畅提供保障。

三、护理文书管理

当前医院信息管理系统已逐渐成为主流,其中电子病历(electronic medical record,EMR),即计算机化的病案系统或基于计算机的病人记录(computer-based patient record,CPR),全面包括了纸质版病历的全部信息,被美国国立医学研究所定义为"基于一个特定系统的电子化病人记录"。电子病历系统可提供完整而准确的信息和数据,具有提示、警示及临床决策支持的能力。

手术电子病历系统,主要由电子医疗文书、护理电子病历、电子麻醉记录、各类操作及知情同意书组成,其中,护理电子病历以手术交接记录单(术前、术后)、术中手术护理记录单、安全核查表、风险评估单为主要信息记录框架。

（一）护理电子病历构成

1. **手术交接记录单（术前、术后）** 其中术前手术交接包括病人一般信息、生命体征、术前准备情况、交接人员信息，术后手术交接单包含病人一般信息、术后相关情况、交接人员信息。手术交接记录设计跨部门交接过程，需要通过各部门审核。

2. **护理记录单** 护理记录单包括 8 个部分，分别为护理情况、送检标本、物品清点、实际手术名称核对、实际医生核对、电外科设备、切口等级及器械包使用记录。该记录单将会详细记录手术相关时间点、术中病人的体位、术中留取的标本、手术前后皮肤状况、术后病人的去向，以及一些特殊仪器，如电动气压止血仪等的使用情况、器械包的扫描登记记录和术中用具的清点核对情况等。巡回护士通过电脑填写表格的方式记录每次手术清点数值，电脑将会自动记录并绘制统计表，最后洗手护士与巡回护士在确认栏签字即可。

3. **三方核查安全表** 是麻醉实施前、皮肤切开前、病人离开手术室前的 3 个时间段由手术室护士、麻醉师、手术医生三者共同确认病人的各类信息，以保证手术病人、部位、方式的准确无误。

4. **风险评估单** 任何手术都存在一定风险，但风险的评估往往是由临床医生进行口头告知，一般为大概的评估，电子信息系统将常用手术存在风险及常用风险评估表进行添加，可以客观反映病人手术风险，在基于病人的一些基础生命体征情况下对病人手术的评估，以利于术中应对及术后的康复计划，减轻病人术后并发症的发生情况。

（二）系统设计要点

1. **字典维护** 为保证护理电子病历记录便捷，数据规范完整，在系统设计过程中应《医院等级评审标准（2011 版）》《中国医院 JCI 评审实施手册》等指南与标准，以及相关病历书写规范，建立标准词汇库，可由护理部定期维护，以保障字典专业性、准确性。

2. **系统增加特殊判断及限制** 根据病历质量管理要求，系统设置必选项，未完成无法保存病历文书，以保障病历完整性，减少记录差错及遗漏；同时根据记录内容可设置数据接口，连接相应数据库（比如人员库、LIS、PACS、电子病历等），完成触发自动调取相关记录内容。手术室病历文书涉及部门间信息传递，可根据手术交接流程，设置以部门为区分的特殊标记，做到电子病历的有效比对，以体现手术交接过程，为病历质量管理提供客观数据支持。

3. **录入方式** 目前常用的服务器控件为文本框、多行文本框、单选框、下拉框、多选框、标签、超链接 7 个服务器控件。电子病历设计过程中，应结合手术记录实际需求，全面考虑护理电子病历录入方式，确保录入方式多样化，操作便捷化。电子病历系统可根据这 7 个控件设计控件的动态添加、修改和删除，并通过数据库存储数据，动态生成控件并读取数据，进行修改、审核、删除。同时可根据不同手术方式设计记录模板，以方便实际操作。

4. **临床决策支持系统** 临床决策支持系统（clinical decision support system，CDSS），是一种通过数据、模型等，以人机交互辅助临床工作人员决策的计算机应用系统，是人工智能在医学中的运用。CDSS 主要功能包括：①提示。给临床人员提供相关的信息，帮助他们更好地决策、预防判断错误及改善医疗护理质量和结果。②干预包括指南、警示、方案/指令及分析病人数据的工具。系统建设过程中，可考虑构建手术护理专科的临床智能支持系统，以指导更专业、更便捷的手术护理工作。

5. **手持设备终端开发** 作为移动计算和无线网络技术典型代表的企业级掌上电脑（en-

terprise digital assistant,EDA),在欧美等发达国家已逐渐普及,同类技术也开始在国内一些大型医院逐渐应用。通过兼容性数据接口对接医院信息系统(HIS),配备 EDA 应用前端设备,可对应开发手术室护理电子病历的应用程序,以实现手术室护理电子病历的实时化和信息移动化。采用射频识别(radio frequency identification,RFID)腕带技术,手术室可护士通过扫描病人腕带上的条码,对病人身份进行核对,以保证手术准确性、安全性。

6. 监控数据实时自动采集　麻醉数据及监护仪相关生命体征是术中记录不可或缺的客观资料。手术室信息化建设过程中,应考虑监控数据实时自动采集,并存储至医院信息系统中,从而保证数据的客观性,麻醉监护的实时性与连续性,规范手术医疗文书的标准化书写,提供真实有效的客观数据。

四、物品追溯管理系统

随着医院规模及诊治范围的不断扩大,手术室物品种类及数量也随之扩充,其中包括仪器设备、手术器械、一次性物品、高值耗材、药品等。手术室物品管理是手术室管理的工作重点,应用信息化手段,有助于物品管理的高效有序,避免了医疗差错,保障了手术室正常运行。

(一) 物品管理系统设计要点

1. 二级库房管理　仓库管理指对仓储货物的收发、结存等活动的有效控制,其目的是为企业保证仓储货物的完好无损,确保生产经营活动的正常进行,并在此基础上对各类货物的活动状况进行分类记录,以明确的图表方式表达仓储货物在数量、品质方面的状况,以及目前所在的地理位置、部门、订单归属和仓储分散程度等情况的综合管理形式。物品管理系统设计时,参考仓库管理的模式,以医院为一级库房,手术室作为二级库房,进行手术室物品的管理。

(1)购进管理方法:根据申购电子订单,采用电子文档对相关证件进行审核备案,应用信息化管理软件对耗材进行编号,输入标题、存档,建立数据库;随时可对相关证件核对、查询。

(2)"二级库房"高值耗材的信息化管理:根据高值耗材的种类、用途、使用频率进行规范领取、入库登记、核查、统计、补充、盘点。如病人手术需要使用某种耗材,由经治医生网上提交所需耗材信息,专管人员在二级库中调取所需高值耗材,使用后进行收费。

(3)相关证件管理:对其进行电子备份。

2. 物联网技术应用　物联网是通过 RFID(射频识别)、红外感应器、全球定位系统、激光扫描器等信息传感设备,按约定的协议把任何物品与互联网联接起来,进行信息交换与通讯,以实现智能化识别、定位、追踪、监控和管理的一种网络技术,它是在互联网基础上延伸和扩展的网络。目前对于手术器械及一次性无菌物品均采用物联网技术完成监控,每次手术后,供应室将使用过的手术器械收集、洗净、分类包装,经严格灭菌消毒后再准备供给新的手术使用。给手术器械包配带一个条码或 RFID 标签,负责采集和存储手术包流程的信息,包括手术器械种类和编号、数量、包装人员编号、包装日期、消毒日期、手术包类型等。医院手术器械安全追溯信息管理系统,详细记录了每一位手术病人的手术器械物品使用情况。供应室方在清洗消毒与打包灭菌环节分别予以录入确认,确保每一件无菌物品每一个器械包做到有效管理,责任到人。手术室方在使用登记环节也做到严格录入,发现问题及时进行追溯检查,确定责任方。

3. 手持设备终端开发　为实现手术室物品管理的实时性、信息移动化,开发系统过程中,也需要兼顾手持设备终端的开发,以满足日常物品管理的需求,同时结合 RFID 标签扫码,能更好地做到物品匹配,实施有效追溯。

4. 费用管理　结合各地区所在卫生行政部门规定的医疗卫生服务价格标准,建立费用数据库,将标准中所有的手术类项目包含在手术室信息系统中,收费项目自动绑定费用类型,如为医保收费项目则绑定医保唯一码,以确保费用准确性。由于手术种类多,收费项目繁杂,本科根据专科手术材料使用相对固定的特点,设立了常用项目模块,又根据医保、自费、军免进行了细分,将允许收费的一次性耗材按每个专科的类别制订专科手术收费模块,并将各个模块类别包含在手术室收费系统中,手术室可以直接维护删除或添加一次性消耗材料项目,便于及时更新收费模块。为确保手术费用准确性,可通过信息化手段,设置费用检测功能,手术完成后可自动触发检测收费项目,以避免漏收费和错收费。

（二）物品管理功能模块的作用

1. 实现物品管理的动态管理　通过物品管理程序,能随时调取手术物品的库存数据、消耗流向数据、使用频率、周转快慢等多种数据和信息,可为医院采购中心指定采购计划提供客观数据,以满足临床需求,同时加速医院流动资金的周转。

2. 增加手术收费的透明度,避免漏收费和错收费　巡回护士收费完毕进行确认前,可点击病人的基本信息,查看未结费用,然后进行确认,确认后再次查看未结费用,费用有变化且与手术费相同,则费用自动记入病人账户。这样就杜绝了漏收手术费的现象。病人及家属可在病区、住院收费处或自助查询机上查询手术费用,增加手术收费透明度,手术医生和病人对手术收费进行监督,避免乱收费现象发生。

3. 提升管理质量,提高工作效率　通过信息化手段可实现物品管理的电子化,操作便捷;耗材统计、核查、库存查询简单、快捷,数据清晰、准确,既减少了工作环节,缩短了工作时间,避免操作差错,同时为物品采购提供客观依据。

五、手术室移动护理

随着医院网络信息化建设的快速发展。跨机构医疗信息共享和业务协同服务进一步推进,无线移动诊疗方式已成为电子医务发展的又一趋势,它实现了医院信息系统,向病房的延伸和扩展。为进一步提升手术室信息化水平,移动护理将是未来手术室信息化建设的必经之路。

结合实际手术步骤和工作内容,移动护理除电子病历模块外,可按以下功能模块进行设计开发:手术核查、器械清点、医嘱执行、物品追溯、质量监控、标本发送及接收等。

（一）系统架构设计

参考目前常用的系统开发环境及系统开发架构,移动护理功能常以 SQL Server、Oracle 数据库为基础数据处理平台,采用目前主流开发语言 C 语言,通过与医院信息系统（HIS）进行兼容性接口对接,通过手持设备 EDA、移动护理车等进行数据采集、展示与查询,实现流程互通和数据共享。

（二）系统设计要点

1. 手术核查　通过二维条码或 RFID（射频识别）标签制作病人手腕带,关联病人信息,在手术病人交接时,使用 EDA 进行扫描识别,完成病人身份识别及手术核对,同时关联护理电子病历,可查询病人相关手术信息。

2. 医嘱执行 当麻醉医生下达术中医嘱时,巡回护士使用 EDA 扫描病人腕带,对病人身份及其临时医嘱信息进行匹配,并自动记录操作者代号、药品明细、给药时间、执行有效期等信息,生成统计报表,支持术中医嘱单书写与打印;为保证医嘱执行规范,可设置超时提醒,对超时执行的医嘱(如>15min)进行自动干预。

3. 手术器械清点与记录 通过 EDA 扫描病人腕带和手术器械包二维条码或 RFID 表情,将手术包与病人进行自动绑定,生成该病人本次的手术器械清单。巡回护士与器械护士据此清单共同清点核对,术毕点击打印自动生成标准化器械清单存入病历中。同时,在手术器械清单上预留空格栏,可对术中临时添加的器械种类或数量进行书写记录。对无菌器械包的基本情况、动态状况、预报警提示进行管理和检索,即时提供手术包数量、流向、手术间占用情况、低储或过期预警等。

4. 质量监控 根据手术室专科护理质量监控要求,开发移动护理端质量管理表单,建立专科护理的评估量表、质量评价量表、临床护理信息速查等子目录,采用打钩方式进行填写。其中,护理评估量表包括手术病人压力性损伤风险因素评估表、全身麻醉恢复期评估量表和出室标准等,帮助护士对病人病情做客观评价和效果跟踪。后续可对客观数据进行统计分析,为手术室质量监控提供依据。

5. 标本发送及接收 手术病理标本管理是手术室护理工作中非常重要的一项内容,为病理诊断和术后病人进一步的治疗提供依据。通过使用信息技术对标本申请、标本收集、标本核对、标本接收等重点环节进行信息化管理,记录每个操作环节的时间、地点和人员等关键信息。开发 EDA 终端发送程序时,采用二维码或 RFID 标签的形式匹配病理标本,由系统自动核对、自动记录标本核对相关信息,核对后的标本送到病理科后,由病理科人员通过扫描枪依次读取每个标本袋标签的条码和接收核对人员的工作卡,确认标本数量进行标本接收操作。同时,接收信息实时传回到手术室,医护人员可在 EDA 上查询病理标本处理信息,确保标本及时处理。

6. 血制品 手术室是病人的抢救重地,手术时输血过程是否顺利直接关系到手术的效果,因而手术室血制品管理应受到充分的重视。手术室血制品管理可采用闭环管理模式,按照国家对医院输血及医院管理要求,同时结合各自医院特有的输血流程进行信息化管理。在医院信息系统护士工作站的基础上,可以利用无线网络技术,连接相应数据库,结合 EDA 实现手术室护士的输血操作,通过对应血袋、病人腕带等二维码扫码识别技术实现病人与输血医嘱唯一关联,杜绝输血人工核对造成的不良后果,达到手术室输血流程可追溯及数据信息互联共享,避免差错事故,保证手术室用血安全。手术室输血流程主要包括输血申请、血制品发送/接收、血制品输注(核对/执行)、输血巡视记录等。输血申请过程中,移动护理系统应与 HIS 系统、实验室信息管理系统(LIS)及输血管理系统通过接口实现互联互通,确保交叉配血信息核对过程无误。血制品发送/接收过程,采用扫描血袋上产品码和血袋号的形式,将发送/接收环节进行实时推送及确认,同时获取交接时间以便追溯。血制品输注过程中,自动生成输血核对单,输血前通过扫描手术病人手上的腕带,同时扫描血袋号和产品码,来核对匹配血袋信息和病人身份的一致性和输血医嘱及血袋的唯一性,同时关联血制品总量,确保执行过程,以提高血制品输注的精准性。输血巡视过程可设置输血开始前、输血开始、输血后 15min、输血时、每小时、输血结束时输血结束后 4h 及输血不良反应等中间环节,使用 EDA 进行巡视,并完成相关输血记录,同时设置相关的提醒和铃声,提高巡视完成度。

(三) 移动护理功能模块的作用

1. 保障病人安全　EDA 设备携带方便,操作简单、准确、快捷,录入及时,手术室信息管理系统设计严谨、合理,确保病历客观、真实、即时、准确,管理者可以随时在系统内查询工作人员核对工作是否及时和正确。当病人进入手术室后,护士对病人信息进行人工和电子双重核对,每次核对系统内均有详细记录,包括核对内容、时间和核对人员信息,最大限度地避免护理差错事故发生,充分保障病人的安全。

2. 提高工作效率　手术室移动护理功能模块提高了护理文书的书写速度和医嘱的执行速度,巡回护士可以有更多的时间密切观察手术进展情况,集中注意力配合外科医生进行手术。通过使用 EDA 扫描无菌物品条形码标签,自动接收无菌物品,方便快捷,减少了人工逐一核对工作,既加快了接收速度又提高了正确率。部分病人因急需抢救生命,在实验室检查结果报告之前。可以先送入手术室进行抢救,通过系统数据接口对接,可以及时、准确获知实验室检查结果,提高了诊疗效率,为抢救赢得了时间。通过移动护理的方式实现的病理标本信息化管理,大力提高病理标本管理工作的准确性和时效性,并且实现了病理标本监管工作的实时性和便捷性。

六、外接设备应用及人机交互

(一) 外接设备在手术室信息化中的应用

为进一步实现手术过程管理,可通过外接信息屏显实现手术过程的实时查询、显示和追踪。在家属等候区中设置病人手术进程的外接信息屏显,让病人家属在等待手术过程中,可实时查看手术进程,对缓解等待过程中的压力和焦虑起到很好的促进作用,提高了病人及家属的满意度。手术交接区域设置交接任务屏显,可实时掌握病人转运信息,为手术室正常、快速运转提供保障。

通过手术室入口安装的指纹触摸考勤机,对进出手术室的人员进行严格控制,并准确记录医生进入手术室的时间,以确保第一台手术能够按时开始。医生手指触摸的同时,考勤机旁边的液晶屏上会同时显示该医生当天手术安排的所有信息。

手术室更衣区域设置更衣系统、智能鞋柜,结合 RFID 技术及物联网技术,既可实现手术室物品管理,提供人员考勤数据,也可为手术室管理及医院质量管理部门提供客观监控数据,为开展手术室相关持续质量改进项目提供支持。

(二) 人机交互

人机交互是指人与计算机之间使用某种对话语言,以一定的交互方式,为完成确定任务的人与计算机之间的信息交换过程。在手术过程中,需要使用大量的医疗器械和仪器,往往操作这些器械需要调试,花费一定的时间。另外,在手术进行时,注意力集中压力大,易产生操作失误等问题。因此,需要研究手术室医疗仪器和器械的智能人机交互方法。实现器械语音交互、手势交互、自动移动、触屏交互等现代人机交互方式。手术机器人代表医疗器械智能化水平和人机交换的最高水准,其中以达·芬奇机器人为代表。达·芬奇手术机器人是一种高级机器人平台,其设计的理念是通过使用微创的方法,实施复杂的外科手术。达·芬奇手术机器人是当今最先进的微创外科治疗平台,它使外科手术的精度超越了人手的极限,对整个外科手术观念来说是一次革命性的飞跃,特别是泌尿外科,更成为微创手术的精英领域,病种适应非常广泛。医生、机器人协作共同完成手术将是一个巨大的挑战和未来必然的发展方向,实现人机一体化,取长补短,且机器人可以通过协作进行知识积累,学会新的手术操作技能。此外,手术室环境(包括温度、湿度等指标)十分重要,可以通过先进的传感器技术和智能人机交互手段,实现对室内气候的自动化控制,即可达到手术室环境要求又能节约能源,为实现医院节能减排目标作出实质性的工作。

事物的发展总是有个过程。我们从纯手工计算数据到计算机单机化操作,再到实现网络化,实现了质的飞跃。手术室信息化建设在促进手术室精细化管理中意义重大,但我们要看到手术室信息化建设非一朝一夕就可成功。在系统研发过程中,切记应以医院业务流程及规章制度为依据、临床需求为导向、信息技术为辅助手段、项目管理为实现方式,与时俱进,紧跟国内外先进指南和标准,逐步形成一套实用性强,功能扩展性高,业务高度集成化,数据高度整合化,追求信息互联互通,可实现持续质量改进,适合自身业务发展的手术室信息管理系统。

(黄　晨　吴英俊)

第三节　手术室信息化建设的优势和展望

手术室信息化建设程度代表手术室现代化管理水平高低和服务能力的多少。因此,各级手术室把信息化建设作为手术室工作重点,它是手术室发展的重要标志。信息化能简化管理流程,逐步使手术室的管理现代化、科学化、规范化,从而实现手术室管理向低成本、高效率的模式转变。成功的手术室信息化建设会给手术室带来巨大的效益。

一、手术室信息化建设的优势

(一)信息化建设对手术室管理的作用

1. 提升手术室整体服务质量　采用信息化手段可构建正规化、现代化的手术室管理模式,提升医院整体医疗服务质量,提高病人及家属就医满意度,从而提升医院社会效益。

2. 资源合理利用　手术室信息化建设实现了人、财、物的规范化管理,内部解决了复杂的手术流程带来的管理漏洞和业务盲区。通过合理的人员分配,手术室医护人员按需排班,弹性排班,提高了人员利用率;通过实时的耗材监控,手术室材料流动可实施追溯,保证供应的同时,避免不必要的浪费,增收节支效益显著。应用物联网技术及 RFID 技术,可对手术室药品进行追溯管理,为手术室内合理安全用药提供了有力保障。

3. 提供辅助决策支持　手术室信息系统的应用,可自动抓取各流程节点数据,提供持续质量改进的客观数据,通过统计分析,可大幅提高管理数据的准确性和实时性。通过信息系统,可实现无纸化、高度共享化的信息传递,缩短了决策周期,节约日常办公过程中人工消耗,降低管理成本。从根本改变管理者决策的方式和手段,可供决策者及时调整人员和物资的安排。

手术室信息化建设,使手术室的工作流程、人员的思维方式、管理模式均发生变化,逐步转向高效信息化。其最基本的要求是提高管理的反应速度和管理的效率,摆脱传统公文式的管理模式,以适应现代医院发展的需要。

(二)信息化建设对医疗工作的作用

1. 信息互联互通　手术室信息化建设,可促进病人诊疗手术过程的信息传递,通过信息系统功能的延伸,医护人员可在手术过程中即时查看病人相关就诊信息,检索医药文献数据库或临床信息数据库,查询病案、药典,查看影像辅助检查资料,有助于提高诊疗技术,避免医疗差错。病人诊疗全流程信息的互联互通,有助于提升医疗工作延续性、完整性。

2. 提高医疗文书质量 随着举证倒置的实施,医疗的发展,要求建立手术病人相关的医疗档案更精确、更详细。实现手术室的全面信息化,极大地降低护士的手工书写和护理文书的压力,减少重复抄写工序,既避免了手工之误,又提高了护理文书的书写质量。

3. 保障病人安全 信息系统完善的三方核查确认及手术等级的身份确认,加强了医院围术期管理,保证手术质量和医疗安全,降低了手术风险,使手术分级管理落到了实处,是减少围术期医疗纠纷,杜绝超执业范围手术的重要手段,对防止因职称、资历与手术技术高低不平衡而直接产生的技术性医疗事故有重要意义。

4. 规范医疗行为 手术室信息化建设加强了对病人就诊过程中挂号、病历、处方的管理,使业务更加透明化,从根本杜绝了管理过程中出现的不当行为,减少了医疗纠纷,同时可以帮助手术室实现对医务人员工作的考核管理,动态了解手术室的经营状况,同时也从侧面减少了手术室处方的流失,提高了手术室综合管理效益与经济效益。

5. 转变医疗工作模式 信息系统通过与临床监护设备的连接,实时采集与病人手术全过程有关的所有临床信息,并实时显示趋势图。运用信息化后,信息系统自动记录病人的各项生命体征变化,并描记到麻醉记录单上,自动生成麻醉记录单、手术护理记录单、器械清点单,由于病人各项生命体征指标和医学图像的存储及传输网络化,使临床工作效率极大提高,大大缩短了手术室工作人员的间接工作时间,增加了为病人服务的时间,保证了手术安全。

6. 提升科研、教学能力 手术室信息化大大提高了医学情报工作的工作效率和服务范围,促进了医院科研工作。医学科研离不开医学情报工作,医学情报研究历来是医学科研工作的先行者,国内外医学科学技术新的突破口无一例外地起源于医学情报研究。目前,医学情报检索、查新以及定题情报跟踪服务成为医学科研的常规需求,医院信息系统已经成为医院科研工作的重要支撑系统。手术室信息化也大大方便了医院教学工作,不仅通过网络提供了丰富的病案、医学图像、最新的临床数据资料等,使教学过程变为多媒体可视化,极大地扩展了教学资源;而且通过视频转播实现手术、治疗的非现场观摩教学以及远程医疗服务等方式,提供了一种全新的教学模式,提高了医院教学工作的绩效,起到对医院教学工作现代化的支撑作用。

二、未来手术室信息化建设

借助信息化手段对手术室进行科学管理,规范医疗行为,是现代化手术室管理值得深思的问题。信息系统在手术室的全面实施,将是现代化科技发展的必然趋势。经过近年信息化在手术室管理实践中应用,让我们看到信息化在实际工作中虽然有一定的局限性,但也有很大的应用前景,有待于我们在管理工作的其他方面进行进一步的开发和应用,充分发挥网络信息技术的效能,使手术室的管理工作更加科学化、规范化和专业化。

手术室信息化管理进展情况就整体水平而言,国内外差距较大。结合国内外情况,我们可以考虑从以下几方面加以改进。

1. 手术排班改进与优化 国外手术室管理者非常重视科学安排工作流程,制订合理的工作程序,并利用对手术时间的记录、监测与分析,运用手术标准时间来协助安排手术。在此方面国内相关研究相对较为薄弱,缺少数字化的手术时间信息资料,对手术信息数据的挖掘力度不够,缺乏较为系统的综合性研究以及量化分析研究。经验型调控仍为目前国内较为常用的方法。普遍存在手术安排不尽合理、时间延误、工作效率不高等现象,影响了手术室的使用效率。充分利用信息系统提供的数据进行量化分析,综合考虑多方面因素实现动态排班,提高护理人力、资源利用率是今后的努力方向。

2. 实施过程管理　如何借助信息手段实施过程管理、规范医疗行为是值得我们深思的问题。各所医院借助信息化手段对手术室进行了科学管理,取得了一些成效,但很少涉及手术全过程。在开展手术室信息化建设时,应以病人为中心,将过程管理延伸到手术全过程中。例如,在术前准备及术后随访过程中,可设置病人满意度监测指标,再进行分析并不断进行整改,满足不同病人需求,使手术质量始终处于动态监控中。可采用节点控制法,监测手术过程中的高危点或工作量较大以及医疗机构能掌控的结果部分,对重点环节进行监控、把握。例如:手术过程中,可从临床医生、巡回护士、洗手护士和麻醉师4个主要方面入手,根据病种制订具体化、个体化的手术路径,将以往的习惯性行为规范为标准的操作常规并形成制度,由自发行为转变成自觉行为。督促手术医生严格按照手术临床路径进行规范化、标准化操作,对违规操作及时实施干预、提示。器械护士和巡回护士则根据医生操作进行相应的配合,将术中操作步骤规范化、流程化,减少由于操作延误或不当对病人造成的影响。

3. 信息化建设标准化　信息标准化和规范化一直是医院信息化建设的主要瓶颈,手术室信息化建设过程中也不例外。医院信息标准化是利用科学理论和实践经验,对医院信息的产生、识别、获取、检测、转换、输出等信息技术进行系统化、规范化的处理。医院信息标准化主要是指某一医院内部医疗信息编码的统一,比如:药品编码、电子病历、数据结构等信息的统一,进而应用医院电子信息交换标准(HL7 标准)、数字医学图像通信标准(DICOM)、医学术语标准化 SNOMED 等积极构建数字化医院。目前,国内的软件开发商和医院大多根据自己的技术水平和实际需求建立相应的医疗信息系统,这样导致医院缺乏统一长远的标准,长此以往,势必影响手术室信息化建设的规范化、标准化。在未来手术室信息化建设过程中,应紧跟医院信息化的功能规范和标准建设的步伐,逐步构建手术室信息化标准体系,为手术室管理提供标准化支持。

4. 多部门协同监管　由于医院各部门职能、关注点不同,管理出现断层,无法保证病人医疗信息的整体性和连续性。手术过程作为医疗行为的集中体现点,手术室作为多部门协作的交叉部门,更是受到管理断层的影响。在手术室信息化建设过程中,应特别考虑,以顶层设计的理念,借助信息手段,建立综合信息平台,解决各业务系统之间信息孤岛问题,将手术室业务流程以多部门协同的模式进行监管,真正做到以病人为中心,最大限度地预防医疗差错,提高医疗质量。在医院感染防治过程中,手术室作为关键部门,不应局限于以前的纵向管理、事后管理,而是从围术期的每个相关环节入手,综合考虑与医院感染的相关因素并进行过程化管理。通过信息化手段,对手术间环境、消毒状况、手术器械消毒灭菌情况进行综合评估,自动抓取客观数据,指导手术过程,规范术中操作,事后及时反馈,形成良性反馈,降低医院感染率。

5. 手术室信息化人才培养　手术室管理具有复杂化、精细化、规范化、制度化、人性化的特点,这就需要在手术室信息化建设过程中,手术室业务人员参与到项目开发过程中来,从而提高手术室信息化管理项目的临床匹配度。为实现此目的,培养临床业务与信息技术相结合的复合型人才,将是未来手术室信息化建设的发展趋势。

　　信息化系统在手术室的应用,实现了手术室和临床科室的无缝对接,信息使用更加灵活,更加便捷。这也是全球信息化在医疗行业的一个新的延伸,这其中会出现一些问题,这也是新技术的应用所必须承担的,不过我们更加有理由相信,信息化系统在手术室的应用定会展露它的光芒,推动手术室、整个医院乃至整个医疗行业的快速发展!

(黄　晨　吴英俊)

第五篇　手术室专科技术体系及发展

第十二章

手术室专科护理技术体系

第一节　无菌技术

一、概念及规定

（一）概念

1. 无菌技术（aseptic technique）　指在医疗、护理操作过程中，防止一切微生物侵入人体和防止无菌物品、无菌区域被污染的技术。

2. 无菌区（aseptic area）　指经过灭菌处理且未被污染的区域。

3. 非无菌区（non-aseptic area）　指未经灭菌处理，或虽经灭菌处理但又被污染的区域。

4. 无菌物品（aseptic supplies）　指经过物理或者化学方法灭菌后，未被污染的物品。

5. 非无菌物品（non-aseptic supplies）　指未经灭菌处理，或虽经灭菌处理后又被污染的物品。

（二）无菌技术操作原则

1. 操作环境清洁且宽敞。

2. 操作室应清洁、宽敞、定期消毒；无菌操作前半小时停止清扫、减少走动，避免尘埃飞扬。

3. 操作台清洁、干燥、平坦，物品布局合理。

（三）工作人员仪表整洁

无菌操作前，工作人员应着装整洁、修剪指甲、洗手、戴口罩，必要时穿无菌衣、戴无菌手套。

（四）无菌物品管理有序规范

1. 存放环境　适宜的室内环境要求温度≤27℃，相对湿度≤60%；无菌物品应存放于无菌包或无菌容器内；并置于高出地面20cm、距离天花板超过50cm、离墙面远于5cm处的物品存放柜或架上，以减少来自地面，屋顶和墙壁的污染。

2. 标识清楚　无菌包或无菌容器外需标明物品名称、灭菌日期；无菌物品必须与非无菌物品分开放置，并且有明显标志。

3. 使用有序　无菌物品按失效期先后顺序摆放取用；必须在有效期内使用，可疑污染、污染或过期应重新灭菌。

4. 储存有效期　如符合存放环境要求,使用纺织品材料包装的无菌物品有效期宜为 1 个月;使用一次性医用皱纹纸、一次性塑料袋、医用无纺布或硬质容器包装的无菌物品,有效期宜为 6 个月;由医疗器械生产厂家提供的一次性使用无菌物品遵循包装上标识的有效期。

(五) 操作过程中加强无菌观念

进行无菌操作时,应培养并加强无菌观念:①明确无菌区、非无菌区、无菌物品,非无菌物品应远离无菌区;②操作者身体应与无菌区保持一定距离;③取、放无菌物品时,应面向无菌区;④取用无菌物品时应使用无菌持物钳;⑤无菌物品一经取出,即使未用,也不可放回无菌容器内;⑥手臂应保持在腰部或治疗台面以上,不可跨越无菌区,手不可接触无菌物品;⑦避免面对无菌区谈笑、咳嗽、打喷嚏;⑧如无菌物品疑有污染或已被污染,即不可使用,应予以更换;⑨一套无菌物品供一位病人使用。

二、手术室人员着装规范

(一) 着装原则

1. 工作人员由专用通道进入手术室,在指定区域内更换手术服装及拖鞋,帽子应当完全遮盖头发,口罩遮盖口鼻面部。特殊手术,如关节置换等手术建议使用全围手术帽。

2. 保持刷手服清洁干燥,一旦污染应及时更换。

3. 刷手服上衣应系入裤子内。

4. 内穿衣物不能外露于刷手服或参观衣外。

5. 不应佩戴不能被刷手服遮盖的首饰(戒指、手表、手镯、耳环、珠状项链),不应化妆、美甲。

6. 进入手术室洁净区的非手术人员可穿着隔离衣,完全遮盖个人服装,更换手术室拖鞋并规范佩戴帽子、口罩。

7. 手术过程如果可能产生血液、体液或其他污染物飞溅、雾化、喷出等情况,应正确佩戴防护用品。

8. 工作人员出手术室时(送病人回病房等),应穿着外出衣和鞋。

(二) 手术服装基本要求

1. 刷手服所使用的面料应具备紧密编织、落絮少、耐磨性强等特点。

2. 面料应符合舒适、透气、防水、薄厚适中、纤维不易脱落、不起静电等要求。

3. 手术室内应穿防护拖鞋,防止足部被病人体液、血液污染或被锐器损伤。拖鞋应具备低跟、防滑、易清洗消毒等特点。

4. 刷手服在每天使用后或污染时,应统一回收并送至医院认证洗涤机构进行洗涤。

5. 洗涤后的刷手服应使用定期清洁、消毒的密闭车或容器进行存放、转运。

6. 无菌手术衣应完好无破损且系带完整,术中穿着应将后背完全遮盖并系好系带。

(三) 注意事项

1. 刷手服及外科口罩一旦被污染物污染或可疑污染时,须立即更换。

2. 外科口罩摘下后应及时丢弃,摘除口罩后应洗手。如需要再次使用时,应将口罩内面对折后放在相对清洁的刷手服口袋内。

3. 工作人员穿着保暖夹克为病人进行操作时,应避免保暖夹克污染操作部位。

4. 如工作人员身体被血液、体液大范围污染时,应淋浴或洗澡后更换清洁刷手服。

5. 使用后的刷手服及保暖夹克应每天更换,并统一回收进行清洗、消毒,不应存放在个人物品柜中继续使用。

6. 手术帽每天更换,污染时应立即更换。

7. 防护拖鞋应"一人一用一消毒"。

8. 外出衣应保持清洁,定期更换、清洗、消毒。

三、铺置无菌台规范

(一) 铺置无菌器械台的目的

使用无菌单建立无菌区域、建立无菌屏障,防止无菌手术器械及敷料再污染,最大限度地减少微生物由非无菌区域转移到无菌区域;同时加强手术器械管理。正确的手术器械传递方法,可以准确、迅速地配合手术医生,缩短手术时间,降低手术部位感染,预防职业暴露。

(二) 铺置无菌器械台的方法

1. 规范更衣,戴帽子、口罩。

2. 根据手术性质及范围,选择适宜的器械车,备齐所需无菌用品。

3. 选择近手术区较宽敞区域铺置无菌器械台。

4. 将无菌包放置于器械车中央,检查无菌包名称、灭菌日期和包外化学指示物,包装是否完整、干燥、有误破损。

5. 打开无菌包及无菌物品。

(1)方法一:打开无菌包外层包布后,洗手护士进行外科手消毒。巡回护士用无菌持物钳打开内层无菌单:顺序为先打开近侧,检查包内灭菌化学指示物合格后再走到对侧打开对侧,无菌器械台的铺巾保证4~6层,四周无菌单垂于车缘下30cm以上,并保证无菌单下缘在回风口以上。协助洗手护士穿无菌手术衣、戴无菌手套。再由巡回护士与洗手护士一对一打开无菌敷料、无菌物品。

(2)方法二:打开无菌包外层包布后,洗手护士用无菌持物钳打开内层无菌单(同方法一巡回护士打开方法),并自行使用无菌持物钳将无菌物品打开至无菌器械台内,再将无菌器械台置于无人走动的位置后进行外科手消毒,巡回护士协助洗手护士穿无菌手术衣,无接触式戴无菌手套。

(3)将无菌器械台面按器械物品使用顺序、频率、分类进行摆放,方便拿取物品。

(三) 铺置无菌器械台的注意事项

1. 洗手护士穿无菌手术衣、戴无菌手套后,方可进行器械台的整理。未穿无菌手术衣及未戴无菌手套者,手不得跨越无菌区及接触无菌台内物品。

2. 铺置好的无菌器械台原则上不应进行覆盖。

3. 无菌器械台的台面为无菌区,无菌单应下垂台缘下30cm以上,手术器械、物品不可超出台缘。

4. 保持无菌器械台及手术区整洁、干燥。无菌巾如果浸湿,应及时更换或重新加盖无菌单。

5. 移动无菌器械台时,洗手护士不能接触台缘平面以下区域。巡回护士不可触及下垂的手术布单。

6. 洁净手术室建议使用一次性无菌敷料,防止污染洁净系统。

7. 无菌包的规格、尺寸应遵循《医疗机构消毒技术规范》(WS/T367-2012)C.1.4.5 的规定。

（四）铺置无菌器械台的操作评分表

铺置无菌器械台操作评分表见表12-1。

表 12-1　铺置无菌器械台评价表

被考核者：　　　　　　考核者：　　　　　　考核时间：　　　　　成绩：

项目	流程及评价考核要点	分值	得分	备注
操作准备 10 分	着装规范,洗手衣、口罩、帽子穿戴整齐	5		
	摘除手部饰物,修剪指甲	5		
操作评估 5 分	周围环境宽敞明亮	5		
操作要点 65 分	根据手术的性质及范围,选择适宜的器械车,备齐所需无菌物品	5		
	选择近手术区较宽敞区域铺置无菌器械台	5		
	手部进行快速卫生手消毒后,将需要使用的一次性无菌物品放置在治疗车上,检查使用有效期,包装是否完整,有无破损	5		
	在治疗车上检查无菌包名称、灭菌日期和包外化学指示物包装是否完整、干燥,有无破损	10		
	将外包扫码标签撕下交给巡回老师	5		
	将大包放在器械桌中央,打开大包外层包布后,洗手护士用无菌持物钳打开内层无菌单:顺序为先开近侧,检查包内灭菌化学指示物合格后再走到对侧打开对侧,再打开左右两侧无菌单	10		
	洗手护士将无菌器械台置于无人走动的位置后进行外科手消毒	5		
	巡回护士将一次性无菌用物在无菌器械台上打开	5		
	洗手护士进行外科手消毒后,巡回护士协助其穿无菌手术衣,无接触式戴无菌手套	5		
	洗手护士将无菌器械面按器械物品使用顺序、频率、分类进行摆放,方便拿取物品	10		
质量评定 20 分	操作流程熟练、方法正确	10		
	开一次性物品无污染	10		

目的:

正确规范铺置无菌器械台。

注意事项:

注意肿瘤隔离原则,区域划分。

四、外科手消毒规范

（一）外科手消毒的目的

外科手消毒目的是消除或者杀灭手表面暂居菌,减少常居菌,抑制手术过程中手表面微生物的生长,减少手部皮肤细菌的释放,防止病原微生物在医务人员和病人之间的传播,有效预防手术部位感染发生。

（二）外科手消毒设施

1. 洗手池　应设在手术间附近,2~4 个手术间宜配置 1 个洗手池。洗手池大小、高低适宜,有防溅设施,管道不应裸露,池壁光滑无死角,应每日清洁和消毒。

2. 水龙头　数量和手术间数量匹配,应不少于手术间数量。水龙头开关应采用非手触式。

3. 洗手用水　水质应符合 GB5749《生活饮用水卫生标准》要求,水温建议控制在 32~38℃。不宜使用储箱水。

4. 清洁剂　术前外科洗手可用皂液。盛装皂液的容器应为一次性,如需重复使用应每次用完后清洁、消毒容器。皂液有浑浊或变色时及时更换,并清洁、消毒容器。

5. 干手物品　干手物品常用无菌巾,一人一用。

6. 消毒剂　消毒剂符合国家管理要求,在有效期内使用。用于外科手消毒的消毒剂主要有氯己定醇复合消毒液、碘附和 2%~4% 氯己定消毒液等,使用中注意以下事项:①外科手消毒剂能显著降低完整皮肤上的微生物,有广谱抗菌、快速、持久活性、无刺激性等特点,即刻杀菌和持久活性被认为是最重要的。②需为医务人员提供高效、刺激性低的外科手消毒剂,同时考虑他们对产品的触觉、气味和皮肤的耐受性。③应向厂家咨询手消毒剂、凝胶或酒精类揉搓剂与医院使用的抗菌皂液相互作用的简明信息。④外科手消毒剂的出液器应采用非手触式。消毒剂宜采用一次性包装,重复使用的消毒剂容器应每次用完后清洁与消毒。⑤外科手消毒剂开启后应标明日期、时间,易挥发的醇类产品开瓶后的使用期不得超过30d,不易挥发的产品开瓶后使用期不得超过 60d。⑥手刷应柔软完好,重复使用应一用一灭菌。⑦应配备计时装置,方便医务人员观察洗手与手消毒时间。⑧洗手池上方应张贴外科洗手流程图,方便医务人员规范手消毒流程。⑨洗手池正前方应配备镜子,用于刷手前整理着装。

（三）外科手消毒方法

1. 外科手消毒原则

（1）先洗手,后消毒。

（2）不同手术之间或手术过程中手被污染时,应重新进行外科手消毒。

2. 外科手消毒前的准备

（1）着装符合手术室要求,摘除首饰。

（2）指甲长度不应超过指尖,不应佩戴人工指甲或者涂指甲油。

（3）检查外科手消毒用物是否齐全及有效期。

（4）将外科手消毒用物呈备用状态。

3. 洗手方法

（1）取适量的皂液清洗双手、前臂和上臂下 1/3,认真揉搓。清洁双手时,应注意清洁指甲下的污垢和手部皮肤的皱褶处。

（2）流动水冲洗双手、前臂和上臂下 1/3，从手肘到手部，沿一个方向用流动水冲洗手和手臂，不要在水中来回移动手臂。

（3）使用干手物品擦干双手、前臂和上臂下 1/3。

4. 手消毒方法 常用方法包括免刷手消毒方法和刷手消毒方法。

（1）免刷手消毒方法：①冲洗手消毒方法。取适量的手消毒剂揉搓至双手的每个部位、前臂和上臂下 1/3，并认真揉搓 2~6min，用流动水冲净双手、前臂、上臂下 1/3，用无菌巾彻底擦干。流动水应达到 GB5749 的规定。特殊情况水质达不到要求时，手术医生应在戴手套前，应用醇类消毒剂再消毒双手后戴手套。手消毒剂的取液量、揉搓时间及使用方法应遵循产品的使用说明。②免冲洗手消毒方法。取适量的手消毒剂涂抹至双手的每个部位、前臂、上臂下 1/3，并认真揉搓直至消毒剂干燥。手消液的取液量、揉搓时间及使用方法遵循产品的使用说明。

（2）涂抹外科手消毒液：①取免冲洗手消毒剂与一侧手心，揉搓一侧指尖、手背、手腕，将剩余手消毒液环转揉搓至前臂、上臂下 1/3；②取免洗手消毒剂与另一侧手心，步骤同上；③最后取手消毒剂，按照六部洗手法揉搓双手至手腕部，揉搓至干燥。

（3）刷手消毒方法：①清洁洗手。②刷手。取无菌手刷，取适量洗手液或外科手消毒液，刷洗双手、前臂、上臂下 1/3，时间约 3min（根据洗手液说明）。刷时稍用力，先刷甲缘、甲沟、指蹼，再由拇指桡侧开始，渐次到指背、尺侧、掌侧，依次刷完双手手指。然后再分段交替刷左右手掌、手背、前臂至肘上。刷手时注意勿漏刷指尖、腕部尺侧和肘窝部。用流动水自指尖至肘部冲洗，不要在水中来回移动手臂。用无菌巾从手至肘上依次擦干，不可再向手部回擦。拿无菌巾的手不要触碰已擦过的皮肤的巾面。同时，注意无菌巾不要擦拭未经刷过的皮肤。同法擦干另一手臂。

5. 外科手消毒的注意事项

（1）在整个过程中双手应保持位于胸前并高于肘部，保持手尖朝上，使水由指尖流向肘部，避免倒流。

（2）手部皮肤应无破损。

（3）冲洗双手时避免溅湿衣裤。

（4）戴无菌手套前，避免污染双手。

（5）摘除外科手套后应清洁双手。

6. 外科手消毒剂开启后应标明日期、时间，易挥发的醇类产品开瓶后的使用期不得超过 30d，不易挥发的产品开瓶后使用期不得超过 60d。

（四）外科洗手操作评分表

外科洗手操作评分表见表 12-2。

表 12-2 外科手消毒评价表

被考核者： 考核者： 考核时间： 成绩：

项目	流程及评价考核要点	分值	得分	备注
操作准备 10 分	着装规范，洗手衣、口罩、帽子穿戴整齐，摘除手部饰物，修剪指甲	5		
	备齐用物、检查各用物有效期（含洗手液、消毒剂、无菌擦手巾）	5		

续表

项目	流程及评价考核要点	分值	得分	备注
操作评估5分	检查消毒用物、流动水、洗手设备呈备用状态	5		
操作要点70分	打湿双手取适量的洗手液进行初步洗手,按照七步洗手法清洗双手、前臂和上臂下1/3	10		
	流动水冲洗双手、前臂、上臂下1/3,冲洗干净后用无菌擦手巾彻底擦干双手、前臂、上臂下1/3	10		
	注意清洁指甲下的污垢和手部皮肤的皱褶处	10		
	取适量的消毒液,按照七步洗手法揉搓双手、前臂和上臂下1/3	10		
	流动水冲洗双手、前臂、上臂下1/3,冲洗干净后用无菌擦手巾彻底擦干双手、前臂、上臂下1/3(流动水冲洗时指尖向上,肘部置于最低位,不得反流)	10		
	取适量的消毒液,按照七步洗手法揉搓双手、前臂揉搓直至消毒剂干燥	10		
	最后取适量的消毒液按照七步洗手法加强揉搓双手至腕部,揉搓至干燥	5		
质量评定15分	操作流程熟练、方法正确、洗手充分、达到要求时间与范围	10		
	洗手过程无重复污染	5		

目的:
正确规范进行外科手消毒。
注意事项:
1. 注意冲洗原则,洗手时间。
2. 外科手消毒剂有效期。

五、穿无菌手术衣规范

(一) 穿无菌手术衣目的

穿无菌手术衣目的是避免和预防手术过程中医护人员衣物上的细菌污染手术切口,同时保障手术人员安全,预防职业暴露。

(二) 穿无菌手术衣方法

1. 穿无菌手术衣

(1)拿取无菌手术衣,选择较宽敞处站立,面向无菌台,手提衣领,抖开,使无菌手术衣的另一端下垂。

(2)两手提住衣领两角,衣袖向前位将手术衣展开,举至与肩齐平,使手术衣的内侧面向自己,顺势将双手和前臂伸入衣袖内,并向前平行伸展。

(3)巡回护士在穿衣者背后抓住衣领内面,协助将袖口后拉,并系好领口的一对系带及左页背部与右侧腋下的一对系带。

(4)应采用无接触式戴无菌手套。

（5）解开腰间活结，将右叶腰带递给台上其他手术人员或交由巡回护士用无菌持物钳夹取，旋转后与左手腰带系于胸前，使手术衣右叶遮盖左叶。

2. 协助穿无菌手术衣

（1）洗手护士持无菌手术衣，选择无菌区域较宽敞的地方协助医生穿衣。

（2）双手持号码适中的手术衣衣领，内向朝向医生打开，护士的双手套入手术衣肩部的外面并举至与肩齐平。

（3）医生面对护士跨前一步，将双手同时伸入袖管至上臂中部，巡回护士协助系衣领和腰带。

（4）洗手护士协助医生戴手套并将腰带协助打开拽住，医生自传后自行系带。

3. 脱无菌手术衣方法 原则是由巡回护士协助解开衣领系带，先脱手术衣，再脱手套，确保不污染刷手衣裤。

4. 穿无菌手术衣注意事项

（1）穿无菌手术衣必须在相应手术间进行。

（2）无菌手术衣不可触及非无菌区域，如有质疑立即更换。

（3）有破损的无菌衣或有可疑污染时立即更换。

（4）巡回护士向后拉衣领时，不可触及手术衣外面。

（5）穿无菌手术衣人员必须带好手套，方可解开腰间活结或接取腰带，未戴手套的手不可拉衣袖或触及其他部位。

（6）无菌手术衣的无菌区范围为肩以下、腰以上及两侧腋前线间。

（三）穿无菌衣考核标准

穿无菌衣考核标准见表12-3。

表 12-3 穿无菌手术衣评价表

被考核者： 考核者： 考核时间： 成绩：

项目	流程及评价考核要点	分值	得分	备注
操作准备5分	仪表端庄，着装符合要求，无菌手术衣、无菌器械桌、无菌持物钳	5		
操作评估5分	操作环境宽敞、明亮，温度、湿度适宜，手术衣符合无菌标准	5		
操作要点70分	外科手消毒后拿取无菌手术衣，选择较宽敞处站立，面向无菌台，手提衣领，抖开，使无菌手术衣的另一端下垂	10		
	两手提住衣领两角，衣袖向前位将手术衣展开，举至与肩同齐水平，使手术衣的内侧面面对自己，顺势将双手和前臂伸入衣袖内，并向前平行伸展	15		
	巡回护士在穿衣者背后抓住衣领内面，协助将袖口后拉，并系好领口的一对系带及左页背部与右侧腋下的一对系带	15		
	应采用无接触式戴无菌手套	15		
	解开腰间活结，将右叶腰带递给台上其他手术人员或交由巡回护士用无菌持物钳夹取，旋转后与左手腰带系于胸前，使手术衣右叶遮盖左叶	15		

续表

项目	流程及评价考核要点	分值	得分	备注
质量评定20分	操作流程熟练、方法正确	10		
	穿衣过程无重复污染	10		

目的：

正确规范穿脱无菌手术衣。

注意事项：

1. 正确穿脱无菌手术衣地点、方法。

2. 注意无菌区域、范围,若污染,应及时更换。

六、戴无菌手套规范

(一) 目的

预防病原微生物通过医务人员的手传播疾病和污染环境,适用于医务人员进行严格的无菌操作时,接触病人破损皮肤、黏膜时。

(二) 操作步骤

1. 传统式戴手套法

(1)操作人员穿戴好无菌手术衣。

(2)将手套外包装纸摊开放于无菌桌面上,一只手拿取手套的反折面,另一只手伸入手套内。戴手套的手伸入另一手套的反折面里面,提起手套,将另一手伸入。

(3)用手束住袖口,将手套反折部翻起套住袖口,然后用无菌盐水冲洗双手。

2. 无接触式戴手套法

(1)穿无菌手术衣时双手不露出袖口。

(2)隔着衣袖取一只无菌手套。

(3)手套的指端朝向前臂,拇指相对。

(4)反折边与袖口平齐,隔衣袖压住手套边缘,另一只手协助翻起反折面,套住袖口,手伸入手套内。

(5)同法戴另一只手套。整理手套,调整衣袖,使双手舒适。

(三) 注意事项

1. 传统戴无菌手套 应注意未戴手套的手不可接触手套外层,已戴手套的手不可接触未戴手套的手及手套的反折部。

2. 无接触式戴手套

(1)双手不得伸出袖口外,所有操作双手均在衣袖内。

(2)向近心端拉衣袖时用力不可太猛,袖口拉到拇指关节处即可。

(3)戴手套时,将反折边的手套口翻转过来包裹住袖口,不可将腕部裸露。

3. 感染、骨科等手术时手术人员应戴双层手套,有条件内层为彩色手套。

(四) 无接触式戴手套操作考核

无接触式戴手套操作考核见表12-4。

表12-4 无接触式戴无菌手套评价表

被考核者： 考核者： 考核时间： 成绩：

项目	流程及评价考核要点	分值	得分	备注
操作准备20分	仪表端庄，着装符合要求	10		
	无菌手套、无菌器械桌	10		
操作评估10分	操作环境宽敞、明亮，温度、湿度适宜，手术衣符合无菌标准	10		
操作要点50分	穿无菌手术衣时双手不露出袖口	15		
	隔衣袖取无菌手套置于同侧的掌侧面，指端朝向前臂，拇指相对，反折边与袖口平齐	20		
	另一只手隔衣袖抓住手套边缘并将之翻转包裹手及袖口	15		
质量评定20分	操作流程熟练、方法正确	10		
	戴手套过程无重复污染	10		

目的：
正确规范戴手套。
注意事项：
1. 无接触式戴手套，双手不能露出衣袖。
2. 已戴手套之手不可触及手套的内面，未戴手套之手不可触及手套的外面。
3. 穿戴好手术衣、手套后，双手置胸前，不可将双手置于腋下或上举过肩、下垂过腰，不得离开手术间，不接触非无菌物品。

七、传递器械规范

（一）锐利器械传递方法

1. 手术刀安装、拆卸及传递方法

（1）安装刀片时，用持针器夹持刀片前段背侧，轻轻用力将刀片与刀柄槽相对合；拆卸刀片时，用持针器夹住刀片的尾端背侧，向上轻抬，推出刀柄槽。

（2）传递手术刀的方法：采用弯盘进行无触式传递方法，水平传递给术者，防止职业暴露。

2. 剪刀传递方法 洗手护士右手握住剪刀的中部，利用手腕部运动，适力将柄环部拍打在术者掌心上。

3. 持针器传递方法

（1）持针器夹针方法：右手拿持针器，用持针器开口处的前1/3夹住缝针的后1/3；缝线卡入持针器的前1/3。

（2）传递持针器的方法：洗手护士右手捏住持针器的中部，针尖端向手心，针弧朝背，缝线搭在手背上或握在手心中，利用手腕部适当力度将柄环部拍打在术者掌心上。

（二）钝性器械传递方法

1. 止血钳传递方法

（1）单手传递法：洗手护士右手握住止血钳前1/3处，弯侧向掌心，利用腕部运动，将环柄部拍打在术者掌心上。

（2）双手传递法：同时传递两把器械时，双手交叉同时传递止血钳，注意传递对侧器械的手在上，同侧手在下，不可从术者肩或背后传递，其余同单手法。

2. 镊子传递方法　洗手护士右手握住镊子夹端，并闭合开口，水平式或直立式传递，让术者握住镊子的中上部。

3. 拉钩传递法　洗手护士右手握住拉钩前端，将柄端水平传递给术者。

4. 骨刀、骨锤传递法　洗手护士左手递骨刀，右手递骨锤，左手捏刀，右手握锤，水平递给术者。

（三）缝线传递法

1. 徒手传递法　洗手护士左手拇指与示指捏住缝线的前 1/3，右手持线的中后 1/3，水平递给术者；术者的手在缝线的中后 1/3 交界处接线。当术者接线时，双手稍用力绷紧缝线，以增加术者的手感。

2. 血管钳带线传递法　洗手护士用止血钳纵向夹紧结扎线一端 2mm，传递时手持轴部，弯曲向上，用柄轻击术者手掌传递。

（四）传递手术器械的注意事项

1. 传递器械前、后应检查器械的完整性，防止缺失部分遗留在手术部位。

2. 传递器械应做到稳、准、轻、快，用力适度达到提醒术者注意力为限。

3. 传递器械的方式应准确，以术者接过后无须调整方向即可使用为宜。

4. 传递拉钩前应用盐水浸湿。

5. 安装、拆卸刀片时应注意避开人员，尖端向下，对向无菌器械台面。

6. 传递锐利器械时，建议采用无触式传递，预防职业暴露。

7. 向对侧或跨越式传递器械，禁止从医生肩后或背后传递。

（余　红）

第二节　手术隔离技术

一、基本原则

（一）概念

手术隔离技术（operation isolation technique）指在无菌操作原则的基础上，外科手术过程中采取的一系列隔离措施，将肿瘤细胞、种植细胞、污染源、感染源等与正常组织隔离，以防止或减少肿瘤细胞、种植细胞、污染源、感染源的脱落、种植和播散的技术。

（二）目的

明确手术中的无菌操作原则、手术隔离原则，为手术室护士在护理操作过程中提供统一规范的指导建议，防止或减少手术部位的病原微生物的感染、播散以及肿瘤的转移和种植，为病人提供更加安全、可靠的手术保障。

（三）适用范围

1. 无菌操作技术　适用于所有有创操作的全过程。

2. 适用于所有消化道、呼吸道、泌尿生殖道等空腔脏器手术的全过程。

3. 适用于恶性或可疑恶性肿瘤的穿刺、活检、部分或全部切除手术的全过程。

（四）基本原则

无菌技术操作见本章第一节，本节主要介绍恶性肿瘤手术隔离技术。Neubaus 在伦敦欧洲外科年会上向与会者展示非接触技术及整块切除应用于肝门胆管癌的令人惊奇的远期效果，术后 5 年生存率达到 65%，并再次提出非接触技术（no-touch-technique）、整块切除（en-block-resection）和广泛的切缘肿瘤阴性（wide tumour-free margin）三大肝胆外科肿瘤原则，被称为"柏林概念"。1999 年我国学者吴凯南提出六大原则。

1. 肿瘤的不可挤压原则　给病人术前检查动作应轻柔，检查次数尽可能少。术前确实需要皮肤准备时，应于当日临近手术前进行，选择不损伤皮肤的方式去除毛发，动作应轻巧，减少局部摩擦，防止将癌细胞挤入淋巴管和血管。术中应尽量避免对瘤体的压迫和挤压，因挤压瘤体易致肿瘤细胞转移。

2. 锐性解剖原则　对于肿瘤手术，使用刀、剪等锐性解剖，一般不使用钝性分离手法。尽量使用电刀、超声刀、能量平台等进行分离，不仅可以减少出血，同时可以封闭小血管和淋巴管，还可以高温杀灭切口边缘癌细胞，减少局部种植和血性转移的可能性。

3. 隔离肿瘤原则　肿瘤切除手术时，执行无接触隔离技术应和外科医生执行无菌技术原则一样严格，为了减少癌细胞的转移，尽量远离肿瘤，严格执行"无接触隔离技术"的措施。

4. 整块切除原则　恶性肿瘤根治术或联合根治术，应先切除周围部分，再处理肿瘤邻近部分，并应力求将原发癌、区域淋巴结及邻近组织作整块切除。

5. 减少术中扩散机会原则　在肿瘤的检查和手术操作中应注意手法的轻巧，减少肿瘤扩散的机会。处理肿瘤区大血管上，一般先结扎输出静脉，再结扎动脉，减少血性播散。

6. 减少癌细胞污染原则　创面及切缘处用纱布垫及切口保护套保护，也可用无菌手术薄膜将切口皮肤严密覆盖，以防止术中血液、渗液污染切口，减少手术切口局部种植。

（五）隔离开始的时机

1. 明确进行肿瘤组织切开时。

2. 胃肠道、呼吸道、宫腔、阴道、食管、肝胆胰、泌尿道等手术穿透空腔脏器时以及组织修复、器官移植手术开始即为隔离开始。

二、恶性肿瘤手术隔离技术操作

1885 年 Gerster 首先提出外科手术会使癌细胞扩散。1913 年 Yzzer 提出手术挤压组织创面增加癌细胞种植机会。1954 年 Cole 等提出了无瘤操作技术的概念，是指在恶性肿瘤的手术操作中，为减少或防止癌细胞脱落、种植和播散而采取的一系列措施。其目的是防止癌细胞沿血道、淋巴道扩散，防止癌细胞种植。大量的研究已证实，无瘤操作技术可有效减少根治性手术后肿瘤的局部复发和远处转移，从而改善病人的预后，延长病人的无瘤生存期。2016 年中华护理学会手术室专业委员会结合国际相关内容、学科特点首次提出手术隔离技术。

（一）恶性肿瘤诊断过程中的隔离操作规范

1. 检查病人肿瘤时动作轻柔，避免挤压和反复多次检查。

2. 内镜检查时要避免在肿瘤表面摩擦触碰,钳取活检动作要稳和准,避免反复触碰肿瘤。

3. 超声检查时要避免反复挤压肿瘤。

4. 活检手术隔离技术操作规范。

(1)选择合适的操作方法,尽量完整切除肿瘤,避免切取部分肿瘤。

(2)注意活检术中的分离范围和切除范围。

(3)活检操作必须严密止血,避免因血肿形成造成局部压力过高导致癌细胞的播散。

(4)肿瘤病人术前检查措施,如组织活检,应尽量缩短活检术与根治术的间隔时间。乳腺、甲状腺等肿瘤疾病,一次性完成诊断手术和治疗手术是最佳选择;结肠、直肠恶性肿瘤应避免由下而上的肠道灌洗,防止远端脱落的恶性肿瘤细胞向近端逆行或导致恶性肿瘤细胞的脱落。

(5)避免局部麻醉,因为推注麻醉药物后可以使组织水肿,造成解剖困难,同时局部麻醉后可以使局部压力过高,容易造成癌细胞的播散,局麻时针头还可能造成针道转移。

(二)肿瘤手术隔离技术中的规范

1. 注意切口及创面保护

(1)合理的切口设计:手术时兼顾美观的同时,需要切口充分,尽量将病变暴露在术野内,在直视下完成整个手术操作,以减少对肿瘤的刺激、牵拉和挤压。

(2)手术切口的保护:主要为预防癌细胞种植于切口,在常规消毒铺巾后选择大小合适的手术薄膜保护切口周围皮肤(粘贴手术薄膜时动作轻柔、尽量平整,避免出现小气泡),然后再使用以下方法保护切口:①双层纱布垫。打开胸腹腔后用双层纱布垫保护切口两侧,并用巾钳固定。②使用腹壁保护圈。腹壁保护圈为一次性物品,切开腹膜后,将保护圈置入,展开圈旁塑料薄膜遮覆切口,既保护切口,又起到牵开、暴露手术野的作用。

(3)皮肤消毒:有破溃先外围再中心;禁摩擦。

2. 体腔的探查时动作轻柔,切记挤压肿瘤

(1)减少探查次数。

(2)注意探查的顺序:由远及近,先无再有。腹腔应先探查肝脾、盆腔、腹主动脉、周围淋巴结以及肿瘤两端,最后才探查原发肿瘤。受累胸腔也是先探查远离肿瘤的组织,最后再探查肿瘤。

(3)探查时手法轻巧,尽量避免挤压和瘤体破损。

(4)探查结束后更换手套。

3. 建立隔离区域 洗手护士提前15min洗手上手术台,整理无菌器械桌,明确有瘤、污染、感染、种植概念;在无菌区域建立明确隔离区域,将器械台按照有瘤区和无瘤区划分区域,分别将器械及敷料按区摆放和使用(文末彩图12-1)。根据有瘤区及无瘤区准备及划分手术器械。隔离器械、敷料放置在隔离区域区分使用、不得混淆。并准备"隔离盘""隔离盘"中放置纱布垫及剪刀、止血钳以备医生划分肿瘤组织,"隔离盘"需以治疗巾包裹覆盖。

4. 切除肿瘤时的隔离技术 明确隔离开始时机为进行肿瘤组织切开时;胃肠道、呼吸道、宫腔、阴道、食管、肝胆胰、泌尿道等手术穿透空腔脏器时;以及组织修复、器官移植手术开始时。

（1）隔离肿瘤：当肿瘤侵犯器官浆膜面时，可使用纱布缝合受侵浆膜面或者使用癌浆膜层封闭胶，然后再使用纱布垫覆盖；切除肿瘤时应将纱布垫垫在断端下方保护，离断后再用纱布垫将两端包好，避免污染周围。瘤区纱布应保持相对干燥，一旦湿透或者碰过瘤体，应立即更换。

（2）被污染的器械、敷料应放在隔离区域内，注意避免污染其他物品，禁止再使用于正常组织。擦拭器械使用的湿纱布垫只能擦拭器械使用。洗手护士的手不得直接接触污染隔离"源"（隔离器械、隔离区域、隔离组织）。

（3）整块切除：先处理手术切除的周围部分，再处理肿瘤临近部位，将肿瘤完整切除和取出，禁止将肿瘤分段切除，切除时周围垫纱布垫，防止周围组织被癌细胞污染。

（4）操作顺序：先阻断肿瘤的出入血管，再分离肿瘤周围组织；由远及近，结扎血管时先结扎静脉再结扎动脉，处理淋巴结时先处理近心端淋巴结再处理远心端淋巴结。

（5）轻柔操作：手术人员应尽量避免挤压肿瘤，提倡锐性分离，减少钝性分离，避免肿瘤细胞沿血液、淋巴管扩散。

（6）吸引通畅：术中吸引应保持通畅，随时吸除外流内容物，吸引器头不可污染其他部位，根据需要及时更换吸引器头。

（7）标本管理：洗手护士提前备好标本盘，当手术医生取下标本时，洗手护士不得用手直接接触，用标本盘接取，并放置于有瘤区。

（8）充分止血：肿瘤的切除要求充分止血，使用能量器械如电刀的电凝功能、双极电凝、超声刀、能量平台等。

（9）分组操作："互不侵犯"原则，如肿瘤切除和同期修复手术要求两组人员同时操作时，提供两组器械分别在有瘤区及无瘤区使用，两组人员和器械敷料不能相互混淆。

（10）安全切缘：切除的范围要充分，包括病变周围一定的正常组织。

5. 肿瘤切除后

（1）当肿瘤被切除后，所有接触过肿瘤的器械均放置于瘤区，严禁再使用于正常组织，以免将器械上的肿瘤细胞带入其他组织。在更换新器械后，才能继续进行手术。若手术先行肿块活检再行根治术，应准备两套器械，先用小包器械做活检，再用大包器械行根治术。另外，术前洗手护士应预留止血钳、持针器和镊子等器械，以备关闭体腔时使用。

（2）肿瘤切除后，更换接触过肿瘤的物品，如纱布垫、手套、缝针等，切口周围加盖无菌单。

（3）术后器械管理按照 WS310—2016 医院消毒供应中心执行。

6. 冲洗液的应用　手术结束后使用大量的冲洗液进行创腔冲洗是防止感染及癌细胞残留的重要措施，起到避免肿瘤细胞种植和播散的作用。

（1）冲洗液类型的选择：①无菌蒸馏水。冲洗液应用于肿瘤手术时，有一种观点是提倡使用蒸馏水，可以有效避免肿瘤细胞的播散及种植。主要原因是蒸馏水的渗透压接近"0"，属于低渗液体，而人体组织细胞的渗透压为 280～310mmol/L，利用蒸馏水的低渗透压作用，使脱落的癌细胞肿胀、破裂、溶解，从而使肿瘤细胞失去活性。②无菌生理盐水。有学者认为蒸馏水的低渗在使肿瘤细胞破裂的同时对正常组织细胞会造成同样的损伤，增加肿瘤病人的创伤，甚至可以影响吻合口的愈合，而无菌生理盐水作为冲洗液对肿瘤脱落细胞的清除作用与蒸馏水并无差别。③化疗药物溶液。赵旭芸等认为，使用化疗药物，溶解后直接注入体腔，体腔内相应部位的药物浓度远远高于血浆，使种植或者游离的癌细胞能充分浸泡在高浓度的化疗药中,提高了化疗药物的直接杀伤作用。左世东等的研究显示,进展期胃癌根治术行腹腔热蒸馏水灌洗加 5-FU 灌注化疗安全可行,有杀灭腹腔内残留微小癌和脱落细胞癌的作用,能改善预后作用。蒸馏水与化疗药物联合作用已经在恶性胸、腹水以及乳腺癌、大肠癌等恶性肿瘤的创面冲洗中发挥了较单纯蒸馏水更理想的作用,但对化疗药冲洗浓度的选择还有待进一步研究。④消毒液溶液。手术过程中关闭体腔前,使用浓度为 0.2%~0.5% 的碘附稀释液进行冲洗,可以达到预防感染、减少肿瘤细胞种植的功效;有研究表明应用 43℃无菌注射用水 4 000ml 加醋酸氯己定 0.6g 腹腔灌注 4min,对胃癌Ⅱ、ⅢA 期病例疗效明显;有报道氯己定溶液对结肠癌、口腔癌均有杀灭效应。氯己定溶液杀伤原理可能为迅速吸附细胞质;使细胞胞浆成分外渗;抑制细胞多种酶的活性。

(2)冲洗液温度的选择:多个指南和专家共识建议体腔冲洗液加温至 38~40℃。

(3)冲洗液作用时间:冲洗时将冲洗液灌满创面各间隙并停留 3~5min 再吸出,反复冲洗 2~3 次,液体用吸引器吸净,不要用纱布擦吸,以免癌细胞种植。

三、内镜下肿瘤手术隔离技术操作

1. 遵循肿瘤手术隔离技术原则。

2. 手术病例与时机的选择　应正视微创技术的局限性,规范选择内镜手术。

3. 穿刺针道及小切口创面的保护

(1)注意将穿刺套管固定牢靠,确保切口与套管的密闭性,防止套管意外脱落和漏气,避免造成"烟囱"效应;手术结束后先撤去 CO_2 气腹,打开套管阀门排尽 CO_2 后再拔套管,避免"烟囱效应"造成穿刺针道肿瘤种植转移(PSM)。

(2)小切口手术根据切口大小使用大小不等的切口保护器,使切口与瘤体隔离,同时防止接触肿瘤的器械上下移动,造成切口种植。

4. CO_2 气腹的管理　注意对气腹的压力、时间、流量及温度的设置,术中尽量缩短 CO_2 气腹持续时间,压力设置≤14mmHg,流量<5L/min。另外可利用气体加温功能减少肿瘤的雾化状态,尽量减少反复充放气,以免增加切口种植的概率。据研究显示,压力≥30mmHg,时间≥60min,流量≥5L/min 会促进肿瘤生长种植的可能性。

5. 器械的管理　确保术中器械的完整性和工作性能,避免器械原因反复拔插器械;接触肿瘤的器械,不可用于腹壁切口;洗手护士随时清洁术中使用的腔镜器械,避免器械上有焦痂附着。

6. 肿瘤标本的取出　洗手护士提前准备好标本盘和取瘤袋,取出标本必须使用取瘤袋,防止瘤体与切口接触。可根据情况选择专用取瘤袋,取出的标本放入标本盘,放置于"有瘤区"。

7. 腹膜的关闭　关闭腹膜和放气前应吸净腹腔内液体,可使用冲洗液冲洗创面。

四、妇科手术隔离技术操作

1. 术中严格按照隔离技术进行,防止蜕膜组织和子宫内膜间质成分散落在手术区域。

2. 减少不必要的宫腔操作,以免将有活性的蜕膜组织种植到切口处。

3. 切口保护　涉及可能暴露宫腔的手术时,切开腹壁后用切口保护器或纱布垫保护好切口;若行剖宫产手术,子宫切口四周应用纱布垫保护,尽量避免宫腔内血液或羊水污染伤口。

4. 冲洗液管理 关闭腹腔及缝合腹壁切口前用冲洗液冲洗,切口周围加铺无菌巾,防止腹壁切口子宫内膜异位症。

5. 敷料管理 术中宫腔操作所用敷料一次性使用丢弃,不能用于其他部位。

6. 器械管理 接触子宫内膜或胎膜、胎盘的器械应放于固定位置,避免污染其他器械及用物;行子宫相关手术时,缝合子宫肌层如有穿透子宫内膜,需执行隔离技术,缝合子宫的缝线不再用于缝合腹壁各层。

7. 人工流产术 应注意控制宫腔负压,避免将吸引管突然拔出时,内膜碎片、宫腔血液被过高负压吸入到腹腔内。

8. 宫腔镜手术 需防止冲洗液流入腹腔。

9. 子宫粉碎器的使用 美国食品与药品管理局(FDA)认为在接受手术切除子宫肌瘤的每350名病人中,有一人具有未知的子宫肉瘤,未检出的子宫平滑肌肉瘤可能因粉碎术而扩散,建议停用子宫粉碎器。

在外科手术中,无菌技术操作一直被大家重视,但恶性肿瘤手术中无瘤技术操作的重视程度还远不如无菌技术,无瘤技术和无菌技术同样重要。中华护理学会手术室专委会《手术室护理实践指南(2016版)》首次提出"手术隔离技术",即在无菌操作原则基础上,外科手术过程中采取的一系列隔离措施,将肿瘤细胞、种植细胞、污染源、感染源等与正常组织隔离,以防止或减少肿瘤细胞、种植细胞、污染源、感染源的脱落、种植和播散的技术。这对于统一手术室护理行业共识、规范手术隔离技术操作(表12-5)、更新手术室专业知识具有重要意义。其中恶性肿瘤手术中的手术隔离技术与传统的无菌技术、无瘤技术既密切联系又有所区别,既与传统"无瘤术"一脉相承,又是对传统"无瘤术"的进一步规范、丰富和深化。手术室护士是外科手术的直接参与者,是手术中隔离技术的实施者和监督者,其对肿瘤手术中手术隔离技术的认识、管理和相关操作在预防肿瘤的播散和种植方面起着至关重要的作用。尽管最新《手术室实践指南(2019年版)》提出了"手术隔离技术"的实践指南建议,但由于各地区各级医院手术室的具体情况不同,还需要一定时间进行探索实践。

表 12-5 手术隔离技术考核标准

被考核者: 考核者: 考核时间: 成绩:

项目	操作流程及考核评价要点	分值	得分	备注
操作准备 10 分	护士准备:穿着符合要求,规范整理器械台	10		
操作评估 10 分	评估布局是否符合隔离标准	5		
	评估用物是否准备充分	5		
操作要点 70 分	器械台划分瘤区和非瘤区,有隔离屏障,铺巾层数达标	6		
	器械有使用计划,活检器械、正常组织器械、术毕器械应有明确区分或充分准备	6		
	提前准备标本盘情况,标本用标本盘传递,标本保管符合隔离要求	6		

续表

项目	操作流程及考核评价要点	分值	得分	备注
操作要点70分	薄膜、圈套器、纱布垫保护切口,干净湿纱布保护胃肠壁黏膜	6		
	及时更换敷料,污染敷料应用钳子或镊子夹取,弯盘传递,避免污染器械台	6		
	锐器传递方法,手术刀用弯盘传递,缝针置于折叠整齐的治疗巾上防止刺穿上层无菌巾	5		
	污染器械台的处理,疑有污染立即更换或加盖无菌巾	5		
	污染器械的传递、处理:及时更换;不能更换者彻底浸泡清洗,注意浸泡时间、浸泡溶液	5		
	腔镜手术二氧化碳的温度、流量、流速、压力调节	5		
	吻合器、切缝器等一次性器械物品使用前后的传递方法规范	5		
	接触肿瘤后电刀笔、吸引器、超声刀的更换或处理	5		
	冲洗液的品种、温度合适	5		
	关闭体腔、切口前更换手套	5		
	术毕器械整齐有序,全程严格监督及时提醒手术者的隔离执行	5		
质量评定10分	严格无菌操作、严格无接触分区	5		
	监督手术者隔离的执行	5		

目的:
1. 建立无菌无瘤屏障,防止无菌手术器械及敷料再污染;防止肿瘤沿血道淋巴道扩散和创面的种植。
2. 加强手术器械台管理,防止创面、切缘、黏膜的污染。
3. 防止因为医护人员操作不当,造成肿瘤转移、种植。

注意事项:
1. 器械台布局合理,瘤区、无瘤区分区明确。
2. 器械护士应及时清理更换台上器械及用物,以保持无菌器械台清洁、整齐、有序、无瘤,保证及时供应手术人员所需的器械及物品。各类物品放置定数,传出收回均心中有数,关闭胸腹腔(缝合伤口)前后,必须清点器械、缝针、敷料,并记录签名。器械护士全程负责落实手术者隔离执行情况。

（卢秀英）

第三节 常用手术体位摆放

一、手术体位概述

(一) 概念

手术体位是指术中病人的位式,由病人的卧姿、体位垫的使用、手术床的操纵3部分组成。

（二）目的

规范体位护理操作，最大限度避免手术体位损伤。

（三）适用范围

适用于手术室、心导管室、内镜室、介入室及其他实施有创治疗的部门。

（四）名词解释

1. 标准手术体位（standardized patient position）　由手术医生、麻醉医生、手术室护士共同确认和执行，根据生理学和解剖学知识，选择正确的体位设备和用品，充分显露手术野，确保病人安全与舒适。标准手术体位包括仰卧位、侧卧位、俯卧位。其他手术体位都在标准体位基础上演变而来。

2. 体位设备与用品（positioning equipment）　用于病人体位和/或最大程度暴露手术野的用物，包括体位设备和体位用品。

3. 手术床（procedure bed）　是一种在手术室或操作室内使用的、带有相关附属配件、可根据手术需要调节病人体位，以适应各种手术操作的床。

4. 手术床配件（procedure bed accessories）　包括各种固定设备、支撑设备及安全带等，如托手板、腿架、各式固定挡板、肩托、头托与及上下肢约束带等。

5. 体位垫（positioning pad）　是用于保护压力点的一系列不同尺寸、外形的衬垫，如头枕、膝枕、肩垫、胸垫、足跟垫等。

6. 骨筋膜室综合征（osteofascial compartment syndrome）　因动脉受压，继而血供进行性减少而导致的一种病理状态。临床表现为肿胀、运动受限、血管损伤和严重疼痛、感觉丧失。

7. 仰卧位低血压综合征（supine hypotension syndrome）　是由于妊娠晚期孕妇在仰卧时，增大的子宫压迫下腔静脉及腹主动脉，下腔静脉受压后导致全身静脉血回流不畅，回心血量减少，心排出量也就随之减少，而出现头晕、恶心、呕吐、胸闷、面色苍白、出冷汗、心跳加快及不同程度血压下降，当改变卧姿（左侧卧位）时，病人腹腔大血管受压减轻，回心血量增加，上述症状即减轻或消失的一组综合征。

8. 甲状腺手术体位综合征（position of thyroid operation syndrome）　在颈部极度后仰的情况下，使椎间孔周围韧带变形、内凸而压迫颈神经根及椎动脉，而引起的一系列临床症状：表现为术中不适、烦躁不安，甚至呼吸困难，术后头痛、头晕、恶心、呕吐等症状。

（五）常见体位

1. 仰卧位（supine position）　是将病人头部放于枕上，两臂置于身体两侧或自然伸开，两腿自然伸直的一种体位。

根据手术部位及手术方式的不同摆放各种特殊的仰卧位，包括头（颈）后仰卧位、头高脚低仰卧位、头低脚高仰卧位、人字分腿仰卧位等。特殊仰卧位都是在标准仰卧位的基础上演变而来。

2. 侧卧位（lateral position）　是将病人向一侧自然侧卧，头部侧向健侧方向，双下肢自然屈曲，前后分开放置。双臂自然向前伸展，病人脊柱处于水平线上，保持生理弯曲的一种手术体位。在此基础上，根据手术部位及手术方式的不同，摆放各种特殊侧卧位。侧卧位主要包括标准侧卧位、腰部手术侧卧位、45°侧卧位。

3. 俯卧位（prone position）　是病人俯卧于床面、面部朝下、背部朝上、保证胸腹部最大范围不受压、双下肢自然屈曲的手术体位。俯卧位主要包括标准俯卧位、膝胸卧位。

4. 截石位(lithotomy position) 是病人仰卧,双腿放置于腿架上,臀部移至床边,最大限度地暴露会阴部,多用于肛肠手术和妇科手术。截石位主要包括标准截石位。

5. 膝胸卧位(genucubital position) 是病人两腿稍微分开,胸部、膝部和小腿面贴于床,大腿垂直于床,腹部于床面间自然形成空间的一种体位。适用于肛门、直肠、乙状结肠镜检查及治疗,也常用于妇产科矫正胎位不正或子宫后倾及促进产后子宫复原。

二、体位摆放常见并发症

手术体位安置不当,对手术病人机体有重要影响,常见的并发症有:

1. 心血管系统 有效循环减少、仰卧位低血压综合征、肺动脉栓塞、骨筋膜室综合征。

2. 呼吸心脏骤停 上呼吸道阻塞、肺通气不足、肺不张、误吸、窒息。

3. 神经系统 周围神经损伤(臂丛神经、尺神经、桡神经、腓总神经等)。

4. 皮肤、组织器官 皮肤压力性损伤;电灼伤;颈椎脱位;甲状腺手术体位综合征;眼部损伤,甚至失明。

三、常见体位摆放规范

(一)仰卧位摆放规范

1. 适用手术 头颈部、颜面部、胸腹部、四肢手术。

2. 用物准备 头枕、上下肢约束带,根据评估情况另备肩垫、膝枕、足跟垫等。

3. 摆放方法

(1)头部置头枕并处于中立位置,头枕高度适宜。头和颈椎处于水平中立位置。

(2)上肢掌心朝向身体两侧,肘部微屈用布单固定。远端关节略高于近端关节,有利于上肢肌肉韧带放松和静脉回流。肩关节外展不超过90°,以免损伤臂丛神经。

(3)膝下宜垫膝枕,足下宜垫足跟垫。

(4)距离膝关节上或下5cm处用约束带固定,松紧适宜,以能容纳一指为宜,防腓总神经损伤。

4. 注意事项

(1)根据需要在骨突处(枕后、肩胛、骶尾、肘部、足跟等)垫保护垫,以防局部组织受压。

(2)上肢固定不宜过紧,预防骨筋膜室综合征。

(3)防止颈部过度扭曲,牵拉臂丛神经引起损伤。

(4)妊娠晚期孕妇在仰卧时需适当左侧卧,以预防仰卧位低血压综合征的发生。

5. 评价标准 表12-6。

表12-6 仰卧位摆放评价标准

被考核者: 考核者: 考核时间: 成绩:

项目	流程及评价考核要点	分值	得分	备注
操作准备 20分	操作人员:仪表端庄,着装符合要求,洗手	10		
	用物:头枕1个、托手板1个、上下肢约束带共2个。根据评估情况另备肩垫、膝枕、足跟垫	10		

项目	流程及评价考核要点	分值	得分	备注
操作评估 10 分	操作环境宽敞,温度、湿度适宜;病人全身皮肤完好(手术标识已完成);体位支架功能完好	10		
操作要点 40 分	头部置头枕并处于中立位置,头枕高度适宜,头和颈椎处于水平中立位置	10		
	上肢掌心朝向身体两侧,肘部微屈用布单固定,远端关节略高于近端关节,有利于上肢肌肉韧带放松和静脉回流,肩关节外展不超过 90°,以免损伤臂丛神经	20		
	膝下宜垫膝枕,足下宜垫足跟垫,距离膝关节上 5cm 处用约束带固定,松紧度适宜(以能容纳一指为宜),防腓总神经损伤,被盖保暖	10		
质量评定 30 分	遵循体位安置原则,充分暴露手术野,固定牢固,满足手术需要,注意对病人心肺功能的保护;病人各部位处于自然功能位,无压迫和过度牵拉	10		
	用物齐备、合理放置、操作有序、方法正确、注意节力	10		
	铺置时间 5min	10		

目的:
正确规范摆放仰卧位。
注意事项:
1. 根据需要在骨突出(枕后、肩胛、骶尾、肘部、足跟)处垫保护垫,以防局部组织受压。
2. 上肢固定不宜过紧,预防骨筋膜室综合征;防止颈部过度扭曲,牵拉臂丛神经引起损伤。
3. 妊娠晚期孕妇在仰卧位时需适当左侧卧,以预防仰卧位低血压综合征的发生。

6. 特殊仰卧位
(1)头(颈)后仰卧位
1)适用手术:口腔、颈前入路等手术。
2)用物准备:肩垫、颈垫、头枕。
3)摆放方法:①方法一——利用体位垫摆放,肩下置肩垫(平肩峰),按需抬高肩部;颈下置颈垫、使头后仰,保持头颈中立位,充分显露手术部位。②方法二——利用手术床调节,头部置头枕,先将手术床调至头高脚低位,再按需降低头板形成颈伸位。
4)注意事项:防止颈部过伸,引起甲状腺手术体位综合征,注意保护眼睛,有颈椎病的病人,应在病人能承受的限度之内摆放体位。
(2)头高脚低仰卧位
1)适用手术:适用上腹部手术。
2)用物准备:肩垫、颈垫、头枕、脚挡。
3)摆放方法:根据手术部位调节手术床至适宜的倾斜角度,保持手术部位处于高位。
4)注意事项:妥善固定病人,防止坠床。手术床头高脚低不宜超过 30°,防止下肢深静脉血栓的形成。

（3）头低脚高仰卧位

1）适用手术：下腹部手术。

2）用物准备：肩垫、颈垫、头枕、脚挡、肩挡。

3）摆放方法：肩部可用肩挡固定，防止躯体下滑。根据手术部位调节手术床至适宜的倾斜角度。一般头低脚高（15°~30°），头板调高约15°；左倾或右倾（15°~20°）。

4）注意事项：评估病人术前视力和心脏功能情况。手术床头低脚高一般不超过30°，防止眼部水肿、眼压过高及影响呼吸循环功能。肩挡距离颈侧以能侧向放入一手为宜，避免臂丛神经损伤。

（4）人字分腿仰卧位

1）适用手术：①单纯人字分腿仰卧位，如开腹Dixon手术等；②头低脚高人字分腿仰卧位，如腹腔镜下结直肠手术等；③头高脚低人字分腿仰卧位，如腹腔镜下胃、肝脏、脾、胰等器官手术等。

2）用物准备：肩垫、颈垫、头枕、肩挡/脚挡。

3）摆放方法：麻醉前让病人移至合适位置，使骶尾部超出手术床背板与腿板折叠处适合位置。调节腿板，使双下肢分开。根据手术部位调节手术床至头低脚高或头高脚低位。

4）注意事项：评估双侧髋关节功能状态，是否实施过髋关节手术。防止腿板折叠处夹伤病人。两腿分开不宜超过60°，以站立一人为宜，避免会阴部组织过度牵拉。

（二）侧卧位摆放规范

1. 适用手术　颞部、肺、食管、侧胸壁、髋关节等部位的手术。

2. 用物准备　头枕、胸、固定挡板、下肢支撑垫、托手板、可调节托手架、上下肢约束带。

3. 摆放方法

（1）取健侧卧，头下置头枕，高度平下侧肩高，使颈椎处于水平位置。

（2）腋下距肩峰10cm处垫胸垫。

（3）术侧上肢屈曲呈抱球状置于可调节托手架上，远端关节稍低于近端关节，下侧上肢外展于托手板上，远端关节高于近端关节，共同维持胸廓自然舒展。

（4）肩关节外展或上举不超过90°，两肩连线和手术台成90°。

（5）腹侧用固定挡板支持耻骨联合。

（6）背侧用挡板固定骶尾部或肩胛区（离手术野至少15cm），共同维持病人90°侧卧位。

（7）双下肢约45°自然屈曲，前后分开放置，保持两腿呈跑步时姿态屈曲位。两腿间用支撑垫承托上侧下肢，小腿及双上肢用约束带固定。

4. 注意事项

（1）注意对病人心肺功能的保护。

（2）注意保护骨突部（肩部、健侧胸部、髋部、膝外侧及踝部等），根据病情及手术时间建议使用抗压软垫及防压力性损伤敷料，预防手术压力性损伤。

（3）标准侧卧位安置后，评估病人脊椎是否在一条水平线上，脊椎生理弯曲是否变形，下侧肢体及腋窝处是否悬空。颅脑手术侧卧位时肩部肌肉牵拉是否过紧。肩带部位应用软垫保护，防止压力性损伤。

（4）防止健侧眼睛、耳郭及男性病人外生殖器受压。避免固定挡板压迫腹股沟，导致下肢缺血或深静脉血栓的形成。

（5）下肢固定带须避开膝外侧，距膝关节上方或下方 5cm 处，防止损伤腓总神经。

（6）术中调节手术床时需密切观察，防止体位移位，导致重要器官受压。

（7）髋部手术侧卧位，评估病人胸部及下侧髋部固定的稳定性，避免手术中体位移动，影响术后两侧肢体长度对比。

（8）体位安置完毕及拆除挡板时妥善固定病人，防止坠床。

（9）安置肾脏、输尿管等腰部手术侧卧位时，手术部位对准手术床背板与腿板折叠处，腰下置腰垫，调节手术床呈"︵"形，使病人凹陷的腰区逐渐变平，腰部肌肉拉伸，肾区显露充分。双下肢屈曲约 45°错开放置，下侧在前，上侧在后，两腿间垫一大软枕，约束带固定肢体。缝合切口前及时将腰桥复位。

（10）安置 45°侧卧位时，病人仰卧，手术部位下沿手术床纵轴平行垫胸垫，使术侧胸部垫高约 45°；健侧手臂外展置于托手板上，术侧手臂用棉垫保护后屈肘呈功能位固定于麻醉头架上；患侧下肢用大软枕支撑，健侧大腿上端用挡板固定。注意患侧上肢必须包好，避免肢体直接接触麻醉头架，导致电烧伤；手指外露以观察血运；保持前臂稍微抬高，避免肘关节过度屈曲或上举，防止损伤桡、尺神经。

5. 评价标准 表 12-7。

表 12-7 侧卧位摆放评价标准

被考核者： 考核者： 考核时间： 成绩：

项目	流程及评价考核要点	分值	得分	备注
操作准备 20 分	操作人员：仪表端庄，着装符合要求，洗手	10		
	用物：软枕、棉垫、手臂保护套、头圈、腋垫、固定挡板、下肢支撑垫、托手板、可调节托手架、上下肢约束带	10		
操作评估 10 分	操作环境宽敞，温度、湿度适宜；病人全身皮肤完好（手术标识已完成）；体位支架功能完好	10		
操作要点 55 分	取健侧卧，头下置头枕，高度平下侧肩高，使颈椎处于水平位置	10		
	距腋下 10cm 处垫胸垫	5		
	术侧上肢屈曲呈抱球状置于可调节托手架上，远端关节稍低于近端关节；下侧上肢外展于托手架上，远端关节高于近端关节，共同维持胸廓自然舒展	10		
	肩关节外展或上举不超过 90°，两肩连线和手术台成 90°	5		
	腹侧用固定挡板支持耻骨联合。背部用挡板固定骶尾部或肩胛区（离术野至少 15cm），共同维持病人 90°侧卧位	10		
	双下肢约 45°，自然屈曲，前后分开放置，保持两腿呈跑步时姿态屈曲位	10		
	两腿间用支撑垫承托上侧下肢。小腿及双上肢用约束带固定	5		

项目	流程及评价考核要点	分值	得分	备注
质量评定15分	遵循体位安置原则,充分暴露手术野,固定牢固,满足手术需要,注意对病人心肺功能的保护;病人各部位处于自然功能位,无压迫和过度牵拉	5		
	用物齐备、合理放置、操作有序、方法正确、注意节力	5		
	铺置时间8min	5		

目的:
正确规范摆放侧卧位。
注意事项:
1. 根据需要在骨突出(枕后、肩胛、骶尾、肘部、足跟)处垫保护垫,以防局部组织受压。
2. 上肢固定不宜过紧,预防骨筋膜室综合征;防止颈部过度扭曲,牵拉臂丛神经引起损伤。
3. 妊娠晚期孕妇在仰卧位时需适当左侧卧,以预防仰卧位低血压综合征的发生。

(三) 俯卧位摆放规范

1. 适用手术　头颈部、背部、脊柱后路、盆腔后路、四肢背侧等部位的手术。

2. 用物准备　根据手术部位、种类以及病人情况准备不同类型和形状的体位用具,如:俯卧位支架或弓形体位架或俯卧位体位垫、外科头托、头架、托手架、腿架、会阴保护垫、约束带、各种贴膜等。

3. 摆放方法

(1)根据手术方式和病人体型,选择适宜的体位支撑用物,并置于手术床上相应位置。

(2)麻醉成功,各项准备工作完成后,由医护人员共同配合,采用轴线翻身法将病人安置于俯卧位支撑用物上,妥善约束,避免坠床。

(3)检查头面部,根据病人脸型调整头部支撑物的宽度,将头部置于头托上,保持颈椎呈中立位,维持人体正常的生理弯曲;选择前额、两颊及下颌作为支撑点,避免压迫眼部眶上神经、眶上动脉、眼球、颧骨、鼻及口唇等。

(4)将前胸、肋骨两侧、髂前上棘、耻骨联合作为支撑点,胸腹部悬空,避免受压,避开腋窝。保护男性病人会阴部以及女性病人乳房部。

(5)将双腿置于腿架或软枕上,保持功能位,避免双膝部悬空,给予体位垫保护,双下肢略分开,足踝部垫软枕,踝关节自然弯曲,足尖自然下垂,约束带置于膝关节上5cm处。

(6)将双上肢沿关节生理旋转方向,自然向前放于头部两侧或置于托手架上,高度适中,避免指端下垂,用约束带固定。肘关节处垫防压力性损伤体位垫,避免尺神经损伤;或根据手术需要双上肢自然紧靠身体两侧,掌心向内,用布巾包裹固定。

4. 注意事项

(1)轴线翻身时需要至少四名医护人员配合完成,步调一致。麻醉医生位于病人头部,负责保护头颈部及气管导管;一名手术医生位于病人转运床一侧,负责翻转病人;另一名手术医生位于病人手术床一侧,负责接住被翻转病人;巡回护士位于病人足部,负责翻转病人双下肢。

(2)眼部保护时应确保双眼眼睑闭合,避免角膜损伤,受压部位避开眼眶、眼球。

(3)病人头部摆放合适后,应处于中立位,避免颈部过伸或过屈;下颌部支撑应避开口唇部,并防止舌外伸后造成舌损伤,头面部支撑应避开两侧颧骨。

(4)摆放双上肢时,应遵循远端关节低于近端关节的原则;约束腿部时应避开腘窝部。

(5)妥善固定各类管道,粘贴心电监护电极片的位置应避开俯卧时的受压部位。

(6)摆放体位后,应逐一检查各受压部位及各重要器官,尽量分散各部位承受的压力,并妥善固定。

(7)术中应定时检查病人眼睛、面部等受压部位情况,检查气管插管的位置,各管道是否通畅。

(8)若术中唤醒或体位发生变化时,应检查体位有无改变,支撑物有无移动,并按上述要求重新检查病人体位保护及受压情况。

(9)肛门、直肠手术时,双腿分别置于左右腿板上,腿下垫体位垫,双腿分开,中间以可站一人为宜,角度小于90°。

(10)枕部入路手术、后颅凹手术可选用专用头架固定头部,各关节固定牢靠,避免松动。

5. 评价标准 表12-8。

表12-8 俯卧位摆放评价标准

被考核者: 考核者: 考核时间: 成绩:

项目	流程及评价考核要点	分值	得分	备注
操作准备15分	操作人员:仪表端庄,着装符合要求,洗手	5		
	用物:根据手术部位、种类以及病人情况准备不同类型和形状的体位用具,如俯卧位支架或弓形体位架或俯卧位体位垫、外科头托、头架、托手架、腿架、会阴保护垫、约束带、各种贴膜等	10		
操作评估10分	操作环境宽敞,温度、湿度适宜;病人全身皮肤完好(手术标识已完成);体位支架功能完好	10		
操作流程50分	根据手术方式和病人体型,选择适宜的体位支撑用物,并置于手术床上相应位置	5		
	麻醉成功,各项准备工作完成后,由医护人员共同配合,采用轴线翻身法将病人安置于俯卧位支撑用物上,妥善约束,避免坠床	6		
	检查头面部,根据病人脸型调整头部支撑物的宽度,将头部置于头托上,保持颈椎呈中立位,维持人体正常的生理弯曲	6		
	选择前额、两颊及下颌作为支撑点,避免压迫眼部眶上神经、眶上动脉、眼球、颧骨、鼻及口唇等	6		
	将前胸、肋骨两侧、髂前上棘、耻骨联合作为支撑点,胸腹部悬空,避免受压,避开腋窝	6		
	保护男性病人会阴部以及女性病人乳房部	5		
	将双腿置于腿架或软枕上,保持功能位,避免双膝部悬空,给予体位垫保护,双下肢略分开,足踝部垫软枕,踝关节自然弯曲,足尖自然下垂,约束带置于膝关节上5cm处	6		

项目	流程及评价考核要点	分值	得分	备注
操作评估 10 分	将双上肢沿关节生理旋转方向,自然向前放于头部两侧或置于托手架上,高度适中,避免指端下垂,用约束带固定	5		
	肘关节处垫防压力性损伤体位垫,避免尺神经损伤;或根据手术需要双上肢自然紧靠身体两侧,掌心向内,用布巾包裹固定	5		
质量评定 25 分	遵循体位安置原则,充分暴露手术野,固定牢固,满足手术需要,注意对病人心肺功能的保护;病人各部位处于自然功能位,无压迫和过度牵拉	10		
	用物齐备、合理放置、操作有序、方法正确、注意节力	10		
	铺置时间 8min	5		

目的:

正确规范摆放俯卧位。

注意事项:

轴线翻身,术中应定时检查病人眼睛、面部等受压部位情况,检查气管插管的位置,妥善固定各类管道,枕部入路手术、后颅凹手术可选用专用头架固定头部,各关节固定牢靠,避免松动。

(四) 截石位摆放规范

1. 适用手术　适用于会阴部及腹会阴联合手术。

2. 用物准备　体位垫、约束带、截石位腿架、托手板。

3. 摆放方法

(1)病人取仰卧位,在近髋关节平面放置截石位腿架。

(2)如果手臂须外展,同仰卧位。用约束带固定下肢。

(3)放下手术床腿板,必要时,臀部下方垫体位垫,以减轻局部压迫,同时臀部也得到相应抬高,便于手术操作。双下肢外展<90°,大腿前屈的角度应根据手术需要而改变。

(4)当需要头低脚高位时,可加用肩托,以防止病人向头端滑动。

4. 注意事项

(1)腿架托住小腿及膝部,必要时腘窝处垫体位垫,防止损伤腘窝血管、神经及腓肠肌。

(2)手术中防止重力压迫膝部。

(3)手术结束复位时,双下肢应单独、慢慢放下,并通知麻醉师,防止因回心血量减少,引起低血压。

5. 评价标准　表 12-9。

表 12-9　截石位摆放评价标准

被考核者:　　　　考核者:　　　　考核时间:　　　　成绩:

项目	流程及评价考核要点	分值	得分	备注
操作准备 15 分	操作人员:仪表端庄,着装符合要求,洗手	5		
	用物:体位垫 3 个、截石位腿架 2 个、约束带 2 个、托手板 1 个、棉脚套 2 个、手术单 1 个	10		

项目	流程及评价考核要点	分值	得分	备注
操作评估 10 分	操作环境宽敞,温度、湿度适宜;病人全身皮肤完好(手术标识已完成);体位支架功能完好	10		
操作要点 50 分	病人取仰卧位,下移,臀部至手术床缘	5		
	上肢建立静脉通道连接延长管	5		
	中单将双上肢固定于身体两侧,手心向内保持功能位	5		
	脱裤,为病人穿上棉脚套	5		
	臀部下方垫体位垫	5		
	近髋关节平面放置截石位腿架,调整腿架高度为病人大腿长度的 2/3,腘窝处垫体位垫	5		
	将两腿分开放在腿架上	5		
	根据手术需要调整腿架角度,大腿与躯干的纵轴为 90°~100°,大腿与小腿纵轴为 90°~100°,双下肢之间的角度为 80°~90°	5		
	约束带固定膝关节下 3~5cm,足尖、膝关节、对侧肩部在一条直线	5		
	取下手术床腿板,用手术单遮盖病人会阴部	5		
质量评定 25 分	遵循体位安置原则,充分暴露手术野,固定牢固,满足手术需要,注意对病人心肺功能的保护;病人各部位处于自然功能位,无压迫和过度牵拉	10		
	用物齐备、合理放置、操作有序、方法正确、注意节力	10		
	铺置时间 5min	5		

目的:
正确规范摆放截石位。
注意事项:
1. 腿架要托住小腿及膝部;手术中防止重力压迫膝部。
2. 手术结束复位时,双下肢应单独、慢慢放下,并通知麻醉师,防止因回心血量减少,引起低血压。

(徐玉霞)

第四节 病人体温保护

一、概述

(一)正常体温及其波动范围

1. 体温定义 体温指机体深部的血液温度,即身体内部器官的平均值,分核心体温和外周体温,体温主要由核心室(内脏及大脑)产生。核心体温指核心室(躯干及头内)温度,各部分温度相对一致(温差不超过 1℃)。外周体温指四肢温度,各部分温度不一致,不恒定,易受环境影响。四肢皮肤是最主要的散热器官。外周体温通常比核心体温低 2～4℃,这个差值称为"核心-外周温度梯度"。

2. 体温的正常波动　体温的测量部位:腋窝、口腔、直肠。肛温:正常为 36.9～37.9℃;口温:约比直肠低 0.5℃,为 36.7～37.7℃;腋温:约比口腔低 0.4℃,36.0～37.4℃。正常人的体温可因昼夜、性别、年龄、精神和体力活动等而有所变化。

(1)昼夜节律:以昼夜(24h)为周期的波动。人的体温在一昼夜呈现周期性波动,一般清晨 2～6h 最低,黎明后开始上升,下午 2～6h 达一日的高峰。波动幅度一般不超过 1℃。长期夜间工作的人,上述周期性变化可以发生颠倒。

(2)性别差异:成年女子体温平均比男子高 0.3℃。女子体温随月经周期而产生周期性变动。排卵日最低(约 1℃)。

(3)年龄差异:新生儿体温>成年人>老年人。体温随着年龄的增长有逐渐降低的趋势(与代谢率逐渐降低有关),大约每增长 10 岁,体温约降低 0.05℃。14～16 岁的青年人体温与成年人相近。新生儿(特别是早产儿)由于体温调节机构尚未发育完善、老年人由于调节能力差,易受环境温度的影响。

(4)体力活动与情绪:肌肉活动时,肌肉代谢明显增强,产热增加,可使体温暂时升高 1～2℃。所以测体温时,要先让受试者安静一段时间,小儿应防止其哭闹。情绪激动、精神紧张、进食等情况,都会影响体温。

(二) 体温调节系统

体温的相对稳定,是通过许多与体温调节有关的生理功能,相互协调,达到产热和散热相对平衡而实现的。

1. 外周温度感受器

(1)分布:全身皮肤、某些黏膜和腹腔内脏等处。

(2)类型:温觉感受器和冷觉感受器。

(3)作用:温度感受器传入冲动到达中枢后,除产生温觉之外,还能引起体温调节反应。

2. 中枢性温度感受器

(1)分类:温敏神经元和冷敏神经元。

(2)分布:下丘脑、脑干网状结构和脊髓等处。

(三) 体温调节中枢

1. 下丘脑的体温调节中枢　正常体温在一天中有所不同,由位于下丘脑前部的体温调节中枢控制。下丘脑体温调节中枢可使肌肉和肝脏代谢活动而产生的额外热量与从皮肤和肺散发的热量保持平衡,因此,在正常情况下,人体能够维持相当稳定的体温。

2. 调定点学说及体温调节过程

(1)调定点学说:体温调节类似恒温器调节,视前区—下丘脑前部(PO/AH)中温敏神经元和冷敏神经元,功能除具有感温以外,可能起着"调定点"的作用。在发热期间,位于下丘脑体温调节中枢的恒温器设定值上调,例如由 37℃ 上调至 39℃。换言之,在发热期间下丘脑体温"调定点(set-point)"由"正常体温"上调至发热的体温水平,类似于室内恒温器重新设置到一个更高的温度水平,以使房间的室温升高。下丘脑体温调定点一旦升高,就会激活位于血管运动中枢的神经元,使血管开始收缩,并激活热敏神经元,使其放电频率减慢并增加外周产热。当下丘脑调定点重新下调时,通过血管舒张和出汗,散热过程会加速。

(2)体温调节过程:见图 12-2。

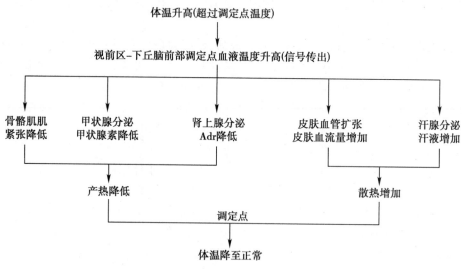

图 12-2　体温升高调节过程

3. 体温异常　人体体温调节能力有一定限度,当环境温度长久剧烈变化或机体调节发生障碍,产热、散热不能保持平衡出现体温异常。

(1)中暑和发热:中暑是高温或炎热夏天产生大量体热,不能散发导致体热蓄积,体温失调而产生中暑,表现为体温升高可达40℃,头痛、头晕、脉搏细弱、血压下降,甚至意识丧失,长时间体温过高体温调节中枢功能衰竭,造成严重后果。体温达38℃以上,会引起机体不适感,心脏负担增加。

(2)体温过低:核心体温在36℃以下,称体温过低。低体温可导致病人不适和交感神经刺激伴高血压和/或心动过速,以及寒战引起的心肌耗氧量明显增加。

(四) 术中低体温

1. 术中低体温定义　手术过程中核心体温在36℃以下,称术中低体温。人体在手术和麻醉过程中出现的非控制性的体温下降现象(下降至36℃),是外科手术麻醉过程中一种常见的并发症,发生率可高达50% ~ 70%,并可引起一系列并发症,从而影响病人预后。

2. 术中低体温发生的影响因素

(1)手术室低温环境:手术室温度控制在21 ~ 25℃,保持适当的室内温度有助于维持病人体温。但由于外科医生要求较低的室温以求舒适,而造成室温过低,使病人体温下降。

(2)皮肤保温作用的散失:皮肤具有调节体温的功能,完善的皮肤具有天然的屏障作用。皮肤是体内热量散失的主要部分,手术过程中皮肤消毒时,裸露的皮肤面积较大,消毒液涂擦病人皮肤上挥发作用,引起外周血管收缩反应,热量丢失。这是手术导致体内热量散失的重要原因。

(3)输液和输血:手术过程中病人由静脉输入大量与手术间等温的液体和血液,则对病人机体中体液造成"冷稀释"作用,从而导致病人体温下降。

(4)麻醉与低体温(与麻醉剂的应用整合):麻醉对体温调节系统的抑制是导致围术期低体温的最主要原因,主要机制是体温重新分布。

1）全麻：全麻期间代谢率减少 15%~40%，尽管目前尚不清楚其确切机制，但全麻降低脑代谢、机械通气减少呼吸做功的作用是显见的。全麻时，意识的丧失意味着行为性调节机制的丧失，麻醉药物抑制血管收缩、肌松药对寒战反应，抑制了机体对温度改变的调节反应，病人只能通过自主防御反应调节温度的变化（如全麻降低体温调节反应的阈值，阈值间范围从 0.2℃增至 4℃），因此几乎所有的全麻病人都可出现低体温。

全麻低体温呈现特征性的"三阶段模式"，即再分布期—线性期—平台期，每一阶段导致低温的原因不尽相同。全麻早期总的体热散失很少，体热含量基本保持不变。但由于血管收缩反应被抑制，体热从核心室向外周室再分布，导致核心温度快速下降 1~1.5℃和外周温度升高。随后的 2~3h 内，失热大于产热导致核心温度继续呈线性降低，其速率是由产热和失热的差值所决定的（较再分布期有所减慢），同时全身体热含量的进一步下降。最后，麻醉 3~4h 后，核心温度可逐渐稳定于某一水平：失热较少者，核心温度虽低于正常，但不足以触发血管收缩反应，当失热等于产热时，达到"被动平台"；而对于显著低温者，血管收缩反应被触发，体热被限制在核心室，核心温度亦能稳定，此时称"主动平台"。主动平台并非热稳态，如果不加温，达平台后体热含量和平均体温将继续降低。对肥胖者而言，体热的散失较体热再分布更为重要。另外，手术造成的体热丢失有时也相当可观，机械通气造成的体热散失则可以忽略。

2）椎管内麻醉：椎管内麻醉引起的体温改变曾一度不被认识，椎管内麻醉时的体温监测也被忽视。近期的一项调查显示仅有 33%被调查的麻醉医生在椎管内麻醉时监测体温。

与全麻类似，在腰麻或是硬膜外麻醉时，体热再分布是导致早期低体温的主要原因。第 1h 核心温度可下降（0.8±0.3）℃，其中未阻滞和阻滞部位的热含量的变化导致的体热再分布占 89%，而皮温因外周血管的扩张升高。随后的 2h 内，由于皮肤散热增加，核心温度线性下降（0.4±0.3）℃，再分布占 62%，其速率同样也取决于产热和失热间的差值。椎管内麻醉时，再分布主要局限于下肢，因此椎管内麻醉时再分布所导致的核心温度的下降约是全麻的一半，加之代谢产热基本正常，故椎管内麻醉一般是在一个相对较高的体温水平开始线性下降的，低温的进展可能较全麻慢。由于椎管内麻醉从外周阻断了下肢的体温调节性血管收缩，故不能达到主动平台，体温持续下降，这是椎管内麻醉与全麻的主要区别。正常机体对外周温度的感觉主要是冷感觉，而椎管内麻醉时，外周冷感觉的传入纤维被阻断，使得中枢误认为被阻滞区域是温暖的，行为性调节被抑制；同时脊髓体温调节中枢也可被阻滞；下肢运动神经阻滞导致寒战反应亦无效，尽管未阻滞区域出现代偿性血管收缩和寒战，但不能阻止进一步的体温下降，而且由于寒战的诸多不良影响，临床上往往通过药物处理，这样未阻滞区域的产热作用也被抑制。椎管内麻醉对于体温调节反应的抑制存在明显的区域性，即下半身较上半身显著，且这种作用在术后持续相当长一段时间，这使得椎管内麻醉较全麻术后低温时间长，且体温上升速度慢。椎管内麻醉时体温与阻滞平面及年龄呈负相关，如一组研究中，腰麻平面每增加一个节段，核心温度降低 0.15℃，年龄每增加 1 岁，核心温度下降 0.3℃。对于短小手术，椎管内麻醉对体温的负面影响可能不甚明显，因为良好的隔热措施可促成被动平台的出现。而椎管内麻醉下行大手术的病人，极有可能出现严重的低体温。总之，很难预测哪些病人接受椎管内麻醉时可能出现低温，即便是出现了低温，麻醉医生单凭临床表现也不能及时发现。

3）全麻复合硬膜外麻醉：复合麻醉同时从中枢和外周抑制体温调节机制，较单纯全麻或单纯硬膜外麻醉更早出现再分布低体温,线性期体温下降速度也更快。此外,椎管内麻醉和全身麻醉都可降低血管收缩的阈值,因此复合麻醉较全麻更晚出现血管收缩(即出现时的核心温度更低);其次,全麻抑制了可能在椎管内麻醉时增加产热的寒战;最后,也是最为重要的,椎管内麻醉阻断了中枢介导的下肢的血管收缩反应,使核心温度持续降低。

4)全麻复合硬膜外麻醉麻醉用药与低体温:苯二氮䓬类如咪唑安定可导致低体温,作为术前药与阿托品合用时,低体温的发生率可降低。术前肌注哌替啶也可减少术中低体温。所有吸入麻醉药、静脉麻醉药、阿片类都可引起阈值间范围增宽。挥发性麻醉药增高出汗阈值,降低血管收缩阈值,但对出汗和血管舒张反应的增益和最大反应强度则无影响,异氟醚、七氟醚等呈剂量相关性抑制寒战阈值,地氟醚可使体温调节性血管收缩反应的增益降低3倍,而对最大反应强度无影响。异丙酚不影响出汗阈值但降低血管收缩阈值。异丙酚诱导较七氟醚诱导时低体温多见,原因在于异丙酚不仅抑制中枢,还显著扩张外周血管。神经安定类及其他镇静药都可能增加术中低温的风险。

(5)体外循环与低体温:最早的体外循环是在接近常温下进行的,20世纪60年代晚期先后引入了低温和血液稀释技术,之后低温逐渐成为心脏手术的一个重要组成部分。但低温体外循环中往往伴随体热含量的显著变化,而且快速的降温和复温及外周组织复温不充分都可产生显著的温度梯度,导致体热再分布而出现"后降"(after drop),通常的做法是延长复温时间、扩张血管和外周加温等。20世纪90年代初重新引入常温体外循环,大量工作证实了常温体外循环较低温体外循环的优势,但还有很多问题尚未解决。当前多采用折中的方法,即尽可能使体外循环时的温度接近正常体温(如32~34℃),这样既保留了较高体温的益处,又能提供有益的器官保护功能。

3. 低体温的对机体的影响术中低体温对病人造成的危害是十分严重的,针对造成术中低体温的原因进行有效预防是围术期护理的重要内容。

(1)增加手术部位感染风险:轻度的体温降低也可直接损害机体免疫功能,尤其是抑制中性粒细胞的氧化杀伤作用,并减少多核白细胞向感染部位的移动。此外,低体温可减少皮肤血流和氧供,并抑制组织对氧的摄取。研究发现,围术期低温还与蛋白质消耗和骨胶质合成减少有相关性。

(2)影响凝血功能:体温降低可使循环血流速度减慢,血中血小板数减少,降低血小板功能,降低凝血因子的活性,血细胞聚集度升高,并且具有激活血纤维蛋白溶解系统的作用。出血时间与皮肤温度成反比,严重低温可导致弥散性血管内凝血发生。

(3)影响机体代谢:体温每升高10℃,机体代谢率增加一倍,每下降10℃,代谢率下降一半。适度体温降低可以降低细胞耗氧,提高机体对缺氧的耐受能力,因而对机体有保护作用。

(4)增加心血管并发症:低温下肺血管对缺氧的反应性降低,通气/血流(V/Q)比例失调而导致缺氧加重。研究发现术中低体温的病人术后心肌缺血的发生率是术中体温正常的3倍。同时,研究表明,低温可引起低钾,而且一定范围内体温的降低与血清钾的降低成正比。低钾是导致室速、室颤等心律失常的重要原因,严重时还可能引起心衰。低温还可降低心肌对儿茶酚胺的反应性。其次,低温引起的寒战也显著增加围术期氧耗和二氧化碳的生成,寒冷引起心脏传导阻滞的加剧和心肌收缩力的降低会因吸入麻醉剂而加重。麻醉恢复期间,寒战病人为产生更多的热量会增加氧耗,身体的反应为心输出量增加、心动过速、高血压和心肌局部缺血。当中心温度低于正常的37℃时,室速和心脏异常的发生率将增加2倍。

(5)利尿作用:轻度低体温时外周血管收缩,经肾脏血流增加。随着体温继续下降,远曲小管重吸收作用受抑制,对抗利尿激素的反应性下降,造成利尿。

(6)对水、电解质的影响:低体温时,大量的钾离子进入细胞内,血清钾可一过性降低;同时CO_2溶解度增加,升高血液中碳酸浓度。同时低温可造成氧解离曲线左移,加重组织缺氧,导致酸中毒。低温还可使细胞膜上的Na^+-K^+泵功能减退,Na^+和Cl^-向细胞内聚集,导致细胞肿胀。

(7)延缓术后恢复:低体温下,肝脏内载体介导的转运系统受到抑制,肝脏对药物摄取能力下降,肝内多种降解药物的酶的活性也下降;同时肾脏排泄药物的能力也降低。这些原因不仅造成药物的清除缓慢,在体内滞留时间延长,导致麻醉苏醒缓慢,而且增加了药物作用和潜在不良反应。以维库溴铵为例,低体温时,在血浆中的清除明显放缓,但从循环到神经肌肉接头处发挥作用的速度却未同步同比率减慢,因此中心体温降低2℃,该药的肌松效果可加倍。体温降低使多种药物代谢的速度减慢,使麻醉苏醒延迟,导致寒战。不适感增加40%;肾上腺功能明显增强;使中枢神经系统变迟钝,影响机体识别和运动功能;增加组织吸收;减少机体代谢及麻醉药物的排泄,从而延长了麻醉药物的作用时间。而药物代谢的减慢显著延长了麻醉恢复时间和术后恢复室的停留时间。

(8)低体温可延长住院时间:低温会通过各种因素,导致病人在ICU和病房的住院时间延长。上述几种因素导致的后续治疗受影响,直接造成术后恢复时间延长。其原因是低温使中枢神经系统变迟钝,影响了机体识别和运动功能;增加了组织吸收、减少了机体的代谢及排泄麻醉药物,从而延长了麻醉药物的作用时间。其他研究表明,低温病人死亡率高于体温正常病人,尤其是严重创伤病人。近来的研究表明,体温下降2~3℃可明显增加创伤病人死亡的可能性。中心温度降至32℃的病人死亡的危险性很高。

(五)术中体温过高及治疗措施

1. 术中体温过高的定义　体温超过37.2℃即为体温升高。体温升高可能是某种疾病的重要临床表现,也可能是全身整体状况的有力提示。体温持续升高可引起横纹肌溶解、多脏器衰竭,甚至可能致死。因此,发现体温升高后应积极查明原因,降温支持治疗的同时治疗原发病。

2. 术中体温过高的影响因素　围术期体温升高的原因多样,其中恶性高热、抗精神病药恶性综合征以及5-羟色胺综合征这三种原因较为罕见,容易混淆,且一旦误诊,可导致灾难性后果。因此围术期体温升高应当引起麻醉医生、ICU医生以及围术期相关医护人员的重视。

3. 恶性高热(malignant hyperthermia,MH)　恶性高热是目前所知唯一可由常规麻醉药引起并造成围术期死亡的遗传性疾病。该病是亚临床肌肉病,即病人平时无异常表现,但在全身麻醉过程中接触卤族吸入麻醉药(氟烷、恩氟烷、异氟烷、七氟烷、地氟烷等)和/或去极化肌松药(琥珀胆碱)后,细胞内钙离子通道开放时间显著延长,肌质网内钙离子大量释放,引起程度不同的骨骼肌高代谢状态及横纹肌溶解,产生大量热量,导致体温持续快速升高,甚至可致死亡。在一般人群中,预计MH发作的发生率为每100 000例麻醉发生1例,发生率因地区人种而异,儿童及青少年多见。所幸的是,近年来由于氟烷和琥珀胆碱的应用减少,恶性高热的发生率有所降低,恶性程度也有所减轻。

呼气末 CO_2 分压升高、自主呼吸时呼吸频率增快是恶性高热发生的早期征象。其他早期症状包括快速型心律失常、高碳酸血症、呼吸性酸中毒合并代谢性酸中毒、单纯咬肌痉挛或全身肌肉强直等。相对于氟烷,目前常用的吸入麻醉药引起的恶性高热始发时间延后,恶性程度降低。因此,体温升高超过 38.8℃ 可能是相对后期的症状。与之相比,15min 内体温升高超过 1℃ 更具有诊断意义。其他相对晚期的症状包括室上性或室性心律失常、急性。肾衰竭、横纹肌溶解(肌酸激酶升高)、低血压和循环衰竭。咬肌痉挛和一过性呼气末 CO_2 分压升高也会出现于注射氯化琥珀胆碱后早期。而窦性心动过速常被误判为麻醉过浅。这些均需与其他引起围术期体温升高的疾病进行鉴别诊断。

恶性高热反应的治疗措施包括立即停用可疑麻醉药物,改吸入麻醉为全凭静脉麻醉,并尽快结束手术操作采用非去极化肌松药维持肌松,将挥发罐从麻醉回路中拆下,以高流量纯氧行过度通气,增加每分钟通气量至初始值的 2~4 倍,迅速降温,立即静脉注射特效药丹曲林,初始剂量 2.5mg/kg,每 5~10min 给药一次,直至呼吸循环稳定。

二、体温保护措施

(一) 低体温保护措施

1. 设定适宜的环境温度　应维持在 21~25℃。可根据手术不同时段及时调节温度。环境温度的设定应考虑医务人员的舒适度和维持病人正常生理两个方面。国内学者根据麻醉后体温变化的生理特点,通过采取适当的护理干预,包括手术开始 30min 前手术间温度设定于 25℃,手术开始后将手术室温度设定在 22~25℃,以减少病人体温丧失。

2. 核心体温监测　只有通过准确的体温监测,才能反映病人的体温状态,并为合理的防治措施提供目标。外周体温常随环境温度的变化而变化,因此只有测量核心体温,才能准确反映病人是否处于低体温状态。

3. 用于静脉输注及体腔冲洗的液体宜给予加温至 37℃。

4. 保温措施　依据保温方式的不同,可分为被动和主动两大类。被动保温法仅防止体温散失,不提供外在热量,主要选用保暖性能好的被服或手术巾遮盖非手术区域,尽可能减少皮肤暴露,减少传导和对流形式的皮肤散热。还有应用反光材料制成的覆盖物,可将来自皮肤以辐射形式散发的热量反射回皮肤,故认为可防止辐射形式的热量丢失。主动保温法除防止体温散失外,还给予额外的热量以协助机体升温,如电热加温毯(electric warming blanket)和对流式保温床垫(circulating-water mattress),现多有智能化产品可供选择,可感知病人体温并自动作出调节,当然操作过程仍应仔细控制温度不宜过高,避免烫伤。

5. 预保温　预保温的方法包括在麻醉前使用主动皮肤加温系统和血管扩张药物。麻醉前使用血管扩张药物是主动预保温的一项替代措施,这种方法的理论基础是使用血管扩张药物来替代麻醉诱导后的正常血管扩张。药物诱导的血管扩张导致核心到外周温度的再分布,然而未麻醉的病人机体正常的调节反应可以产生足够的热量来保持核心体温。经过这一过程后,病人处于血管扩张状态,且中心到外周温度梯度缩小,由于温度梯度的缺失,随后的麻醉诱导较少产生再分布性低体温。综合目前现有的研究证据,2015 年德国一项临床操作指南,推荐应该对病人进行 20~30min 的预保温以预防围术期低体温;对于预计麻醉时间长于 1h 的病人,应该在预保温基础上加用主动术中保温措施。

6. 其他　如行胸、腹腔等需暴露体腔的手术,使用温盐水浸泡的纱巾覆盖暂不操作的手术野,以及用温液体冲洗体腔,均是减少热量自手术野散失的方法。

(二) 恶性高热的护理配合

1. 恶性高热的处理　当怀疑发生恶性高热时,应尽快开始治疗。处理手段应根据恶性高热的即时临床表现进行调整。

(1)立即停用诱发药物,换用非诱发药物维持麻醉(全凭静脉麻醉 TIVA)。

(2)撤除挥发罐(可更换呼吸环路,但不要浪费过多时间去更换麻醉机)。

(3)以高流量纯氧(>10L/min)进行过度通气(每分钟通气量达正常值的 2~3 倍)。

(4)病情汇报,寻求帮助(恶性高热处理小组)。

(5)告知外科医生,终止或推迟手术。

(6)丹曲林:尽快获取足够丹曲林,静脉注射丹曲林首剂量 2.5mg/kg,(每瓶丹曲林 20mg 以 60ml 灭菌注射用水稀释。注意:禁用生理盐水或葡萄糖溶液溶解丹曲林),根据病情发展,可每 4~6h 按 1mg/kg 静注或静滴追加丹曲林,或 0.25mg/kg 持续给药 24h,直至核心体温和血清肌酸激酶明显下降,临床症状缓解(如肌肉强直、肌红蛋白尿等),血流动力学平稳。整个治疗过程中累积用量一般不超过 $10mg/(kg \cdot d)$,但若病情需要,可酌情使用更大剂量。

2. 监护

(1)常规监护(ECG、NIBP、SpO_2、$EtCO_2$)。

(2)中心体温。

(3)建立大口径静脉通道。

(4)动脉置管,中心静脉置管,留置导尿管。

(5)抽取血样测量 K^+、CK、肌红蛋白、血糖、动脉血气、肝功、肾功及凝血功能。

(6)留取尿样检验肌红蛋白含量。

(7)检查是否有骨筋膜室综合征相关体征。

(8)严密监护至少 24h。

3. 对症治疗

(1)高热:静脉输注低温生理盐水(4℃ 2 000~3 000ml)。

(2)体表降温:用冰水湿透布类覆盖体表并用风扇吹拂,或将冰袋置于腋窝或者腹股沟处。

(3)冰盐水灌洗膀胱、胃腔或腹腔。

(4)体外循环降温。

(5)当体温<38.5℃后停止降温。

(6)高钾血症:葡萄糖 50g + 胰岛素 10U(成人),葡萄糖 25g + 胰岛素 5 U(儿童)。

(7)$CaCl_2$:0. 1mmol/kg,(7mmol =10ml,70kg),或葡萄糖酸钙。

(8)必要时进行血液透析。

(9)酸中毒:高容量通气使动脉血二氧化碳值维持在正常范围。

(10)pH<7. 2 时静滴碳酸氢钠。

(11)心律失常:胺碘酮,300mg(成人),3mg/kg(儿童)。

(12)β 受体阻滞剂:艾司洛尔、美托洛尔。

（13）其他抗心律失常药物：禁用钙通道阻滞剂,因其与丹曲林合用会加重高钾血症,导致心搏骤停。

（14）维持尿量>2ml/（kg·h）：呋塞米 0.5~1mg/kg,甘露醇 1g/kg。

（15）充分静脉补液：晶体液(乳酸林格液或生理盐水)。

（敖永琼）

第十三章

手术室护理技术新进展

第一节　新技术的发展和应用

一、腔镜技术的发展和应用

（一）胸腔镜技术的应用

1. 胸外科手术历史起源　1933 年 4 月 5 日,美国医生 Evarts A. Graham 在密苏里州（Missouri State）圣路易斯市（St. Louis）的巴恩斯医院（Barnes Hospital）成功完成了世界第一例胸外科肺癌左全肺切除手术,开创肺癌外科治疗里程碑。1952 年 Alisson 等开创支气管袖状成形肺叶切除术治疗中心型肺癌,1957 年 Thomas 等开创隆凸切除重建手术治疗癌肿侵犯隆突的中心型肺癌,世界范围内的胸外科肺癌治疗取得了历史性的进步。

2. 胸外科手术切口演变的三个阶段

（1）传统开胸切口:后外侧切口、肋间途径、骨膜床途径、切除两段肋骨、切除一长段肋骨经肋床或肋间隙入路。临床主要为后外侧切口居多,需切开背阔肌及前锯肌,其优点是切口长、术野大、显露好;缺点是切断胸壁肌肉较多、创伤大、出血多、费时间、术后疼痛较剧烈,病人侧卧位、影响健侧肺通气功能、对心肺功能差的病人不利。

（2）MST 切口:保留胸壁肌肉的 muscle-sparing 切口（MST）,切口长度 8～12cm,依据肿瘤部位,可选择腋下竖切口、胸前外侧切口等。

（3）VATS:Lewis 等临床专家,于 1992 年首次报道了在电视胸腔镜下行肺叶切除术的手术方式。胸腔镜手术是电视辅助胸腔镜手术（video-assisted thoracic surgery, VATS）的简称,是通过使用现代电视摄像技术和高科技手术器械装备,在胸壁套管或微小切口下完成复杂胸内手术的新兴技术,它改变了许多国家的传统胸外科治疗理念。以胸腔镜的发展为代表的微创外科时代,被誉为 20 世纪胸外科界的重大突破之一,包括经典 3～4 孔 VATS、单操作孔 VATS、单孔 VATS 以及机器人辅助 VATS 等。近年来,随着微创技术的不断进步,逐步发展了机器人辅助胸腔镜下肺叶切除术（robotic-assisted thoracoscopic resection, RATS）、剑突下单孔 VATS、双侧同期 VATS 肺切除术、跨纵隔单侧进胸双侧肺切除术等新兴入路。

3. 胸腔镜的组成

（1）仪器设备:胸腔镜的构成主要包括胸腔镜、冷光源、摄像系统和图像记录设备。详见第五章第一节。

（2）手术器械：普通的腔镜手术器械包括套管及切口保护套、电钩、腔镜下分离钳和剪刀、腔镜下持针器、推结器、卵圆钳和腔镜下加长弯钳。

一次性切割闭合期的发明和应用是外科手术发展史上的一大进步，缩短了手术时间的同时，简化了外科医生的手术操作。

4. 切口、体位的选择　在腔镜手术中，选择合适的切口位置，对于腔镜的摆放、肺门解剖位置结构的探查和纵隔淋巴结的清扫至关重要。一般选择第4或第5肋间，腋前线至腋中线水平处，切口长度3~4cm。病人取侧卧位，术者常规站在病人面部所朝向的前方进行操作，第一助手应站在术者对面协助术者进行手术操作，第二助手站在术者同侧协助控制镜头方向。

（二）腹腔镜技术的应用

1. 腹腔镜的起源　19世纪末，德国德累斯顿外科医生 Georg Kelling 为了测量胃的容积进行了胃充气试验，试验成功促使 Kelling 设计了一种新的内镜，该内镜近端为硬质部分而远端为软质部分。1901年 Kelling 用 Nitze 发明的膀胱镜直接通过腹壁插入腹腔进行观察，并称其为"Koelioskopie"，即体腔镜检查。20世纪50年代，腹腔镜的发展历史上出现了两项重大的发明：一个是 Fcurestier 在1952年发明的"冷光源"玻璃纤维照明装置。该装置可以凭借较低的温度在腹内提供照明，不会造成脏器灼伤。另一个是 Hobpkins 设计出的柱状石英腹腔镜，其光传输能力是传统腹腔镜的两倍，图像也更为清晰，是现代腹腔镜外科所用硬质内镜的发展基石。

2. 腹腔镜在小儿普外科中的应用　腹股沟斜疝作为小儿外科最常见的疾病之一，临床常采用经脐腹腔镜单部位疝囊高位结扎术，其优点是缩短手术时间，切口美观，并且术中可清晰观察患儿是否合并对侧剑鞘突未闭，避免再次接受手术。对于腹部肿瘤的患儿，小儿腹腔镜不仅可应用于小儿腹部肿瘤的手术治疗，还可以进行肿瘤活检检查。

随着科学技术的不断进步，新生儿腹腔镜技术迅速发展，大部分的新生儿外科手术都可通过腹腔镜完成，如十二指肠瓣膜、肠旋转不良、肠闭锁、胆道闭锁等；同时腹腔镜还可以观察新生儿胆道情况，诊断复杂的新生儿黄疸。新生儿狭小的腹腔空间，且不能长时间耐受手术，对新生儿腹腔镜技术的发展提出了更高的要求。

3. 腹腔镜在小儿泌尿外科中的应用　腹腔镜最早应用于泌尿外科是对无法触及隐睾的诊断，与开放手术相比，具有更高的成功率和更低的风险性。目前临床可通过腹腔镜、膀胱镜、输尿管镜等完成几乎所有泌尿系统手术。

4. 腹腔镜在急腹症诊断和治疗中的应用　如腹部外伤、阑尾炎、肠套叠、嵌顿疝、粘连性肠梗阻、肠梗阻、消化道穿孔等。腹腔镜不仅可以用于外科治疗，还可通过放大视野的优势对不明原因的急腹症进行诊断，探查腹腔内出血情况、内脏损伤的情况等。

5. 腔镜在胃癌治疗模式中的应用　胃癌治疗方法的制定依赖于肿瘤的 TNM 分期，目前腹腔镜探查分期是指南推荐的方法之一，中华医学会外科学分会腹腔镜与内镜外科学组，及中国研究型医院学会机器人与腹腔镜外科专业委员会发布的《腹腔镜胃癌手术操作指南（2016版）》中，将腹腔镜胃癌手术的适应证规定为：①胃癌探查及分期；②胃癌肿瘤浸润深度<T4a期，并可达到 D2，根治性切除术；③胃癌术前分期为 I、Ⅱ、Ⅲa 期；④晚期胃癌的短路手术。临床探索性手术适应证包括：①胃癌术前评估肿瘤浸润深度为 T4a 期，并可达到 D2，根治性切除术；②晚期胃癌姑息性胃切除术。手术禁忌证包括：①不能耐受气腹或无法建立气腹者；②腹腔内广泛粘连难以在腹腔镜下显露操作者。

6. 妇科腹腔镜的发展　1954 年法国医生 Palmer 用 CO_2 气体制造气腹,并设计了一种对卵巢进行活检的活检钳,使腹腔镜进入妇科学领域。德国的 Frangenheim 在此基础上进行改造,将进入腹腔的途径改在腹部,气腹机由此诞生,1959 第一部妇科领域的腹腔镜专著《妇科腹腔镜和后穹窿镜》正式出版。

7. 腹腔镜在结直肠手术的应用　当腹腔镜结肠切除术于 1991 年首次应用后,并没有得到广泛的推广和运用。因为结直肠腹腔镜手术涉及的步骤和区域多,手术相对复杂,对医生技术要求更高。随着腔镜技术的发展,据估计,现今约 59% 的结直肠手术都选择腹腔镜进行。其术式有传统多孔腹腔镜手术、手辅助腹腔镜手术、机器人辅助手术、单孔腹腔镜手术以及经自然腔道内镜手术等,外科医生根据病人的个体化和疾病特异性为依据来选择合适的手术方式。

(三) 腔镜新技术的诞生与发展

1. 单孔 VATS　1992 年,Lewis 等首次报道了胸腔镜下肺叶切除术;1998 年,意大利学者 Migliore 等率先开展单孔 VATS;2004 年,在 Rocco 等进行的一项研究中,首次提出了单孔 VATS 肺楔形切除术;2011 年 Diego Gonzalez 等首次报道了单孔 VATS 左肺下叶切除术,并成功实施了淋巴结清扫术。

随着技术的进步,国内学者鲍熠等于 2013 年报道了单孔全胸腔镜下肺叶切除术 5 例;2014 年李洋等报道了 20 例单孔电视辅助胸腔镜肺叶切除术;2015 年黄麟等报道 118 例单孔电视辅助胸腔镜肺叶切除进一步验证了单孔胸腔镜下肺叶切除的可行性及安全性。

胸外科单孔胸腔镜手术治疗肺部疾病的手术方法正在突飞猛进的发展,目前已普及全球,并涌现出更多的创新思路,这些新兴的科学理念不断进步,促进腔镜胸外科技术的进一步成熟发展。

2. 胸腔镜心脏外科手术发展历史与应用现状

(1) 发展历史:1991 年法国专家 Laborde 完成了一例经胸壁小切口胸腔镜下的小儿动脉导管未闭手术。在我国,1996 年台湾省长庚医院张昭雄首先报告 8 例胸腔镜辅助下经胸壁小切口成功修补房间隔缺损;1998 年林平章等报告了 14 例在胸腔镜辅助下经胸壁小切口修补室间隔缺损获得满意效果。

据不完全统计,我国已经有 30 余家医院开展全胸腔镜下各类心脏手术 10 000 余例,微创化作为一种新兴理念已逐渐指导整个外科领域,腔镜技术的发展在微创心外科的发展中起着至关重要的作用。

(2) 全胸腔镜手术的应用:①房间隔缺损修补术;②室间隔缺损修补术;③动脉导管未闭手术;④二尖瓣置换、成形术;⑤三尖瓣置换、成形术;⑥心脏良性肿瘤切除术;⑦病理性房颤。初级先从单病种病例开始,技术成熟以后可逐步开展多病种手术。

(3) 全胸腔镜手术的禁忌证:①体重小于 15kg,或体重过于肥胖;②严重的胸廓畸形或异位心,无法正确显露手术术野;③胸腔粘连严重;④严重的主动脉粥样硬化;⑤房颤合并冠心病或心房内有血栓。

(4) 全胸腔镜手术操作条件:①良好的股动静脉血管条件,能够经股动静脉插管,建立体外循环;②用物准备充分,能够及时采取心肌保护措施,经股动脉插管,进行升主动脉阻断,并使用保护液灌注;③普通的开胸器械、腔镜设备、腔镜下操作器械;④要求医生既具备开胸经验,又有腔镜操作基础。

(5) 全胸腔微创心脏外科手术的应用优势:①切口小,仅为胸壁肋间 3 个 1～2cm 的操作孔;②保证胸廓的完成性,对呼吸、活动无明显的影响;③减轻病人术后对切口美观程度的心理创伤;④术中出血少,减少了输血后易发生的相关并发症;⑤术后恢复快,住院时间短,降低了病人的医疗费用,减轻病人负担;⑥减少手术创伤,降低心脏外科死亡风险。

3. 3D 系统在微创手术中的应用

(1)3D 腔镜技术的发展历程:20 世纪 90 年代初期,第一代 3D 腔镜技术应用于临床,是基于视差理论头盔式显像技术上的初级尝试,术者需佩戴体积大且笨重的头盔式显示器,且图像分辨率相对低下,导致长时间操作后易出现疲劳及不适感,限制了其本身在外科领域的发展。

随即 20 世纪 90 年代末,Viking 3DHD 腹腔镜三维成像系统成功应用于泌尿外科及妇产科手术。2011 年,KARL STORZ 3D 高清胸腔镜设备初登国际舞台,并很快应用于临床,大幅提高了其手术视野的清晰度和明亮度,同时外科医生只需要戴一副轻巧的偏光眼镜,即可进行手术操作。

(2)3D 腔镜设备的成像原理:3D 胸腔镜手术作为一项新兴的技术,是在 2D 胸腔镜手术技术基础上的进一步改进,它不仅可以将视野最大放至 20 倍(32 寸显示器)效果,同时能还原体内的三维立体成像效果,增强外科医生对深度的立体感知。

3D 胸腔镜设备主要包含两大部分:成像系统和手术器械。其成像基本原理主要是通过 3D 电子镜前端的双镜头捕获 2 幅画面,经连接导线传送到主机转化成 3D 信号,再经过偏光眼镜传入人的大脑,合并成立体的影像,即外科医生在屏幕上看到的立体画面。

(3)3D 腔镜技术在食管癌手术治疗中的应用:食管癌根治术是胸外科的经典手术,因食管周围有许多重要的肌层、神经和血管,对行腔镜下食管癌切除的临床医生提出了更高技术层面上的要求。术中需重点关注的环节有避免损伤胸导管、气管及左主支气管膜部,避免误伤食管左侧进入上纵隔部位的胸导管,避免误伤主动脉弓水平处。

3D 腔镜系统能够提供良好的高清立体视野,可以在直视下清晰地辨别胸导管、气管及左主支气管膜部等,减少术后乳糜胸及气管、支气管漏气的发生率;缩短游离食管的时间,更为彻底和安全地完成主支气管、隆突下和食管旁的淋巴结清扫;能够清晰地暴露左、右喉返神经,减少损伤喉返神经的概率。此外,3D 胸腔镜视野下行网膜包绕食管胃吻合时操作更精确,速度更快,这些对减少病人术后气管切开率,降低病人术后肺部感染和吻合口瘘等并发症的发生率,促进术后恢复起到了至关重要的作用。

(4)3D 腔镜技术的优势:3D 胸腔镜系统能够提供类似开放手术中的自然视觉效果,使外科医生可在术中进行精确的空间定位,极大限度地提高了外科医生的手眼配合度,使术中游离和缝合等操作变得相对安全,而且更加精确,避免了术中因视野不清晰造成的不必要的损伤。因此,3D 腔镜技术极大地降低了手术镜下操作的难度,缩短了传统胸腔镜下操作的学习曲线。

参与手术的所有人员均可以佩戴 3D 偏光眼镜,看到腔镜显示器上所呈现出的三维效果手术画面,同步理解手术中的解剖结构,这一形式的技术对于医学教学与培训同样具有的重要意义。

二、达·芬奇机器人辅助手术的发展和应用

(一) 概念

机器人辅助手术(robotic-assisted surgery)是指计算机辅助下的腔镜手术(computer

assisted laparoscopic surgery），由于其手术设备是一个带有机械臂类似机器人的装置，而被广泛称为机器人辅助手术。

（二）背景

自 20 世纪 90 年代开始，机器人手术系统进入临床医学领域，经历了从伊索（Aesop）、宙斯（Zeus）到达·芬奇（Da Vinci）系统的过程。机器人辅助手术系统由 1994 年美国食品和药品管理局（Food and Drug Administration，FDA）首次批准 Computer Motion 公司生产第一代持镜机器人伊索（Aesop），至 1995 年，该公司继续研发出了第二代机器人宙斯（Zeus）手术系统，以可远程遥控、实现精细稳定操作等功能，目前在国内使用的多为第三代 AESOP3000。1996 年初，美国 Computer Motion 公司在 Aesop 的基础上研制了一款功能更为强大具有良好视觉系统的机器人系统，即宙斯（Zeus）系统。1999 年，美国 Intuitive Surgical 公司开发出达·芬奇手术机器人系统（Da Vinci Surgical System，DVSS），并于 2003 年宣布并购 Computer Motion 公司旗下的 Zeus 系统。2000 年 7 月第一代达·芬奇手术机器人系统通过美国 FDA 认证并应用于临床，目前已经发展到第四代，是目前世界上最成熟且应用最广泛的机器人外科手术系统。完全区别于传统胸腔镜及腹腔镜的手术方式，被视为 21 世纪微创手术的革命性标志。2001 年利用手术机器人 Zeus 系统，法国教授完成了世界上首台跨国远程机器人辅助胆囊切除术。《"十二五"甲类大型医用设备配置规划》已将达·芬奇手术机器人系统纳入规划，我国已陆续引进该系统并取得了良好效果。国产手术机器人系统的应用也有了新的突破，已经开始从实验室研究阶段走向临床应用。2014 年中国自主研制的手术机器人系统首次在中南大学湘雅三医院应用于临床。

（三）第三代达·芬奇手术机器人系统

1. **优势** 手术机器人的出现与发展使得外科手术模式发生了革命性的变化，其综合了计算机技术、人工智能、材料、物理及各工程技术学科优势。目前，市面上使用的为第三代达·芬奇手术机器人系统，其优势为：

（1）避免人眼视野的局限，以其可进入人体内部的特殊镜头，产生三维立体图像，使手术野放大 10~15 倍。

（2）突破人手的局限，机械手臂 360° 的活动自由度可灵活完成转动、挪动、摆动、紧握等动作，到达原来手伸不进的区域，并且机械手安装有稳定器，可大大提高手术医生操作稳定性及精确度。

（3）切口微创、出血量少、愈合快，能有效降低手术风险，减少术后并发症，保证医疗安全。

（4）术者可采取坐姿进行操作，舒服的坐姿有利于施行长时间复杂手术；减少劳累导致的医生首部抖动，从而降低手术风险。

（5）达·芬奇手术机器人系统自动化程度高，一台高难度的外科手术一般只需要配置外科医生 1 名、麻醉医生 1 名及手术室护士 1~2 名，可节约人力资源，提高手术室的运行效率。

（6）远程控制：能借助于视频、音频、图像、力觉等临场感的装备与技术参与开展手术，主要用于交通不便、战争、海上等情境。

2. **劣势**

（1）较高的体位要求：达·芬奇手术机器人系统在手术体位摆好后，不可随意移动。任何体位的改变都会造成机械臂或病人的损伤。因此，一旦手术开始，体位就不再变化，如果需要变更体位，需要将机械臂拆卸下来。

（2）触觉反馈功能缺失：机器人系统缺少力度的传导及触觉反馈，术者只能通过视觉信息反馈弥补。

（3）系统的技术复杂：术前准备和术中更换器械等操作耗时长，术者与助手间的沟通受限。

（4）价格昂贵：达·芬奇手术机器人系统之所以价格高，有其设备方面的原因。但通常被认为是其生产商通过收购竞争对手和专利保护等手段在这一领域形成垄断。由此，医疗机构失去了主动议价，只能接受公司的高价。当然，这一高价也不可避免地转嫁到了病人身上，很多病人因此而拒绝接受机器人系统手术治疗。

3. 适应证　2000 年 6 月，德国法兰克福大学医院泌尿外科医生利用达·芬奇手术机器人系统完成世界首例腔镜下前列腺切除。目前达·芬奇手术机器人系统手术种类涵盖普通外科、泌尿外科、心胸外科、妇科等学科的数十种手术，基本覆盖了全部外科领域，典型手术包括胆囊切除术、胰十二指肠切除术、胃肠手术、肝切除术、二尖瓣成形、心脏不停跳搭桥术、纵隔肿瘤切除术、前列腺癌根治术、卵巢肿瘤切除术等。

4. 达·芬奇手术机器人系统的构造　达·芬奇手术机器人系统有 3 部分组成（文末彩图 13-1），分别为医生操控系统（surgeon console）、床旁机械臂系统（patient side cart）、成像系统（vision system）。床旁机械臂系统为机械臂和内镜臂提供支撑，包括 1 个镜头臂（camera arm）和 3 个机械臂（instrument arms）。镜头臂装有双镜头，能把组织器官放大 10 倍，并以三维画面呈现给医生，高清、立体、直观、准确。达·芬奇手术机器人系统的前臂长近 50cm，尤其特殊的是机械手的内腕，直径仅 0.5cm，具有 7 个自由度可以自由旋转 540°，使其灵活度达到或超过了人手的活动度，是 Intuitive Surgical 公司的专利技术。医生操控系统是达·芬奇手术机器人系统的控制中心，机器人操作员坐在无菌区外，用手或脚来控制机器人和 3D 内镜。成像系统是在术中由一名无需在无菌区的人员进行操作。

（四）达·芬奇手术机器人系统护士配合要点

达·芬奇手术机器人系统对手术护士的要求除了需要具备开胸、开腹等传统及腔镜等微创手术配合经验外，还需要参加中国香港威尔斯亲王医院系统的理论和操作培训，在取得该机构颁发的全球认证的达·芬奇手术机器人系统护士操作资格证书后才能配合达·芬奇手术机器人系统的手术。护士主要负责手术间的布局、机器的摆放和开机、无菌套的安装、腔镜镜头白平衡的调节、器械传递及清洗消毒灭菌以及机器的管理和维护等。

1. 术前准备

（1）物品准备：除常规准备手术器械、敷料外，在访视病人时，了解手术方式、手术部位及手术医生，必要时参加术前讨论。

（2）设备准备：根据手术部位及手术医生习惯术前备齐手术所需用物，包括摆放体位物品；检查机器人设备，使其处于备用状态。

（3）人员准备：参加机器人手术的医生和护士，均需要培训后取得资质才能上岗。建立专业的机器人手术团队，包括手术医生、麻醉医生、手术室护士、供应室护士、工程师等。

（4）手术间管理：合理规划机器人手术间空问题，应针对不同的手术方式制定相对固定的规范和流程，包括各系统的布局、体位的摆放、麻醉插管类型、使用机械臂的数量及位置、电外科设备及手术器械的选择等，不断优化以达到最高效的配合。

2. 巡回护士的配合　术前做好达·芬奇手机器人系统的准备，根据手术的不同合理调整 3 部分系统的位置，连接设备并启动。术中及时调节光源亮度及气腹压力，严格观察病人的各项生命体征。并做好抢救及开放手术的准备。手术配合过程中严格执行清点制度,术毕使系统归位。

3. 器械护士的配合　提前洗手和整理无菌桌、和巡回护士共同完成器械臂、镜头臂的防护罩安装。术前或每次更换摄像头、内镜、灯模块或光源后,都需要调节白平衡。医生消毒铺巾后,与巡回护士连接各仪器线路,并协助医生建立 trocar 并建立气腹及完成所有机械臂与穿刺器的连接及所需器械的安装。并在术中关注显示屏上和各机器臂上的信号,及时排除和处理问题。

4. 由于达·芬奇手术机器人系统手术器械精密昂贵、结构复杂、器械关节端头凹凸不平;达·芬奇手术机器人系统有自动识别系统,若清洗不干净,机械臂会自动识别不予安装;若因器械包装不当或管理不善,致器械损耗增加、医院感染率增加等,所以,迫切需要规范处理机器人手术器械。首先,需要厂家工程师对消毒供应中心相关人员进行培训;其次,器械、回收、清洗、灭菌各个步骤严格按照消毒供应中心规范和《达·芬奇手术机器人系统手术器械厂家说明书》执行;最后,加强全面质量管理,确保手术器械的正常使用。

(五) 未来手术机器人发展方向

外科手术机器人,是未来外科手术向更微创、更智能、更精准发展的方向。

1. 更微创　手术操作孔越来越少,甚至从自然腔道进入,体表完成无瘢痕。目前达·芬奇手术机器人系统厂家 Intuitive Surgical 已经在美国上市了新款单臂手术机器人,旨在打一个孔,进入体内后分出四条蛇形臂来。

2. 更智能　融合大数据,简单的手术操作,可能让智能机器人代替医生来做,医生只需要把控最关键的部位。

3. 更精准　术中提供影像全程引导,让解剖可视化;也可为手术关键步骤提供直观的实时导航。

(王　刚　卢秀英)

第二节　特殊手术间的建设和应用

一、复合手术室的建设和应用

(一) 复合手术室的历史起源

1. 复合手术室的概念　复合(hybrid)手术室又称为联合手术室或杂交手术室,是指将介入手术设备和临床信息系统整合于外科手术室中,使外科医生在手术室内既可以完成常规的外科手术,还能够有效利用各种临床信息,高效地进行介入治疗,从而大大地提高了手术的成功率和工作效率。同时,获取并保存好手术过程中的临床信息,对于远程医疗、医疗教学、医疗纠纷责任划定等,都具有重要意义。

2. 复合手术室的发展背景　为手术的高危病人提供了新的治疗策略。复合手术室是1996 年由英国学者 Angelini 提出来的,当时是指分期冠脉支架植入和搭桥手术,主要用于治疗冠心病。2002 年,英国学者 Jortdal 等人明确提出使用复合手术室治疗先天性心脏病的理念。经过十余年的发展,复合手术室不仅扩展到先天性心脏病的治疗,而且还扩展到主动脉疾病、瓣膜疾病以及心律失常等治疗领域,在神经外科、脊柱外科、血管外科也得到了应用,将数字减影血管造影与常规手术室设施设备有机地结合起来,形成一个既可以进行血管内科疾病诊断,同时又可以对诊断出的疾病进行微创介入治疗的环境。在这种环境中,当介入手术失败或者出现意外时,可以立即进行常规手术,减少了病人的转运环节,提高了诊疗效率,使医疗人员的诊疗技术得到充分发挥,保证了病人的利益。

3. 手术应用 复合手术室的发展来源于临床医生对复合手术的需要,是利用先进的数字减影血管造影(digital subtraction angiography,DSA)系统直接安装在手术室中,将现有的手术影像设备进行整合,以外科医生为主导的手术操作空间,它是实现微创外科(minimally invasive surgery,MIS)的必经之路。复合手术室强调临床工作的便捷性,可以同时进行影像学检查和常规手术。如心脏外科手术、神经科手术、血管植入手术的 Hybrid 手术室,无须在介入治疗科室和手术室之间多次转移病人,对于多支病变的冠心病,复杂的先天性心脏病,开颅手术、复杂动脉瘤、多发血管病变等都是一个很好的治疗方式。

(二) 复合手术室的建设

1. 国内复合手术室的建设现状 从 2007 年阜外医院建成我国第一家复合手术室到现在,我国各大医院都相继建立了不同规格的复合手术室,以 DSA 为成像主体设备的较多,一些以 MRI、CT、直线加速器为主体的复合手术室也在设计和规划中。同时,东部战区总医院已建成 DSA 复合手术室和 MRI 复合手术室,影像造影设备和磁共振定位技术整合为构建复合型手术室提供了很好的解决方案。

2. 国外发达国家复合手术间的建设现状 国外复合手术室的理论和实践水平先行于国内,其复合手术室的建设取得了显著成就。美国加州大学的洛杉矶分校医学中心(于 2008 年更名为罗纳德·里根医疗中心医院)致力于打造世界上最先进的便利病患型医院。该院建有 23 间手术室,其中有 14 间复合手术室,凭借尖端的录音、录像和控制系统,外科医生通过简单的声音命令或按键即可控制安装在天花板上或者墙壁上的仪器设备,现在全美国近有 200 间这样的复合手术间。国外医疗公司借助自身在微创技术和手术导航以及设备控制等领域的优势,纷纷开发出具有自身优势的复合手术室,这些先进的设计方案已在国外很多医院得到了应用,它们也被国内许多医院引入作为建设复合手术室的基础,客观上带动了我国复合手术室建设的进程。

3. 复合手术室建设存在的问题 我国复合手术室的建设整体水平与发达国家有一定差距,发达国家的数字化复合手术室建设较早,发展水平处于领先位置。美国等国家已将信息技术发展的成果先后应用到复合手术室中,可以做到与各类信息系统的采集和控制,并逐步拓展了高端医疗装备技术的临床应用。而国内的大多数复合手术室建设主要基于影像设备与手术设备的简单组合,缺少重要的数字化信息网络支持,另外,经济相对落后也是制约复合手术室建设发展的一个重要因素。

4. 建设复合手术室的重要性

(1)病人无须在影像科与手术室之间多次转移,在同一个手术室即可完成疾病诊断、诊疗以及评估诊疗结果的全部操作,避免了病人多次麻醉和转运可能带来的生命体征不稳定的风险。

(2)扩大了手术开展的范围,复合手术室可以开展许多原来不能做的手术,达到复杂病情根治和简单病情微创的目的。

(3)病人的治疗效果得到了大大的改善,对血管疾病可以快速明确诊断,扩大了手术适应人群,降低了病人的医疗费用,减轻了病人的医疗负担。

(4)提高手术质量和安全性,使手术效果不断优化。复合手术室具有高度的灵活性,手术后可立即探查手术是否成功,简化了手术流程,缩短了治疗周期。

5. 建设复合手术室的场地要求

(1)手术室尺寸及布局:一台 DSA 的诊断室的面积应在 $30m^2$ 左右,加上其他手术设备及多组工作人员的占地,复合手术室主体面积应在 $60m^2$ 以上。另外,DSA 还要有 $10m^2$ 左右的操作控制室和 $10m^2$ 左右的设备间。因此,复合手术室整体占地面积要在 $80m^2$ 以上。

(2)手术室洁净度要求:由于复合手术室经常进行开胸等体外循环手术,按《医院洁净手术部建筑技术规范》要求,复合手术室的洁净度宜达到洁净净化手术室的百级标准,并应遵循不产尘、不积尘、耐腐蚀、防潮防霉、容易清洁和符合防火要求的总原则。手术床正上方尽量避免各种悬空部件,以免阻挡洁净出风口,影响洁净效果。其他要求:温度为 $21\sim25℃$,湿度为 $30\%\sim60\%$;天花板应为可冲洗材料;地板为带有整体墙基的无缝地板,以免受到寄生菌和灰尘的污染。

(3)放射防护要求:手术室的墙体、地板、天花板及门均应符合《医疗诊断 X 线卫生防护标准》,防护厚度为 $3\sim5mm$ 铅当量,主要根据 DSA 产生的 X 线质量确定(生产商在机房建设要求时会有具体说明)。在投入使用前应请具有专业资质的环境评价机构进行放射辐射评价,评价合格后方可使用。

(4)设备配置要求及布局:复合手术室除 DSA、手术灯、手术床及吊塔外,还需配备高压注射器、高频电刀、麻醉机、监护仪、体外循环机、除颤仪、自体血液回收机、显示器、观片灯等常规手术设备。这些设备应根据手术使用顺序在手术床周围和吊塔上合理布局,以免产生混乱。为了使手术室洁净度达到净化标准,则应认真规划送风口、血管造影机、手术无影灯、吊塔、灯带的位置,保证送风口下方无阻挡洁净空气输送的固定设备,避免形成局部湍流,影响手术区的洁净度。

(5)使用管理要求:建立复合手术室管理制度,指定手术间的专职管理人员,负责手术间内仪器设备的日常维护和保养。对手术室的洁净度定期进行空气培养检测,发现不达标情况及时报告相关管理部门,查找产生问题的原因并及时整改,保证手术室洁净度的要求。对参与手术人员进行放射辐射安全检测,对个人累积剂量超标人员实行停止进入制度,保证人员的辐射安全。为了做好防辐射工作,手术间必须配备常用的防护用具,如铅衣、铅屏等。

(三)复合手术室的应用

1. 复合手术室的应用范围　复合手术的临床优势集中在对复杂主动脉疾病的治疗中,包括累及主动脉弓上分支血管的主动脉瘤和累及腹腔内脏动脉的胸腹主动脉瘤。对于主动脉弓部的动脉瘤,传统外科治疗显然需要在体外循环的条件下才能完成,因此具有极大的创伤性。应用复合技术,能让手术变得更加安全。复合手术不需要主动脉的完全阻断,分支血管的阻断时间也非常短。主动脉弓部疾病的复合手术无论是采用颈-胸复合(即先进行颈动脉和锁骨下动脉的旁路术,然后进行主动脉的腔内修复术),还是采用胸-胸复合(即通过胸部正中切口进行升主动脉与头臂动脉的旁路手术,然后进行主动脉的腔内修复术),都大大减少了手术创伤,即使胸-胸复合进行了开胸手术,但由于没有完全阻断主动脉,没有停循环和大量的出血,因此较传统外科技术仍有更大的安全性优势。对于胸腹主动脉瘤,由于范围广泛,累及内脏动脉,因此传统的外科技术常常需要广泛的胸腹联合切口,长时间的主动脉阻断,并造成大量出血。但复合手术就可以先进行内脏动脉的旁路术,然后进行主动脉瘤的腔内修复术,尽管切开了腹部,但不做胸部切口,瘤体不切开,没有主动脉完全阻断,每个内脏动脉缺血时间不超过 10min,因此与传统的外科技术相比创伤明显降低,出血明显减少,安全性明显提高。尤其对于状况差的病人来说,不失为良好的选择。

复合手术的优势还体现在对广泛动脉狭窄和闭塞性疾病的治疗中。60%以上的下肢动脉病变通常是多阶段的,同时闭塞血管内的成分也存在很大差异。一些是增生的内膜,一些却是闭塞后的继发血栓,一些部位二者兼而有之。对于传统外科来讲,降低手术创伤是关键,而对于腔内技术,提高复杂病变的远期效果是关键。可选择使用复合手术,对腹部动脉和富含血栓的动脉进行切开取栓,球囊扩张,支架置入,对下肢长片段硬化性闭塞的病变进行旁路手术,从而很好地降低手术创伤,改善手术效果。不仅如此,复合技术还可以广泛应用在其他部位的动脉疾病、静脉疾病甚至肿瘤的治疗之中。

无论是主动脉弓部主动脉瘤、内脏动脉附近主动脉瘤、广泛动脉闭塞性病变、还是复杂静脉疾病的复合手术,保证手术的顺利都需要良好的麻醉,其次需要良好的无菌和外科条件,最后需要腔内技术设备的支持,而这些正是复合手术所具备的。

2. 复合手术室的优势　传统的介入手术室具有良好的成像性能,但是一般缺少正规手术室所具备的条件,而介入手术也是高风险的手术,根据病情的不同,稍不慎就可能发生意外,引起纠纷,标准手术室一般没有高水平的成像能力,无法开展复杂的复合手术。复合手术室把一个现代化的导管室与一个现代化的心、脑以及血管病外科的手术室整合起来,兼并优势,具备同时进行影像学检查和常规外科手术的功能,避免了病人在手术室与导管室间的多次麻醉和运转。复合手术室能够整合从外科手术到介入手术的最佳治疗方式,把以前不得不让病人承担更大风险、分期进行的诊断和治疗过程合二为一。这样可以减少病人治疗创伤并获得更好的疗效。总的来说,在复合手术室中开展复合手术的优点包括改善病人的治疗效果、术后无需特别护理、缩短病人住院时间、增加病人的周转率、提高医院的经济效益等。

同时复合手术室拓宽了病人的治疗指征,解决了过去单纯介入或手术不能解决的问题;并采用了内外科手术联合治疗的方式,降低了创伤、减少了费用、降低了风险;很多复杂的血管疾病病人无须在学科间多次转移,避免了病人多次麻醉和转运可能带来的风险;如果腔内技术操作出现并发症,可迅速通过外科手术的手段解决;可以即时对手术的疗效进行评价,从而指导手术实施。一些创新的手术设计可以通过这个新平台来完成;尽管复合手术室为杂交手术设计,但同时完全可以进行单纯的腔内治疗或常规的外科手术,避免了资源浪费。

3. 复合手术室的未来前景　微创外科是21世纪外科发展的主流,而一体化复合杂交技术是重要的发展方向,它是微创介入医学和外科学完美结合的产物。当前,一体化杂交数字手术除要求外科医生具备娴熟的手术技巧外,还需要熟悉介入器械并学习更多的影像学知识。同时,对一体化杂交手术室的建设和运行保障也提出了更高的要求。主要表现为一体化数字复合杂交手术室工程建设复杂,除百级洁净手术室(具放射防护机房屏蔽功能)外,在有限空间的百级静压送风洁净区及其周围集成设计安装多台(套)诊断、治疗与监控设备,要求使用时能够流畅展开、互不牵绊。这就要求项目规划、设备设施的选型论证评估与购置安装过程中,一定要医学工程专家、临床医学专家、设备供应商与安装施工方,加强沟通交流、密切合作、统一规划、系统设计、统一施工、统一安装与调试。一体化数字复合杂交手术室运行全程监管与技术保障难度大:一是一体化数字复合杂交手术过程中众多设备联动配合操作、临床信息与医学影像的融合切换难度大,二是系统维修、质量安全技术保障难度大。因此,在系统的交付使用前,一定要组织全面测试与技术验收、使用操作与维修培训。

作为当前微创外科的重要发展方向,复合技术是现代影像学技术、材料科学、血管腔内技术和传统外科技术相融合的结晶,也是对现有治疗方式的重要补充和完善。随着外科治疗技术的微创化和医学影像技术的发展,心血管疾病诊疗发生了较大的变化,治疗方法从以往单一的外科手术向微创血管腔内治疗,进而向融合了腔内和外科技术优势的复合手术转变。复合手术实现了多种技术的有效联合,充分实现了优势互补,使一些非常复杂的手术得到简化,降低了手术损伤,扩大了手术治疗的范围。在复合手术中,外科医生是主角,他们对于病理解剖的熟识和处理意外情况的应急能力得到了很好的体现,即使介入治疗过程中出些意外,也可以立即进行体外循环手术予以补救。复合技术是在最大限度减少创伤和并发症的同时,实现疗效最大化的一种全新治疗模式,同时被视为评估手术治疗水平的重要标志,可以以此为契机,全面促进医院临床、教育和科研工作发展。因此,如何利用现有资源,以先进的 DSA 设备为依托,快速有效的建立复合手术室来满足快速增长的复合手术需求,已成为医院发展和科室建设的努力方向。

二、一体化手术室的建设和应用

(一) 一体化手术室的概念

一体化手术室(integrated operating room)是在洁净手术室基础上通过悬吊系统将手术相关设备进行集成(内镜系统、麻醉机、手术导航系统、血管造影、达·芬奇手术机器人系统等),通过音频视频传输、记录系统、设备控制系统,将手术室设备与医院信息化系统相连接,并完成手术室信息化管理的新型手术室。

(二) 一体化手术室的发展背景

现代一体化手术室是随着微创手术技术以及信息化技术的发展而发展起来的,此概念最早诞生于 1989 年的德国,1992 年在美国率先实施,当时为了更好地规划手术流程,提高效率、空间利用率,减少感染风险,提高手术的标准化,降低医护人员的职业伤害,通过悬吊系统、信号控制系统进行各类手术相关设备的重新摆放,完成了世界上第一间一体化手术室的建设。在接下来的十年里,一体化手术室迅速进入欧美的顶级医院。

(三) 一体化手术室的基本建设

1. 一体化手术室的基本构架 现代一体化手术室的建设涉及洁净建设工程、室内环境整合及控制、手术过程中视音频信号采集分配管理、手术及相关设备控制、医疗影像诊断资料的采集传输存储、医院信息系统集成及远程交互等多方面内容,是涵盖医院设备科、信息科、基建科等多科室联合的综合系统工程。

在信息技术和医学技术不断更新的今天,数字化手术室系统的建设也越来受到重视。人们对医疗服务的安全性、高效性、舒适度提出了更高的要求。同时,医学及医疗器械等学科的发展,要求高性能的医疗配套设施。这些因素都推动了手术室朝着自动化、智能化、人性化等方向发展,提高了手术室的安全性、便利性及使用效率。数字化手术室是发展趋势,也是未来高标准手术室的标志。

2. 与传统手术室的比较 与传统手术室相比,数字化手术室可以降低手术准备时间,节约术中时间,整合前期投资(如 CT、PACS、内镜系统、麻醉机等各类医疗设备),及时存储和灵活调用手术信息,更便于医护人员实时获取、查询并记录病人的相关信息,实现教学培训、手术直播、学术交流、医学信息数据库建立等。通过系统的建设实施,手术室不再是信息孤岛,从而成为医疗、教学、科研等领域的信息共享平台。一体化手术室的目的是解决常规手术室存在的诸多问题,和普通手术室相比,一体化手术室具备很大的优势,它是将净化工程与数字信息化完美融合,将所有关于病人的信息以最佳方式进行系统集成,使手术医生、麻醉医生、手术护士获得全面的病人信息、更多的影像支持、精确的手术导航、通畅的外界信息交流,为整个手术提供更加准确、更加安全、更加高效的工作环境,也为手术观摩、手术示教、远程教学及远程会诊提供了可靠的通道,从而创造手术室的高成功率、高效率、高安全性以及提升手术室的对外交流。

(四) 一体化手术室的应用

1. 手术影像/信息整合　通过数字化平台将来自不同设备的医疗影像和数据(包括PACS、腔镜、超声、C臂、监护仪等)无缝集成,与医院信息系统(例如:HIS、LIS、PACS等)整合统一,实现病人诊疗信息的统一管理和分配。这些信息均可以使用无压缩图像存储方式,高保真地完整记录下来,保证信息资料真实性。系统内置安全核查功能,并可以直接生成报告和打印,助力手术室向无纸化发展。

2. 临床示教功能　为保证手术影像传输真实性,增加直播和转播的临场感,所有音视频信号均采用光纤传输。手术室与示教室同步音频,高清晰度的手术直播和转播,实现双向互动式教学,增加临场感体验。也可对接医院现有直播系统,支持随时调拨手术影像。

3. 集中控制功能　用一块触摸控制屏将手术室设备集成控制,如手术灯、手术床、术野摄像机、内镜设备等多种手术设备,比如依照需求调整手术灯光亮度、色温,调整术野摄像机聚焦、远近、水平、垂直角度。这些控制可在无菌区轻易掌控,而传统方式,医生或护士需分别调节这些设备的参数,花费较多时间,并需要经常作调整,该控制系统可完成控制设备参数设置,参数记忆,具有简单、明了、易操作的统一界面,医生、护士不需要逐个设备分别操作,该操作界面可具有线控制器、声控制器和触摸屏供选择,使用最多,最直观方便的是触摸屏,通过集中控制,大大节约了手术的准备时间,并提高手术室的使用率。

4. 视频、音频的传输　随着手术室内腔镜超高清影像医疗影像技术的使用,进一步保证手术细节部分清晰呈现,提高医生手术的安全性及效率性。需要确保超高清影像链的完整性,使手术画面无损、无延时在手术室内各个医用监视器上显示。并且手术画面切换无缝对接、无等待,保证手术进行流畅性。手术室外,视频、音频的传送使手术具有了教学和远程会诊功能,现代手术室已不是一个孤立的世界,手术过程实时传送到手术室外的教室,进行实况转播,供参观、教学之用,通过 Internet 与世界各地医学专家建立通信联系,达到会诊、交流的作用,同时对手术的影像、声音、照片进行记录存储,供随时访问。

(五) 一体化手术室的临床效益

1. 经济效益　系统实施后,医院在充分利用现有设备的基础上,规范手术流程,提高医院设备资源利用率,减少病人的等待时间,改善医患关系,提升就医体验,提高病人及家属满意度。因此能够吸引更多的病人和进修的医生,为医院带来更多的经济收益。

2. 精简管理　为管理者提供有效的实用工具,医院可实现监督性管理,完成医院病人信息的科学、系统的积累,提高诊疗保险,减少投资风险性。同时通过数字化的手段提高手术室的利用率,让医生更加专注于手术操作,降低手术感染率和改善手术环境。

3. 手术安全

(1)数字化手术室的应用,节省了人力和时间,使手术人员更加容易观察术野,更快捷获取到手术所需的信息数据。使护士更好地配合手术,显著提高了医护人员的工作效率和医疗质量,优化了手术的工作流程,提高了医护人员的工作效率,使手术室内的洁净度得到了有效控制,加强了手术监管,增强了手术安全性和质量,进而更好地服务病人。

（2）超高清影像,保证影像清晰度。图像无压缩,画面切换无等待以及操作系统的高稳定性,先进的信息技术为手术安全提供可靠的技术支持,同时大量的实时手术过程信息、病人生命体征变化信息和电子病历信息帮助医生在关键时刻做出正确的决定,从而提高了手术效率和安全性。

（3）针对高难度或非常规手术可重复调阅影像资料,进行相关学术研究或大数据分析,增强相关技术能力,保证手术安全。

4. 人才培养 手术室的临床示教功能打破了手术的空间局限性以及手术室的洁净度管理要求。传统教学方式不仅观摩人数有限,而且观摩者的视野也受到不同程度的限制,观摩者很难看到整个手术的操作过程,更不要说看清手术部位的详细情况。

一体化手术室可以实时地进行高清晰度手术直播和转播,不仅可以把手术过程、手法、设备影像等多路信号同步实时输出,还可以将病人的各种电子病历资料、实时生命体征数据输出至观摩端。同时,为了增强示教手段的临场感和互动性,在观摩者与手术室之间进行双向的语音对话更能体现出临床教学效果,使每位学生拥有亲临手术现场的临场感体验,帮助学生更好地理解手术教学内容,从而提高教学培训的质量。

5. 学术交流 一体化手术室高技术、高质量的视音频通信能力,增强了日益频繁和广泛的跨区域医疗机构、专家学者之间的学术交流和联系,能够很好地帮助广大医疗工作者了解学科前沿、观摩经典案例和手术等。

6. 医学科研 通过一体化手术室自带的数字存储技术,可对手术进行录制、存储。同时,日益增加的大量手术临床资料具有宝贵的学术科研价值。完整记录手术过程、手术术前、术后资料,使作为教学科研的病例更具有实用价值。使之成为提高手术技术水平的必要资料,手术后对照这些影像资料进行学术探讨,对于提高手术成功率能够起到很大的帮助。

三、术中放疗手术室的建设和应用

（一）概念

1. 术中放射治疗（intraoperative radiotherapy,IORT） 经手术切除肿瘤病灶之后,在伤口未缝合前,对术后瘤床、残存灶和周围淋巴引流区等部位,在直视下进行单次大剂量照射的治疗方法。

2. 术中放射治疗用移动式电子加速器（mobile electron accelerator for intraoperative radiotherapy） 配置在手术室内,专门用于对手术中的肿瘤病人施以电子线放射治疗的可移动加速器装置。

3. 术中放射治疗手术室（intraoperative radiotherapy room） 既可满足普通手术室的无菌要求,又可对开展术中放射治疗时产生的辐射予以适当屏蔽和防护的专用手术室。

（二）术中放射治疗的背景

1964 年日本的 Abe 教授和他的同事们首次将术中放射治疗成功应用于临床,在过去几十年里,IORT 都是利用常规加速器进行治疗,需要将手术中的病人从手术室移到放射治疗机房接受放疗,增加了手术风险,阻碍了 IORT 的推广应用。1997 年,首台可移动式术中放疗加速器在加利福尼亚大学投入使用,其较小的体积、较轻的重量、较低的防护要求使得机器可以在手术室里面直接使用,同时可移动性使同时进行多台手术成为可能,于是术中放射治疗又获得了新的发展。

（三）术中放射治疗的优点

肿瘤是一种全身性疾病，手术治疗并不能解决肿瘤治疗的所有问题，在某些情况下，癌组织与重要的组织脏器关系密切，手术达不到根治的目的。IORT 既可在直视下直接照射手术后残余病灶，加强手术根治的作用，又降低了照射治疗的剂量，减少了对周围组织结构的放射性损伤，降低放射治疗的并发症。同常规外照射相比，IORT 具有下述诸多的优点：

1. 杀伤力强，可直接杀伤手术后残留的癌细胞。

2. 照射剂量大，一次性照射的剂量可以相当于常规外照射的 20~30 倍。

3. 更加精准，在直视下进行治疗，放射野精确，正常组织能够被最大限度地排除或遮挡在照射野外，从而有效地保护正常组织，减少放疗并发症。

4. 术中照射野的外围是肿瘤最容易复发的部位，通过照射可大大降低肿瘤的局部复发率。

5. IORT 将放射治疗与肿瘤的手术治疗结合在一起，手术中的由外科、放疗科专家协同确定术中放射的范围、深度及剂量，充分发挥了多科室强强联合的优势，对提高疗效、及时治疗、防止肿瘤扩散有重大意义。

6. 缩短手术与其他治疗方式的间隔和治疗时间，应用 IORT 术后可减少照射范围内皮肤的损伤。

（四）术中放射治疗的适应证

适应证包括呼吸、消化、泌尿生殖、神经、骨科系统及软组织肿瘤等几乎全部适用于手术治疗的恶性肿瘤及部分良性肿瘤。

（五）术中放射手术室的建设

1. 术中放射治疗手术室应设在医院手术部的最内侧，并和相关的辅助用房（如控制室或专用于加速器调试、维修的储存室）形成一个相对独立区域。

2. 术中放射治疗手术室使用面积应不小于 $36m^2$，层高应不低于 3.5m。术中放射治疗用移动式电子加速器在术中放射治疗手术室内的安置应满足放射治疗的中心点距各侧墙体最近距离不小于 3m。

3. 术中放射治疗用移动式电子加速器的控制台应与术中放射治疗手术室分离，实行隔室操作，控制台可设在控制室或控制走廊内。

4. 术中放疗手术室门外醒目处应安置红色工作指示灯和电离辐射警告标志，术中放疗手术室门应与加速器门机联锁。

5. 穿越术中放射治疗手术室墙体的导线、导管等既不得影响所在墙体的屏蔽防护效果，又符合院感要求。

6. 术中放射治疗手术室应设观察窗或控制台之间应安装监视和对讲设备。

7. 术中放射治疗手术室各侧墙体、顶棚和地坪应有屏蔽防护措施，具体要求参照 GBZ/T 257—2014《移动式电子加速器术中放射治疗的放射防护要求》。

（六）术中放射治疗的配合

1. 术前准备

（1）物品准备：除常规准备手术器械、敷料外，在访视病人时，重点了解肿瘤的大小，与放疗科人员沟通，选择合适的限光筒、组织补偿块、铅皮，并检查限光筒、组织补偿块、铅皮、卡夹系统、机头保护套等是否灭菌；根据手术部位，调整手术床至合适位置。

（2）环境准备：将室温调节至 21~25℃，相对湿度为 30%~60%。

（3）设备准备：检查术中所用的仪器设备，与放疗科联系，检测术中放射治疗用移动式电子加速器的运行状况，监控设备是否完好，防护门窗是否正常运行。

（4）人员准备：术中放射治疗人员较多，设计外科医生、麻醉医生、手术室护士、放疗科医生、放疗物理师和放疗技术员等，提前安排好手术间人员，确保所有人员有术中放射治疗资质的人员参加手术，并佩戴个人剂量仪进手术间。

2. 手术方法　病人在全麻下，常规消毒铺巾，探查切除肿瘤后对原发瘤床和残存病灶部位实施术中放射治疗。根据手术部位及肿瘤大小选择合适的限光筒，将限光筒对准照射部位，使限光筒与照射区表面贴紧；将临近重要脏器组织推移限光筒外，或者在病灶周围用铅皮屏蔽，避免正常组织受照射。将无菌机头保护罩覆盖在加速器机头上，使之与限光筒对接。准备完毕后所有人员撤离手术间，在控制室通过监控监护病人情况，操作控制台完成放射治疗，放射治疗完毕常规关闭切口。

3. 术中护理　病人入手术室后准备同常规手术准备，切除肿瘤后，洗手护士协助准备限光筒、组织补偿块、铅皮、无菌机头保护罩等，配合安装卡夹系统，注意无菌技术操作。巡回护士协助医生调整手术床，与加速器对焦，调整手术床前注意各种管道管理。医护人员撤离术中放射治疗手术室时再次进行安全检查，包括输液通路、呼吸机管路、尿管及监护设备等，确保病人安全。全部人员撤离术中放射治疗手术室后，将手术室门调整为手动状态，关闭门窗，拉好隔离带，防止人员职业暴露。放射治疗完毕后撤除加铺的无菌敷料单，手术人员更换手术衣和手套，取出限光筒及铅皮，冲洗切口，按照常规清点物品、关闭切口。

随着 IORT 与其他多种治疗技术联合应用的研究进展，更多的难治性肿瘤将获得根治，我们也期待有更多、更高水平的设备投入使用，造福病人。

（王　刚　卢秀英）

第六篇 手术室制度和应急预案

第十四章

手术室制度与职责

第一节　手术室工作管理制度

一、手术室工作制度

1. 手术科室于手术前一天 12∶00 以前填好手术通知单，科主任签字送交手术室，并注明特殊用物、感染情况等，手术室按照规范合理安排手术。急诊手术需注明"急诊"，按照急诊手术管理流程安排手术。

2. 手术室工作人员按时接手术病人，与病房护士认真查对、仔细交接，规范填写《手术病人交接记录单》。

3. 手术人员应按时到达手术室，保证手术准时开台，着装符合要求，严格遵守《手术室出入管理制度》和无菌技术操作规范。院内参观应遵守医院相关规定，符合要求，按照流程，经麻醉科主任和手术室护士长同意；院外参观须经医务部或护理部批准。不遵守手术室工作制度者，手术室护士长和巡回护士有权拒绝其进入手术室，并报告相关部门。

4. 手术人员认真做好手术病人风险评估。认真执行《手术安全核查制度》，确保正确的病人、正确的部位和正确的术式。认真执行《手术物品清点制度》，确保手术物品清点无误。

5. 术中留取的标本由洗手护士负责妥善保管，与手术医生核对无误后交巡回护士装入标本袋内及时用标本固定液固定，固定液要没过标本。术毕三方再次核对病人身份信息、标本数量及名称后由手术医生填写《病理检查申请单》，巡回护士将病理检查单及标本袋外标签逐一核对无误后将相关信息填写在《病理标本登记本》上并签全名，将标本及《病理检查申请单》放在标本存放柜内由专人每日定时送检。手术过程中需要做细菌培养、涂片者应事先开好化验单，标本取下后应立即送检。术中做冰冻切片检查时，手术标本必须立即送检，严禁在标本袋内加入固定液等液体。

6. 术后器械由洗手护士规范处置，与巡回护士清点无误后由消毒供应中心及时处理，消毒灭菌合格后及时送回手术室备用。特殊感染手术的术后用物按照《消毒技术规范》中相关要求处置。

7. 各类手术仪器设备应定位放置，建立使用登记本，登记使用及维修情况。手术器械、敷料及药品由专人管理，保证手术需要。

8. 巡回护士做好手术间环境（温、湿度）管理，及时记录。做好连台手术间清洁、空气消毒、空气净化及登记工作,降低手术感染风险。护士长严格管理并随机抽查清洁质量,做好每月一次环境卫生学监测工作,监测结果妥善保管。

9. 对手术病人信息做好详细登记,按时统计上报。

二、手术室护士岗位准入制度

1. 由医院专科护理管理委员会确定手术室专业护士准入条件,并在护理部领导下组织进行相关理论、专业技能考核。成绩合格者,经该委员会审核准入后,方可独立从事手术室专业护士工作,并享受手术室专业护士的有关待遇。

2. 在上级护士的指导下,有 1 年手术室护理工作经验,经过不少于 3 个月的手术室专业培训合格的注册护士。有较强的综合业务技术能力、敏锐精细的观察能力和突出的应变能力,会运用肢体语言与病人交流,并会对自我情绪进行调节和自控。

3. 掌握无菌、消毒和隔离的概念,并熟悉相关护理操作规程。掌握特殊感染手术器械的处理。

4. 了解洁净手术室的建筑规范,能根据要求调节手术间温、湿度。熟悉手术室环境、布局、基本仪器设备及物品的定位,特别是急救物品的定位和使用。

5. 熟练掌握基础器械的名称、用途,能熟练操作正确的刷洗、干燥、润滑和打包,熟知各专科敷料单的名称和折叠方法。

6. 熟练掌握手术室各项基本操作(铺置无菌器械桌、穿脱无菌手术衣和手套、洗手方法等)及专科手术的配合。

7. 掌握手术标本的固定、登记和固定液的配制。能客观、准确地填写各类护理记录单。

8. 每年获得规定的专业继续教育学分。

9. 遵照执行主管卫生行政部门规定的其他条件。

三、手术室环境管理制度

(一) 环境的管理

1. 洁净手术间空气净化系统的日常管理和维护由专业技术人员负责。

2. 每日术前采用不掉纤维絮的湿布清洁所有物体表面和回风口。

3. 手术室工作人员于术前 30min 开启手术间洁净空调系统(连台手术 I 级最少自净时间 10min,II、III 级最少自净时间 20min,IV 级最少自净时间 30min),温度控制在 21~25℃,相对湿度 30%~60%。

4. 彻底清洁回风口过滤网,如遇特殊感染及时更换,并用消毒剂擦拭回风口内表面。

5. 术中保持各区域的门处于关闭状态,不可同时打开出、入门,保持手术间正压状态。相互连通的不同洁净度级别的洁净用房之间,洁净度高的用房应对洁净度低的用房保持相对正压,最小静压差应≥5Pa,最大静压差应<20Pa。相互连通的相同洁净度级别的洁净用房之间,宜有适当压差,保持要求的气流方向。严重污染的房间对相通的相邻房间应保持负压,最小静压差应≥5Pa。洁净区对其相通的非洁净区应保持正压,最小静压差应≥5Pa。

6. 连台手术对手术台及周边 1~1.5m 范围的物体表面进行清洁消毒,并达到自净时间后方可进行下一台手术。全天手术结束后应对所有物体表面进行清洁消毒,空气净化系统需继续运行一段时间后再关闭。

7. 急诊手术间及洁净走廊维持洁净空调持续低速运行状态(值班状态),接急诊手术后立即启动空调高速运行模式。

(二) 监测的管理

1. 常规监测

(1) 每日术前(包括连台手术)由专人监测(目测)洁净手术间内环境(包括地面、台面、墙面)是否清洁,物品和仪器设备是否有序。每日监测手术间温、湿度并记录。

(2) 每季度对各级别洁净手术室进行静态空气净化效果的监测并记录;对手术人员的手、无菌物品及物体表面等进行微生物监测,并将结果登记备案。

(3) 每年对洁净手术部进行一次包括尘埃粒子、高效过滤器的使用状况、测漏、零部件的工作状况等在内的综合性能全面评定,监控并记录(由具有检测资质的专业机构进行第三方检测)。

2. 专项监测

(1) 如怀疑术后病人感染与手术室环境相关,应对空气和物体表面进行目标微生物的检测。

(2) 净化设备检修或更换后,应使用沉降法进行手术室静态空气细菌菌落总数监测。

四、手术室更衣、更鞋管理制度

1. 手术人员进入手术室,须严格遵守各项规章制度及洁净手术室的管理。

2. 手术人员须持胸牌,凭手术通知单领取更衣、更鞋柜钥匙,手术结束后交回钥匙,取回胸牌。无胸牌者未经允许不得进入手术室。

3. 手术人员应按规定更换手术衣裤、戴口罩、帽子及穿手术室拖鞋,着装整齐并符合要求,上衣扎在裤内,头发、口鼻不外露。手术人员外出时应穿外出衣,换外出鞋。

4. 离开手术室前用后的手术衣裤、口罩、帽子及拖鞋应弃于指定污物袋内。

5. 管理人员须严格按每日手术通知单上的手术者名单,发放手术衣裤和更衣、更鞋柜钥匙,未通知或未写入手术通知单的人员,一律不准进入手术室。

五、手术间管理制度

1. 每个手术间设负责护士1名,负责该手术间全面质量管理。

2. 建立手术间物品基数、手术间物品定位示意图。

3. 手术间内大件物品应标明房号,定位放置,保持序号与房间号一致。

4. 手术间内小件物品全部放入壁柜。壁柜内物品应按层摆放,定类、定位、定数。每日术毕由巡回洗手护士负责物品补充、物品归位和物表清洁,每周由组长或护士长负责检查。

5. 各类药品、消毒剂应贴有标签(标明开启时间及有效期),每周检查、更换及补充。

6. 每周检查各电路、医用供气、供氧、空调系统及仪器设备的运行状况,发现问题及时汇报并联系设备科负责检查、维护及修理。

7. 各仪器设备按使用说明和规定操作使用。

8. 每日术前,进行手术间湿式清洁。

9. 每日术毕,由巡回和洗手护士共同清理手术间,督促卫生员按要求进行清洁消毒,物品摆放整齐。

10. 按手术间物品定位示意图进行物品管理,检查手术间基数物品数量和有效期,及时补充更换。

六、手术室交接班制度

(一) 晨间交接班制度

1. 夜班护士认真填写交班本,字迹清晰,内容全面、准确、真实。

2. 每日 07∶55 开始交班,由夜班护士向全体护士交接夜班工作情况,内容包括当日手术总台次、术前访视情况、急诊手术相关情况、急诊手术特殊器械及物品使用情况,病理标本及病检单是否完善、当日手术特殊器械及物品准备情况等。

3. 参加交班的人员应着装整齐,认真听取交班内容,以便准确查对并做好术前各项准备工作。

(二) 术中交接班制度

1. 手术进行过程中原则上不交接班,如遇特殊情况,术中需要交接班,应由洗手护士、巡回护士及接班护士共同交接。

2. 交班护士交接手术的进展情况,输血、输液及用药情况,手术器械及特殊物品使用情况等,并共同按照《手术清点记录单》上记录的内容逐一认真清点。确认无误后,由接班护士在《手术清点记录单》上记录并签名。

3. 根据《手术病人交接记录单》仔细交接病人手术所带随身物品,确保病人物品无遗失。

(三) 值班人员交接班制度

1. 白班护士应将未完成的择期手术及急诊手术情况向夜班护士交接。

2. 夜班护士根据手术情况安排手术间人员交接。

3. 夜班护士在保证手术安全的前提下按照《术中交接班制度》进行手术交接。

七、手术室参观制度

1. 参观手术人员应遵守手术室各项规章制度及手术室的管理,只能在规定的时间和手术间内参观。各级别手术间总人数：Ⅰ级 12~14 人,Ⅱ级 10~12 人,Ⅲ、Ⅳ级 6~10 人。

2. 院外参观人员,须经医务部批准,麻醉科主任和手术室护士长同意后方可参观。

3. 参观人员按手术室要求规范着装,贵重物品及现金自己妥善保管。

4. 参观人员严格遵守无菌原则,不得靠近无菌区,参观过程中不得到其他手术间参观手术。

5. 实习同学须在带教老师带领下,在指定的手术间参观学习。

6. 参观人员未经许可不得拍照。

7. 参观结束,应立即离开手术室。

8. 如有违反规定、不服从手术室工作人员管理者,由手术室护士长上报医务部处理。

八、手术室家属等候区管理制度

1. 手术室外应设有家属等候区,配备座椅。

2. 家属等候区设咨询台。

3. 等候区应安静、清洁、光线充足、通风良好、禁止吸烟。

4. 家属应互相尊重礼让、爱护公共财产。

九、手术室借物制度

1. 手术室的一切物品,原则上不外借,特殊情况必须征得护士长批准,必须严格办理借物登记手续,经手人须签名。

2. 由于病人病情所需需要向手术室借物时,医生开具借条,借条上注明借包日期、时间、科室、器械名称,本院医生签全名;借用手术室贵重仪器使用时,须与护士长联系同意后,派专科护士协助使用。

3. 院外单位向本科室借用仪器、器械时,须经医院领导审批同意,方可借出。

4. 物品借出和归还时,必须有专人清点检查、记录。

5. 外借的手术器械只能用于医疗途径,不得另作他用。

十、手术室请示、汇报制度

1. 术中发生特殊重大问题时,应立即采取有效措施,并立即报告护士长,由护士长上报医务部、护理部及有关领导。

2. 发生不良事件时,应立即上报护士长。发生严重事故时,护士长应立即口头上报科主任、科护士长、护理部及院领导,24h 内进行网报,同时给予积极、正确的处理,将不良事件发生的原因分析、整改措施、处理意见上交护理部。

3. 工作中发生疑难、意外和手术器械、仪器设备损坏时应立即上报护士长,并采取有效的处理方法。

十一、手术室卫生清洁制度

1. 手术室严格执行卫生清洁、消毒制度。清洁工作均采用不掉纤维絮的湿式清扫,应遵循先清洁后消毒的原则,清洁工具应按区域分开使用,有明确标识,悬挂晾干备用。

2. 手术前后用清洁湿抹布擦拭手术间壁柜、无影灯、器械车、手术床、高频电刀等物品表面一次;术中发生的少量(<10ml)病人体液、血液等污染时,应随时清洁与消毒或使用消毒湿巾直接擦拭;对于大量(>10ml)的溅污,先采用吸附材料覆盖、消毒清除后,再实施清洁消毒措施;接台手术之间,手术台及周边 1~1.5m 范围的高频接触物表进行清洁与消毒;术毕清除污物、敷料和杂物,然后对所有物体表面进行终末清洁/消毒(可除 2m 以上的墙面和天花板)。

3. 每日用含氯消毒液清洁无菌区及走廊 2 次。

4. 手术病人出入门口地面应随时保持过道地面清洁,进入手术室的推车、医疗用品、设备等应保持清洁。

5. 清洁时应有序进行,遵循由上而下,由周围期到中心区、由清洁区到污染区的原则。

6. 手术人员使用的拖鞋保证一用一洗一消毒,每周擦拭鞋柜,每天更换外出服。

7. 每周对手术间所有物表(包括高空处表面)、回风口、送风口进行清洁/消毒。

8. 接送病人的推床每天清洁,每次更换被单。

9. 所有进入限制区的物品、设备,应拆除外包装、擦拭干净方可推入。

10. 洁净手术室清洁工作应在净化空调系统低速运行状态下进行,并定期进行维护、清洁及消毒工作。

11. 特殊感染手术,按要求对手术间进行特殊消毒处理。

(钟　萍)

第二节　手术室质量与安全管理制度

一、手术室医疗废物管理制度

（一）感染性医疗废物

感染性医疗废物指携带病原微生物具有引发感染性疾病传播危险的医疗废物。

1. 被病人血液、体液、排泄物污染的物品。

（1）棉球、棉签、引流棉条、纱布及其他敷料。

（2）一次性使用卫生用品、一次性使用医疗用品及一次性医疗器械。

（3）废弃的被服。

（4）其他被病人血液、体液、排泄物污染的物品。

2. 医疗机构收治的隔离传染病病人或者疑似传染病病人产生的生活垃圾。

3. 病原体的培养基、标本和菌种、毒种保存液。

4. 各种废弃的医学标本。

5. 废弃的血液、血清。

6. 使用后的一次性使用医疗用品及一次性医疗器械。

7. 感染性医疗废物均应放入统一的黄色垃圾袋中,在放置前应当对垃圾袋进行认真检查,确保无破损、渗漏和其他缺陷。送指定地点集中,专人负责回收并登记,转运至医院医疗废物暂存点。

8. 特殊的感染性医疗废物处理。

（1）微生物实验室产生病原体及培养基、标本和菌种、毒种、保存液等在产生地点进行压力蒸汽灭菌后再放入。

（2）高危、有溢出的感染性医疗废物需要用双层黄色垃圾袋包装。

（3）其他实验室的体液标本(如胸腹水、脑脊液、尿液等)直接排入污水处理系统。

（二）损伤性医疗废物

损伤性医疗废物指能够刺伤或者割伤人体的废弃的医用锐器。

1. 医用针头、缝合针。

2. 各类医用锐器,包括解剖刀、手术刀、备皮刀、手术锯等。

3. 载玻片、玻璃试管、玻璃安瓿等。

4. 损伤性废物均应放入统一的黄色锐器盒内,锐器盒应符合医疗废物专用包装物利器盒的标准,锐器盒达到3/4时,应当使用有效的封口方式进行封口并送指定地点集中,专人负责回收并登记,转运至医院医疗废物暂存点。

5. 未被病人体液、血液、排泄物污染的玻璃安瓿,不属于医疗废物,不必按照医疗废物进行管理。

6. 使用后的各种玻璃(一次性塑料)输液瓶(袋),未被病人血液、体液排泄物污染,不属于医疗废物,不必按照医疗废物进行处理,但这类废物回收利用时不能用于原用途,用于其他用途时应符合不危害人体健康的原则。

（三）病理性医疗废物

病理性医疗废物指手术及其他诊疗过程中产生的废弃的人体组织、器官等。小件的病理性废物按感染性废物处理,大件或较大的病理性废物应登记后,有专人送往病理科,由病理科统一安排送往殡仪馆火化处理。

(四)化学性医疗废物

化学性医疗废物指具有毒性、腐蚀性、易燃易爆性的废弃的化学物品。在手术室产生化学性医疗废物如废弃的汞血压计应交设备科统一处理。

(五)药物性废物

药物性废物指过期、淘汰、变质或者被污染的废弃的药物。

1. 少量的药物性废物可以混入感染性废物,但应当在标签上注明。

2. 术中使用细胞毒性药物所产生的医疗垃圾用自封袋密封后放入统一的红色垃圾袋中,专人负责回收并登记,转运至医院医疗废物暂存点。

3. 废弃的麻醉、精神、放射性、毒性等药品及其相关的废物的管理,依照有关法律、行政法规和国家有关规定、标准执行。

(六)特殊感染性物品

如朊病毒、气性坏疽和突发不明原因传染病病人产生的医疗垃圾,应放入双层黄色垃圾袋内,袋外标识清楚、醒目,送指定地点集中,专人负责回收并登记,转运至医院医疗废物暂存点。

任何医疗卫生机构及个人不得倒卖、转让医疗废弃物。

二、手术室查对制度

1. 核对病人 应根据手术通知单、病历和 PDA 扫描"腕带"二维码核对病人姓名、性别、年龄、床号、住院号、诊断、手术名称及部位(特别是左、右对称器官和椎体节段)、术前用药、药物过敏试验结果及合血报告。评估病人整体状况及皮肤情况,在病房接病人时,与病房护士查对。

2. 在病人麻醉实施前、皮肤切开之前、病人离手术室之前三个环节与手术医生、麻醉师共同执行手术安全核查制度,填写《手术安全核查表》并签名(手术医生在完成第三个核查环节时补记第二个核查环节的签名)。

3. 查对无菌包外包外化学指示胶带、包内化学指示卡显示灭菌是否合格,并将器械包外灭菌合格标签粘贴于《手术清点记录单》背面,查看手术器械是否齐全、适用。

4. 手术物品查对 查看手术器械是否齐全、适用。查对无菌包外化学指示胶带、包内化学指示卡显示灭菌是否合格;查对植入物标签是否合格,并粘贴于《手术清点记录单》。手术使用的器械、缝针、纱布、纱垫等须认真点清数目和完整性。做好"四清点":手术开始前、关闭体腔前、体腔完全关闭后和皮肤完全缝合后,清点数目相符。明确清点责任人,洗手护士、巡回护士、主刀医生。"四清点"时,洗手巡回护士应对每件物品认真清点并准确填写《手术清点记录单》。

5. 手术取下的标本由洗手护士与手术者核对,建立标本登记制度,专人负责病理标本的送检。

6. 注射、输液前必须严格进行三查七对一注意 吸药前后查、注射处置前查、注射处置后查;核对床号、姓名、药名、剂量、浓度、时间、用法;用药过程中,应严密观察药效及不良反应,作好记录。备药前检查药品的质量:有无过期、裂痕、混浊、沉淀、变质。

7. 使用一次性物品时,应检查是否在有效期内,密封是否完好。

8. 抢救病人时,对医生下达的口头医嘱,执行者须复诵一遍,经双方核实无误后,方可执行。用过的空安瓿,须经两人核对后再弃去。

9. 输血时,麻醉医生和巡回护士共同查对,核对无误后方可执行并签名。具体包括检查血液制品的有效期、质量和输血装置;核对受血者姓名、床号、住院号、血型、交叉配血试验结果、血袋编号、血液种类和剂量。输血完毕,将血袋号码分别粘贴在《输血交叉配血报告单》和《临床输血登记本》上并完善相关记录,妥善保留血袋,及时送输血科。

三、手术室访视制度

1. 根据手术安排,手术室护士于术前一日下午去病房看望病人(尽量避开病人休息、进餐、治疗的时间),了解病人的情况,进行心理沟通,解除病人的焦虑。

2. 术前访视包括阅读病历,评估手术病人的一般情况,了解手术及麻醉情况。了解病人有无过敏史、手术史、其他病史等,翻阅检查化验结果,重点是血红蛋白值、血型、血糖、输血前九项等。与病人面对面的交流,交流中注意:①在病人床旁核对无误后向病人自我介绍,并说明访视目的。②了解病人有无义齿、心脏起搏器、隐形眼镜等,女性病人是否在月经期。了解病人心理有无恐惧、焦虑,对疼痛的耐受程度及病人的营养情况。③向病人详细介绍术前、术中注意事项,并耐心解答病人疑问,并给其心理问题给予安慰。④必要时与病人家属、医生交流,进一步了解病人情况。

3. 将病人访视结果记录于术前访视单上,如有特殊情况应记录于访视记录本,并与巡回护士交接。

4. 手术后1~3天回访,查看病人伤口愈合情况;关心病人,虚心征求病人及家属对手术室护理工作的建议,对存在的问题及时整改。回访结束,应将回访结果如实填写,并签名存档;如需持续回访,应做好交接工作。

四、手术室危重症抢救制度

1. 如接到急诊室或病区的急诊电话时,应迅速准备好抢救物品和手术器材,做好抢救准备。

2. 若遇病人病情发生变化,在通知医生的同时,护士应根据病情及时测量生命体征,实施给氧、吸痰、建立静脉通道、人工呼吸、胸外心脏按压、合血、止血等力所能及的急救措施。

3. 如在手术中发生突发情况,巡回护士应立即发出紧急救援信息,通知主任、护士长,推抢救车、除颤仪到手术间,并协助成立抢救小组。由主任、护士长或现场最高职称的医护人员负责组织和指挥。

4. 抢救小组分工明确,在现场组长的统一指挥下,护士长负责安排洗手及巡回护士;洗手护士全力负责手术台上的工作;巡回护士负责配合麻醉、给药、台上物品的补充及对外的联络、取血等。原则上巡回护士最多三人,一人负责麻醉给药、输液;一人负责台上物品的补充及对外的联络、取血;另一人负责记录。严守岗位,紧张而有序的参与抢救配合,不得擅离职守。

5. 抢救用药、输血、输液必须坚持两人核对,口头医嘱必须复诵一遍,准确无误后方可执行,抽吸好药液的注射器上必须注明药液的名称、剂量、浓度,套好安瓿。所用药品的空安瓿均应保留,抢救完毕经两人查对后方可弃去。口头医嘱及时补记。

6. 对病情变化、抢救经过、各种用药等记录应准确、及时、完整,因抢救病人未能及时书写记录的,有关医护人员应当在抢救结束后 6h 内据实补记,并加以注明。

7. 抢救完毕,做好抢救小结和药品、器械清理消毒工作,及时补充抢救车内药品、物品,保证抢救仪器处于完好备用状态。

8. 急救物品、器材及药品齐备完好,做到"四定"(定种类、定位放置、定量保管、定期消毒)、"三无"(无过期、无变质、无损坏)、"二及时"(及时检查、及时补充)、"一专"(专人管理)。抢救物品一般不外借,以保证应急使用。

9. 有常见抢救预案,各级医护人员必须熟练掌握相关抢救技术,熟悉抢救用药和各种抢救仪器的性能及使用方法。

五、手术室与临床医生沟通制度

1. 建立医生意见沟通本,随时收集医生意见,协调工作中存在的问题。

2. 手术室定期与手术科室进行工作上的沟通,了解医生对手术室护理工作的意见,每月 1 次。

3. 根据收集的意见情况,对存在问题及时调查分析,提出整改措施,提高护理质量。

4. 对新开展及疑难病例手术病区医生于术前通知手术室派护士参加术前讨论,更多了解病人情况或了解手术所需准备,更好地做好手术配合。

5. 将手术室的近期护理新动向、工作改进情况及时告知临床医生,希望理解、配合。

6. 如发生不良事件,应及时、主动与主管医生进行沟通,协商解决方案,争取把不良影响降低到最小范围,避免不必要的医患纠纷。

六、手术室无菌物品管理制度

(一)无菌物品有效期规定

1. 环境的温度、湿度达到 WS310.1 的规定时,使用纺织品材料包装的无菌物品有效期宜为 14d;未达到环境标准时,有效期宜为 7d。

2. 一次性纸塑袋、一次性医用皱纹纸及医用无纺布、硬质容器包装的无菌物品为 6 个月。

3. 无菌盘为 4h。

(二)无菌物品的存储

1. 无菌间内只允许存放无菌物品,室内保持清洁,温度≤27℃,湿度≤60%,有专人负责管理、检查。

2. 无菌物品应存放于物品架上,物品存放架或柜应距地面高度≥20cm,离墙 ≥5cm,距天花板≥50cm。

3. 无菌物品应定位放置,设置标识。

4. 无菌物品存放和发放,应遵循先进先出的原则。植入物应在生物监测合格后,方可发放。

(三)无菌物品的使用

1. 严格遵守无菌技术操作原则　无菌包一经打开,必须在 24h 内使用,铺好的无菌盘 4h 内有效,打开后未使用完的无菌包,应注明开包日期和时间。过期应重新清洗灭菌方可使用。

2. 无菌液体现开现用,已打开未用完的无菌液体注明开瓶日期和时间,24h 以内有效。

（四）一次性无菌物品的管理

1. 专人负责手术室一次性无菌物品的请领、验收、储存和保管,定期清点,保证供应。

2. 应放置在清洁干燥处,与非无菌物品分开,打开无菌物品外包装时,应严格执行无菌技术操作。

3. 一次性无菌物品使用前,应检查灭菌标识、灭菌日期、有效期、包装是否严密;如有过期、包装破损、潮湿等一律禁止使用。

4. 开启但未使用的一次性无菌物品不得自行重新灭菌。

5. 高值耗材由专人管理。

七、手术物品清点制度

（一）手术物品清点要求和原则

1. 执行四次清点制　即手术开始前、关体腔前、关体腔后和皮肤缝合完毕后四个清点环节。但术中需交接班、手术切口涉及两个及以上部位或腔隙,应增加清点次数。

2. 所有手术应清点台上所有物品　包括手术器械、敷料、缝针、刀片及杂项物品,应检查所有器械的完整性。

3. 手术清点原则

（1）双人逐项清点原则,清点物品时洗手护士与巡回护士应遵循一定的规律,共同按顺序逐项清点。没有洗手护士时由巡回护士与手术医生负责清点。

（2）同步唱点原则,洗手护士与巡回护士应同时说出清点物品的名称、数目及完整性。

（3）逐项即刻记录原则,每清点一项物品,巡回护士应即刻将物品的名称和数目准确记录于《手术清点记录单》上。

（4）原位清点原则,术前或术中追加的无菌物品,洗手护士和巡回护士应即刻原位清点,无误后方可使用。

（二）手术开始前的清点

1. 巡回护士术前需检查手术间环境,不得遗留上一台手术病人的任何物品。

2. 洗手护士应提前 15~30min 洗手,保证有充足的时间将器械桌整理完毕,与巡回护士共同仔细清点手术台上的器械、敷料,包括手术器械、纱布、棉片、小纱球（花生米）、缝针、引流管、电刀清洁片等,并且记录于 PDA《手术清点记录单》上。

3. 清点时洗手护士与巡回护士共同唱点,每清点一项由巡回护士复述,洗手护士确认后在《手术清点记录单》上记录一项。

4. 清点敷料时检查显影线是否完整,敷料内是否有夹带,清点器械时应注意器械的小部件,并且分类清点、分类记录。

5. 带教实习护士、进修生及新护士洗手时,必须由带教老师清点、检查、核对。

（三）术中物品管理

1. 术前清点完成后,巡回护士立即将敷料桶清理干净,再次检查手术间内有无遗留的纱布等敷料,并将清点记录与洗手护士确认。

2. 手术台上已清点的大、小纱布等一律不得进行裁剪。台上用过的纱球、棉片、小纱布、小纱球（花生米）等小物品应放于无菌器械桌指定位置,不得弃于地上的敷料桶内。

3. 手术用的缝针用后及时别在针板上,不得放于他处。

4. 洗手护士要提醒医生共同记住手术切口内放置的双纱、小纱布的数目,小物品用后及时收回。

5. 如在鼻腔、阴道、直肠内等部位填塞纱布时,应将填塞数目详细记录于《手术室清点记录单》上。术毕医生取出时应与记录数目相符。

6. 术中需改变手术方式,扩大手术范围并临时增加手术用物时,应按规定清点、检查、核对、登记。

7. 术中需增加用物时,洗手、巡回护士共同对点两遍后及时记录,术中大小纱布要按5的倍数添加,术中添加用物及时记录于《手术室清点记录单》上。

8. 应减少交接环节,手术期间病人病情不稳定、抢救或手术处于紧急时刻,不得交接班。如有术中交接班,接班护士与交班护士应共同对点两遍后交接并签名。

9. 洗手和巡回护士在手术的始终均要注意观察手术间的情况,防止手术物品意外流动或遗失,以确保清点的准确性。手术物品未经巡回护士允许,任何人不得拿进或拿出手术间。

(四) 关闭体腔前的清点

1. 洗手护士、巡回护士共同按照《手术清点记录单》上记录的内容逐项清点、逐项记录。

2. 物品清点准确无误后,手术护士立即报告手术医生,方可关闭切口。

3. 物品清点不符合时,不得关闭切口。洗手、巡回护士应立即与手术医生共同查找,如仍未找到应立即报告护士长采取相应措施,杜绝手术物品遗留病人体内等不良事件的发生。

(五) 关闭体腔后的清点

清点方法和内容同关闭前的清点。

(六) 皮肤缝合后的清点

清点方法和内容同关闭前的清点。

(七) 手术结束整理完器械后的清点

手术结束后,洗手护士全面整理器械,整理完毕后和巡回护士再次清点无误,打印出《手术清点记录单》并签字确认。

(八) 多切口手术

严格按照清点制度分别清点及记录。

(九) 清点意外情况的处理

1. 物品数目及完整性清点有误时,立刻告知手术医生共同寻找缺失的部分或物品,必要时根据物品的性质采取相应的辅助手段查找,确保不遗留病人体内。

2. 如找到缺失的部分和物品时,洗手护士与巡回护士应确认其完整性,并放于指定位置,妥善保存,以备清点时核查。

3. 如采取各种手段仍未找到,应立刻报告主刀医生及护士长,应用X线辅助确认不在病人体内,需主刀医生、巡回护士和洗手护士签字、X线片存档,按清点意外流程报告,填写不良事件报告表,并向上级领导汇报。

八、病理标本管理制度

1. 手术标本取下后,手术医生和洗手护士核对手术标本名称,巡回护士在电脑上输入标本名称,打印标签备好标本袋,袋上标明病人姓名、科别、床号、住院号及标本名称,与洗手护士核对好标本后装袋。

2. 巡回护士在标本离体 3min 内用 10% 中性缓冲福尔马林固定液固定(固定液的量不少于标本体积的 3~5 倍),然后放入手术间专用标本桶内妥善保管,手术结束后打印《病理检验申请单》手术医生核对标本后签字,标本处理者进行扫码确认无误后放入手术室专用标本存放冰柜内保存,并在《病理标本送检登记本》上作好登记,并将冰柜上锁。严禁无资质人员或其他人代为固定、存放、代送标本,防止遗失。

3. 手术室专人送标本到病理科,与病理科工作人员共同核对病人姓名、性别、科室、床号、住院号、标本数量和名称,交接双方签名。病理科接收标本人员进行扫码确认。

4. 术中冰冻标本或细胞学检查标本袋装后及时打印好《病理检验申请单》《细胞学检查申请单》并随同《术中冰冻标本登记本》《细胞学标本登记本》一起送往病理科,双方核对后签字。

5. 无须送病检的标本,要求手术医生及家属签字认可,派专人送病理科,并按病理性废物处理。

6. 不合格标本的处理

(1)不合格标本包括申请单与相关标本未同时送达病理科;申请单中填写的内容漏项或与送检标本不符;标本袋上病人信息错误或缺失;申请单字迹潦草不清;标本严重自溶、腐败、干涸等及其他可能影响病理检查可行性和诊断准确性的情况。

(2)对不合格标本的申请单和标本需当即退回,不予存放,通知相关责任人整改并记录。

(3)曾被拒收的标本再次送检合格,需在申请单上标注。

7. 术中院外冰冻标本装袋后及时随打印好的《病理检验申请单》 交于病人家属及时送至相应医院,并在《院外冰冻登记本》上签字确认。

九、手术病人交接制度

(一) 接病人

1. 手术室确认病人信息并通知病房,手术室工作人员到病房接手术病人,提前 30min 接病人入手术室,病情危重者由主管医生护送。

2. 接病人时,手术室工作人员根据《手术通知单》《手术病人交接记录单》与病房护士、病人或家属三方共同核对病人身份、手术部位标识、术前准备情况、皮肤完整性、管道情况(有无标识、是否通畅等)等;如果有心脏起搏器、内置物等特殊情况填"备注"栏。核对病历、手术用药(包括皮试结果)、需携带的物品,核对无误后双方签字确认,病房护士用 PDA 扫码确认病人去向。

3. 病房护士确认手术病人术前准备已完成,排空大小便,身上无任何金属物品、首饰、手表、现金等。

4. 手术病人接入术前准备室,由准备室护士再次扫码核对并确认手术病人信息及携带物品,协助戴好手术帽,在手术推床上悬挂手术间号牌,建立静脉通道,并做好病人心理护理。

5. 病人入手术间后,护士妥善约束病人,防止坠床或发生其他意外。再次按照病人病历资料、《手术通知单》和 PDA 上的信息仔细查对病人身份、手术部位标识等手术相关信息,并清点随身携带的手术用物和药品。

（二）送病人

1. 手术结束,护士整理病人着装,保护病人隐私,确保切口部位无血迹、消毒液。

2. 麻醉医生确认手术病人术毕去向。

3. 巡回护士、PACU 护士提前 15min 电话通知所到科室。

4. 根据病人情况,术后由巡回护士、手术医生、麻醉医生共同送病人到 PACU、ICU 或病房,巡回护士与接收科室护士详细交接病人情况,在《手术病人交接记录单》上双签字。

（三）病情交接内容

1. 病人生命体征。

2. 病人诊断、手术名称、麻醉种类、术中出血、输血情况、出入量。

3. 检查敷料包扎、有无渗出。

4. 检查各种导管是否通畅、有无脱出、有无标识,观察引流液的颜色、性状和量。

5. 静脉输液药物及滴速,穿刺点周围有无渗液、红肿。

6. 病人自控镇痛泵使用情况。

7. 全身皮肤有无发红、皮疹、破损、压力性损伤、灼烧等。

8. 病人服、影像资料、病历等。

9. 专科需特殊观察的内容。

十、手术病人体位安全管理制度

（一）手术体位安置原则

1. 在尽量减少对病人生理功能影响的前提下,充分暴露手术野,保护病人隐私。

2. 保持人体正常的生理弯曲及生理轴线,即头部与脊柱在同一轴线上,维持人体各肢体、关节的生理功能体位,防止过度牵拉、扭曲及血管神经损伤。

3. 注意保持病人呼吸通畅、循环稳定。

4. 注意分散压力,增加受力面积,防止局部长时间受压,注意保护骨凸部位,保护病人皮肤完整性。

5. 正确约束病人,松紧度适宜(以能容纳一指为宜),维持体位稳定,防止术中移位、坠床。

（二）手术体位安置措施

1. 根据手术类型、手术需要、产品更新的情况,选择适宜的体位设备和用具。选择手术床时应注意手术床承载的人体重量参数,床垫宜具有防压力性损伤功能。体位用品材料宜耐用、防潮、阻燃、透气性好,便于清洁、消毒。

2. 定期对体位设备和用品进行检查、维修、保养、清洁和消毒,使其保持在正常功能状态。

3. 根据病人和手术准备合适的手术体位设备和用品。

4. 在转运、移动、升降或安置病人体位时宜借助工具,确保病人和工作人员的安全。

5. 在转运和安置体位过程中,应当做好保暖,维护病人的尊严并保护其隐私。

6. 移动或安置体位时,手术团队成员应当沟通,确保体位安置正确,各类管路安全,防止坠床。

7. 安置体位时,避免病人身体任何部位直接接触手术床金属部分,以免发生电灼伤;避免将病人裸露的不同部位皮肤之间直接接触,以免发生电灼伤。

8. 病人全麻后应对其眼睛实施保护措施,避免术中角膜干燥及损伤。

9. 安置体位后或者变换体位后,应对病人姿势、组织灌注情况、皮肤完整性、安全带固定位置以及所有衬垫、支撑物的放置情况进行重新评估,并观察原受压部位的情况。

10. 术中应尽量避免手术设备、器械和手术人员对病人造成的外部压力。压力性损伤高危病人,对非手术部位,在不影响手术的情况下,至少应当每隔 2h 调整受压部位一次。对于手术时间比较长或一般情况较差的病人,巡回护士应做好难免压力性损伤的预报。

11. 对于高凝状态病人,遵医嘱使用预防血栓设备。

十一、手术室外来器械与植入物管理制度

1. 手术室和消毒供应中心应建立外来手术器械及植入物专岗负责制的管理制度,人员相对固定。

2. 每套新型的外来手术器械处理使用前,应由专业人员对相关人员,如手术医生、手术室护士、消毒供应中心护士等进行专业培训,培训的方式有授课、实物操作、观看教学视频等,以掌握器械的基本性能和操作方法。

3. 加强手术科室的管理,当临床需要使用外来器械或植入物时,应至少提前一天将器械或植入物送至消毒供应室进行清洗消毒灭菌。CSSD 应根据手术通知单接收外来医疗器械及植入物。

4. 严格交接手续,依据器械供应商提供的器械清单,双方共同清点、确认。查对无误后进行登记,双方确认签字,记录完善。应要求器械供应商送达的外来医疗器械、植入物及盛装容器清洁。对于生锈或缺损的器械不予清洗和消毒灭菌,严禁手术室使用。

5. 消毒供应中心接到器械或植入物后,应遵循器械供应商提供的外来医疗器械与植入物的清洗、消毒、包装、灭菌方法和参数对器械进行处理,并进行生物监测,待监测结果合格后方可发放手术室使用,记录详细。

6. 建立规范的操作流程,质量控制和追溯机制,发现问题立即启动追溯系统。追溯信息至少保存 3 年。

7. 手术室使用前,再次检查器械包的完整性、有效性和标识,包内包外指示卡的情况是否符合灭菌要求后再使用。并保存指示卡于病历中,植入物要将合格证粘贴在病历中,以备检查。并登记包括病人信息、手术日期、器械种类、数量、器械经销商、灭菌信息、生物监测结果等。确保信息的准确完整,做好保存,以便追溯。

8. 急诊手术须使用外来器械时,必须履行上述手续,手术室、消毒供应中心和手术科室人员严格遵守本制度,并记录全面。

9. 器械公司人员原则上不允许进入手术室,如为技术人员必须现场指导器械使用时,需要经过培训并考核后,方可进入手术室。器械公司人员不得刷手上台,不能参与各项无菌操作。

10. 严禁手术人员私自使用未经医院医学装备部检验的器械或植入物,一经发现,严肃处理追究相关人员的责任。

11. 建立外来器械和植入物的不良事件报告流程。如发生植入物的召回事件,要告知并随访病人。制订并实施联系和随访病人的流程,包括身处国外的病人。对于挽救生命的植入物应在官方发布召回 24h 内联系病人,对于非挽救生命的植入物可以适当放宽联系病人的时限。

12. 使用后的外来医疗器械,应由 CSSD 清洗消毒后方可交器械供应商,并双方清点核对、签名,记录存档。

十二、手术室医护相互督导执行核心制度的规定

1. 对围术期病人,手术医生、麻醉医生、手术室护士应相互督导、提醒,以确保病人手术安全。

2. 术前认真执行手术病人交接制度,如发现手术病人身份不符、术前检查资料不完善、手术部位未做标识,手术室不接病人。

3. 认真执行手术安全核查与手术风险评估制度,手术医生、麻醉医生、手术室护士分别在麻醉实施前、手术开始前、病人离开手术室前三方共同参与手术安全核查与手术风险评估。在各个环节中,如果三方中一方不在场或者核查人员无资质,三方核查不予执行;核查未完成,任何一方不得进行下一步操作。

4. 严格执行手术清点制度,手术医生与手术室护士在术前、关闭体腔及深部组织前、关闭体腔及深部组织后、病人离开手术室前共同对手术器械、缝针、敷料等进行清点。如手术物品清点不清时,应向主刀医生汇报,暂停关闭体腔。

5. 手术中,手术医生、麻醉医生、手术室护士共同督导手术人员、参观人员的无菌操作执行及职业防护等情况,如有违反医疗护理常规行为,应大声指出,及时纠正补救。

6. 手术中留取的病理标本,手术室护士和手术医生共同核对病理申请单、标本袋上病人基本信息(姓名、科室、床号、性别、住院号)、标本名称等进行确认。如发现基本信息、标本名称、数量等信息不符时,及时完善。

7. 麻醉医生、手术护士严格执行用药(三查七对)、输血(三查八对)查对制度,确保用药、输血的准确性。局麻病人,由手术室护士和手术医生完成查对。

8. 在使用特殊耗材及植入物时,手术室护士与手术医生在开包前应对材料名称、数量、灭菌情况、有效期等信息进行共同确认,以确保材料使用及计费的准确性。

十三、一次性医用物品管理制度

1. 专人负责手术室一次性医用物品的请领、验收、储存和保管,定期清点,保证供应。

2. 应放置在清洁干燥、通风良好处,必须离地面≥20cm;离天花板≥50cm;离墙≥5cm,除去外包装,分类存放于物品存放间。一次领用不宜过多,并按日期的先后顺序排列使用。

3. 在使用一次性无菌物品过程中,应严格执行无菌技术操作。

4. 一次性物品应现开现用。

5. 在操作过程中一次性无菌物品疑被污染或已经被污染,应立即更换。

6. 一次性无菌物品使用前,应检查灭菌标识、灭菌日期、有效期、包装是否严密;如有过期、包装破损、潮湿等一律禁止使用。

7. 开启但未使用的一次性无菌物品不得自行重新灭菌。

8. 一份一次性无菌物品只能给一位病人使用,严禁重复使用。

9. 一次性高值耗材由专人管理。

10. 一次性医用物品应毁形后装入黄色垃圾袋中,送去医疗垃圾站集中处理。

11. 任何人不得将使用后的一次性医用物品随意丢弃、出售、赠送,也不得混入其他普通生活垃圾中。

十四、手术室药品管理制度

1. 根据药品种类、性质及存储要求分类放置。专人负责领取及管理,定期清查,及时补充。

2. 定期检查药品质量,做到"三无"(无过期、无变质、无损坏),药品标签清晰可辨,与药品相符。严禁使用标签模糊或涂改的药品。

3. 有毒麻药品、高危药品、急救药品、外用药品等管理制度,相关药品做到"五专"(专人管理、专柜双锁、专用处方、专用账册、专册登记)、"四定"(定种类、定位放置、定量保管、定期消毒)、"三无"(无过期、无变质、无失效)、"二及时"(及时检查、及时补充)。毒麻药品及抢救药品每班交接,账物相符,动态记录并签名。麻醉及精神药品、高危药品等特殊药品遵照医院相关制度进行管理。

4. 抢救药品必须固定存放于抢救车内,做到"四定、三无、两及时、一专",做好抢救药品的近、远效期的管理,每日检查,用后及时记录并补充,并严格交接班,以保证抢救工作顺利进行。

5. 各手术间设有普通药柜,备有常用药品,标签上应注明药品名称、剂量、数量、日期,由专人负责,定期清点,及时补充。

6. 手术室设有外用药间,用于存放碘酒、乙醇、络合碘、消洗灵等消毒液;消毒液开瓶后应注明日期、时间,易挥发的醇类产品开瓶后的使用期不得超过30d,不易挥发的产品开瓶后使用期不得超过60d。

7. 对包装相似、听似、看似药品、一品多规或多剂型药物的存放有明晰的"警示标识"。对有误用风险的药品、肌肉松弛剂与细胞毒化等高风险药品,必须单独存放,且有醒目标识。

8. 易燃易爆药品、对人体有损害的药品应妥善保管,远离火源和人群,并有明显警句提示他人。

9. 需要低温存储的药品应置于冰箱内保存,每周定期派人清理一次,以保持冰箱内整洁。

10. 遵医嘱正确为手术病人实施术前与术中用药(包含使用预防性抗菌药)和治疗服务。

11. 对于未使用完的手术带入药物,手术结束应随病人一起带回病房,不得存放在手术室。

十五、手术室物品管理制度

1. 护士长全面负责物资领取、保管和报损,应建立账目、分类保管,定期检查,账物相符。
2. 按规定定期预算领取手术室所需物资,原则上不应造成积压、丢失、损坏、变质和浪费。
3. 外借须有登记、签名记录,重要物品须经护士长同意方可借出。
4. 护士长调动时必须做好移交手续,交接双方共同清点并签名。

十六、手术室仪器设备管理制度

(一) 管理组织

1. 建立手术室仪器设备管理组织,即为护士长、仪器设备管理组长、设备负责人、巡回护士四级管理负责制。

2. 制定各级人员管理职责,严格落实,认真执行。

(二) 管理制度

1. 仪器设备应有专人负责管理,贵重仪器设备要做到"三定两严",即"定位放置""定人保管""定期检查"及"严格操作规程""严格交接班"。

2. 建立各类仪器设备账目,做到账物相符;设备的请领、维修、借出、报废等要有详细记录。

3. 仪器进入手术室后,应将仪器的名称、型号、生产厂家、购买日期、责任人填写在仪器档案本上。对随机带来的全部资料,如使用说明书、操作手册、维修手册等,一起放入资料夹中集中保存,以便查询和维修。

4. 每一台仪器设备应随机配操作流程、注意事项及简单的故障排除。

5. 新护士入科后须进行常用仪器、设备的操作、维护等培训,培训合格后方可使用。

6. 新购置的仪器、设备使用前须在科室进行培训后方可使用。

7. 常用仪器、设备应定期进行维护和保养,以保障临床使用。

8. 科室的仪器设备不得私自外借,科室间借用须经科主任同意。

9. 科室建立《仪器设备使用登记本》应包括日期、病人姓名、科室床号、手术名称、主刀医生、使用情况、巡回护士签名。

10. 仪器设备发生故障时做好登记,包括故障时间、故障原因、错误代码等,以利于工程师的判断。立即启用仪器设备故障应急预案,并与设备维修科联系。

11. 每天按照厂家要求做好机器的保洁工作。清理机器时须切断电源,不能使用酒精等腐蚀性液体,最好使用清水擦洗。

十七、手术室消毒管理制度

(一) 分区管理

1. 手术室分为限制区、半限制区、非限制区,区分明确,标识清楚。手术区根据无菌要求的不同分为百级手术间、千级手术间、万级手术间和十万级手术间,以减少交叉感染。人员、物品流向合理。

2. 手术须在指定的手术间实施。应先行无菌手术或清洁手术,再行感染手术。特殊感染手术手术科室应在手术通知单上注明。实施感染手术时,手术间内的所有工作人员必须按有关规定进行操作,注意自我保护并预防交叉感染。感染手术结束后按照《医疗机构消毒技术规范》对物品、空气进行消毒处理。

3. 洁具应分区使用。

(二) 人员管理

1. 严格控制进出手术室的人员,认真落实手术室参观制度,参观人员只能在指定的手术间参观,不得进入其他手术间,参观者应与手术医生保持距离≥30cm。

2. 凡进入手术室人员,必须更换手术室所备的衣、裤、鞋、帽、口罩等。戴帽需遮住头发,戴口罩口鼻不外露;参加手术的人员不得戴手表和戒指等饰品;送病人及外出应穿外出衣、换外出鞋。

3. 患严重上呼吸道感染,面、颈、手部感染者原则上不可进入手术室,若必须进入应戴双层口罩,或将感染部位严密封闭后方可进入。

4. 手术人员交换位置时,应离开手术床背靠背交换。

（三）手术间管理

1. 手术间物品应摆放整齐,保持清洁,无灰尘、无血迹,避免不必要的移动,尽量减少人员流动。

2. 手术室内卫生均为湿式清扫,应遵循先清洁再消毒的原则,具体措施按照《手术室卫生清洁制度》。

3. 锐器盒加盖使用,容量达 3/4 时更换。

4. 根据各类消毒剂使用要求。

（四）操作规范

1. 手术人员要严格执行手卫生制度。

2. 消毒方法由清洁区向相对不清洁区稍用力消毒。如清洁手术,一般以拟定的切口区为中心向周围涂擦。消毒范围应超过手术切口周围 15cm 的区域。关节手术消毒范围,超过上或下一个关节。如为污染手术或肛门、会阴处手术,则涂擦顺序相反,由手术区周围向切口中心涂擦。

3. 按照顺序铺无菌手术单。

4. 手术中严格执行无菌技术操作,洗手护士不可在手术医生背后传递器械,在手术医生前面传递器械时,手臂不可抬得过高。

（五）物品管理

1. 无菌物品应专柜储存,与非无菌物品分开放置,标识明确,不得混放。

2. 灭菌物品必须注明物品名称、包装者、灭菌器编号、灭菌批次、灭菌日期和失效日期。标识应具有追溯性且明显。凡超过有效期或虽未超过有效期,但有可能已污染的无菌包,要重新进行灭菌处理。

3. 严格检查手术室无菌物品、药品的有效期,以保证物品、药品的安全使用。

4. 手术过程中打开的一次性无菌物品虽未使用,均不能再使用。

5. 进入手术区物品,应除去外包装箱。

十八、手术室安全管理制度

（一）术前准备

1. 凡需手术治疗的病人,主刀医生应严格掌握手术适应证及禁忌证,评估手术风险,如病人有其他疾病或症状必须及时请相关科室会诊。

2. 手术前须完成各项准备和必需的检查。术前输血相关准备见《临床输血管理实施细则》。

3. 手术科室应严格执行《术前讨论制度》和《手术分级制度》,重大手术、致残手术、新开展的手术、非计划再次手术须由科室主任医生主持讨论制订手术方案并由医疗质量与安全管理委员会审批后方可进行手术,急诊的非计划再次手术可行补审批。

4. 手术前手术主刀医生必须亲自查看病人,经治医生应向病人及其亲属告知手术的目的、手术风险、替代方案、高值耗材等自费项目,征得其同意并由病人或病人授权代理人在同意书上签字确认;病区护士按医嘱做好相关术前准备;手术前麻醉医生必须亲自访视病人,了解病人病情,评估其麻醉风险等级,向病人及其亲属告知麻醉目的、麻醉方式的选择、麻醉风险、自费项目等内容,征得其同意并由病人或病人授权代理人在同意书上签字确认。

5. 手术科室应提前一天通知手术室择期手术安排,完整填写手术通知单,如有特殊体位、特殊器械或特殊麻醉方式等特殊要求的,应在通知单上注明。

(二)手术部位标识

1. 手术主刀医生或第一助手是进行手术部位标识的执行者,应与责任护士、病人及其亲属共同核对确认手术部位。

2. 病人被接入手术室之前必须在病房完成手术部位的标识,申请手术时需在手术通知单上注明已行手术标识,否则手术室不受理该手术申请。

3. 手术部位标识应在病人清醒、知情、配合下完成。如遇手术病人不能言语、意识障碍或病人是儿童时,必须有熟悉病人病情的亲属在场,共同进行手术部位的标识。

4. 病人手术部位标记方法　遇双侧、多重结构(手指、脚趾、病灶部位)、多平面部位(脊柱)手术时,需严格对照影像学资料后做好标识。手术主刀医生或第一助手在病人手术切口位置用黑色专用记号笔画"+"作标识。

5. 手术室工作人员在接病人时,依据《手术通知单》《手术病人交接记录单》内容和病历,与病房护士及病人或家属三方共同核对病人床号、姓名、性别、年龄、疾病诊断、手术名称、手术部位体表标识。若无体表标识或标识与手术部位不一致,禁止将病人接入手术室,通知医生立即整改,由此引发的投诉或纠纷由该手术主刀医生负责。

6. 手术医生、麻醉医生、手术室护士在麻醉开始前和手术开始前,应根据病历、影像学资料及病人体表标志再次确认病人手术部位标识,三方核对无误后方可进行麻醉/手术。

7. 危重的急诊手术病人不得由于执行术前标识而延误急诊手术进行。

8. 职能部门定期对手术部位标识制度落实情况进行督导检查,并分析总结,针对问题提出整改措施,持续改进。

(三)手术安全核查

1. 手术安全核查由主刀医生或第一助手、麻醉医生和手术室护士三方分别在麻醉实施前、手术开始前和病人离开手术室前,共同对病人身份和手术部位等内容进行核查。

2. 核查依据手术病人配戴的腕带、病历、影像学资料等进行。

3. 手术安全核查由麻醉医生主持,三方共同按照安全核查内容及流程依次进行,每一步核查无误后方可进行下一步操作,并逐项填写《手术安全核查表》并签名(手术开始之前的手术医生核查签名可在所有核查完成后补记),不得提前填写表格。

4. 术中用药、输血的核查:由麻醉医生或手术医生根据情况下达医嘱并做好相应记录,由手术室护士与麻醉医生共同核查。

5. 住院病人的《手术安全核查表》应归入病历中保管,非住院病人的《手术安全核查表》由手术室负责保存一年。

6. 手术安全核查内容及流程

(1)麻醉实施前:麻醉医生手持《手术安全核查表》和手术通知单,手术医生手持病历,手术室护士看病人腕带,三方按《手术安全核查表》依次核对相关内容。

(2)手术开始前:麻醉医生手持《手术安全核查表》口述,手术室护士手持病历,手术医生确认,三方按《手术安全核查表》依次核对相关内容,手术物品准备情况的核查由手术室护士执行并向手术医生和麻醉医生报告。

(3)病人离开手术室前:麻醉医生手持手术安全核查表,手术室护士手持病历,手术医生确认,三方按《手术安全核查表》依次核对相关内容,确认后分别在《手术安全核查表》上签名。手术科室、麻醉科与手术室的负责人是本科室实施手术安全核查制度的第一责任人。

医务部和护理部应加强对手术安全核查制度实施情况的监督与管理,提出持续改进的措施并加以落实。

（四）手术风险评估

1. 本制度适用于各级各类手术,其他有创操作可参照执行。

2. 手术风险评估是由主刀医生或第一助手、麻醉医生和手术室巡回护士三方(以下简称三方),分别在拟定手术前、拟定麻醉前、病人离开手术室前和病人死亡或出院前,按照《手术风险评估表》分别对病人手术切口感染风险、麻醉风险等内容进行逐项评估并填写表格。

3. 实施手术风险评估的内容及流程。

（1）拟定手术前:手术医生结合病人各项术前检查结果,综合评估后确定手术方式及日期,填写“手术切口清洁程度”相关内容,并签字确认。

（2）拟定麻醉前:麻醉医生于术前访视时,审核手术医生评估内容,结合病人各项术前检查结果进行该病人的麻醉风险评估,填写“麻醉分级(ASA 分级)”及“手术类别”相关内容,并签字确认。

（3）病人离开手术室前:手术室巡回护士审核手术医生及麻醉医生评估内容,于手术开始前、病人离开手术室前根据手术情况据实填写“手术持续时间”及“是否急诊”等内容,并签字确认、填写 NNIS 分级评分,手术风险评估表入病历。

（4）病人死亡或出院前:主管医生根据病人术后病情进展填写“切口愈合、感染情况”,完成表格,存入病历。

4. 手术风险评估必须按照上述步骤依次进行,不得提前、补充填写表格或有空缺项。各时段评估责任人在填写相应内容前,必须审核前一阶段评估内容,如发现评估内容有缺陷,不得执行手术、麻醉。《手术风险评估表》应归入病历中保管。

5. 手术科室、麻醉科和手术室的负责人是本科室实施手术风险评估制度的第一责任人。

十九、手术室急救车管理制度

1. 急救车管理应做到“四定(定种类、定位放置、定量保管、定期消毒)、三无(无过期、无变质、无损害)、两及时(及时检查、及时补充)、一专(专人管理)”。任何人在非急救情况下不得随意使用急救仪器及急救车内的药品、物品。

2. 抢救车上不得放置任何杂物,保持清洁,应处于良好备用状态。

3. 抢救车配备示意图,按统一规定放置。

4. 急救药品应按药物使用有效期排列(由近及远,从右到左排列)。

5. 急救车内药品、物品使用后,巡回护士及时添加,并登记。

6. 值班人员按急救车内登记本上的内容对急救仪器、物品、药品进行每班交接。保证急救仪器、药品、物品的定量储存、定位放置且无损害,发现问题请及时查问、补充和完善。

7. 药品管理组护士每周定时按急救车内登记本上的内容对物品、药品的有效期进行清查,对急救仪器进行检修。保证急救车内物品和药品无过期、无变质、无损害,急救仪器完好实用。

8. 护士长每周抽查急救车内物品、药品的备用状态。护士长不在时，由药品管理组组长代查。

9. 抢救车不得外借。

二十、手术室护理文书书写管理制度

1. 护理文书书写要符合原卫生部《病历书写基本规范（2010 版）》《电子病历书写基本规范（试行）》和《四川省护理文书书写规范（试行 2017 版）》规定要求。

2. 护理文书记录内容真实、准确、客观、及时、完整、简明扼要、清晰动态，不重复记录，不得随意涂改。

3. 护理文书书写必须由具备护士执业资格的护士完成。

4. 所有项目不得提前勾选、不得提前签名。

5. 术中执行导尿、抗生素等医嘱，立即在医嘱单上签名。

6. 植入物和高值耗材的合格证贴于《医用高值耗材、一次性高值耗材使用知情同意书》空白处，并入病历保存。

7.《手术清点记录单》《手术病人交接记录单》《手术安全核查表》和《手术风险评估表》，详见相关章节内容。

二十一、手术室输血查对制度

1. 术中输血及血制品时，医务人员需执行此规定。

2. 病人主管医生负责在手术前完成血型检查及配血工作，并在手术病人安全核查时确认。

3. 术中确定需要输血时，麻醉医生填写取血单，巡回护士与麻醉医生依据原始血型单核对，确认病人姓名、病案号、血型、Rh 因子等信息。

4. 取血者每次只能取一个病人的血制品，沿途不得将血制品与其他物品混放或处理其他事情，以免发生差错。

5. 取血时，取血者须将发血单和血袋信息逐一核对，确认病人信息，包括科室、病人姓名、病案号、血型（包括 RhD 血型）、血制品类别、血量、血袋号、有无凝集反应，并核对献血者信息，包括献血者编码、血型（包括 RhD 血型）、血袋号及血液有效期，确认输血记录单和血袋标签上的血型（包括 RhD 血型）、血袋号一致。检查血袋有无破损及渗漏、血袋内血液有无溶血及凝块。检查、核对无误后，双方在输血记录单上签字。

6. 血制品取回手术间后，依据原始血型单，巡回护士与麻醉医生共同"三查八对"，查血液的有效期、血制品质量及输血装置是否完好，对床号、病人姓名、病案号、血型（包括 Rh 因子）、血制品类别、血量、血袋号及交叉配血试验结果，双方在输血记录单上签字。

7. 输血应遵守《临床输血技术规范》，严格执行无菌操作技术，使用标准输血器进行输血。

8. 输血前将血袋内的成分轻轻混匀，避免剧烈震荡，血液内不得加入其他药物输注。

9. 输血前，巡回护士须再次依照上述第 6 项核对，确认无误方可输注。

10. 连续输注不同血袋时，两袋血之间需输入 0.9% 无菌生理盐水，以防发生溶血反应。

11. 血液输完后,需保留空血袋24h后交还输血科。

12. 若发生输血反应,应按照"病人发生输血反应时的应急程序"进行处理。

13. 各级管理人员应加强对输血过程的质量监控,并对发现的问题进行整改和效果评价,保障输血的安全。

(李　星　荣　蓉)

第十五章

手术室应急预案

一、病人发生输液反应的应急预案

(一) 应急措施

1. 立即停止输液,保留静脉通道,改换输液器和液体。

2. 报告医生及护士长,并遵医嘱处理。

3. 情况严重者立即抢救,必要时行心肺复苏及气管插管或施行气管切开,配合医生积极进行对症治疗。

4. 严密观察病人病情变化,建立护理记录。详细记录病人生命体征、一般情况和抢救过程,并做好交接班工作。

5. 根据病人所发生的输液反应类型做相应处理:发热反应要减慢输液速度或更换液体,采用物理降温、抗过敏治疗等;循环负荷过重应减慢输液速度,采取端坐卧位,高流量吸氧,四肢轮扎减少回心血量等;空气栓塞应减慢输液速度,采取头低脚高左侧卧位,高流量吸氧,对症处理;静脉炎要更换输液部位,患肢抬高制动,局部处理。

6. 保留所用输液器和剩余药液分别送消毒供应中心和药剂科,查找输液反应的具体原因。

7. 及时填写《不良事件报告表》,24h 之内上报护理部并做好护理记录及交班工作。

8. 病人及家属有异议时,按《医疗事故处理条例》有关程序对余液和输液器进行封存。

(二) 应急流程

应急流程见图 15-1。

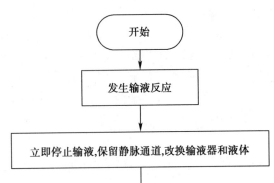

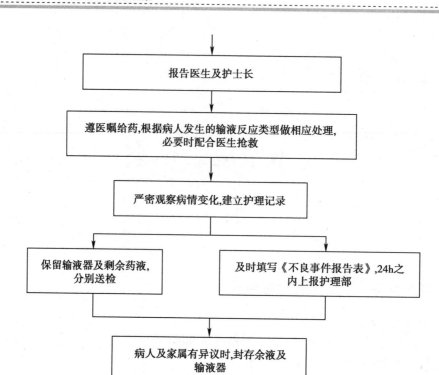

图 15-1　输液反应应急流程图

二、病人发生输血反应的应急预案

（一）应急措施

1. 立即遵医嘱减慢输血速度或停止输血,更换输血装置,改换生理盐水维持静脉通道。必要时建立两条静脉通路。

2. 立即将情况详细报告医生及护士长,并遵医嘱予以相应处理。

3. 准备抢救物品及药品,情况严重者就地抢救,必要时行心肺复苏及气管插管或施行气管切开。配合医生积极进行吸氧、抗过敏、抗感染、抗休克、保护肾功能等对症治疗。

4. 根据病人所发生的输血反应类型做相应处理:溶血反应立即停止输血,给予地塞米松或氢化可的松,血压下降者静脉滴注多巴胺或间羟胺,解除肾血管痉挛,行双侧腰封或肾区热敷,记录尿量观察尿色,测定尿血红蛋白,一旦出现尿少、尿闭按急性肾衰竭处理。发热反应减慢或停止输血,寒战时保暖,高热时物理降温或用解热镇痛药,严重时用肾上腺皮质激素。过敏反应立即停止输血,根据医嘱选用肾上腺素、苯海拉明、地塞米松等治疗,出现循环衰竭时抗休克治疗,喉头水肿需作气管切开。细菌污染反应立即停止输血,严密观察生命体征,一旦发现休克先兆,立即抗感染抗休克治疗。留置尿管记录出入量。枸橼酸盐蓄积中毒时用 10% 葡萄糖酸钙静脉注射。

5. 严密观察病人病情变化,建立护理记录。详细记录病人生命体征、一般情况和抢救过程,并做好交接班工作。

6. 保留未输完的余血及输血袋、输血器并密封保存,以备检验。怀疑细菌污染或溶血等严重反应时要将余血作涂片和细菌培养,保留血袋并抽取病人血样一起送输血科,查明具体原因。

7. 及时填写《不良事件报告表》,24h 之内上报护理部。填写输血反应报告卡,上报输血科。

8. 病人家属有异议时,按《医疗事故处理条例》有关程序对余血和输血器进行封存。

（二）应急流程

应急流程见图 15-2。

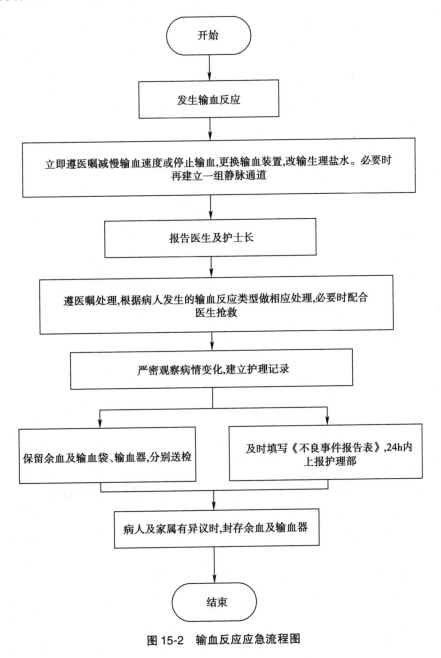

图 15-2　输血反应应急流程图

三、病人发生药物不良反应的应急预案

（一）应急措施

1. 用药过程中应加强巡视，观察病人用药后反应。一旦发现病人出现药物不良反应时应立即停药，通知医生，遵医嘱给予积极治疗。

2. 病人发生严重不良反应时，就地抢救，记录病人生命体征、抢救过程和效果。

3. 严密观察病人病情变化，建立护理记录。详细记录病人生命体征、一般情况和抢救过程，并做好交接班工作。

4. 根据病人情况将残余药液送药剂科检验，查找发生药物不良反应的原因。

5. 严格执行上报流程：一旦发现药物不良反应应及时通知主管医生，根据情况主动上报科室护士长、主任、护理部，护士按要求填写《护理不良事件报表》上报护理部。主管医生按要求填写《药物不良反应事件报告表》报药剂科。

6. 组织科室进行讨论，结合药剂科检验结果分析原因，确定改进措施。

（二）应急流程

应急流程见图 15-3。

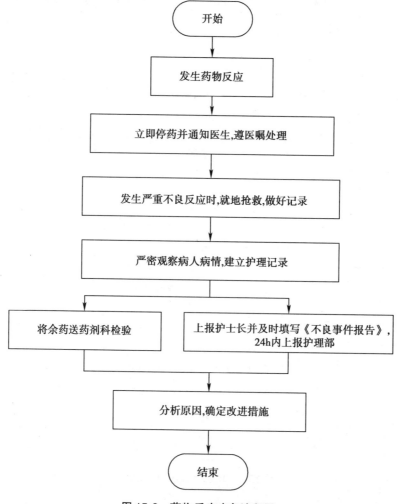

图 15-3 药物反应应急流程图

四、病人术中大出血等紧急情况应急预案

(一) 应急措施

1. 对手术中有发生大出血可能性的病人在术前要充分评估,人员配备、物资准备、血液储备要充分。术前至少准备两组静脉通道和两组负压吸引设备。各种血管器械、血管缝线和止血材料放于该手术间备用。

2. 术中一旦发生大出血,巡回护士应立即请求援助,尽快建立多条静脉通道,备好抢救车、除颤仪等,做好抢救工作。及时提供手术台上所需的各种器械、物资,及时执行医嘱,准确用药。执行口头医嘱时,需要复述一遍,双方确认无误后方可执行。

3. 器械护士术前应充分评估,准备足量的纱布、缝线及器械等,高度集中注意力,密切关注手术野,准确快速地配合医生止血。

4. 大出血抢救时根据情况安排人员,原则上最多可以安排三个巡回护士、两个洗手护士,一个巡回护士负责遵医嘱给药、输液,一个巡回护士负责台上物品的补充及对外联络、取血,一个巡回护士负责记录;一个洗手护士负责配合手术,一个洗手护士负责清点物品。

5. 严密观察病人病情变化,建立护理记录。详细记录病人生命体征、一般情况和抢救过程,并做好交接班工作。

6. 指派专人取血、输血及做好各项输血记录,使用输血加温装置,必要时使用加压装置输血。大量输血时注意查对,严密观察,预防各种输血反应发生。

7. 手术结束,与 ICU 护士严格交接班。

(二) 应急流程

应急流程见图 15-4。

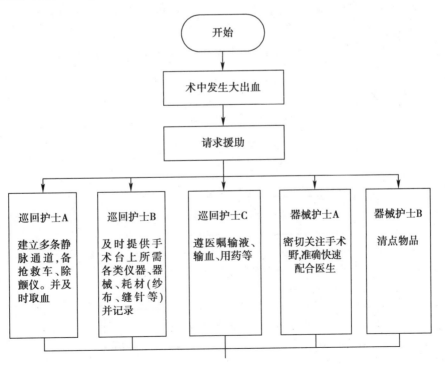

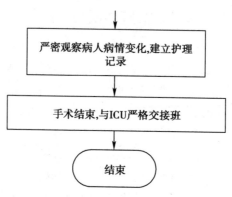

图 15-4 术中大出血应急流程图

五、病人术后急性压力性损伤应急预案

（一）应急措施

1. 术前对病人年龄、皮肤情况、营养状况、手术体位、手术时间等进行综合评估。高危病人，按要求填写《术中压力性损伤风险告知及信息登记》，与病人及家属沟通并签字。根据其高危因素，制订出合理的预防措施，并预报难免压力性损伤。

2. 手术结束后，护士应仔细检查病人全身皮肤情况。若病人发生压力性损伤应详细记录其发生部位、分期和面积，并报告医生、护士长，进行病情初步判断，采取有效措施进行积极的护理和治疗。与病房护士严格床旁交接班并做好记录，病房护士根据情况进行处理，必要时请伤口专科护士会诊。

3. 若术中发生压力性损伤应积极与病人及家属进行沟通，同时完善《术中压力性损伤风险告知及信息登记》报护理部，护理部组织人员确认指导监督。积极进行术后随访工作，观察记录病人病情变化。

4. 科室定期组织质量分析会，对压力性损伤发生的案例进行原因分析，提出预防措施的改进。

（二）应急流程

应急流程见图 15-5。

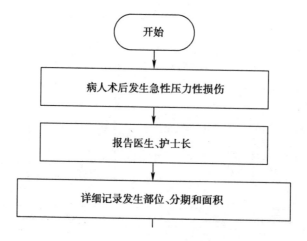

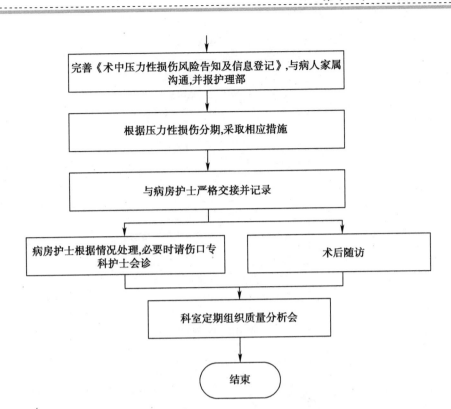

图 15-5 术后急性压力性损伤应急流程图

六、病人坠床应急预案

（一）应急措施

1. 科室定期检查推床、手术床等设施的安全性能，有安全隐患的设备及时修理。对于有坠床高危因素的病人，要挂警示牌，专人守护。手术病人在手术台上应给予保护性约束，保护病人安全。手术结束搬运病人时做到无缝对接。病人出入手术室应有医护人员护送。

2. 若病人不慎坠床，应立即奔赴现场，安抚病人，嘱病人制动，通知医生，并上报护士长。迅速查看病人全身和局部受伤情况，测量病人生命体征，观察病人意识情况。初步判断有无危及生命的症状，检查骨骼、肌肉及韧带损伤情况。

3. 协助医生检查伤情，为医生提供信息。如病情允许，将病人安全转移至抢救室或者手术台上，加用床档，必要时使用约束具。如病情危重，就地配合医生进行抢救。

4. 遵医嘱给予相应处理，严密观察病人病情变化，记录坠床的经过及抢救过程。

5. 协同医生对病人家属履行告知义务。

6. 当事人填写《护理不良事件报告表》，及时向科主任汇报，并在 24h 内上报护理部，科室组织质量分析会，分析坠床原因，提出改进措施，避免再次发生。

（二）应急流程

应急流程见图 15-6。

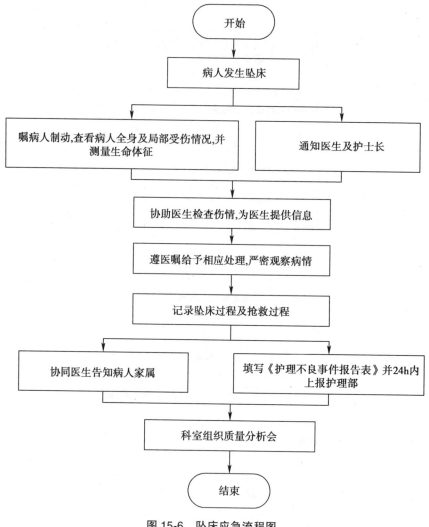

图 15-6 坠床应急流程图

七、病人电灼伤应急预案

（一）应急措施

1. 规范使用电外科设备。

2. 病人一旦发生电灼伤,立即停止使用电外科设备,查找原因。洗手护士立即覆盖湿纱布于切割部位着灼伤处,同时巡回护士协助解除相关电设备。

3. 主刀医生立即评估皮肤灼伤程度,并提出相应的治疗措施。必要时请皮肤科专科医生会诊,协助处理灼伤处。

4. 立即上报手术室护士长和手术科室主任,分析灼伤原因并汇总,并填写《护理不良事件报告表》,由护士长上报护理部、医务部,情况严重时立即上报医务部、护理部及院领导。

5. 术毕巡回护士在《手术护理记录单》详细记录皮肤灼伤程度、处理措施,并与病区护士交接。

6. 协同医生对病人家属履行告知义务。

7. 科室组织质量分析会,分析电灼伤原因,提出改进措施,避免再次发生。

（二）应急流程

应急流程见图 15-7。

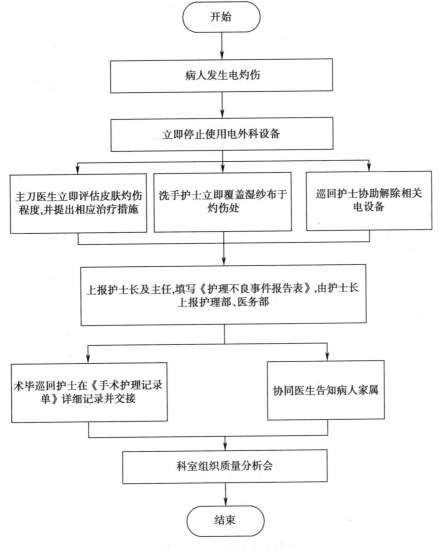

图 15-7　电灼伤应急流程图

八、病人术中恶性高热的应急预案

（一）应急措施

1. 术前访视时详细询问病史，手术中应避免使用易诱发恶性高热的药物，特别是家族成员存在肌肉性疾患或恶性高热者更应避免。当手术病人出现不易解释的心动过速、体温异常快速升高时，就应考虑到恶性高热的发生，应立即告知手术医生及上级麻醉医生、护士长，组织抢救。停用一切麻醉药物，立即终止手术，更换二氧化碳吸附剂及麻醉回路管道，并用高流量纯氧进行过度通气，排出体内 CO_2。

2. 及早彻底进行全身降温，包括体表冷却降温，如使用冰帽、冰袋。留置尿管、胃管行冰盐水灌注。如果是开腹或开胸手术，可用冷却的生理盐水反复进行胸腹腔内冲洗。更有效的方法是采用体外循环利用变温器进行血液降温。为避免意外低温,监测病人体温,保持在 38~39℃ 即可。

3. 尽早注射丹曲林,这是目前抢救恶性高热最有效的药物。其用法为静脉滴注丹曲林 2.5mg/kg,每 5~10min 一次,直至总量达 10mg/kg,以后根据病人具体情况,每 4~6h 按 1mg/kg 静脉注射或静脉滴注追加丹曲林或 0.25mg/kg 持续给药 24h 或更长时间直至病情稳定、体温正常为止。

4. 维持循环稳定,治疗心律失常。包括控制窦性心动过速、维持动脉血压、补充液体维持动脉灌注等。保护肾功能,早期预防肾衰。可静脉输入冷却的乳酸钠复方生理盐水 1 500~2 500ml,并给予呋塞米或甘露醇,必要时施行血液透析。

5. 纠正代谢性酸中毒,可先静脉滴注 5% 碳酸氢钠溶液,再根据动脉血气分析的结果做进一步用药。纠正电解质紊乱,控制高血钾症等。根据病情应用较大剂量的地塞米松或氢化可的松。由于钙通阻断剂在治疗恶性高热中作用有可能加重高血钾和心肌抑制,甚至诱发恶性高热,故不主张钙通阻断剂用于恶性高热。

6. 加强观察和监测,如体温、心电图、动脉压、CVP、尿量、动脉血气分析、呼吸末 CO_2 以及电解质、凝血功能等的监测。作好护理记录,加强气道管理,如果病人出现困难时,应尽早气管切开。根据病情采取其他支持疗法和预防感染措施。

7. 术毕与 ICU 详细交接。

(二) 应急流程

应急流程见图 15-8。

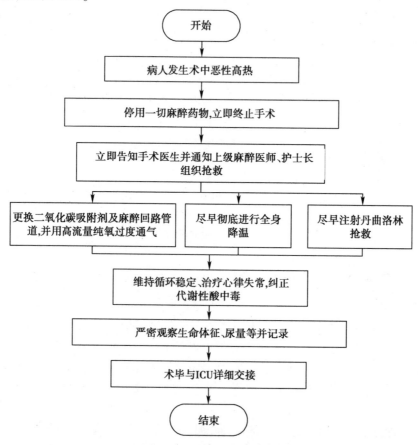

图 15-8 术中恶性高热应急流程图

九、术中物品清点有误应急预案

（一）应急措施

1. 术中严格执行手术物品清点制度,如果发生物品清点有误,巡回和器械护士应当仔细寻找台上台下各个角落。

2. 立即通知手术医生暂停体腔的关闭,并协助术野内寻找,同时通知护士长。

3. 若找到遗失物品或缺失部分找到时,洗手护士与巡回护士共同确认其完整性,并放于指定位置,妥善保存,以备清点时核查。

4. 若采取各种手段仍未找到,应当立即通知影像科即刻拍片,X 线辅助确认物品不在病人体内,方可关闭体腔。

5. 术后,应将手术记录单详细记录,由主刀医生、巡回护士和洗手护士签字、存档。

6. 填写《护理不良事件报告表》并上报。

7. 科室组织质量分析会,分析术中物品清点有误原因,提出改进措施,避免再次发生。

（二）应急流程

应急流程见图 15-9。

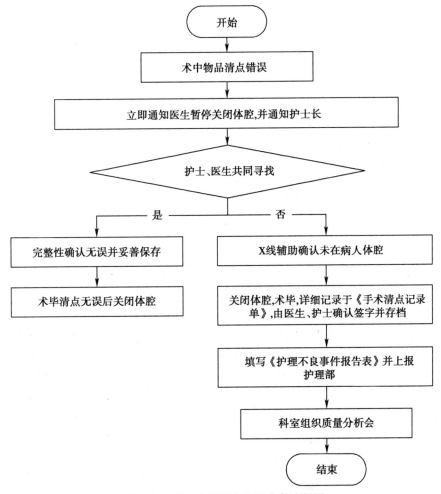

图 15-9　术中物品清点有误应急流程图

十、术中麻醉药物外渗应急预案

（一）应急措施

1. 麻醉药品一旦外渗,立即关闭输液开关,停止在原部位输液,抬高患肢,及时再建立一条静脉通道,通知医生和护士长。

2. 保留原有静脉导管针头,连接空针尽量回抽残留/外渗于皮下组织的麻醉药品,拔除静脉导管,不宜过度压迫穿刺部位,不要在外渗的肢体远端再留置静脉通道。

3. 局部封闭。可根据不同的麻醉药品选择相应的解毒剂环形分层封闭。无特殊解毒剂时,用 0.9%氯化钠溶液 5ml 加地塞米松 5mg 加 2%利多卡因 100mg 局部封闭,封闭范围大于外渗的区域。

4. 根据医嘱,不同麻醉药物和外渗范围进行局部用药。

5. 严密观察并记录渗漏部位的面积大小、外渗区域的皮肤颜色、温度、患肢远端血运情况、外渗后处理情况,严格与病房护士交班,并回访。

6. 填写《护理不良事件报告表》并上报。

7. 科室组织质量分析会,分析术中麻醉药物外渗原因,提出改进措施,避免再次发生。

（二）应急流程

应急流程见图 15-10。

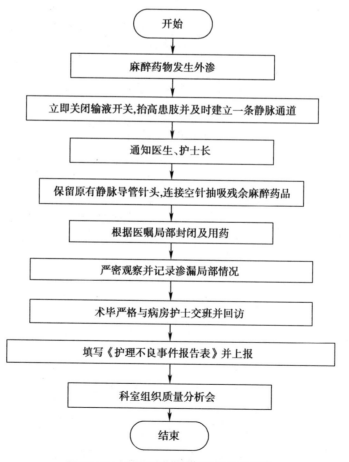

图 15-10 术中麻醉药物外渗应急流程图

十一、医务人员职业暴露应急预案

（一）应急措施

1. 医务人员严格遵守操作规程,防止职业暴露。

2. 医务人员如果在操作中发生锐器伤或者针刺伤,应当立即从近心端向远心端挤压伤口将污染血液挤出,再用肥皂和流动水清洗,用75%乙醇或者0.5%碘附消毒,包扎;如果是在操作过程中,皮肤或者黏膜接触病人体液、血液时,用皂液和流动水清洗污染皮肤,用生理盐水冲洗黏膜。

3. 处理伤口后应当立即上报护士长及院感科,并填写《医务人员职业暴露登记表》,进行暴露评估。

4. 院感科审核开具检验单。

5. 发生职业暴露后24h内必须抽血检查,必要时同时抽取病人的血液对比。

6. 将检查结果反馈至院感办备案。

7. 如果病人无特殊感染,观察随访;如果病人有乙肝、丙肝、梅毒、HIV等感染,应按防治方案进行预防用药,按时复查。

（二）应急流程

应急流程见图15-11。

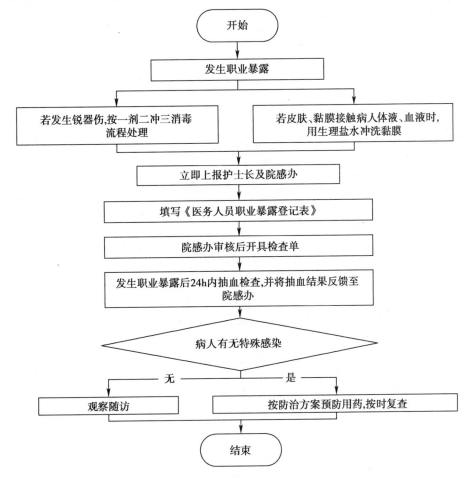

图15-11 医务人员职业暴露应急流程图

十二、停电、停水应急预案

(一) 停电的应急预案

1. 突然停电的应急预案

(1) 在手术过程中,如果突然遇到意外停电、跳闸等紧急情况时,医务人员应立即通知上级领导,采取补救措施,以保证手术的顺利进行。

(2) 如果是一个手术间停电,立即检查是否跳闸或保险丝有问题,针对相应问题进行解决。

(3) 如果是全科停电,立即启动各种仪器的备用蓄电池暂维持功能,同时通知电工班进行处理,如遇夜间应通知院总值班。若无蓄电装置的仪器,可行手工操作。

(4) 使用呼吸机的病人,应在机旁备有简易呼吸器,以备突然停电,停电时立即将呼吸机脱开,使用简易呼吸器维持呼吸。

(5) 在停电期间,手术室护士不得离开手术间,并密切观察病人的病情变化,以便随时处理紧急情况。

(6) 停电后,应将各种仪器、设备电源关闭,以免突然来电时损坏仪器、设备。

(7) 来电后,重新打开手术所用仪器、设备,并调整参数。

(8) 护士将停电经过、时间、原因及病人的特殊情况,准确记录于巡回记录单上或书写报告交有关科室。

2. 突然停电应急流程　应急流程见图 15-12。

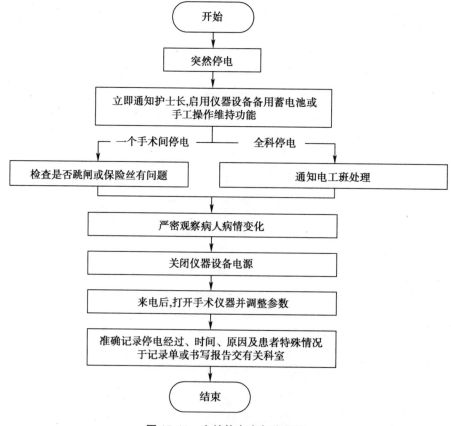

图 15-12　突然停电应急流程图

3. 通知停电的应急预案

（1）在接到通知停电以后，应询问停电的原因，以及停电的时间，立即做好停电的准备。

（2）告知手术人员停电的时间，让手术人员选择手术时间。

（3）关闭使用中的仪器电源，启用设备蓄电池。仪器蓄电池应当长期保持备用状态，由专人负责，定期检查，以备应急时使用。

（4）来电后，重新打开手术所用仪器、设备，并调整参数。

（5）护士将停电经过、时间、原因及病人的特殊情况，准确地记录于巡回记录单上或书写报告交有关科室。

4. 通知停电的应急流程　应急流程见图 15-13。

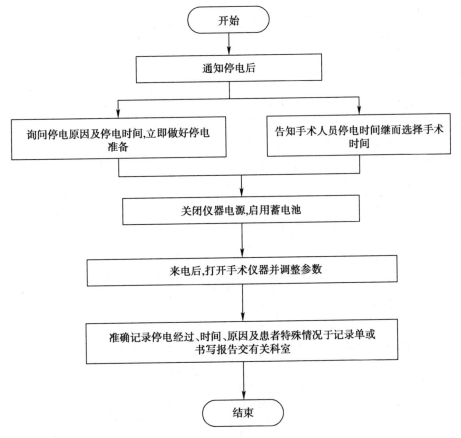

图 15-13　通知停电应急流程图

（二）停水的应急预案

1. 突然停水的应急预案

（1）遇到突然停水后，应立即上报上级领导汇报停水情况，通知水工班进行故障排查和及时维修，采取相应措施。

（2）在没有备用水的情况下，可以使用灭菌注射用水代替，但是要注意节约使用。

2. 突然停水的应急流程　见图 15-14。

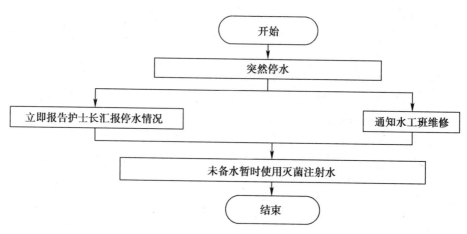

图 15-14 突然停水应急流程图

3. 计划停水的应急预案

（1）接到停水的通知后,应当询问停水的原因和时间,并做好停水的准备。及时报告给主任以、护士长及值班人员。

（2）应在护士站白板上写停水的通知并做好交接班。

（3）告知手术人员停水的时间。

（4）通知保洁人员准备充足的备用水。

（5）告知手术医生,根据病人情况考虑推迟手术。

4. 计划停水的应急流程 见图 15-15。

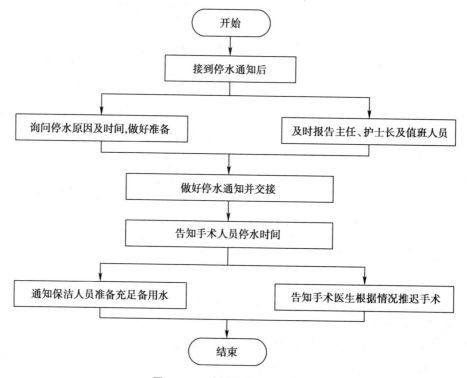

图 15-15 计划停水应急流程图

十三、火灾应急预案

（一）应急预案

1. 火灾时应遵循的原则　在手术室发生的任何火灾,应遵循 R.A.C.E 原则,即救援 R（rescue）、报警 A（alarm）、限制 C（confine）、灭火或疏散 E（evacuate）。

（1）救援 R（rescue）:终止手术,做好麻醉管理,保护切口,采用手术床、平车、抬、背、抱等方式转移手术病人。

（2）报警 A（alarm）:即刻拨打火警电话报警,报警时准确表述地址位置、有无危险化学品、火势大小、燃烧物质、有无被困人员和报警人姓名。

（3）限制 C（confine）:关闭失火区域的可燃、助燃气体开关及电源,关闭防火门,防止火势蔓延。

（4）灭火或疏散 E（evacuate）:火灾发生时,注意有效沟通。现场人员在烟和气雾之下用面罩或湿毛巾捂住口鼻,尽可能以最低的姿势冲出火场;禁止使用电梯。初期火灾时,可用灭火工具灭火;初期灭火失败,立即按照应急预案进行疏散。

2. 火灾应急预案说明

（1）手术室出现火灾后,第一发现人应立即大声通知中控护士发生火情,要求协助。如火势在可控范围内就近取用灭火工具灭火。火势失控,中控护士拨打消控中心电话,并且告知火灾准确方位。中控室护士职责:与消控中心保持联络;指引消防通道;传达消控中心指挥员意图给现场人员;广播通知关闭楼层关闭防火门,随时指挥各手术室疏散。

（2）麻醉科主任、手术室护士长职责:麻醉科主任、手术室护士长是部门防火负责人和总指挥。报告并指挥火灾预案的启动,安排人员立即切断电源、关闭氧气总阀门,指挥工作人员有秩序的将手术病人从消防通道疏散,并协助重病人疏散;检查确认有无遗留人员。疏散结束,必须清点病人和工作人员数量,向现场总指挥报告。

（3）麻醉医生:停止吸入性麻醉气体,立即脱开麻醉机,使用简易呼吸器或呼吸气囊;在挤压过程中严密观察病人意识状态及病情变化,并负责病人麻醉记录的转移与保管。

（4）手术医生:评估病人情况及手术状态,尽快结束手术或简单处置包扎/覆盖,并进行病人的转运,负责疏散过程中的病情、伤口、引流管的处理,并决定病人的转移方式和转移地点。建议转移地点应结合所转移的手术病人的情况决定。

（5）手术室护士:洗手护士根据疏散病人处理程序,做好手术病人伤口的保护和病人情况的评估。巡回护士报警、限制、灭火等救援工作落实的同时,准备转运设备,组织好手术病人的转运如直接用手术床或平车转移病人离开现场;如火势较大,可用床单将病人抬离现场。做好病历资料的保管和转移。

（6）手术室转运工人:协助手术室护士准备转运设备,以及协助转移手术病人离开现场。

（7）复苏室护士:准备转运设备,组织病人转运,有辅助呼吸和气管插管病人连接简易呼吸器。严密观察病人意识状态及病情变化,及时记录,并负责病人转运病历的转移与保管。

（8）准备室护士:准备转运设备,组织准备室病人和家属等待期家属的转运,并负责病人转运病历的转移与保管。

（9）辅助人员、进修人员及学生:共同协助做好手术病人的疏散。

（10）夜间：麻醉值班负责人、手术室夜班组长立即报告消控中心和总值班，指挥火灾预案的启动，安排人员立即切断电源、关闭氧气总阀门，指挥工作人员有秩序的将手术病人从消防通道疏散，并协助重病人疏散；检查确认有无遗留人员。

（11）火灾处置结束后，对事件发生原因进行分析和整改，并持续质量改进。

（二）应急流程

应急流程见图 15-16、图 15-17。

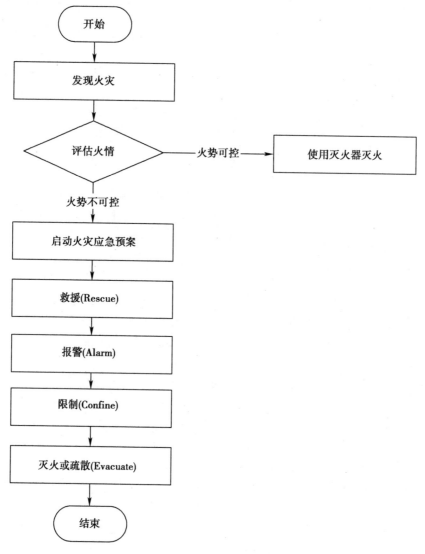

图 15-16　火灾应急流程图简版

十四、紧急封存病历程序

（一）应急预案

1. 当发生医疗事故争议时，由病人本人或者家属提出申请后，护士应当及时向科室主任、护士长汇报，同时向医务部、护理部汇报。如遇节假日或者是晚间，应当直接通知院总值班室。

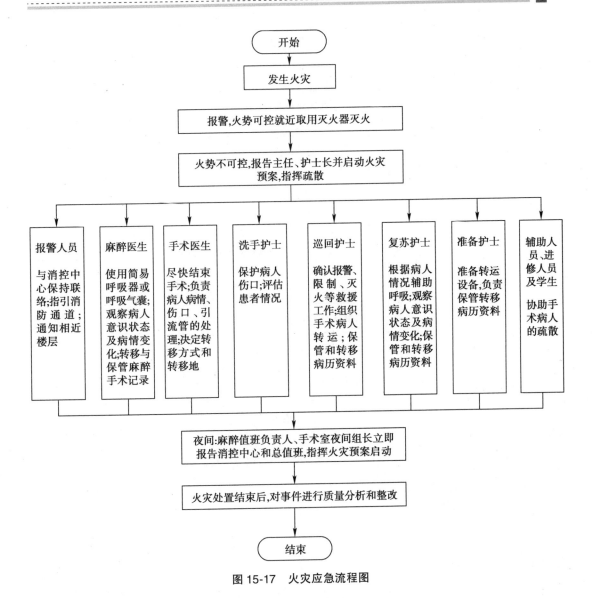

图 15-17　火灾应急流程图

2. 封存病历前护士应当完善体温单、长期医嘱单、临时医嘱单、护理记录单、手术物品清点记录单、手术安全核查表的完整性;护理记录的书写准确、及时;病人死亡时间、病情变化时间、疾病诊断等记录与医疗一致,备齐所有有关病人的病历资料。

3. 特殊情况时,需要由医务人员将原始病例送至病案室。护士不可直接将病历交与病人家属。

4. 在各种证件齐全的情况下,医务部工作人员、病人家属双方在场封存病例,封口处加盖可视图章,同时注明封存日期和时间。

5. 病例封存后交由医务科保管;如遇晚间或者节假日由院行政值班保管,次日或节假日后移交医务科。

6. 如为抢救病人,病历应在抢救结束后 6h 内据实补齐。

(二)应急流程

应急流程见图 15-18。

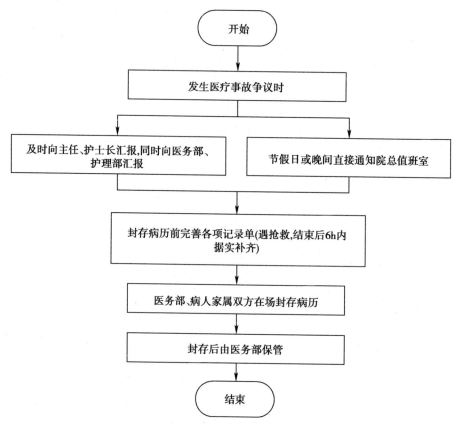

图 15-18 紧急封存病历应急流程图

（徐小利 杨薇薇）

参考文献

[1] 安梦滢,彭艳,邵丽.信息化管理在手术室二级库房管理中的应用[J].全科护理,2010,08(31):2883.

[2] 安书花.手术室护理成本的控制与管理[J].当代护士,2010,04:151.

[3] 白晓霞,曹勍,邓敏,等.手术室护理质量敏感指标构建的初步研究[J].中华护理教育,2016(13)12:885-889.

[4] 陈金雄,徐榕,王浩宇.利用国际标准条形码,实现高值耗材全程可追溯管理[J].中国医疗设备,2012,27(8):28-30.

[5] 陈黎明,卞丽芳,冯志仙.基于护理电子病历的临床决策支持系统的设计与应用[J].中华护理杂志,2014,49(9):1075-1079.

[6] 陈敏亚,夏勇.物联网技术在医疗器械管理中的应用[J].中国数字医学,2011,6(2):105-106.

[7] 陈晓红,王吉善.医院评审评价准备指南(2015版)[M].科学技术文献出版社,2015.

[8] 陈永法,蒋蓉.中国药事管理与法规[M].南京:东南大学出版社,2014:176-186.

[9] 戴腊梅,程月娥.手术室信息系统的功能与应用[J].中国实用护理杂志,2007,23(23B):67.

[10] 丁玉兰.JCI认证中的护理质量管理[M].北京:人民卫生出版社,2018.

[11] 杜林栋,郝刚跃.泌尿外科腹腔镜手术的应用与发展[J].继续医学教育,2007,(6):24-26.

[12] 范蓉.手术室手术部位切口感染预防与护理对策[J].中国保健营养,2016,26(7):223-223.

[13] 冯志仙,黄丽华,章梅云,等.护理质量敏感性指标的构建及应用[J].护理质量管理进展,2014,14(5):452-455.

[14] 付守全,余泽波,胡雪,等.智能化临床输血信息系统在医院输血科管理中的应用[J].现代医药卫生,2012,28(16):2449-2451.

[15] 苟小清,代云芳,吴晓东.优化手术室库房高值耗材管理流程[J].中国医疗设备,2010,25(2):66-67.

[16] 郭莉.手术室护理实践指南(2018版)[M].北京:人民卫生出版社,2018.

[17] 郭秀敏,周爱霞,等.3个护理质量敏感指标及其管理研究进展[J].中国护理管理,2014,14(9):1001-1003.

[18] 国家药品监督管理局.一次性使用无菌医疗器械监督管理办法[Z].2000-10-13.

[19] 国务院.医疗废物管理条例[Z].2003-06-16.

[20] 国务院.医疗器械监督管理条例[Z].2014-03-07.

[21] 韩慧.护理不良事件的理论分析与管理策略探讨[D].山西医科大学,2013.

[22] 郝梅,王彩云,王韬.手术室信息化管理的研究进展[J].护理管理杂志,2009,9(3):25-27.

[23] 胡必杰,高晓东等.医院感染岗位培训-临床情景试题与解析[M].上海:上海科学技术出版社,2018.

[24] 胡小雪.手术病人发生切口感染的手术室相关因素分析及护理对策[J].中国继续医学教育,2017,3(33):131-133.

[25] 黄晨,潘红英.节点管理在择期手术流程再造中的应用[J].护理与康复,2016.15(10):974-976.

[26] 黄文财,高昭昇.基于RFID技术的医院无线护理系统的设计及其应用[J].医学信息学杂志,2010,31(9):23-25.

[27] 敬洁,黄萌萌.手术室医院感染管理质量评价指标体系的构建[J].护理研究,2016(30)10:3503-3507.

[28] 乐霄,郭月.国内外术前访视模式研究进展[J].护理学报,2015,22(13):13-16.

[29] 李宏彬.信息化管理在手术室管理中的应用[J].护士进修杂志,2014(3):212-215.

[30] 李慧铭.现代医院消毒供应中心工作规范指南[M].北京:人民卫生出版社,2015.

[31] 李靖,吴亚敏,李思洁,等.脊柱外科手术发生医院感染及手术室护理管理策略初探[J].医学信息,2015,28(22):306.

[32] 李玲玲,于红梅,张艳.手术室信息化在手术室收费管理中的应用[J].重庆医学,2009,38(18):2380-2381.

[33] 李六亿,李卫光,巩玉秀,等.医院空气净化管理规范[C].2014年河南省护理学会医院感染管理专业学术研讨会论文集,2015.

[34] 李万刚.崔静,王建军.机器人辅助外科的历史、现状和展望[J].中国现代医学杂志,2012,22(36):45-50.

[35] 李玉梅,万红.术前不同转运方式对妇科手术病人血流动力学的影响[J].护理学杂志,2009,24(14):9-10.

[36] 李芸,钱晓红.手术室药品管理的探讨[J].浙江临床医学,2000,2(11):792.

[37] 刘冬,庞永红.加强手术室护理干预对降低手术部位感染率的分析[J].齐齐哈尔医学院学报,2012,(19):2712-2713.

[38] 刘丽红,岳秋菊,张蓉.腹腔镜胆囊切除术后预防切口感染的护理研究[J].中华医院感染学杂志,2013,23(16):3925-3926.

[39] 刘锐,杨立丽,郑豫珍,等.移动护理工作站在输血闭环管理中的应用与体会[J].中国数字医学,2014,9(6):32-34.

[40] 刘云,郭建军,赵俊,等.医院信息化建设在医院发展中的作用研究[J].中国数字医学,2013,8(7):38-40.

[41] 罗棒元,马育璇,李文姬,等.利用信息化系统进行手术安排的体会[J].当代护上,2007,(9):104-105.

[42] 罗利珍.病人转运和交接改进在手术室安全管理中的应用[J].护理实践与研究,2015,12(11):91-92.

[43] 罗艳丽.静脉输液治疗手册[M].第2版.北京:科学出版社,2015.

[44] 吕萍,赵剑平.引起腹部手术切口感染相关因素及护理预防对策[J].中外医学研究,2015,13(15):107-108.

[45] 麻春英,裴莉萍,生本有.移动护理信息技术在改进静脉输血管理流程中的应用[J]护理研究,2013,27(23):2515-2516.

[46] 马育璇.实用手术室管理手册[M].北京:人民军医出版社,2014.

[47] 么莉,吴欣娟.静脉治疗护理技术操作规范及护理分级应用指南[M].北京:人民卫生出版社,2017.

[48] 美国医疗机构评审国际联合委员会.医院评审标准[M].第6版.郦忠,蒋宋怡(译).北京:中国协和医科大学出版社,2017.

[49] 潘闰梅.采取细节护理对预防手术室感染及病人满意度比较分析[J].当代医学,2016,22(28):114-114,115.

[50] 钱慧玲,李丽,马育璇.手术室专科护理质量评价指标体系的研制[J].护理研究,2017(31)4:430-433.

[51] 乔文亮,周建华,刘法兵,等.3D胸腔镜系统在胸部微创手术中的初步应用[J].中国癌症杂志,2015,25(4).

[52] 曲华,宋振兰,朱永健,等.信息化技术在手术室工作中的设计与应用[J].中国医院,2010,14(8):66-68.

[53] 冉波.手术室感染危险因素分析及护理干预措施[J].中国病原生物学杂志,2015,10(5):462-464.

[54] 商丽妍.手术部位感染的危险因素分析及护理措施[J].中国医药科学,2013,(24):125-126.

[55] 舒姗红,沈剑英.电子信息护理系统在手术室信息化管理中的应用[J].中华现代护理杂志,2016,22(29):4272-4274.

[56] 宋烽,刘斌.电外科技术的发展与应用[M].北京:人民军医出版社,2010.

[57] 宋振祥,胡晓冬,林韬,等.单孔胸腔镜手术治疗肺癌的研究现状及进展[J].临床肺科杂志,2017,22(3):557-559.

[58] 王曾妍,李桂陵,高兴莲,等.信息化管理系统在手术室护理人力资源优化中的应用[J].护理学杂志,2016,31(06):11-13.

[59] 王虹,吴飞,张曙熹.基于RFID的无线护理信息系统设计和实现[J].医院数字化,2009,30(2):56-57.

[60] 王莉,任丽,程勤,等.信息系统在手术室管理中的应用[J].解放军医院管理杂志,2016,23(12):1158-1160.

[61] 王晓华,宋洪利,丁慧莹,等.影响医院信息化建设与管理的常见问题[J].中国医院管理,2011,31(12):61-62.

[62] 王艳红,李继萍.护理信息系统在护理管理中的应用现状及发展趋势[J].护理研究,2005,19(2):189.

[63] 魏革,窦建洪,刘晓辉,等.手术室移动护理信息系统的设计与应用[J].中华护理杂志,2015,50(2):198-200.

[64] 魏革,刘苏君.手术室护理学[M].北京:人民军医出版社,2010.

[65] 吴琦,黄丽华.手术室护理质量敏感性指标的研究进展[J].护理与康复,2015(14)9:831-833.

[66] 吴琦.基于循证构建手术室护理质量敏感性指标[D].浙江大学,2015.

[67] 吴在德,吴肇汉.外科学[M].第7版.北京:人民卫生出版社,2007.

[68] 肖君霞,肖君艳.手术护理记录单应用现状及数字化条件下发展方向[J].中国护理管理,2010,10(1):43-45.

[69] 肖雪莲,谌永毅,等.JCI评审标准下不良事件管理体系的构建及实施效果[J].护理研究,2015,29(2):454-458.

[70] 肖钟.黄宗海,外科手术机器人的研究进展及临床应用[J].中国现代普通外科进展,2011,14(11):880-884.

[71] 谢楚霞,周美英,余细凤.手术切口感染与手术室相关危险因素分析及护理对策[J].中国医药科学,2018,8(2):135-137.

[72] 谢冬,陈昶等.肺癌外科手术切口的演变与发展趋势[J].中国肺癌杂志,2016,19(6):343-346.

[73] 徐梅.手术室护理工作指南[M].北京:人民卫生出版社,2016.

[74] 徐世兰,吴佳玉.医院评审评价之医院感染管理常见问题解答[M].成都:四川大学出版社,2017.

[75] 徐延景,崔霞.国内手术室护理管理模式现状[J].实用医药杂志,2006,23(11):1399-1401.

[76] 许开瑜,吴荷玉,叶玲.手术室信息化建设与管理[J].医学信息,2017,30(8):139-140.

[77] 许渝,徐润琳,王文娟,等.54例医务人员职业暴露原因分析及对策[J].现代预防医学,2013,40(18):3375-3379.

[78] 阎爱欣.分级质量管理管理在提升护理服务质量中的作用[J].医学理论与实践,2016(3):417-418.

[79] 杨美玲.手术室优质护理指南[M].南京:东南大学出版社,2014.

[80] 杨喜群,陈肖敏,徐欣,等.手术室移动护理信息管理系统的应用[J].中华护理杂志,2010,45(4):341-342.

[81] 于峰,胡珊,卢云媚,等.运用ACCESS数据库建立手术登记系统[J].现代医学仪器与应用,2003,15(4):22-23.

[82] 余纯华.医务人员感染性职业暴露的预防与处理[J].咸宁医药杂志,2012,4:14-22.

[83] 余满荣,苏丹,张明会,等.手术室专科护理质量敏感指标的构建[J].中华护理杂志,2017(52)4:418-421.

[84] 张彩霞,郑建萍,杨东,等.手术室优质护理对手术部位感染影响的分析[J].中华医院感染学杂志,2014,(18):4606-4608.

[85] 张芬菊.手术切口感染的手术室相关因素分析及护理对策探讨[J].中国基层医药,2014,21(4):634-635.

[86] 张红.手术室医用高值耗材的信息化管理[C].中华护理学会第二届国际手术室护理学术交流会议论文集,2009:1277-1279.

[87] 张建娟.国内外术前访视研究进展[J].护理学杂志,2013,28(18):90-92.

[88] 张健,余海风.手术排程系统的设计与应用[J].护士进修杂志,2014,29(19):1787-1789.

[89] 张麦玲,李艳华,朱小芳,等.外科手术病人发生切口感染的手术室相关因素分析及防治策略[J].中华医院感染学杂志,2018(1):152-155.

[90] 张穗,邢海云,张晓燕.现代手术审管理新进展[J].护理学杂志,2005,20(18):79-80.

[91] 张秀颜,谭淑芳.新形势下手术室护理的发展与护士角色的转变[J].中国实用护理杂志,2006,22(7B):60-62.

[92] 张艳,李伟彦,杨国斌,等.手术室护理信息系统在护理管理中的应用[J].中华现代护理杂志,2009,15(27):2790-2791.

[93] 张莹,阮祺,厉红英,等.基于信息化管理系统的手术室排班流程改造[J].解放军医院管理杂志,2015,22(12):1168-1175.

[94] 张珍秀.护理不良事件分级分类的管理分析及对策[J].中国医药指南,2015,13(34):282-283.

[95] 赵淑珍,徐琼,李蓉梅,等.手术室信息资源在现代化医院管理中的作用[J].现代预防医学,2008,35(3):504-506.

[96] 赵体玉,李秀云.数字化安全门禁系统的开发及应用[J].中华护理杂志,2012,47(11):1008-1010.

[97] 赵体玉,夏述燕,陈红,等.信息化技术的流程管控和节点控制在手术室病人安全管理中的应用[J].中国医院,2015,19(11):9-11.

[98] 中国医院协会.三级综合医院评审标准实施细则[M].北京:人民卫生出版社,2011.

[99] 中华医学会外科学分会腹腔镜与内镜外科学组,中国研究型医院学会机器人与腹腔镜外科专业委员会.腹腔镜胃癌手术操作指南(2016版)[J].中华消化外科杂志,2016,15(9):851-857.

[100] 周力,吴欣娟.手术体位图谱[M].北京:人民卫生出版社,2011.

[101] 周力.手术室护理沿革及其发展趋势[J].中国护理管理,2009,9(10):5-7.

[102] 周万丹.手术室库房信息化管理经验初探[C].中华护理学会第二届国际手术室护理学术交流会议论文集,2009:1419-1420.

[103] 周霞.循证管理在医院手术室感染控制中的影响[J].中国医药报,2017,14(9):186-188,192.

[104] 周怡,吴枚婵,李凤姣,等.ACCESS 数据库在手术臀记中的应用[J].护理研究,2007,21(6):1477-1478.

[105] 朱丹,周力.手术室护理学[M].北京:人民卫生出版社,2008.